医临床必读丛书

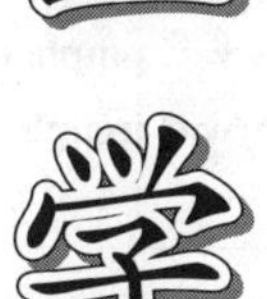

医学入门

下册

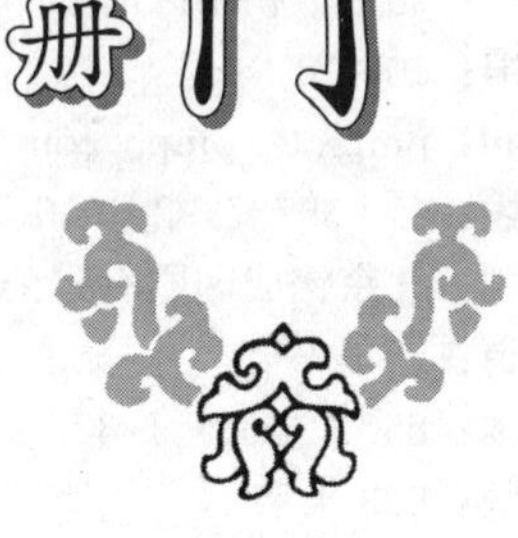

明·李梴　编撰

田代华　张晓杰
何　永　李怀芝　整理

人民卫生出版社

图书在版编目(CIP)数据

医学入门. 下册/明·李梴编撰;田代华等整理. —北京:人民卫生出版社,2006. 11

(中医临床必读丛书)

ISBN 978-7-117-07923-5

Ⅰ. 医… Ⅱ. ①李… ②田… Ⅲ. 中国医药学-中国-明代 Ⅳ. R2

中国版本图书馆 CIP 数据核字(2006)第 094833 号

门户网: www. pmph. com	出版物查询、网上书店
卫人网: www. ipmph. com	护士、医师、药师、中医师、卫生资格考试培训

中医临床必读丛书

医 学 入 门

下 册

编　　撰: 明·李　梴
出版发行: 人民卫生出版社（中继线 010-59780011）
地　　址: 北京市朝阳区潘家园南里 19 号
邮　　编: 100021
E - mail: pmph @ pmph. com
购书热线: 010-59787592　010-59787584　010-65264830
印　　刷: 北京铭成印刷有限公司
经　　销: 新华书店
开　　本: 850×1168　1/32　　印张: 21
字　　数: 523 千字
版　　次: 2006 年 11 月第 1 版　　2023 年 1 月第 1 版第 16 次印刷
标准书号: ISBN 978-7-117-07923-5/R·7924
定　　价: 36. 00 元(上、下册总定价:73. 00 元)
打击盗版举报电话: 010-59787491　E-mail: WQ @ pmph. com
（凡属印装质量问题请与本社市场营销中心联系退换）

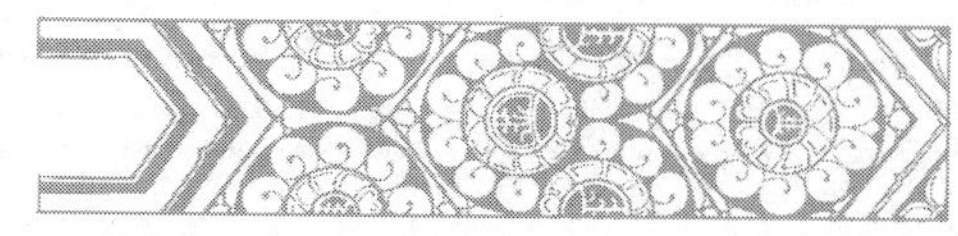

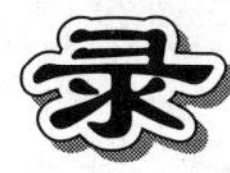

目录

上册

下　册

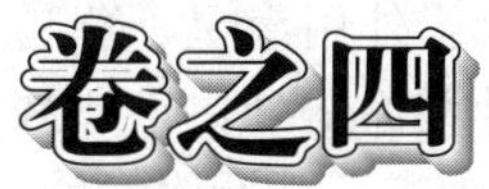

卷之四

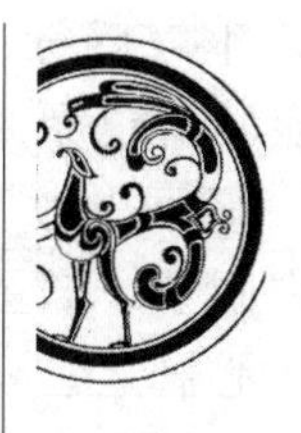

丹溪朱先生杂病纂要

详《格致余论》、《局方发挥》、《丹溪心法》、《纂要》、《日用》、《医案》及今《附余》并各名家方书。如《巢氏病源》、《好生书》、《儒医纂要》，惜乎未之见也！

杂病提纲

外　感

风

中风卒倒分真似，

风为百病长，善行数变，为卒中昏倒，为窜视㖞僻，为搐搦反张，或为寒中，或为热中，或为疠风。入阳经则狂，入阴经则癫，入皮肤则痒，入筋则挛急，入骨节则疼痛，入肉分与卫气相搏则不仁，与荣气相搏则半身不遂，入经瘫痪，入络肤顽，入腑即不识人，入脏即舌强吐沫，挟热则痿缓，挟寒则拘挛，挟湿则肿满。有真中者，有兼中、似中者。阳病身热，阴病身凉，乌、附行经，不可概用。

口眼㖞斜语话难；

风邪初入反缓，正气反急，牵引口眼㖞僻，或左或右。急掐人中，拔顶发，灸耳垂珠粟米大艾三五壮。外用南星、草乌各一两，白及一钱，僵蚕七枚，为末，姜汁调涂㖞处，正即洗去。内用正舌药，白附子、僵蚕、全蝎等分为末，酒调服二钱。不语有数端，有风中心脾者，资寿解语汤；有风中心经者，小续命汤去桂、附加菖蒲；有痰塞心窍者，导痰汤加菖蒲、人参、竹茹，或芩、连；有舌本强硬，语言不正者，用蝎梢二钱半，茯苓一两，薄荷二两，为末，酒调服二钱，或擦牙尤妙。又有风热壅者，有血虚气虚者，有肾虚及老人忽言不出者，十全大补汤去桂，加菖蒲、远志。

痰塞喉中声噫噫，

同上卒倒歪斜，不语名风癔，身软有汗者生，汗不出身直者死。痰由水化制火，闭塞心窍不语。热者，凉膈散加黄连，或牛黄清心丸；虚者，星香散、三生饮、导痰汤、小省风汤。

半身或只一肢不遂此名偏枯，言不变，智不乱，病在肤腠之间，温卧取汗四肢瘫；

此名风痱，智乱不能言者，难治。其症身体无痛，缓则四肢不举，急则一身皆仰，或左瘫右痪，或一臂不随，时复转移一臂。驱风化痰，调气养血为主，换骨丹、黑虎丹、神仙飞步丹。有脾实者，膏粱之疾，非肝肾虚痿，搜风顺气丸；有脾虚者，十全大补汤、独活寄生汤、万宝回春汤。

又有五痹类风状见后，四证风癔、风痱、偏枯、痹风全无莫浪猜。

中暑、中寒、中湿、痰厥、气厥、食厥、热厥、虚晕等证，皆卒倒不语，但风必有歪斜搐搦之症为异，虽内伤兼中亦然。但四证见一便作风治，惟有轻重缓急之分。轻者发过如故，或口舌无恙、手足颤拽者，大省风汤加人参、没药等分，水煎热服，得汗即愈。或四肢无恙，口㖞语涩者，古防风汤入麝一厘调服。或自醒能言能食，惟身体不遂者，地仙丹。

西北风高真中宜分治，东南地湿兼中似中审实虚；主火河间主气东垣或主湿丹溪，内伤兼中似中尽相须。

三子所主虽殊而实同也，况湿则中气不运而生痰，痰因火动而生风，又兼二子之见也。

气衰贼邪容易袭，

气血壮盛，腠理致密，邪不能入。惟中年气血始衰，腠理空疏，加以七情劳役饮食，内伤元气，门巷贼风乘虚袭入脏腑血脉，故有兼中者，东垣所谓非外邪径伤，乃本气病也。有醉后当风，头面多汗善渴者，名曰漏风，宜黄芪六一汤加参、术、牡蛎、干葛。有房劳中风，下体多汗，曰内风，十全大补汤加附子、防风。如入风府，曰脑风；入系头，曰目风；在腠理，为泄风，与漏风同，但身尽疼耳；久则为肠风；食后曰胃风，又名夹食中风，久则为下血。有伤食变为暴厥，亦类中风，但停食则胸中满闷，须探吐及理脾胃。有酒湿病，亦类中风，当分消以泻湿毒。有内伤热证似中风者，有杂病虚证似中风者，均不可以风治。

火动气中无涎污。

中气脉沉身凉无痰涎为异耳。如思虑肉脱，忧愁肢废，悲哀筋挛，过喜皮槁，盛怒腰痹，即河间所谓将息失宜，五志过极，则心火暴甚，肾水难制，热气怫郁昏倒，筋骨不用，久则瘫痪。忌服风药，宜藿香正气散合星香散。虚者，八味顺气散；实者，四七汤。

真中中腑着四肢，

手足拘挛，或中身前、身后、身侧，可治。脉浮有表，面见五色，恶寒，宜小续命汤或排风汤，风从汗散，通因通用是也。如脉浮不语者，用防风、黄芪煎水一担，置床下，熏入鼻中，良久能言进药。

中脏闭塞九窍多昏危；

中脏之络者，口眼俱闭，可治。如入脏深者，心绝口开，肝绝眼闭，脾绝手散，肺绝痰如拽锯、鼾睡，肾绝遗尿，或大吐大泻，下血吐血者皆死。宜三化汤、搜风顺气丸、麻子仁丸。

凡攻里，忌脑、麝、牛黄引风入骨，芫花、甘遂损伤气血。如汗多尿少者，忌渗利，荣竭无以制火，烦热愈甚，候热退汗止，小便自利。

中血脉络也则歪口眼，

或近于腑，外亦有六经形证，则从小续命汤加减微汗。或近于脏，内亦有便溺阻隔，则从三化汤加减微利。

又有中经亦要知。内无便溺阻隔外无六经形证从中治不可汗下。

盖风本于热，热胜则风动，宜养血以胜燥，大秦艽汤分经加减，或天麻丸、羌活愈风汤。如欲微汗，愈风汤加麻黄；欲微利，愈风汤加大黄。中腑虽宜汗，汗多则亡阳；中脏虽宜下，下多则亡阴。若脏腑兼见者，或先汗而后利，或表里兼攻者，防风通圣散。

口不能言肢不持；

手足不能运动，乃血弱不能营筋与舌也。

左为死血留滞经络与少血，

四物汤少加防风、羌活主之，瘀血加桃仁、红花。

痰与气虚身右居。

血虚则痰火流注于左而为瘫，气虚则痰火流注于右而为痪，急治则愈，久则痰火郁结难治。痛者为实，先以二陈、省风之类治痰，后以防风通圣散、泻青丸之类泻火；不痛为虚，血虚者，四物汤俱姜汁炒过，加竹沥、姜汁。肥人湿痰，少加附子行经；瘦人火动，加黄柏；气虚者，四君子汤；虚甚，遗尿声鼾睡者，浓煎参、芪，加附子、姜汁；劳伤者，补中益气汤加竹沥，兼治右痪。痰盛者，二陈汤加姜汁、竹沥；能食者，换荆沥。此丹溪杂病通法也。

通治南北开关化涎沫，

开关散，吹鼻有嚏可治，无嚏者死。牙关紧急，入药不得者，用南星五分，龙脑一字，端午日午时合，每用一字至五分，擦牙热自开。痰甚者，宜量虚实吐之。虚者，稀涎散微微吐出冷涎。实者，用瓜蒂炒黄，末五分或一钱，入全蝎末半分，吹入鼻中立吐；如不吐，用酸齑汁调下；如再不吐，用热齑汁投之，此药不可轻用。吐后，宜服降火利气、安神定志之药。吐法见伤寒，但中风大吐涎出，久则手足骨节皆枯，不能转动滑利，以药压下，再治骨节可也。小儿惊搐亦然。

顺气活血风自祛。

风证皆痰为患，故治以开关化痰为先，急则祛风，缓则顺气，久则活血。如真气渐复，痰饮渐消，或尚有风邪未退，羌活愈风汤调之。实者，川芎茶调散；虚者，万宝回春汤，未可全以风治也。抑论旧以西北风高，真中宜分脏腑经络调治；东南地湿，兼中、似中宜分气血虚实、痰火多少调治。然真中、兼中，南北互有，且治脏腑者，可不分气血之虚实乎？治气血者，又可不分脏腑经络之邪多少乎？大抵外感重而内伤轻者，先须分表里法，祛风为主，次用气血痰法调治；内伤重而外感轻者，先用调补气血痰法为主，次分脏腑经络祛风，此活法也。

若觉肤顽肌蠕动，

凡觉手足麻木，肌肉蠕动，如有虫行，心神愦乱，宜乌药顺气散。如眉棱骨痛者，风之兆也，宜古防风汤加芩、连。

预防之法亦堪推。

御风丹、五参散、史国公浸酒方、单豨莶丸。

冒风恶风多属肺，

肺主皮毛，通膀胱，最易感冒，新咳嗽恶风，鼻塞声重喷嚏是也。柴胡半夏汤、参苏饮，寒月麻黄杏仁饮。重者，头疼身痛，寒热，咽干音哑，柴胡桂枝汤、防风冲和汤。头痛甚者，川芎茶调散；痰多者，金沸草散；挟热，人参败毒散、升麻葛根汤；挟寒，十神汤；挟寒湿，消风百解散；挟湿，神术散；挟暑，香葛汤；时行，柴胡升麻汤。

挟内慎勿专攻外；

服食过厚，素有痰火，时常鼻塞流涕，声重咳嗽，略被外感则甚者，防风通圣散，或大黄、黄芩等分为丸，白水下。素虚者，只用防风、羌活、川芎，随宜加入补药、痰药中。伤食加白术、陈皮、青皮、山楂、麦芽。挟形寒饮冷，加姜、桂。挟房劳加参、术、归、地。挟劳役伤气者，补中益气汤加羌活、防风。风虚甚者，羌活丸、加味乌荆丸。

重则传变轻不传，

风重传里，一同伤寒治法。

久甚能为气血害。

风能燥血散气，故古用桂附、八物等汤。久不愈者，只宜三白汤加减敛之，切忌疏泄，虽初起，非寒月无汗，麻黄禁用。

寒

中寒无汗肢僵仆，

伤寒循经渐入，中寒不问冬夏，或当风取凉，或坐地受冷，肃杀之气自皮肤卒入脏腑。昏倒，四肢拘挛强直厥冷，与中风相似，牙紧，四肢不动为异耳。急用葱饼熨脐，并灸气海，手足温暖则生。如极冷唇青，厥逆无脉，舌卷囊缩者，须臾即死。

急分三阴暖下元；

仓卒难分经络，急煎姜附、理中救之。次审中脘疼痛，中太阴者，理中汤；脉沉足冷，中少阴者，四逆汤加吴萸，或脐腹疼痛，五积散加吴萸；小腹疼痛，中厥阴者，当归四逆汤加吴萸或五味子。如阴盛烦躁，热药冷饮，或加些凉药为引，温中散冷，补暖下元，阳气复而寒自消矣。切忌吐下。方兼补血者，寒泣血故也。

感冒寻常和表里，

西北高寒，中伤者多；东南温和，中伤者少。寻常感冒，表证见者，九味羌活汤、芎芷香苏散；寒入肠胃者，霍乱转筋，洞泄下利，干呕吐逆，藿香正气散或五积散；挟食停痰者，人参养胃汤；夏秋暴寒，折热于里者，调中汤微下之。凡带漏、遗精、痃疟、疝瘕、脚气、腰膝冷、虚劳、阴痿、诸痛，皆寒所为也。挟风，眩晕不仁；挟湿，四肢肿痛。

内伤补益加辛温。

内伤劳役，感寒困倦，补中益气汤加姜、附。如内伤生冷，感寒腹痛，脉脱，附子理中汤。如内伤房室，感寒厥冷，四逆汤；脉脱，三建汤，炼脐法。

暑

暑热汗渴审实虚，

暑病，身热自汗，口渴面垢而已，余症皆后传变，或兼内伤。必先问其人素虚胃弱，或大病大劳后，纵暑中伤者，宜清暑益气；素强盛壮实无虚损病者，宜祛暑和中。

阴阳经络最难拘；

静居高堂大厦，得病似热证，属心脾经者，名中暑阴证；动作田野道途，得病似伤风证，属膀胱经者，名中暍阳证，其实一也。但自袭暑气而言，曰中暑；自被日逼而言，曰中暍。然暑初入，自口鼻牙颊达手心主胞络，以火从火，故古法暑还取冷水灌溉勿咽。入肝则眩晕顽麻，入脾则昏睡不觉，入肺则喘咳痿躄，入肾则消渴，非专心主而无传入也。

中骤伤缓冒浅伏深分轻重，

中暑归心，神昏卒倒。伤暑肉分，周身烦躁，或如针刺，或有赤肿。盖天气浮于地表，故人气亦浮于肌表也。冒暑入肠胃，腹痛恶心呕泻。伏暑即冒暑久而藏伏三焦、肠胃之间，热伤气而不伤形，旬月莫觉，变出寒热不定、霍乱吐泻、膨胀中满、疟痢烦渴、腹痛下血等症。但暑病多无身痛，间有痛者，或为澡浴，水湿相搏耳。

暑风暑厥又何如？

即暑暍证，但以手足搐搦为风，手足逆冷为厥。厥与伤寒热厥义同，黄连香薷散。暑风乃劳役内动五脏之火，与外火交炽，则金衰木旺生风，香茹散加羌活，或六和汤合消风散。素有痰饮，因暑触动，痰热生风者，六和汤合星香散。若道途卒倒，汤药不便，恐气脱难治，急扶阴凉处，不可卧湿冷地，掬道上热土，放脐上，拨开作窍，令人尿于其中，待求生姜或蒜嚼烂，以热汤或童便送下，外用布蘸热汤熨气海立醒。后尤不可饮冷水，以大剂滋补药服之。如心神恍惚，用五苓散，灯心同煎，入朱砂末调服，有汗加黄芪。因酒引暑入腹尿血者，去桂加黄连。或神昏惊悸妄言，用益元散，量加朱砂，新汲水调服二钱，降胃火治烦热，利湿止渴之要药。

痰火绞肠俱可吐，

暑毒痰火，窒塞胸中，量体虚实吐之，火郁发之之义也。如痰喘气急痞塞，入药不得者，急煎六和汤，调麝二厘服。绞肠痧，腹痛不可忍，或连心痛辗转在地，手足亦有冷者，乃肠绞缩在腹，须臾能死，急用热汤调盐一两，灌入即安。或再用陈艾、陈樟木、陈壁土各等分，水煎，连服三四服。刺血法见急救。

祛暑和中利湿消导其杂证自除。

夏月人多饮水食冷，故宜利湿兼以消导，汗多者忌渗。祛暑，香薷散、黄连解毒汤、清肺生脉散、白虎汤加参柴，寒热不定，小柴胡汤。和中，大、小调中汤，薷苓汤，枇杷叶散，胃苓汤，桂苓甘露饮，六和汤。

寒郁甚者须反治，

伏阴在内之时，避暑贪凉，外又袭阴冷之气，郁遏周身阳气，宜辛温解散，薷藿汤之类。若外既受寒，内复伤冷，加干姜、砂仁、神曲。若外触暑气，内伤冷食，以致外热内寒，宜清暑益气汤。若外不受寒，止是内伤生冷，腹痛呕泻，宜理中汤加麦芽、砂仁，或大顺散，或二气丹，冷水下丹丸。皆治因暑伤冷，非温散治暑之谓也。误服发黄、发斑、蓄血、闷乱而死。

内伤滋补免清癯；

内伤劳役，或素气血虚弱病暑者，一以滋补为主，慎用大热大凉之剂。暑重尿赤者，清暑益气汤；暑轻力倦者，补中益气汤或为丸。中暍暂加香薷、扁豆。阴虚者，滋阴降火汤、肾气丸。

三伏炎蒸尤可畏，

大热伤气，养生家谓此时纵酒恣色，令人内肾腐烂，至秋方凝，甚则化水而死。

预防不独羡香薷。

时常御暑，体实者，香薷散、益元散，虚者忌用。盖脾虚者，不必因暑劳役及乘凉致病，每遇春末夏初，头疼脚软，食少体热，名注夏病，宜补中益气汤去升、柴加黄柏、芍药、五味子、麦门冬，有痰加半夏、姜汁，实三伏却暑之圣药也。如气衰精神不足，烦渴懒食者，生脉散、诱行丸。通用谢传万病无忧散。

湿

湿气觉来分内外，

风寒暴暑伤人便觉，湿气熏袭人多不觉。有自外入者，长夏郁热，山泽蒸气，冒雨行湿，汗透沾衣，多腰脚肿痛。有自内得者，生冷酒面滞脾，生湿郁热，多肚腹肿胀。西北人多内湿，东南人多外湿。

内外又分上下中。

湿在上宜微汗，在中、下宜利二便或升提。

初入身沉重多困倦，

或肢节痛，或一身尽痛，甚则湿聚为痰，昏不知人，为直视，为郑声。

上熏喘咳茯苓汤目如蒙。

首位高气清，湿熏则如有物以蒙之也，单苍术膏妙。

着脾浮黄肿胀满或脐下硬，退黄丸大便泄，

术附汤、三白汤、渗湿汤。

着肾脚腰小便浓。

湿，下先受之，故腰脚挛痛，独活寄生汤、当归拈痛汤、肾着汤、青娥丸。

治外微汗通经络，

微汗，防己黄芪汤，或羌活胜湿汤；无汗者，五苓散加苍术；通经络，神仙飞步丹、乳香黑虎丹。

治内渗小便利大便为妙工。

渗剂，五苓散。黄，加茵陈一倍；身痛，加羌活一倍。湿盛膨胀者，又当以车前、木通、葶苈利水行气为君，而以参、术、茯苓为佐；或以二术为君，而以利水药为佐。湿郁肢胀，或遍身浮肿者，皆自内而出也，量虚实利之，不敢利者，退黄丸妙。

四气相兼兼中兼感湿热甚，

除湿汤。兼风合桂枝汤，或古防风汤、败毒散；兼寒合五积散，或古姜附汤；兼暑合五苓散。大抵百病兼风，则必恶风有汗眩晕，兼寒则必恶寒无汗或挛痛，兼暑则必面垢烦渴，兼湿则必肿满沉倦。四气互相兼并，唯寒湿、湿热为病，湿热尤多。以尿赤有渴为湿热，多黑瘦膏粱之人；以便清不渴为寒湿，多肥白淡食之人。昔有专用五积治寒湿，防风通圣散治湿热，宜哉！

清热燥湿兼补中。

此治湿热法也。凡内伤劳役、七情、饮食，以致脾亏火动，肺金受伤，则木旺侵脾，令饮食不化，郁为痰积，甚则腹胀浮肿。实者下之；虚者补脾利湿消导，兼以清热，清燥汤是也。湿胜筋痿，热胜筋缩者，尤宜。

通用内外湿热燥脾并升散，

燥脾枳术丸、大安丸、单苍术丸、升阳除湿汤。通用二陈汤，或平胃散加桑白皮为主。湿在上焦加羌活、苍术微汗，有热加黄芩；中焦湿加猪苓、泽泻渗利，热加黄连；下焦湿加升麻、防风升提，热加防己、黄柏、龙胆草。肥人多湿加苍术、滑石；瘦人多热加芩、芍。沉困加参、术，又四制苍柏丸，三精丸。

实者大便方可攻。

元气实而湿热甚者，导水丸或除湿丹、舟车丸。

燥

燥有内外属阳明，

外因时值阳明燥令，久晴不雨，黄埃蔽空，令人狂惑，皮肤干枯屑起。内因七情火燥，或大便不利亡津，或金石燥血，或房劳竭精，或饥饱劳逸损胃，或炙煿酒酱厚味，皆能偏助火邪，消烁血液。

总来金被火相刑；

六气，风、热、火属阳，寒、燥、湿属阴。但燥虽属秋阴，而反同风热火化。盖火盛则金被热伤，木无以制而生风，风胜湿，热耗津。入肝则筋脉劲强、紧急口禁，发为风痫，或手足瘫痪偏枯，或十指反而莫能搔痒，或为雀目内障；入心则昏冒僵仆，语言謇涩；入脾则膈满不食，或善饥而瘦，或伤积变为水肿腹胀；入肺则毛焦干疥、膹郁咳嗽；入肾则津液竭而烦渴，及骨蒸秘结。总皆肺金所主，阳明与肺为表里也。

皴劲渴秘虽风热，表里俱宜润卫荣。

表病皮肤皴揭，四物汤去川芎，合生脉散加知、柏、天花粉，或单天门冬膏。如筋挛不能运动者，大秦艽汤。里病消渴，活血润燥，生津饮。燥结，因肝木自旺，或肺风入大肠者，曰风燥，搜风顺气丸。因脏腑积热，或久病郁热者，曰热燥，四顺清凉饮、当归龙荟丸。因脾胃伏火，便闭不食者，曰血燥，四物汤加大黄、桃仁，或为丸服；大便偏秘者，导滞通幽汤；小便偏秘者，导气除燥汤。阴虚火燥者，曰虚燥，单黄柏丸、补阴丸、肾气丸。劳役气虚燥者，补中益气汤。通用四物汤去芎为君，天、麦门冬为臣，瓜蒌为佐，升麻、红花、甘草为使。风加秦艽或牛膝，热加黄芩，血倍生地，渴加天花粉、五味子，闭结加大黄、郁李仁、麻仁，气虚量加参、芪，阴虚加知、柏。大抵宜甘寒润剂，忌辛香动火及一切发汗之药。《经》曰：燥者润之。养血之谓也。盖燥则血涩，而气液为之凝滞；润则血旺，而气液为之宣通，由内神茂而后外色泽矣。然积液固能生气，积气亦能生液。常用气虚者琼玉膏，津虚者单五味子膏，血虚者地黄膏。凡病遇天燥，亦宜量加此等润剂。

火

火因内外分虚实，

外因邪郁经络，积热脏腑，此为有余之火；内因饮食情欲，气盛似火，此为有余中不足，阴虚火动，乃不足之火。大要以脉弦数无力为虚火，实大有力为实火。

性暴无常主病多；

火病死人甚暴，变化无常，一动便伤元气，偏胜移害他经。《内经》病机十九条而属火者五，刘河间推广五运为病，属肝者，诸风之火；属脾胃者，诸湿痰火；属心肺者，诸热实火；属肾者，诸虚之火；散于各经，浮游之火；入气分，无根之火；入血分，消阴伏火。故曰诸病寻痰火，痰火生异证。

实火渴闭热无间，

实火内外皆热，口渴，日夜潮热，大、小便闭。

虚热有间口无何；

虚火潮热有间，口燥不渴。

泻实补虚升且降，

实火，因外感邪郁在表者，九味羌活汤；半表里，小柴胡汤；入里，大承气汤；燥渴，白虎汤；因金石炙煿者，黄连解毒汤、防风当归饮、三黄丸、大金花丸；狂者，黑奴丸。虚火气虚火盛，因劳倦伤胃，无力身热，宜保元汤，补中益气汤加芍药、黄柏，或四君子汤参之。如大病及吐泻后，身热如焚，命门脉脱，为阳衰之病，宜以辛热温养其火，则热自退，附子理中汤、霹雳散主之。血虚火动，因伤色欲，午后发热，宜四物汤、滋阴降火汤、加味逍遥散、肾气丸、人中白散；若肾水受伤，生地、玄参煎膏主之；相火旺甚，气从脐下起者，正气汤、坎离丸；如气从涌泉穴起入腹者，虚极难治，四物汤加白马胫骨，降阴火以代芩、连，或人中黄亦好。外用附子末，津调涂足心。亦有湿热郁者。饮食郁火，因内伤生冷及饮食不化，抑遏阳气于脾土，四肢热如燎，以升散之剂发之，升阳散火汤、火郁汤、泻阴火升阳汤。七情五志火起，宜随各经调之。大怒火起于肝，则手掉目眩，清肝汤加龙胆草，古茱连丸；醉饱火起于胃，则痞塞肿满，泻黄散、戊己丸、单石膏丸；悲哀火起于肺，则气逆膹郁，泻白散加黄芩、葶苈，单黄芩丸，单苦参丸；房劳火起于肾，则骨蒸潮热，大补阴丸、滋肾丸、单黄柏丸；心火，轻则烦热痛痒，单泻心汤，重则自焚面青，发躁，脉绝暴死，故曰五志之火，动极不治。总论虚火可补，实火可泻；轻者可降，重者从其性而升之。君火正治，可以湿伏，可以水灭，可以直折；相火反治，不可以水湿折，惟从其性而伏之。即如实火发狂，宜三黄、硝黄正治；虚火发狂，先与姜汤，然后补阴，其火自降。凡火盛不可猛用凉药，必酒炒过，或兼温散甘缓。又有可发汗者，风寒生冷郁也。

君相民皆静且和。

五行惟火有二，心为君火，一身之主；肾为相火，游行于身，常寄肝胆胞络三焦之间。又膀胱为民火，亦属于肾，此皆天赋不可无者。若五志之火，则由于人，是以内伤火多，外感火少。噫！火不妄动，动由于心。静之一字，其心中之水乎！

内　　伤

调 理 脾 胃

调理脾胃湿与热，

脾性湿，主乎血，阴也；胃火化，主乎气，阳也。太湿则气滞，太干则血燥，湿热调停则能食能化，而气血生旺。苟或寒湿伤脾，则停饮难化，或不思食；燥热伤胃，则停食不消，或善食而瘦。由是脾胃不和，交相为病，胃变为寒，脾变为热。大概以脉浮缓而迟，或带紧为寒湿；脉浮缓而实，或细而数为燥热。又肥人多湿，瘦人多热，更参以饮食厚薄可也。

且按心口疼不疼；

劳伤，手按心口不痛；食伤，手按心口刺痛。

食伤初寒久则热，劳倦初热久寒生。

劳倦伤，初起热中，宜甘温补中；久变寒中，宜辛热温中。饮食伤，初起寒湿，宜辛燥消导；久为湿热，宜辛甘苦寒润之。

热病胸多火痰眩晕吐足痿或大便闭；湿病肿胀泻难停；消补清热与燥湿，

劳伤元气不足，宜补益；食伤邪气有余，宜消导；劳役饮食俱伤，补益消导兼行。其中或兼清热，或兼燥湿痰。补剂，补中益气汤主之。消导停食，枳梗二陈汤加山楂、麦芽，枳术丸。停饮，胃苓汤加半夏，化痰丸。清热，小调中汤、橘皮竹茹汤、凝神散、三黄枳术丸、保和丸。燥湿，二陈汤、六君子汤、理中汤、生胃丹、单苍术膏。

乘胜虚实脉堪凭。

脾胃为五脏主，风寒暑湿燥五气偏胜，亦能损伤。假如脉弦，风邪所胜，胃风汤、黄芪建中汤、三白汤；脉洪，热邪所乘，泻黄散、清胃散、调胃承气汤；脉涩，燥邪所乘，八珍汤、钱氏白术散；脉沉细，寒邪所乘，益黄散、人参养胃汤丸、附子理中汤丸、补真丸；脉缓濡无力，或时隐伏，正气虚而损也，四君子汤、参苓白术散；脉缓太过，湿邪自甚也，平胃散。

气

诸气皆因火作孽，

七气，喜、怒、忧、思、悲、恐、惊。又曰九气者，挟外感寒热而言也。人身阴阳正气，呼吸升降，流行荣卫，生养脏腑。惟七情火炎伤肺，闭塞清道，以致上焦不纳，中焦不运，下焦不渗，气浊火盛，熏蒸津液成痰，痰郁成积，初起宜四七汤、七气汤，辛温消散；稍久宜二陈汤加芩、连、山栀，或当归龙荟丸、木香槟榔丸，辛凉以折之。最忌辛香助火耗气之剂，虽木香亦好上升，必佐以知母、黄柏。丹溪云：上升之气，自肝而出，中挟相火，其热为甚，自觉其冷，非真冷也。

间伤生冷与寒热；

挟伤饮食生冷，呕逆积痛者，治中汤加木香，或蟠葱散、丁香脾积丸。或七情后过饱，大实痛者，煮黄丸；因七情过饥，胃脘痛者，四君子汤加木香。挟寒则腠理密而气敛于中，五积散；入里，四逆汤。挟风，分心气饮。挟风寒犯脑，羌活附子汤。挟寒湿，五苓散。五苓能升降诸气，通利三焦，非特分利而已。凡此热剂，明知口伤冷物，身受寒气而后敢用，亦变法也。高阳生专谓冷生气者，泥矣。挟暑热，则腠理开而汗泄于外，黄连香薷散加蓼根，或清暑益气汤加木香。

喜乐恐惧惊吓劳动散真元，

喜动心，气散不敛，过则健忘，归脾汤；恐伤肾，精怯不升，过则下焦胀满，三和散、补中益气汤；惊伤胆，神乱不定，过则怔忡失志，妙香散、十味温胆汤。此三者皆令真元耗散，多见不足之证。又劳则喘息汗出，亦令气散，尤宜补益。

怒恼忧愁悲哀思虑逸静滞结。

怒伤肝，气上逆，过则呕吐，枳梗二陈汤、绀珠正气天香汤，热者柴陈汤。忧伤肺，其气聚，过则喘促，苏子降气汤、分气紫苏饮；噎膈者，暂用五膈宽中散。悲伤心胞及肺系，其气急，过则为狂者，枳壳煮散、升阳顺气汤。思伤脾，其气结，过则痞满，退热清气汤、温胆汤、木香化滞汤、木香枳术丸。此四者皆令邪气郁结，多见有余之证。又逸则气滞，亦令气结，轻者行动即愈，重者橘皮一物汤。

结为积聚散虚中，

气结为五积、六聚、癥瘕、疝气、大实痛等疾，暂用盐煎散、阿魏撞气丸、木香分气丸、大黄备急丸。气散则中虚，倦怠无力，短气不足以息，宜调中益气汤、人参养荣汤；自汗喘急者，养正丹。俗云：气无补法。不思气虚不运，邪着为病，不补气何由行？且如喘嗽气鸣，以枳、梗、姜、橘、苏、桂调其气，以星、半、细辛豁其痰，而终不下降者，气之所藏无以收也，必佐以补骨脂补肾，则气始归元。《经》曰：结者行之，散者益之是也。

走注眩晕吞酸噎；

素无积者，浊气入荣卫，则攻刺肩背四肢。有积者，浊气滞胸腹肠胃胁肋，着于一处则眩晕呕吐，吞酸噎膈，痞痹泄泻，心腹绞痛，流气饮子主之，或木香匀气散、栀姜饮、古萸连丸、栀萸丸、清膈苍莎丸选用。

胸痞痹肿二便难，

胸膈痞塞，枳梗汤。胸痹气塞，枳橘汤。浮肿，木香流气饮。大便难，三和散、四磨汤、秘传降气汤。燥者，麻子仁丸。热者，小承气汤。如壮盛人，气闭胸满，百药不效者，五香连翘汤。小便闭者，五苓散。

兼血兼痰宜审别。

血凝则气亦滞，四物汤加香附、侧柏叶。挟瘀血加桃仁、红花，或复元通气散。痰壅则气逆，顺气导痰汤、苏子降气汤，甚者稀涎散，微微吐之。

治分痰积少与多，降火清心尤妙诀。

不问内伤外感，久皆郁热滞为痰积，况七情之火，无日不起，五味之偏，无日不积，此丹溪、河间力主为火也。虽然七情总发于一心，七气总隶于一气，气，阳也，动则为火，故以降火、化痰、消积分治，量其所禀厚薄而加减之。大概气虚，四君子汤；气实，古乌附汤为主。火多合黄连解毒汤，加知母、枳壳；痰多合二陈汤；积多合平胃散；痛加玄胡索、青皮、莪术；寒加官桂、吴萸；便闭加木香、槟榔；男子血虚及妇人胎产气疾，合四物汤。

血

诸血先须分各经，逆则上行顺下行；

血乃水谷之精变成，生化于脾，主息于心，藏于肝，布于肺，施于肾，脉络脏腑、耳目手足，资为运用。然阴道易亏，一有感伤，调理失宜，以致阳盛阴虚，错经妄行。火载则上升，挟湿则下行。是以上溢清道，从鼻而出为衄；留滞浊道，从胃脘而出为咳唾；渗入肠间，从下部而出为血痢；结于肠胃，则成积而为血瘕。分经言之，呕吐，胃也；咳、唾、衄，肺也；痰带血，脾也；咯血，系肾也；溺血，小肠、膀胱也；下血，大肠也；牙宣，胃或肾虚炎也。又血从汗孔出者，谓之肌衄；从舌出者，谓之舌衄，心与肝也；从委中穴出者，谓之腘血，肾与膀胱也。大概逆行难治，顺行易治。

外证有潮夜反重，

无潮者轻，有潮者重，潮盛脉大者死。然瘀血亦能作潮。日轻夜重者，血属阴也。如九窍出血，身热不卧者，即死。

量人虚实气须清。

血随气行，气行则行，气止则止，气温则滑，气寒则凝，故凉血必先清气，知血出某经，即用某经清气之药，气凉则血自归队。若有瘀血凝滞，又当先去瘀而后调气，则其血立止。或元气本虚，又因生冷劳役，损胃失血者，却宜温补，敛而降之，切忌清凉，反致停瘀胸膈不散，量之。

外感积瘀宜凉血散火之剂，

外感四气邪传经络，误汗、误下，以致邪逼经血妄行。风证，色青多鼻衄者，金沸草散去麻黄，加桔梗、枇杷叶、桑白皮，或参苏饮加黄芩。寒证，色黯鼻衄点滴者，九味羌活汤、麻黄升麻汤。暑热逼血，色红，甚则黑者，茅花煎汤，调五苓散；暑毒攻心呕血者，枇杷叶散去丁香加黄连。湿证，色如烟尘，多下血者，胃风汤、当归和血散。时毒，身热吐脓者，阳毒升麻汤。积热，因饮酒炙煿，蓄热三焦者，黄连解毒汤、黄连枳壳二味汤、龙脑鸡苏丸、四生丸、大金花丸、槐角丸。瘀血，因打扑损伤，瘀聚胸膈者，犀角地黄汤、桃仁承气汤。

内伤滋阴温补火自平；

内伤七情，暴喜动心，不能主血；暴怒伤肝，不能藏血；积忧伤肺，过思伤脾，失志伤肾，皆能动血。治宜开痰行气，二陈汤加酒红花、升麻、归身、黄连。虚者，加参、术及附子一片；热者，加山栀、牡丹皮、茜草、生地、木香；气急者，加瓜蒌仁、桔梗；劳心无汗者，茯苓补心汤，有汗者，归脾汤；素郁者，清肝解郁汤；气壅者，苏子降气汤。如失血后被七情，四物汤加木香、槟榔；阴虚者，去木、槟，加玄参、黄柏、枳壳。内伤饮食生冷，滞胃清道，气浊血乱者，理中汤加干葛、川芎。治衄能分阴阳，定血脉。冷晕倒者，加桂、附。伤酒吐血者，四君子汤加干葛、川芎、山栀。内伤劳役，气虚火盛者，单人参汤，或四君子汤加蒲黄、人乳、藕节。伤力吐血者，猪肝蘸白及末食，或花蕊石散。内伤气散，汗出污衣，甚如虾染者，黄芪建中汤、妙香散，或男胎发烧灰饮之。衄血，十全大补汤。内伤思虑色欲，血衰火燥者，滋阴降火汤、加味逍遥散、节斋四物汤、肾气丸。

吁嗟男女血为疢，

人知百病生于气，而不知血为百病之胎也。凡寒热、蜷挛、痹痛、瘾疹、瘙痒、好忘、好狂、惊惕、迷闷、痞块、疼痛、癃闭、遗溺等症，及妇人经闭、崩中、带下，皆血病也，通用四物汤。凉血，心加黄连，小肠山栀仁、木通，肺加枯芩，大肠实芩，肝加条芩，胆加黄连，肾、膀胱加黄柏，脾加生地，胃加大黄，三焦地骨皮，心胞络牡丹皮。清气，心与胞络加麦门冬，肺加枳壳，肝加青皮、柴胡，脾加白芍，胃加石膏、干葛，大肠、三焦加连翘，小肠赤茯苓，膀胱滑石、琥珀。瘀血加红花、桃仁、韭汁、童便以行之。血来暴者，加薄荷、玄参以散之。血不止者，加蒲黄、京墨、茅根。久不止者，加升麻引血归经。血止后加炒黑干姜，引血还元。血虚加龟板，血燥加人乳。

保全脾胃可长生。

血病每以胃药收功，胃气一复，其血自止。他如呕吐后发热，及伤寒汗下后发热，但用调和胃气，自然热退，可见脾胃能统气血。

痰

痰分新久内外邪，

痰乃津血所成，随气升降，气血调和，则流行不聚，内外感伤，则壅逆为患。新而轻者，形色青白稀薄，气味亦淡；久而重者，黄浊稠粘凝结，咯之难出，渐成恶味，酸辣腥臊咸苦。但痰证初起，头痛发热；类外感表证，久则潮咳夜重，类内伤阴火。又痰饮流注，肢节疼痛，类风证，但痰证胸满食减，肌色如故，脉滑不匀不定为异耳。

游溢诸经主病赊。

人知气血为病，而不知痰病尤多。生于脾，多四肢倦怠，或腹痛肿胀泄泻，名曰湿痰。若挟食积瘀血，遂成窠囊痞块，又名食痰。留于胃脘，多呕吐吞酸嘈杂，上冲头面烘热，名曰火痰。若因饮酒，干呕嗳，臂胁痛，又名酒痰。升于肺，多毛焦面白如枯骨，咽干口燥，咳嗽喘促，名曰燥痰，久为老痰、郁痰。又七情痰滞咽膈，多胸胁痞满，名曰气痰。迷于心，多怔忡癫狂，梦寐奇怪，名曰热痰。动于肝，多眩晕头风，眼目瞤动昏涩，耳轮瘙痒，胁肋胀痛，左瘫右痪，麻木蜷跛奇证，名曰风痰。聚于肾，多足膝酸软，腰背强痛，肢节冷痹骨痛，名曰寒痰，又名虚痰。凡浑身习习如虫行，或身中结核不红不肿，或颈项结核似疬非疬，或走马喉痹，或胸腹间如有二气交纽，噎塞烦闷，或背中常有一点如冰冷痛，或心下冰冷时痛，或四肢肿硬似痛非痛，或骨节刺痛无常处，或吐冷涎绿水黑汁，或大小便脓，或关格不通，以至痨瘵荏苒，妇人经闭，小儿惊搐，皆须先去败痰，然后调理。他如斗家胸骨扑伤，刺痛不已，散血之剂罔功，续以自己小便饮之，须臾吐痰，其痛立止。百病兼痰如此。

风青寒黑湿色白，

风痰外感贼邪，或肾枯木动，或内风郁热，色青而光。风虚，三生饮、古龙虎丹；风热，小省风汤、搜风化痰丸、四神丹、竹沥膏。寒痰因形寒饮冷，色深青黑如灰，善唾或喘，轻者五积散、藿香正气散；重者，温中化痰丸、古半硫丸。湿痰，或外感湿滞，或停饮不散，色白喘急者，千缗汤；心痛者，单半夏丸，或神术丸；湿热色黄者，中和丸、清膈苍莎丸；在里者，青礞石丸。

热黄甚则带红紫；

热痰因厚味积热，或外感误温所致。色黄，甚则带血或紫，清气化痰丸煎服，大金花丸、滚痰丸。

火郁稠粘气如絮，

火痰因饮食衣褥过厚，火蒸津液成痰稠浊，二陈汤加芩、连、山栀，或抑上丸、润下丸。郁痰即火痰郁于心肺之久者，凝滞胸膈，稠粘难咯，忌南星、半夏燥药，宜开郁降火，清金润肺，缓以治之，节斋化痰丸、谢传清金丸、单贝母丸、霞天膏。气痰，七情郁成，咯之不出，咽之不下，形如破絮，或如梅核，四七汤。久者，换苏子，加黄芩、山栀、海石、三仙丸、千金指迷丸。

食痞酒癖胁痛加。

食痰因饮食不化，结成痞块，橘半枳术丸。痰壅喘急者，瓜蒌实丸，山楂、麦芽煎汤下。阴虚者，黄白丸。伤水，心中坚大如杯者，名气分，枳术丸料煎服。痰癖硬如杯，时有水声者，神保丸。酒痰，小调中汤，香附瓜蒌青黛丸。

痰饮有五因只一，汗吐下温用莫差；

痰伏胞络，自肺窍嗽出；涎伏脾元，自口角流出；饮生胃府，从食脘吐出。五饮六证，留饮、伏饮合为一也，皆因饮水及茶酒停蓄不散，再加外邪生冷，七情相搏成痰，即酒痰。久而湿胜者，与伤寒水证大同，脉多弦滑或伏，眼下皮如灰黑。痰饮，水停肠胃，腹响漉漉有声，令人暴肥暴瘦。悬饮，水流在胁，咳唾则痛，悬悬思水。溢饮，水流四肢，身体重痛。支饮，水停膈上，呃逆倚息短气。留饮，水停心下，背冷如手掌大，或短气而渴，四肢历节疼痛，胁痛引缺盆，咳嗽转甚。伏饮，水停膈满，呕吐喘咳，发热恶寒，腰背痛，泪出，或身惕瞤。仲景治诸饮，在皮里膜外表分者，大、小青龙汤汗之；在胸膈者，瓜蒂散吐之；在四肢经络胁肋者，五苓散分利之；在肠胃里分者，十枣汤下之，此皆治标之霸道也。从轻汗以参苏饮，吐以二陈汤加防风、桔梗探之，分利五饮汤，下剂开结枳术丸，中间间以小半夏汤、古葶枣散、枳术丸、温中化痰丸、清气化痰丸、半夏温肺汤，随虚实加减，不必太泥。

常法顺气与分导，

古法顺气为先，分导次之。然气升属火，因气动者，曰痰气，顺气导痰汤；因火动者，曰痰火，清热导痰汤；因湿动者，曰湿痰，导痰汤主之。通用二陈汤，能使大便润而小便长，尤为分导要药。风加南星、皂角、白附子、竹沥；寒倍半夏，加姜、附、姜汁；火加石膏、青黛；湿加苍术、白术；燥加瓜蒌、杏仁；老郁痰加海石、芒硝、瓜蒌；食积加山楂、神曲、麦芽；停水加槟榔；痰在胁下，加白芥子以行之；痰在四肢，加竹沥；痰在经络，用此探吐；痰在皮里膜外，加白芥子、竹沥、姜汁；气实用荆沥。

坠下温中润肺家。

痰原于肾，动于脾，客于肺，水升火降，脾胃调和，痰从何生！阳虚肾寒不能收摄邪水，冷痰溢上，或昏晕夜喘上气者，八味丸、三味安肾丸、黑锡丹以镇坠之。如痰壅发厥者，苏子降气汤、三生饮、古硫汞丹。脾虚不能运化者，宜补中燥湿，六君子汤加竹沥、姜汁。劳役伤脾，失升降者，补中益气汤加半夏、竹沥、姜汁。气血亏乏，痰客中焦，闭塞清道者，仍宜温中燥脾，二陈汤。气虚合四君子汤，血虚合四物汤。阴虚肾火炎上肺燥者，二陈汤合四物汤，去川芎、半夏，加贝母、麦门冬、瓜蒌仁、桔梗润而降之，或肾气丸、三一肾气丸。语云：痰无补法。且老痰凝滞胶固，非暂用温药引导，必有拒格之患；风寒痰气内郁，不用温散，亦何以开结滞！此皆难拘于无补也。凡痰喘声高，脉散汗出如油，身冰冷者，死。

郁

与气类参看。寒郁如心脾腹痛，火郁如胁痛、跌扑、痈疽、疮疖，湿郁如腰脚疝痛，分见各类。

六郁仍分痰火积，

郁者，病结不散也。六郁：气、血、痰、食、湿、热。然气郁则生湿，湿郁则成热，热郁则成痰，痰郁则血不行，血郁则食不消而成癥痞，六者皆相因为病。以致当升降不得升降，当变化不得变化，故法以顺气为先，降火化痰消积分多少治，与诸气大同。凡病当先寻六郁与痰火，有则急治于此，无则依杂证治。

久则升散三焦通；

郁本病久不解，因服药杂乱而成，又有郁久而生病者，俱宜升提。如郁在中焦，以苍术、川芎开提其气以升之；如食在气上，提其气则食亦自消；痰郁火邪在下，二便不利者，二陈汤加升麻、柴胡、川芎、防风以升发之；热郁，升阳散火汤；火郁，火郁汤主之，当看发在何经，加各经火药。又五郁治法，见第七卷。

气痰满胸血能食，

丹溪治病，气用四君子汤，血用四物汤，痰用二陈汤，时以六郁汤料参之，此杂病治法总要也。气郁胸满胁痛，脉沉涩，加木香、槟榔、乌药、苍术、川芎，倍香附、砂仁。痰郁胸满，动则喘急，起卧怠惰，寸脉沉滑，加南星、香附、瓜蒌仁、海石。血郁四肢无力，能食，小便淋，大便红，脉沉芤涩，加桃仁、韭汁、牡丹皮。

食胀湿痛热目蒙；

二陈汤为主。食郁嗳酸恶食，黄疸鼓胀痞块，气口紧盛，加山楂、神曲、麦芽；伤冷食胃脘痛，加草豆蔻、干姜。湿郁周身关节走痛，首如物蒙，足重亦然，遇阴寒便发，脉沉濡，加白术，倍苍术。热郁目蒙，口干舌燥，小便淋浊，脉沉数，加黄连，倍山栀、连翘。六郁不言风寒者，风寒郁则为热故也。但诸郁挟风，加防风、苦参；挟寒加吴茱、香附、紫苏。

脱营愚者眠食废，

先顺后逆，虽不中邪，病从内生，令人饮食无味，神倦肌瘦，名曰脱营。内服交感丹，外用香盐散，临卧擦牙。有郁结在脾，半年不食，或午后发热，酉戌时退，或烦闷作渴加呕，或困卧如痴向里，坐亦喜向暗处，妇人经水极少，男子小便点滴，皆忧思气结。治宜温胆汤，或二陈汤加参、术、红花。痰火甚者，以痰药吐之、下之，后用越鞠丸调理。

有志养阴神自充。

平人上纳下化，水谷滋沛身中，阴气自生。如失名利之士，有志恢图，过于劳倦，形气衰少，谷气不盛，上焦不行，下脘不通而胃热，热熏胸中则内热。宜养阴降火，三白汤加陈皮、苍术、川芎、山栀、香附、枳壳、甘草，煎熟入姜汁少许，热服以散其郁；加当归、黄柏、沙参，或玄参以养其阴；痰加贝母，夏加麦门冬，冬加补骨脂。盖当归随参补血，白芍随二术除郁。因食冷物，郁遏阳气于脾土中，多因血虚而得之，故用炒黑山栀解五脏结，益少阴血。若不早治，复恣酒色，痨瘵之由也。

积　　热

积热三焦审实虚，口干烦渴大便窒；

实热，因日服金石炙煿，夜卧热炕，或火烘衣被，久则蕴积热毒。在上焦则咽干口燥而臭，舌糜唇疮；在中焦则胸满干呕作渴；在脏腑则大小便闭。法当清心解毒，上热凉膈散，中热调胃承气汤，下热八正散，三焦俱热三黄汤、大金花丸。虚热，因消烁肾水，相火炎上，口燥烦渴，精神短少，心悸自汗，懒于动作，夜卧睡语。法当降火滋水，三补丸主之，或只清之、润之而已。

实分气血清各经，

气分实热，白虎汤，或败毒散加荆芥、青皮、白术；血分实热，四顺清凉饮；气血俱实热，洗心散、甘露饮、泽泻汤。心热，单泻心汤；肝热，泻青丸；脾热，泻黄散；肺热，泻白散；肾热，滋肾丸；小肠热，导赤散；胃热，泻胃汤；大肠热，泻白汤；膀胱热，加味石膏汤。然诸热皆属于心，热甚则能伤阴，宜朱砂安神丸以清镇之。

虚炎升降与滋益；

气分虚热，清心莲子饮，甚者龙脑鸡苏丸；久者，宜升阳以散之，小柴胡汤合四君子汤、升阳益胃汤、补中益气汤。或疑补中益气何以治热？孰不知热因热用，温能除热之理。盖大热在上，大寒必伏于内，温能退寒以助地气。地气者，在人乃胃之生气，使真气旺而邪热自退。血分虚热，四物汤加芩、连、山栀，或为丸服。久则滋阴以降之，秦艽扶羸汤，或古归芪汤、滋阴降火汤。蒸热者，加味逍遥散、坎离丸。气血俱虚热，升阳滋阴兼用，十全大补汤、人参养荣汤，俱加知母、黄柏。然虚热久必脾胃不和，三白汤、参苓白术散调之。

风痰湿热常相兼，变证多端难执一。

风热，风甚生热者，兼治风热；或热甚生风者，治其热而风自消。凡头目肿痛，眩晕眼昏，目赤耳聋，鼻塞，口燥舌干，牙宣牙肿，斑疹之类，皆风热炎上之所为也。初起上攻者，川芎茶调散、至宝丹、四神丹、上清丸；久而下注血衰者，肾气丸加知母、黄柏，或当归龙荟丸、四生散。痰热者，因痰生热，或因热生痰。凡咽痛喉闭，膈噎胸痞，癫狂惊悸，怔忡健忘之类，皆痰火滞中之所为也，小调中汤，大调中汤。湿热者，因湿生热，或因热生湿。凡泄泻下痢，水肿鼓胀，黄疸，遗精白浊，疝痛腰痛，脚气之类，皆湿热下流之所为也，治见各条。丹溪治湿热，上焦黄芩，虚者天、麦门冬代之；中焦黄连，虚者白术、茯苓、葛根代之；下焦草龙胆、防己、黄柏，虚者，肥人苍术、南星、滑石，瘦人牛膝、槟榔、桃仁、红花。《经》曰：治病必求其本。此风热、痰热、湿热，乃百病之根本也。

诸　虚

诸虚专要辨阴阳，

血阴而气阳也。有暴虚而无伤损者易复，有虚而亏损者亦可补益，惟久虚而伤坏者，必保养仅可半愈。大概虚脉多弦，弦濡大而无力者，为气虚；脉沉微无力，为气虚甚；脉弦而微，为血虚；脉涩而微，为血虚甚；或寸微尺大而紧者，血虚有火。多汗又形肥而面浮白者，阳虚；形瘦而面苍黑者，阴虚。

食少神昏精不藏；腰背胸胁筋骨痛，潮汗痰嗽是其常；

此虚证也。但见一二便是。

外因新损容易复，

外因感寒，久则损阳，自上而下，一损于肺，则皮聚毛落；二损于心，则血脉虚少，不荣脏腑，妇人月水不通；三损于胃，则饮食不为肌肤，治宜辛甘，若淡过于胃，则不可治矣。感热久则损阴，自下而上，一损于肾，则骨痿，不能起于床者死；二损于肝，则筋缓不能自收持；三损于脾，则饮食不能消克，治宜酸苦，若咸过于脾，则不可治矣。又不内外因，惊而夺精，汗出于心，则损脉；疾走恐惧，汗出于肝，则损筋；摇体劳苦，汗出于脾，则损肉；饮食饱甚，汗出于胃，则损肠；持重远行，汗出于肾，则损骨。治宜酸苦，若辛散于心，则不可治矣。抑论心肺损而色惫汗多者，为阳虚；肝肾损而形痿汗多者，为阴虚。《经》云：损其肺者，益其气；损其心者，补其荣血；损其脾者，调其饮食，适其寒温；损其肝者，缓其中；损其肾者，益其精。是以古方，肺损症见，四君子汤；心损症见，四物汤；心肺俱损者，八物汤；心肺及脾胃俱损者，十全大补汤；肝肾俱损者，牛膝丸。杂证新虚梦遗者，桂枝汤加龙骨、牡蛎；四肢烦热酸疼，心悸腹痛者，小建中汤；汗多力少，筋骨拘急者，黄芪建中汤；汗多脉暴结者，炙甘草汤；暴损气虚，有汗潮热者，补中益气汤，气虚无汗潮热者，炙甘草汤；暴损气虚，有汗潮热者，补中益气汤，气虚无汗潮热者，人参清肌散；暴损血虚，有汗潮热者，人参养荣汤；血虚无汗潮热者，茯苓补心汤；暴脱血者，益胃升阳汤；潮汗痰嗽者，黄芪益损汤加半夏；大病后，食减盗汗者，参苓白术散加黄芪、当归。

劳欲久虚成内伤。

内因五劳、六极、七伤，积虚成损，积损成伤，经年不愈者，谓之久虚。五劳应五脏，六极即六欲应六腑。盖心劳曲运神机，则血脉虚而面无色，惊悸梦遗盗汗，极则心痛咽肿。肝劳尽力谋虑，则筋骨拘挛，极则头目昏眩。脾劳意外过思，则胀满少食，极则吐泻肉削，四肢倦怠，关节肩背强痛。肺劳预事而忧，则气乏，心腹冷，胸背痛，极则毛焦津枯，咳嗽烘热。肾劳矜持志节，则腰骨痛，遗精白浊，极则面垢脊痛，此五劳应乎五极者也。若原因腑虚，以致脏虚，脏腑俱虚，视听已衰，行步不正，名曰精极，令人精浊茎弱核小，故又曰六极，极即伤也。七伤者，惟原劳极之由，久视伤血，久卧伤气，久坐伤肉，久立伤骨，久行伤筋，房劳思虑伤心肾则阴血虚，劳役饥饱伤胃腑则阳气虚，此伤证之至要也。阴虚，四物汤、二宜丸、肾气丸。火动外潮者，四物汤加知母、黄柏，或滋阴降火汤丸、加味逍遥散、补阴丸；火燥甚者，大补阴丸、单天门冬膏。阳虚，四君子汤、保元汤。火衰中寒身冷者，鹿茸大补汤、苁蓉散、加减内固丸、三仙丹、温肾丸、腽肭补天丸、斑龙丸。阴阳俱虚，八物汤、固真饮子或丸、人参养荣汤，或十全大补汤加苁蓉、附子、半夏、麦门冬，或八味丸。有火者，二至丸，异类有情丸。心虚，人参固本丸、梦授天王补心丹、朱子读书丸；肝虚，天麻丸、鹿茸四斤丸；脾虚，参苓白术散、橘皮煎丸、苍术膏、白术膏、参苓造化糕、太和膏；肺虚，单人参膏、单五味子膏；肾虚，小菟丝子丸、玄菟固本丸、三味安肾丸、太极丸。

调和心肾养脾胃，

不论阴阳损伤，皆因水火不济，火降则血脉和畅，水升则精神充满。或心肾俱虚，或心脾俱虚，或心肝俱虚，或肺肾俱虚，或五脏俱虚，但以调和心肾为主，兼补脾胃，则饮食进，而精神气血自生。调和心肾，虚中有热者，古庵心肾丸；虚中有寒者，究源心肾丸；不受峻补者，归茸丸、瑞莲丸、冷补丸；兼补脾胃，二神交济丹、还少丹、天真丸、返本丸。

挟热与气细酌量；

虚者，下虚也。热者，上热也。又言虚实者，正气虚邪气实也。心劳邪热，则口舌生疮，语涩肌瘦；肝劳邪热，则胁痛关格不通；脾劳邪热，则气急肌痹多汗；肺劳邪热，则气喘面肿，口燥咽干；肾劳邪热，则尿赤阴疮，耳鸣溺闭。三白汤主之。心热，加黄连、木通、麦门冬、生地；肝热，加黄芩、防风、当归、龙胆草、赤芍；脾热，加山栀、石斛、升麻；肺热，加知母、桑白皮、秦艽、葶苈；肾热，加玄参、赤茯、车前子、生地。更参积热门虚火治法。挟气者，交感丹。古庵云：心肾主血，心恶热而肾恶燥，则清热润燥之药，是补心肾而泻肺脾也。肺脾主气，肺恶寒而脾恶湿，则温寒燥湿之药，是补肺脾而泻心肾也。《局方》概用辛香燥剂，以能健脾进食。然阴血消而心肾损，以致虚极火炎，面红发喘，痰多，身热如火，趺肿溏泄，脉紧不食者，死。噫！凡虚皆阴血、阴气虚也，若真阳虚，亦不可治。

从来养性延年药，只是中和效更长。

《经》曰：形不足者，温之以气。温存以养，使气自充，非温药峻补之谓也。精不足者，补之以味。乃天地自然之味，非膏粱之谓也。今人，无病贪补而致病者有之；有病贪补而不依证用药，反增痰火者有之，非惟不足却痰延年，亦非养心、养性之道。且少年欲火正炽，尤宜戒补；中年以后，必资药饵扶持者，亦须量体，宁从缓治，不可责效目前，反致奇疾。大概肾虚者，琼玉膏、还元秋石丸、延年益寿不老丹；耳目衰者，还元丹、四圣不老丹、松柏实丸；肾虚无火者，何首乌丸、却老乌须健阳丹；肾虚有火者，八仙添寿丹；羸瘦者，大造丸、紫河车丹；血疾者，女贞丹、柏叶煎、柏脂丸、秤金丹；风疾胃火者，松脂丸、松梅丸；风疾无火者，仙人饭；痰火溺涩者，茯苓煎；气弱者，单人参膏；血燥者，单天门冬膏、地黄膏；脾虚者，白术膏；脾肾俱虚者，加味苍术膏。此皆养性延年之药，亦必因病选用。

沉寒痼冷

沉痼大补气血暖胃脾，

人身真阳耗散，脾胃虚弱，加以食啖生冷，嗜欲过度，以致脏腑停寒不散，谓之沉寒；积冷不解，谓之痼冷，宜十全大补汤、鹿茸大补汤，加姜、桂、雄、附以滋气血，补暖下元。若原只因生冷伤脾者，四柱散、附子理中汤、补真丸，专补脾胃可也。又有阴虚内热，因伤冷药，及将息失宜，变成寒中，全以养脾为主，只宜理中丸、二神交济丹去白芍，或四物汤去芍药合理中汤。

男精女带吐泻奇；

或暴下，或久泻，或吐泻俱发，宜古半附汤、附子理中汤、沉香荜澄茄丸。遗精，金锁正元丹、究源心肾丸、硫苓丸。崩带，见妇人门。

脑寒肢冷心腹痛，

脑髓寒者，三五七散；四肢冷者，古姜附汤、古桂附汤；气虚冷汗出者，古参附汤、古芪附汤；血虚冷者，古茸附汤；遍身冷、昏晕者，三建汤、顺元散；心腹绞痛甚者，椒附丸、复阳丹；挟外感者，正气补虚汤。

刚剂慢投恐肾衰；

金液丹、黑锡丹、养气丹、返阴丹，尽皆金石悍剂。阴脏性缓，渐服回阳即止，猛进常服，恐水枯火燥，元阳脱矣。阳脏性急者，禁服。

取阴取阳无过治，王冰此语亦吾师。

古以三建汤，治心经之元阳虚者，责其无火也；大补阴丸，治肾经之真阴虚者，责其无水也。盖人之所藉以生者，阴阳之气耳。不善调摄，偏热偏寒，病未至甚，治之不难。若夫积热，始而凉和，次而寒取，寒取不愈，则因热而从之，从之不愈，则技穷矣，由是苦寒频岁而弗停；沉寒始而温和，次而热取，热取不愈，则因寒而从之，从之不愈，则技穷矣，由是辛热比年而弗止。殊不知，以寒治热，而热不衰者，由于真水之不足也；以热治寒，而寒不衰者，由于真火之不足也。不知水火不足，泛以寒热药治，非惟脏腑习熟，药反见化于其病，而有者弗去，无者复至矣。故取之阴，所以益肾水之不足，而制心火之有余也；取之阳，所以益心火之不足，以胜肾水之有余也。火之原者，阳气之根；水之主者，阴气之根。非谓火为心，而原为肝，水为肾，而主为肺也。此太仆达至理之妙也。又积热用苦寒药，必姜汁酒制；沉寒用热药，如附子必用童便蜜制。盖寒因热用，热因寒用，恐相违逆故也。

上杂病提纲。杂病者，或兼外感风、寒、暑、湿、燥、火之气，或挟内伤宿食、气、血、痰、郁、虚、实之情。外感骤则为四中，内伤久则为沉痼，所以提之于前，以见其为百病大纲。其余证，皆由此变出。医能知此门户，又能知从头至足问证之法。第一辨其为内伤耶，为外感耶？外感，手背热，而口能知味；内伤，手心热，而口不知味。外感，伤风恶风，面光有汗；伤寒恶寒，面惨无汗；伤暑恶热，烦渴面垢；伤湿恶湿，重着面黄。内伤，劳役伤气，则恶劳而心口不痛；饮食伤脾，则恶食而心胃刺痛。若夫色欲伤肾，则愈好色而骨蒸，口多嗜味，阴虚火动故也。七情，思虑伤心与脾，则益善思而恍惚不寐；忧怒伤肺与肝，则愈动气而痞满眩呕，口仍失味，诸气怫郁故也。一切血证，日轻夜重；一切痰证，食少，肌色如故；一切火证，性急潮盛；一切水证，胁硬心下怔忡。至于辨证虚实，俱以似伤寒阳证者，为热且积也；似伤寒阴证者，为虚且寒也。又辨其内外有无，相兼多寡，或不内不外，而为本经自病。男子必审房劳，女人先问经孕与所处顺逆，及曾服某药，然后证之以脉，万无一失。噫！机括熟而门类显者，惟不脉而药，可以广及，然亦难乎其人之妙悟也。病家一时紧急，寻医辨证，且将此提纲理会，亦不致差门户。以后分类，有言外因风、寒、暑、湿，内因七情、瘀血、痰火、食积，而不详言其证者，正以括之于此也。以意会之，医门斯可入矣。

杂病分类

外感类

风类

头眩

头眩欲倒辨瘦肥，

或云眩晕，或云眩冒。眩，言其黑；晕，言其转；冒，言其昏，一也。虚者，内外之邪，乘虚入表而上攻；实者，内外之邪，郁痰上结而下虚。大概肥白人多湿痰滞于上，火起于下，痰因火而上冲，所谓无痰不作眩者是也，治宜以痰为主，兼补气降火；瘦人多肾水亏少，相火上炎而眩晕，所谓风胜则地动，火得风则焰旋是也，治宜滋阴降火，化痰抑肝。此以肥瘦为主，亦丹溪常法也，后仿此。

眼花昏暗屋旋飞；

《经》曰：徇蒙招尤。徇蒙者，如以物蒙其首；招尤者，招摇不定，如立舟车之上，起则欲倒。眼昏耳聋，屋如旋转，甚则卒倒不省人事，乃肝所主也。又曰：诸脉皆系于目。脏腑筋骨气之精而与脉并为系，上属于脑，后出于项中，故邪中于项，因逢其身之虚，其入深，则随眼系入于脑，则脑转，脑转则引目系急而眩矣。

虚弱老年阳陷越，

内伤劳役，气虚不能上升，或汗多亡阳，宜补中益气汤。

色欲伤肾，气逆不能归元，四君子汤加天麻、防风，或十全大补汤、肾气丸加鹿茸。血虚，因产后、金疮及吐衄亡血，孤阳浮越，古芎归汤加炒干姜，瘀血滞胸加童便。老年每早起眩晕，须臾自定，有风痰虚火者，果系阳虚，顺元散，吞黑锡丹以镇坠之。《玉机》谓丹药金石助火，香窜散气，多致飞越之亢，岂能镇其不归之气耶？

火痰晕甚气痛眉；

火动其痰，眩甚者，二陈汤加芩、连、苍术、羌活。火盛壮实，属阳明者，单大黄酒炒为末，茶清下，或古荆黄汤加防风等分；属太阳少阳者，酒芩、白芷等分为末，茶清下。虚火，半夏白术天麻汤。七情，脏气不平，涎迷心窍，眩晕、眉棱骨痛、眼不可开者，七气汤、玉液汤、补虚饮。

风则项强寒拘痛，

外因风，脉浮、有汗、项强，热者，川芎茶调散，或参苏饮加南星、黄芩；热甚者，川芎石膏散；虚者，山茱萸散，或四物汤加秦艽、羌活；通用单白芷丸。又大风头眩，手足麻痹，胃脘发痛，乃风寒湿三痹合至，必有停饮在上，宜量吐之。寒，脉紧无汗，四肢拘急，筋挛，头掣痛，五积散；喜热手按者，附子理中汤、三五七散。

暑烦渴兮湿重垂；

暑，脉虚，烦渴，十味香薷散，或二陈汤加黄连、山栀、川芎。湿，脉细，头重吐逆，芎术汤、芎术除眩汤，或肾着汤加川芎。风湿，玉壶丸。

外邪和解清痰火，内虚本固标自移。

凡肝脉溢大必眩，宜预防之，外感解肌化痰，不可妄施汗下；内因量施补益。昔丹溪治妇人带下头眩，专治带而眩自安。盖头眩、头痛、咳嗽，病之标也。《经》曰：治病必求其本。通用二陈汤。七情加丁香、砂仁、白术，风痰加天麻、白附子、荆芥、防风，寒痰加干姜、良姜，热痰合解毒汤，湿痰合芎辛汤，停水心悸合五苓散，酒食伤加干生姜。胸中宿痰，眼涩、手麻痹、发脱、健忘者，用本方探吐，吐后宜服清上辛凉之药调之。气虚倍参、芪，血虚倍芎、归，痰盛加竹沥、姜汁，火盛加童便。如眩晕、气上冲胸、战摇者，只宜茯苓桂术甘草汤加减。凡眩晕，言乱汗多下利、时时自冒者，虚极不治。

头　痛

厥头痛将内外分，

真头痛，引脑巅泥丸尽痛，手足冷至节者，死。厥者，逆也。邪气逆上阳经而作痛，甚则发厥，须分内外二因治之。

外感寒热表家论；

外感头痛，必有寒热，宜分轻重解表。风证，芎芷香苏散、消风散。风热，川芎石膏散；风寒，三五七散；风寒入脑，连齿痛者，芎辛汤，或羌活黑附汤去附、柏，加桂枝；脑风，项背怯寒，脑户极冷者，用麻黄、细辛、全蝎、藿香各五分，为末，荆芥煎酒或茶下。寒证，连须葱白汤、葛根葱白汤。暑证，香薷散加茵陈、葱白，或大半夏汤，姜汁为丸服。湿证，芎术汤。湿热，心烦，痛起耳中，古防风汤，加酒芩、苍术、苍耳子、细辛，为末，茶清入姜汁少许调服；热多者，酒芩为末，茶清下。通用二陈汤，加芎、芷为主，太阳恶风寒，脉浮紧，加羌活、麻黄、川芎；阳明自汗，发热恶寒，脉浮缓长，加升麻、葛根、白芷，渴者，宜合白虎汤加吴萸、白芷；少阳寒热往来，脉弦，加柴胡、黄芩；如三阳胸膈宿痰，痛久不止，令人丧明，宜合川芎茶调散探吐；太阴体重腹痛，脉沉，必有痰，加苍术、南星；少阴寒厥，脉沉细，加附子、细辛；厥阴吐沫，厥冷，脉浮缓，加吴萸。头顶项背俱痛者，宜合羌吴汤。肥人加二术，瘦人加酒芩，风热加蔓荆子、川芎、酒芩。若头痛加细辛，巅顶痛加藁本、升麻、防风。

内虚气滞太阳痛，

内伤气虚，相火上冲，耳鸣九窍不利，两太阳穴痛，宜补中益气汤倍川芎，加知母、蔓荆子，或四君子汤。大病后及诸虚痛者，四柱散加茶一撮。

血虚鱼尾上生嗔；

古芎归汤，或四物汤加酒芩、羌活、柴胡、蔓荆子。气血两虚者，调中益气汤加川芎、细辛。挟火者，安神汤。

肾虚巅痛七情呕，

肾厥，下虚上盛，巅顶痛不可忍，脉举之则弦，按之则坚，宜玉真丸。七情气厥，心腹胀满，呕吐酸水，宜古芎乌散、葫芦芭散；挟痰，如圣饼子；头与心换痛者，古藁苍汤。

痰火食积皆同因。

痰厥，头旋眼黑，言乱恶心，眼闭肢冷，宜半夏白术天麻汤，导痰汤加芎、辛，三生丸。痰火，痛甚如破，二陈汤加芩、连，或清空膏、清上泻火汤。如壮实人，只宜酒炒大黄为末，茶清下。痰饮滞痛者，神芎丸。有伏痰者，瓜蒂散吐之。积聚痛者，大黄备急丸。凡头痛数日不食，百药不效者，二气丹；无热者，黑锡丹；常服点头散，断根。寻常头目不清，似痛非痛，参苏饮主之；风热者，彻清膏，芩、连煎汤调下；沐浴后者，单白芷丸。

头　　风 附眉棱骨痛

头风项强分偏正，

素有痰者，或栉沐取凉，及醉饱仰卧，贼风入脑、入项、入耳、入鼻，自颈项已上，耳、目、口、鼻、眉棱之间，有一处不若吾体，皆其渐也。有头皮浮顽，不自觉者，有口舌不知味者，或耳聋，或目痛，或眉棱上下掣痛，或鼻中闻香极香、闻臭极臭，或只呵欠，而作眩冒之状；甚则项强硬，身体拘急，宜川芎茶调散，或祛风通气散主之，此正头风也。偏左痛者，多血虚，或有火，或风热；偏右痛者，多气虚，或郁滞，或痰，或风湿。要知正痛，常兼左右病邪。凡头痛，久则为风也。

兼湿兼热阴暖定；

风湿肿痛连肩背，或遇阴雨则甚者，羌活胜湿汤。风热头痛重大，遇热则发，消风散倍荆、防；热甚，二陈汤加荆、防、薄荷；便闭，更加大黄微利之；热微，二陈汤加酒芩、防风、芎、芷。

湿痰痛密多右边，

湿痰，发则痛密无间，二陈汤加南星、苍术、川芎及细辛少许。

血虚晚重为左病。

血虚者，朝轻夕重，古芎归汤，或四物汤加荆、防、白芷、薄荷。若气虚者，朝重晚轻，多属右边，宜补中益气汤加芎、辛。阴虚甚者，单白芷丸，用参、附煎汤下。

久甚火郁裹重绵，

头风发时，闷痛必欲绵帛裹包者，热郁也，宜凉血泻火为主，佐以辛温散表从治，二陈汤加酒炒黄芩，及荆芥、薄荷、川芎、石膏、细辛，或消风百解散，防风通圣散。有三阳热郁，头痛不敢见光，喜置冰于顶者，宜辛凉，汗、吐、下三法并行乃愈。又有偏痛年久，便燥、目赤、眩晕者，乃肺乘肝，气郁血壅而然，宜大承气汤下之。外用大黄、芒硝为末，井底泥调涂两太阳穴上，乃愈。

不妨外感相兼并；

素患头风，因外感而发者，恶寒、头面多汗，宜分偏正，专治头风，而外感自散。如头风发方愈，而后外感自汗者，加味乌荆丸。因七情发，多吐逆、寒热者，参苏饮主之；无寒热者，二陈汤加乌药、川芎。

眉棱眶痛或羞明，无非痰与风热甚。

风痰眉心痛者，二陈汤吞青州白丸子。眉棱骨痛，连目不可开、昼静夜剧、身重者，导痰汤。湿痰眉眶骨痛、体重者，芎辛汤合导痰汤，加川乌、白术。寒湿，芎辛汤加川乌、附子、姜、桂、南星。风热眉棱骨痛甚者，古防风汤加酒黄芩；风虚加川乌、草乌、细辛，或金枣丹。血虚挟风，羞明、眉眶痛甚者，生熟地黄丸，或四物汤加羌、防；气虚挟风，安神汤。通用谢传点眼丹、搐鼻药。

面　　风

面肿虚食热不食，

面肿乃食后冒风所致。能食者，风虚，面麻木，牙关急搐，升麻胃风汤；不食者，风热，面唇黑，心悬如饥，防风通圣散。内伤气促者，升麻顺气汤。

颊腮同此分虚实；

面肿搭颊搭腮，仍以能食为风虚，不食为风热。搭颊连齿肿、出血者，胃火也，清胃散。搭腮因膏粱积热者，升麻、黄连、连翘、牛蒡子、白芷等分，水煎。连耳上加羌活，耳下加柴胡。内虚食少者，补中益气汤。耳后微肿者，肾虚也，肾气丸料水煎服。详外科痄腮。

阳盛面热阳衰寒，

手足阳明经气盛，则身已前皆热，风热上冲，则面独热，先以调胃承气汤，加黄连、犀角，下两三行；次以升麻葛根汤，加黄连、川芎、荆芥、薄荷调之。如阳明气不足，则身已前皆寒，寒湿上逆，则面反不能耐寒，先以附子理中汤数服；次以升麻葛根汤去芍，加参、芪、附子、益智、草蔻、白芷、葱白。面浮者，补胃汤；连骨痛者，干姜散。

生疮总是胃家疾。

凡风客皮肤，痰渍脏腑，则面皯黯。脾肺风湿搏热，生疮红紫或肿者，俱宜金沸草散倍黄芩，或升麻胃风汤加减。面上细疮，常出黄水，或目生疮，用桃花阴干为末，熟水调服。外用杏花煎汤洗之。如生五色疮，只用盐汤绵浸搭疮上，日五六易。如生粉刺，捣菟丝子汁涂之，内服桦皮散。面皮里痛者，用何首乌为末，姜汁调敷，以帛盖定，炙热鞋底熨之。

眼

眼病须先分表里，

外因：风中脑户，湿渍头上，热逼冷灌睛中，或久处烟火，或食后向火，或醉后失枕，血滞痰壅，或冒砂尘，或撞刺扑损，汤泡火烧，皆伤目之标。内因：五辛炙煿、酒面、湿热、痰火、房室损精，劳役伤气；泣、涕、刺头伤血，暴喜、暴怒、暴惊，极目远视，夜书细字，镂刻博奕伤神，皆伤目之本。初起在腑为表，当除风散热；久则入脏为里，当养血安神。然内因初即入里，外因久亦带表，悟之！

五轮八廓亦此理；

表证多属三阳部分，里证多属三阴部分，要知以肝为主，表里虚实，不过五行生克之理。八廓不必深泥，旧设七十二证，今纂注于内，更不重复便览。

五轮白肺乌珠肝，

白属肺，气之精，曰气轮。气证，七情气滞则血凝，红膜薄如伞纸，日久变成白膜者，难治。热证，白睛润湿，浮而赤肿，筋多重者，生红花翳，痛涩有泪，年深睛变碧色，满目如凝脂，赤络横直如丝，宜四物汤去芎，换土当归，加甘草。虚证，白睛枯槁，气沉而浊。乌珠属肝，筋之精，曰风轮。风证，睛闪两睑不归中，如辘轳转关，难治。热证，赤晕浮浆重者，乌珠忽然如针刺痛，双目紧急，或突出豆许如蟹睛者，忌点。或生翳，似旋螺尖突起；或周围生翳如锯齿，如枣花，四五枚相合，赤色刺痛；或生翳四边皆白，中间一点黄心；或生翳如玉色，浮满不痛者，忌针割。或生青色翳，两眦涩痛；或翳如冰色坚实，旁观逼透瞳人。虚证，轻者枯黄绕睛，重者乌珠上一点圆翳，日中见之差小，阴处见之差大；或一点黑翳如小豆，疼痛泪出者，忌点。又肝虚雀目，晓明晚暗，乃所禀血虚有火也，年深则盲。黄风雀目者，木衰土盛，终当变黄胀而死，宜平胃散以平土气，四物汤以补肝虚。经年瞳子色如金者，不治。不治症：生翳上横如剑脊，下面微微甚薄，不赤不痛；或浮翳如水光白色，环绕瞳人，初生自小眦头至乌珠上，不痛痒，无血色相潮；或翳如凝脂，边厚边薄，形如缺月，色光无瑕；或生翳经年，如银钉钉入乌珠；或因他病生翳，初甚微，后遍睛俱白。

心与小肠内外眦；

内眦属心，外眦属小肠，血之精，曰血轮。热证，轻者赤脉缠眦，重者赤脉渐渐侵睛，或眦头结聚生疮，流出脓汁涎水，粘睛上下，乃风热留睑中，宜白薇丸。气证，努肉攀睛，或先赤烂多年，肝热所冲；或用力作劳，有伤肝气而成，或痛、或痒，两眦努出；心气不宁，忧思不已，遂乃攀睛，或起筋膜，宜大黄、黄芩、防风、薄荷等分，入蜜煎服，或定心丸。

上下两胞胃与脾，

肉之精，曰肉轮。又上胞睑内锐眦，系足太阳起脉。风证，轻者胞弦紧急，重者上下睑似朱涂而生疮，久则生翳，乃风热也；或眼皮有如胶凝，肿似桃李，时出热泪，乃风毒也，宜点花草膏。又烂弦风，痒甚，双手背揉，日久两睑赤烂粘滞，经年不安，宜三棱针刺目眶外，以泻湿热，内服消风散，桑白皮煎汤调服。又倒睫拳毛，泪出涓涓，翳膜渐生，乍愈乍发，经年不安，眼皮渐急，如针刺痛，瞳人不安，乃脾受风热，当去内热退火邪，令眼皮缓，则毛出翳退。外用手法翻内睑向外，以三棱针横刺，用左手爪迎其针锋出血，再用木鳖子捣烂，绵包成条，左患塞右、右患塞左鼻中，其毛自分。先宜泻肝散，后服五退散。又上下睑俱翻出，或一睑翻出在外，乃脾风热也。热证，轻者睑红赤硬，睛疼泪出羞明；重者两睑上下初生如粟，渐大如米，或赤或白，不甚疼痛坚硬，乃肝壅瘀血也，宜加味荆黄汤。又睑内生如鸡冠、蚬肉，或青或黑，阻碍睛痛，乃脾风热也，须翻出看之，用观音草每日轻轻微微渐渐括去毫厘，血出，用金匙挑洗风毒药水，按而止之，刮后不时将药水点入，则不复肿。

肾水一点黑瞳子；

骨之精，曰水轮。虚证，瞳人散大，视物不真。火盛则瞳人焦黄；虚冷则瞳人青绿，少劳则痛。热证，瞳人内涌，轻者如不患眼人，但微有头旋生花，或劳力转加昏蒙，或头旋相牵，瞳人连鼻膈皆痛，时起红白或黑花，吐逆。肝热则先左，肺热则先右，肝肺热则左右齐发。重则生翳，瞳人上如凝脂色，涩痛无泪；或滑翳如水银珠子，微含黄色，遮绕瞳人；或散翳形如鱼鳞点；或睑下起粟子而烂，瞳人痛甚，又白翳旋绕，瞳人点点如白花鳞砌，皆肝肺相传风热也。又黑水上横深瑕盘青色，沉沉深入，痛甚，乃五脏风热也。或血灌瞳人，无翳，其痛如刺，乃肝血无归，宜通血丸。又瞳人被物撞打，惊痛昏暗，眼眶停留瘀血，宜贴地黄膏，次服决明散。如撞刺生翳，经久复被物撞，转加昏暗者，难治，经效散救之。又飞丝砂尘入眼，瞳人不安，单瞿麦为末，鹅涎调敷，或新笔蘸京墨点之。又汤泡火烧肿痛者，不可用冷药即点，待一日后，以五行汤温洗，及地黄膏敷之。风证，则瞳人青，或瞳人连眦头皆痒，不能收睑，乃胆受风热，宜防风一字散。不治证：瞳人干缺，痛涩无泪；或白藏在黑水下，向日细视方见；或两眼相传疼痛，早轻夜重；或内障，五色相间，头痛无泪，日中如坐暗室；或雷头风，热毒气冲入睛中，牵引瞳人，或微或大不见。

八廓寄位始有名，

乾为天廓，位两边白睛中间，属肺与大肠；坎为水廓，位瞳子，属肾；艮为山廓，位神光，属胆；震为雷廓，位白睛上截向小眦，属小肠；巽为风廓，位乌珠瞳人外，属肝；离为火廓，位大、小眦，属心与命门；坤为地廓，位上下睑，属脾胃；兑为泽廓，位白睛下截向大眦，属膀胱。

妇人小儿大同耳。

妇人活血为主，有孕忌用麝点。小儿眼患，多是胎毒及食毒，内服败毒散，外洗解毒汤，切忌披镰针灸。小儿初生胎风，双目红而眶边赤烂，至三四岁不愈，宜消风散，桑白皮煎汤下。又小儿通睛，欲观东边则见西畔，若振掉头脑，则睛方转，此肝受惊风，宜牛黄丸。又小儿眼泡患斑疮，热气冲透睛中，疼痛泪出，翳如银片，肿涩难开，宜柴胡散、神医散。又小儿睑中初生如麻仁，日渐如豆，悬垂睑内，乃风热攻脾，宜五退散加减。又小儿疳眼，初起涩痒，久生疮翳肿痛，乃肝风所冲，或痢后虚热上攻者，俱忌点，宜还睛散。痘疮眼，详疹痘。小儿不治证：胎中受风，五脏不和，呕吐黄汁，两眼青盲不明；及初生视物近看，转睛不快，至四五岁，瞳人结白，昏蒙不见。

暴赤肿痛涩且痒，

或饮食积热；或天行赤目，长幼相似；或伤寒后余热，以致血热瘀壅，则目暴赤肿。痛为热，痒为风，涩为毒，不可概用凉药，因成内障；亦不可误用温药助热，致令昏涩眵泪，胬肉攀睛等状，是成外障，决明散主之。又有睡觉目赤肿，良久无事者，血复散于四肢也，宜地黄粥。又或读书、针刺过度而痛者，名曰肝劳，但须闭目调护。又中恶祟，卒痛如针刺，或如火炙，及太阳穴痛，早轻夜重，宜决明散。

翳膜眵昏总是表；

暴赤后，热流肺经，轻则朦胧而已，稍重则生云膜。如黄膜从下生，而上冲黑睛，痛涩难开，乃脾受风食毒，可治；如赤膜从上生，下遮覆黑睛，名垂帘膜，乃客热上冲也，难治。又重则生翳障，状如珍珠、碎米，红色自下而上者易治；状如梅花叶，白绿自上而下者难治。治法宜先去翳，而后清热，若先去热，则翳难去。眵泪热而交流，两睑赤者，属肝热之甚，或冲风泪出，由热甚而水化制之也。又肺受风寒，遇风冷则流泪尤甚者，白僵蚕散；风泪不止，食后吞当归龙荟丸数粒。目昏者，热郁也。甚则平白日无所见，故伤寒病热极，则目盲而不识人。目微昏者，至近则转，难辨物，或如隔帘视，或视如蝇翅，或见黑花，皆目之玄府闭密，而致荣卫精神不能升降故也。若患风疹者，必多眼暗，攻其风则暗自去。抑论脾家受毒，则眼白亦肿；神劳，则眼睛亦痛；心热，则血灌瞳人；伤风，则泪亦出；虚烦，则眼亦昏；劳力，则眦亦赤；生疮，乃风热侵肺；黄，乃酒伤于脾，最宜活变。

里虚昏昧最羞明，

上虚，属肝虚，必头晕目眩耳聋；下虚，属肾虚，必眼花睛痛耳鸣。昏花者，伤气；昏暗者，伤血。热证亦有羞明怕日，但内虚全不敢近阳光。

内障黑花瞳散杳。

内障昏蒙，外无翳膜，因脑脂下凝，乌珠转白，或如金色，或绿豆色，或如云烟，或见五色，治比外障更难。如脑脂凝结瞳人反背者，不治。黑花者，肾虚也；五色花，为肾虚客热；青花，胆虚；红花，火盛。散杳者，瞳人散大，视物杳冥。

近视阴虚远视阳，

能近视不能远视者，看一成二，属肝肾虚，宜肾气丸、地芝丸，或加降火之剂。能远视不能近视者，属心虚，宜定心丸。

泪冷睛疼多缥缈；

有肝虚客热，迎风冷泪者，归葵汤、古木贼散。睛疼有火者，滋肾丸；无火者，杞苓丸。

外因风热湿挟痰，

外因，风则胞白，两眼拘急，牵引㖞斜，痒而青泪。肝风毒，菊花散；肾风毒，白蒺藜散、明目流气饮、拨云散、白僵蚕散、防风一字散、犀角饮选用。热则珠突胞硬，肿红刺痛，洗肝散、洗心散、还睛散、通肝散、泻肝散、决明散、羚羊角散、蔓荆散、加味荆黄散、泻青丸、凉胆丸、坠翳丸选用。湿则食减身倦，地气冒明，如云雾掩日，或忽然不见，或略见不明，宜盐术散、单苍术膏。湿热甚者，神芎丸。暴寒则目蒙不明，皆热所为也，人参败毒散。疼者，升麻葛根汤。历考眼科，无寒而有虚，岂寒泣血而不上攻耶？挟痰者，则痛甚，宜小省风汤、南星丸。

内伤气血精神少。

内伤七情，气壅朦胧，胞肿而软，酸涩微赤，木香流气饮加川芎、蒺藜。风与气搏，痒涩浑多泪者，羌活石膏散。因过思劳神，大志丸、育神夜光丸；因惊恐者，定心丸；因怒者，当归龙荟丸。内伤饮食劳倦，损陷胃气，火盛血脉沸腾，益气聪明汤、磁砂丸、还睛丸。气弱甚者，单人参膏、补中益气汤。如脾胃热兼有宿食者，秦艽、大黄为末，砂糖调服利之。脾胃湿伤，内外障者，椒目丸、盐术散。伤热酒，胃气污浊，血死目盲者，苏木煎汤调人参末；连鼻与手掌紫黑者，四物汤加桃仁、红花，苏木煎汤调人参末服。内伤色欲，肾气虚者，补肾丸；肾精虚者，益阴肾气丸；肝血虚者，养肝丸、生熟地黄丸；肝肾虚者，驻景丸。抑论五脏六腑精华，皆禀于脾，注于目，故理脾胃则气上升而神清也。又肝之系，虽总于目，而照彻光彩，实肾精、心神所主，故补精气安神者，乃治眼之本也。

风热兼虚亦有之，

热久复为风冷所乘，则眼中不赤，而弦赤且烂。若风与热并，则内外浮赤而痒甚。大概表病，肥人多风热，防风、黄芩泻火为君，黄连、当归养血为臣，柴胡、升麻、白芷消肿止痛为使。白睛红者，加白豆蔻少许。瘦人血虚，宜四物龙胆汤，或加羌活、蔓荆、荆芥、玄参、山栀仁、菊花为佐。里证，肥人多风虚者，防风一字散、四生散、补肝散、还睛丸。瘦人血虚挟风者，通血丸、明目地黄丸、滋阴地黄丸、熟地黄丸。通用羊肝丸。久甚者，退翳丸、活命羊肝丸。

古人只消一火字了；

眼不过虚实而已。白轮变赤，火乘肺也；肉轮赤肿，火乘脾也；黑珠五色花翳，肾虚火也；神光青睛被翳，肝虚火也；赤脉瘀血贯目涩痛，心火自甚也。故童子水在上，则视明了；老人火在上，则视昏眊。实火气有余，宜前风热药中加枳壳、杏仁以破气；虚火血不足，宜前养阴药中加知母、黄柏以降火。黑睛有翳者倍之，盖散有余之火，在于破气；降不足之火，在于养阴。

阳衰火少却宜温，

或劳欲过度，或凉药过多，以致浑身手足麻木，九窍不利，两目紧急，青白翳见大眦，视物无力者，宜补阳汤、黄芪汤，或加黄柏，或菊睛丸。《经》曰：壮水之源，以镇阳光，滋阴是也；壮火之主，以消阴翳，养阳是也。今人不分阴阳，专以龙脑辛香石药搽点，而不知辛散损明，悲夫！

外治点洗要手巧。

凡暴赤肿，血壅气凝者，一时连点三五次亦可，如气血稍虚者，宜服药以塞其源，药水洗之。生有云膜，方可用点，若无翳膜，纵久但可洗之，却忌过用凉药冷洗，冰血既化为水。至于针刀火烙，古人忌用，惟太阳经热，生偷针痣，可刺去血。如烂翳用茜草根烧灰，灯心草蘸点之，须臾大痛，以百节草刮去。他如金针拨转瞳人等法，另是一家传授。

耳

耳聋虚热分新旧，

新聋多热，少阳、阳明火多故也，宜散风热、开痰郁之剂；旧聋多虚，肾常不足故也，宜滋补兼通窍之剂。脉证以肾为主，迟濡为虚，浮动为火，浮大为风，沉涩为气，数实为热。

两胃怒左相火右；

厚味动胃火，则左右俱聋；忿怒动胆火，则左耳聋；色欲动相火，则右耳聋。三者忿怒为多。

痰火风湿气闭可通，

痰火，因膏粱胃热上升，两耳蝉鸣。热郁甚，则气闭渐聋，眼中流火，宜二陈汤加黄柏、木通、萹蓄、瞿麦。因酒者，通圣散加南星、枳壳、大黄，或滚痰丸。风聋，因风邪入耳，必内作痒，或兼头痛。风热或因郁者，防风通圣散，先将大黄酒煨，又酒炒三遍，后人诸药俱用酒炒煎服。风壅连头目不清者，清神散。风虚者，排风汤、桂香饮、芎芷散。湿聋，因雨水浸渍，必内肿痛，凉膈散加羌活、防风，俱用酒炒，或五苓散加陈皮、枳壳、紫苏、生姜。湿痰，神芎丸。湿热挟气，木香槟榔丸。气聋，因脏气厥逆，上壅入耳，痞塞不通，必兼眩晕。实人因怒者，当归龙荟丸；虚人因思者，妙香散。忧滞者，流气饮子加菖蒲；上盛下虚者，秘传降气汤加菖蒲。

虚劳精气脱难救。

虚聋，因久泻，或大病后，风邪乘虚入耳，与气相搏，嘈嘈而鸣，或时眼见黑花。阴虚者，四物汤加知、柏、菖蒲、远志。或肾气丸加磁石、故纸、菟丝子、黄柏。阳虚者，八味丸、益肾散、磁石汤。劳聋，昏昏瞶瞶，瘦瘁乏力。因劳力脱气者，补中益气汤加菖蒲，有火者加知、柏、茯苓；因房劳脱精者，人参养荣汤加知、柏，或补骨脂丸。如久聋，肾弱气虚，绝不闻者，难治。

耳鸣乃是聋之渐，

惟气闭多不鸣便聋。风热鸣者，解毒汤加生地、知母，或通圣散；痰火鸣甚，当归龙荟丸；挟湿，神芎丸，或青木香丸；肾虚微鸣，滋肾丸。气虚四君子汤下，血虚四物汤下，阴虚虎潜丸。

聤脓疼皆风热凑；

聤耳，原有油液，风热搏击结核，鸣欲聋者，外用生猪脂、地龙、锅煤等分，姜汁和丸枣核大，绵裹入耳，令润挑去；重者，内服柴胡聪耳汤。脓耳，风热上壅，流脓，外用枯矾五分，陈皮、胭脂俱烧灰各二分，麝五厘，为末，吹耳；重者，内服犀角饮子。耳疼如虫走者，风盛；干痛者，风热或属虚火；有血水者，风湿。外用蛇蜕烧存性为末吹入，或枯矾末亦可。疼甚，用吴萸、乌头尖、大黄捣烂，盦足掌心。重者，内服东垣鼠粘子汤。

大要调气与开关窍，

肾，水窍，耳而能闻声者，水生于金也。肺主气，一身之气贯于耳，故能听声。凡治诸聋，必先调气开郁，间用磁石羊肾丸开窍。盖聋皆痰火郁结，非磁石镇坠，乌、桂、椒、辛、菖蒲辛散流通，则老痰郁火何由而开？然亦劫剂也，愈后以通圣散和之可也。

外治暴聋亦可透。

暴聋，用甘遂为丸塞耳，内服单甘草汤；稍久，用松香五钱溶化，入巴豆二十粒，葱汁捣丸，绵裹塞耳，左聋塞右，右聋塞左，双聋次第塞之。冻耳，用榄核烧灰，油调搽；如烂，贝母末干掺。百虫入耳，用清油灌入，口吸气，久自出。如蜒蚰入耳，用信花、雄黄各一钱为末，先用一字点耳中，次用猫尿灌之，取猫尿以生姜擦牙自出。又方用琴弦一段，将弦头略软二分，蘸驴胶，入耳粘出。凡卧不宜厚被覆塞耳气，久则不通，故养生者，常摩耳廓，以防聋也。

鼻

鼻塞须知问久新，

鼻窍于肺，而能知香臭者，心也。人身水升火降，荣卫调和，则鼻司呼吸，往来不息而已。苟或寒伤皮毛，则鼻塞不利；火郁清道，则香臭不知。新者，偶感风寒，鼻塞声重，流涕喷嚏，宜以风寒治之，九味羌活汤、参苏饮、消风百解散。久则略感风寒，鼻塞等症便发，乃肺伏火邪，郁甚则喜热恶寒，故略感冒，而内火便发，宜清金降火，兼通气之剂，凉膈散加荆芥、白芷，或川芎石膏散。又有不必外感，四时鼻塞干燥，不闻香臭，宜清金降火消痰之药，清气化痰丸、上清丸。古方，鼻塞甚者，御寒汤、澄茄丸；不知香臭者，通气汤；内有硬物者，单南星饮、贴囟荜茇饼，外用石菖蒲、皂角等分为末，绵包塞鼻，仰卧片时；虚寒者，通草丸。

久成鼽衄渊流津；

鼻乃清气出入之道，清气者，胃中生发之气也。鼻塞久则气壅不转，热郁于脑，清浊混乱，为鼽、为衄、为渊。鼽者，鼻流清涕，热微，二陈汤加芎、归、细辛、白芷、防风、羌活、桔梗等分，姜煎，入薄荷少许。久不止者，芷荑散去薄荷，加荆芥、黄芩、神曲、南星、半夏等分，食后煎服，外用细辛膏。渊者，鼻流浊涕，热盛，金沸草散倍黄芩，入凤凰壳一枚，烧存性调服。肺风，消风散加发灰。肺火流涕，咳吐脓血，桔梗汤、人参平肺散。胆移热于脑，流涕浊臭，防风通圣散加薄荷、黄连，或芷荑散，外用苍耳根、茎、苗子烧灰，醋调涂鼻内。有流臭黄水者，甚则脑亦作痛，俗名脑砂。有虫食脑中，用丝瓜藤近根五尺，烧存性为末，酒调服；虚者，川乌散，外用白牛尾毛、橙叶等分为末，吹鼻中；倘有血出，加山栀亦不妨。衄者，鼻流清血，鼻渊久则必衄，防风散主之，详后衄血。

伤酒鼻齄伤热痛，

鼻齄，准头红也，甚则紫黑。因饮酒血热入肺，复被风寒郁久，则血凝浊而色赤，或不饮者，乃肺风血热。俱宜四物二陈汤去半夏，加红花、黄芩，水煎入酒少许，调五灵脂末服，气虚加黄芪。常宜服单山栀丸，或黄连阿胶丸，间用升麻和气饮，吞泻青丸以除病根。外用黄连末、天吊藤烧灰，桐油调，或硫粉散。鼻痛，因风邪入鼻，与正气相搏，鼻道不通故痛，藿香正气散、祛风通气散。有痰火冲肺者，鼻隔隐痛，二陈汤加黄芩、山栀、桔梗、麦门冬。

鼻疮鼻痔热同因；

轻为鼻疮，重为鼻痔，皆肺热也。鼻中生疮者，枇杷叶煎汤候冷，调消风散，食后服，忌煎、炒、姜、蒜热物。外用辛夷为末，入脑、麝少许，绵裹塞鼻。鼻痔，肺气热极，日久凝浊，结成息肉如枣，滞塞鼻瓮。甚者，又名鼻齆，宜防风通圣散，加三棱、海藻末调服。外用辛夷为君，细辛、杏仁少许为末，和羊髓、猪脂熬膏候冷，入雄黄、白矾、轻粉、麝香少许为丸，绵裹塞鼻，数日即脱。甚者加硇砂少许，或瓜矾散亦妙。又食积热痰生痔者，单苍耳丸，内服外敷，最消食积；或用白矾二钱，细辛一钱，白芷五分，为末塞鼻。

疏风降火真要法，

风寒外感者，温以散之。风热有自内郁者，或外感久则郁而为热，或内因饮食、衣服过暖，肝热生风，亦鼻塞流涕，宜降火清金。

久宜养血补肾真。

凡鼻涕齆、渊齆，久甚不愈者，非心血亏，则肾水少，养血则血生，而火自降；补肾则水升，而金自清，虽鼻疮、痔久亦宜。又鼻塞久不愈者，必内伤肺胃，清气不能上升，非外感也，宜补中益气汤以和之，此皆治本之论。

口 舌 唇

口病有热亦有虚，

心主舌，脾主唇、口，然心脾二气恒相通也。

心劳味厚病根株；

心贵安静，七情烦忧过度，则心火炎盛，加之饮食厚味积热，而口生疮或臭。劳心者，犀角琥珀膏。心劳味厚者，气出腥臭，唾涕稠粘，口干舌燥，泻白散加桔梗、知母、麦门冬、黄芩、五味子。痰热，浅者薄荷煎，深者五福化毒丹。

热极偏胜口糜烂，

热甚，一脏偏胜，则口味失常。心热，口苦生疮，凉膈散、黄连阿胶丸；肝热，口酸而苦，小柴胡汤加龙胆草、青皮、甘草，甚者当归龙荟丸，谋虑不决，胆虚口苦，人参、远志、茯神、甘草为君，柴胡、龙胆草为使，甚者肾气丸；脾热，口甘或臭，泻黄散、四顺清凉饮、甘露饮、三黄丸；肺热口辛，甘桔汤、泻白散；肾热口咸，滋肾丸。然肝移热于胆则口亦苦，木乘脾则口亦酸，胃热或淡或甘，肾化火则苦而甘。要之，热胜则苦，寒胜则咸，宿食则酸，烦躁则涩，虚则淡，疸则甘，劳郁伤肺则口臭。口糜，膀胱移热小肠，溺涩虚热、口疮糜烂者，柴胡、地骨皮等分，水煎服。甚者加硝、黄；心胃热，水谷不化者，导赤散合四苓散；如热盛并大便不通，脐痛喘急，口疮溃烂者，泻白汤；血热者，鸡苏丸。

中虚炎上亦难哺；

口疮久不愈，服凉药反甚者，乃虚炎上攻，中焦不足，理中汤，甚者加附子；下虚甚者，秘传降气汤，吞黑锡丹二十丸；阴虚者，四物汤加知、柏，或补阴丸；年久不愈者，黑参丸。

外治仍分疮赤白，

口中疮赤者，心热，用枯矾末掺之，或噙良久，水漱又噙。口中疮白者，肺热，用黄柏、荜拨等分为末，醋调搽，水漱。口疮赤白者，心肺俱热，用玄胡索一钱，黄柏、黄连各五分，青黛、陀僧各二钱为末，频掺之，或单文蛤末亦好；夏月，西瓜水徐徐饮之。虚炎口疮者，甘草、干姜和匀，细嚼噙之。上热下寒者，黄连、干姜等分，噙且服之。口牙疳疮，用山栀去仁，填白矾，入柳叶火中煅为末，吹入口中。口吻生疮自烂者，槟榔烧灰，入轻粉少许，干掺。小儿口疮不食，以狐惑治之必死，用白矾煎汤浸脚，半日顿宽，更以黄柏、僵蚕为末敷之。口疮疼痛，用巴豆半枚，生研和米饭一豆大，杵和贴印堂对眉间，约半刻许，觉红就去，不可泡起，小儿减半用之。

秽气含香暂可除。

虚火郁热，蕴于胸中，乃作口臭，因与前同，外用川芎、白芷等分，蜜丸含化，或香附子亦可。

舌病内外因可详，

心之本脉，系于舌根；脾之络，系于舌两旁；肝脉循阴器，络于舌本；肾之津液，出于舌端。分布五脏，心实主之，故曰诸经皆会于口。

外因强短内肿长；

外感风寒传经者，则舌胎自白而黄而黑者，死；卒中者，则舌强而短、舌卷不言者，死。大概风用小续命汤，寒用理中汤，热用甘桔汤加防风、枳壳、黄芩。风寒湿舌强者，用白矾、肉桂末等分安舌下，或卷四“杂病提纲·风”正舌药。内因七情气郁，肿满不得息者，金沸草散；久不愈者，黑参丸，外用古霜盐散；因怒者，单锈铁粉涂之。舌肿满口，气不得吐者，名木舌，用陈茶、陈白梅，入巴豆七枚，同捣成膏，薄荷水调刷口中，得下咽片时，即下一二行，以粥补住。如生疮连腮颊肿者，玄参升麻汤。舌肿满口不能声，饮食不通者，名重舌，用蒲黄频刷舌上自退。如不能咽药，即以黄连浓煎，时时呷之，以泻心火。舌肿如猪胞者，以针刺舌下两旁大脉，血出即消，切勿刺中脉，令血不止，误刺以火烧铜筯烙之，血再不止者，死。或醋调锅煤，敷舌上下，脱去再敷，须臾自消，不食者，亦死。舌肿，舌下有虫如蛄蝼、卧蚕，头小白有尾，可烧铁烙烙舌头上即消。舌长过寸者，单冰片末敷之。

肾虚火色淡黑一二点，宜以生姜蜜水洗红后，用补肾兼痰火药肺痰胀痰热，舌强壅肿，或短，甘露饮。肝衄肝热舌出血如泉，单槐花末掺之心脾裂作疮。

心热生疮破裂，单黄连煎汤服；脾热舌胎干涩如雪，薄荷蜜、冰蘗丸；心脾热者，升麻葛根汤加薄荷、黄芩、桔梗。

唇属脾家病几般，风瞤动寒揪缩热裂干；

血虚无色气疮肿，茧唇不食疗应难。

茧唇紧小，不能开合，饮食不得，不急治则死，外用青皮烧灰，猪脂调搽，仍将青皮灰末，每一钱，酒调服之。又方，用乱发、蜂房、六畜毛烧灰，猪脂调搽，或橄榄烧灰，或黄柏散。内治，实者泻黄散，虚者菊睛丸，肿者薏苡仁汤。

牙　齿

牙齿属肾胃大肠，

牙齿骨属，肾之标也，精完则齿坚，肾衰则齿豁，虚热则齿动。足阳明胃络脉入齿上缝，止而不动，喜寒饮而恶热饮。手阳明大肠络脉入齿下缝，动而不休，喜热饮而恶寒饮。

肾虚滋阴肠胃凉。

多因饮食、色欲过度，以致湿热上攻，口涌酸水，则牙床不清，而为肿、为痛，或出血，或生虫，动摇黑烂脱落。大抵齿龈宣露动摇者，肾元虚也，宜滋阴补肾，八味丸、三味安肾丸、虎潜丸；恶寒热而口臭秽者，肠胃热也，宜凉药泻火祛风，清胃散。

开口便知风与热，

风牙因肠胃原有风邪，更袭外风入齿作痛，故开口吸风则痛甚，独活散、消风散。风热因外风与内热相搏，齿龈肿痛，加之脓汁臭者，犀角升麻汤，或用石膏一两，火煅酒淬，防风、荆芥、细辛、白芷各五分，为末，随时水煎一二服，甚效。风冷入于齿龈，不肿不蛀，日渐动摇者，温风散。热牙因肠胃积热，开口臭秽难近者，败毒散加荆、防、升麻、石膏，或调胃承气汤蜜丸服；如肠胃素积湿热，偶被风寒冷饮郁于齿间作痛者，当归龙胆散。虚热攻冲，龈肉肿痛，口舌生疮，宜柴胡、地骨皮等分，薄荷减半，水煎热漱冷吐，或服之亦好。历年齿痛黑烂脱落，必口吸凉稍止者，乃膏粱湿热之火也，调胃承气汤加黄连下之，或用升麻、白芷、防风、荆芥、薄荷、桔梗、甘草等分，水煎服。

客寒犯脑痛难当。

寒气犯脑，及风邪凑袭，脑项筋痛，动摇肉脱者，白芷汤、羌活黑附汤。

挟咳毒痰钻掣血，

痰热毒气，攻注齿痛者，外证咳唾，二陈汤加细辛、枳壳、姜、枣、乌梅，仍以姜黄、荜拨等分，煎汤候温，以舌浸内，涎自流出。瘀血因风热上攻头面，搏血令齿间血瘀不消，钻刺掣痛，甘露饮加升麻，或犀角地黄汤。

龈有黑点被虫伤。

凡饮食不能洁，齿臭腐之气淹渍日久，兼之风热上攻，齿龈有孔生虫，蚀一齿尽，又度其余，至如疳䘌，皆其种类，必杀虫而后痛止，神功丸取牙虫。

牙宣之因只有二，

牙缝流血，风热者，消风散加芒硝，内服外擦；肾虚炎者，四物汤加升麻，或牡丹皮、知母、黄柏；阴虚气郁者，四物汤加香附、侧柏叶、牛膝，外敷绿袍散，或香盐散常擦。变骨蚀风，出血骨露者，玉池散。疳䘌出血多者，用生竹茹二两，醋煮含之。

走马疳参小儿方溺白散。

外治必兼辛温药，

牙痛本因湿热，标被风冷所郁，故内服辛凉以治其本，外宜辛温以治其标，通用擦牙方、谢传失笑散、肾虚胃热方、风虫牙疼方、延平方、劫痛方、乌须固齿方、消齿壅法、取牙不犯手方。

擦牙先须擦牙床。

凡遇日月蚀未平时，勿进饮食，误食多患齿疾。养生家晨兴叩齿，永无齿疾。以上五岳并咽喉，谓之杂科。

痛风

痛风历节分怯勇，

形怯瘦者，多内因血虚有火；形肥勇者，多外因风湿生痰。以其循历遍身，曰历节风。甚如虎咬，曰白虎风。痛必夜甚者，血行于阴也。

痛多兼肿或不肿。

痛多痰火，肿多风湿。然痰火虽内因六欲七情，或病后亡津，血热已自沸腾，亦必略感外邪，而后发动，骨节痛极，久则手足蜷挛；风湿虽外因涉冷坐湿，当风取凉，然亦必血热而后凝滞污浊，所以作痛，甚则身体块瘰。痰火、风湿全者，古龙虎丹主之。

详分上下与周身，

伤寒周身节痛，乃风寒侵入肌骨。杂病周身痛者，乃风痰壅滞，二陈汤加南星、羌活、苍术、白芷、酒芩、竹沥、姜汁，或挟瘀血者，再加桃仁、红花；湿痰瘀血，周身两胁走痛者，控涎丹加桃仁泥为丸，或小胃丹下之。如半身不遂，及左右手足蜷挛者，乌头汤微汗之。虚者，地仙丹（详中风门）。上体痛者，宜祛风热豁痰，二陈汤主之。痰热客太阳，颈项强，动则微痛者，加酒芩、羌活、红花。湿痰钻注肢节痛者，加二术、威灵仙、干姜、黄柏、羌活、白芍；结阳肢肿者，倍加黄芩。湿痰横行，手臂痛，加南星、苍术、酒芩、香附、威灵仙；臂重难举者，加二术、羌活、桂枝、威灵仙、黄芩；臂软难举者，加南星、枳实、木香、姜黄。如臂痛不能举，或连指掌肿痛者，舒经汤。肩忽痛者，小柴胡汤去半夏，加防风、当归、生地、大黄、黄连、滑石。肩背痛，因食积者，单龟板为丸，姜汤下。肩腿痛者，用龟板一两，侧柏叶、香附各五钱，白芥子、凌霄花各一钱半，为末，酒糊丸，四物汤加甘草、陈皮煎汤下。背心常一片冰冷者，导痰汤合苏子降气汤。下体痛者，宜流湿行气，四物汤主之。阴虚臀尖痛者，膀胱有火，加知母、黄柏及桂少许；有痰合二陈汤加泽泻、前胡，木香为引；痛甚，加乳香、没药；热者，合大承气汤下之。两腿痛者，加牛膝、陈皮，吞加味三妙丸；两腿痛甚，素虚性急，或痢后血流经络作痛者，加桃仁、牛膝、陈皮、甘草、姜汁，煎熟调潜行散。如两腿间忽一二点痛入骨不可忍者，用芫花根为末，醋调敷痛处，以帕紧扎，产后有此疾者亦宜。两足痛者，当归拈痛汤。凡痛风丸散佐使，在上加羌活、威灵仙，在下加牛膝、防己、木通、黄柏，在手臂加桂枝，引至痛处。如遍身痛者，则问所起处加之。

风毒髓痛共一种。

痛风，百节酸疼无定处，久则变成风毒，痛入骨髓，不移其处，虎骨散、麝香丸。如赤肿灼热者，败毒散；肢节肿痛，挟湿热者，麻黄赤芍汤主之。

湿痛如脱风汗黄，

外因湿证，肿满身痛如脱者，除湿汤；寒湿者，附子六物汤、捉虎丸；湿热者，五苓散加苍术、防风、羌活、白芷、黄柏、竹沥、姜汁；走注者，四妙散；肢节肿、脉滑者，加南星、木香、槟榔、苍术、黄柏、防己。湿气背伛偻，足挛成废者，用甘遂一钱为末，入猪腰内煨食之，上吐下泻。风证黄汗出，面微红，掣痛热者，防风通圣散，或小续命汤去附子，加羌活、黄芩；虚者，乌药顺气散、独活寄生汤，上体金枣丹，下体换腿丸。风中肩背，太阳气郁不可回顾，或肺气郁热，小便数而欠伸，宜通气防风汤、羌活胜湿汤。风湿相搏痛者，甜瓜子丸、神仙飞步丹、龙虎丹、活络丹、乳香黑虎丹、活血应痛丸。风湿毒生疮者，单苍耳加羌活、防风十分之二为末，蜜丸梧子大，每百丸酒下；或单豨莶丸一斤，加四物汤料各五钱，防风、羌活各三钱，川乌一钱半，为末蜜丸，空心茶、酒任下。风寒湿热成痹，臂髀腰脚骨热肿痛，行步艰难者，二炒苍柏散等分，加虎胫骨减半，为末，水调服。

暑热烦疼寒掣骨髓。

暑湿相搏，面赤尿赤者，五苓散合败毒散，加当归、赤芍，或复元通圣散。结阳肢肿，热毒流注，大便闭者，犀角汤。寒症肢节掣痛，小筋急痹者，五积散合顺元散，加麝一厘。鹤膝痛者，五积散加松节、杉节；骨髓痛者，虎骨散。

七情刺痛食停痰，

内因七情，肢节胸胁刺痛，初必眩晕自汗，二陈汤加香附、枳壳、木香。如腰背气动发痛者，枳甘散、流气饮子，俱加葱白煎服，后卧少时。如思虑伤心，痛从背起至胸胁者，用人参四分，木通二分，煎汤，吞当归龙荟丸。饮食积痛风，初必胸满呕吐，二陈汤加乌药、枳壳，或单苍耳丸。因食厚味，积痰脾胃，髀枢左右发痛一点，延及膝骭肿大，恶寒夜剧者，潜行散为主，加甘草梢、苍术、犀角、川芎、陈皮、牛膝、木通、白芍，入姜汁煎服，病稍减，去犀角，加牛膝、龟板、归身尾，冬月加桂，夏加黄芩。又有遍身游走，痒痛状如虫啮，遇痒而进饮食，则虫亦餍饫其间，庶不致频频啮也，宜麝香丸。留饮四肢历节，气短脉沉，久则令人骨节蹉跌，恐为癫痫，宜导痰汤加减。痰饮者，古半硝丸。气短倦怠者，六君子汤加南星。酒湿痛者，用黄柏、威灵仙各五分，苍术二钱，陈皮、芍药各一钱，甘草三分，羌活二分，水煎服。

血气虚劳不荣养关节腠理。

血虚，四物汤加龟板、秦艽。有火者，调潜行散；有瘀血者，加大黄、桃仁、红花微利之；性急发热者，加酒芩、黄柏；肢节肿痛，脉涩者，加桃仁；历年不愈者，倍加木通，出汗或发红丹即愈，若不愈者，痛风丸、二炒苍柏散、三妙丸。气虚，历节痛如捶锻者，四君子汤加桂、附、白芍。血气俱虚，挟痰火者，八物汤加羌活、防风、黄柏、龟板。劳伤者，趁痛散、血风丸、劫劳散；阴虚者，虎潜丸、补阴丸。

治外流湿与疏风，

痛风，因外风热、风湿得者，初起与伤寒相似，宜分表里治之。表证，九味羌活汤。气虚表实，骨节痛者，六一散加香附、黄芩，水煎或姜汁糊丸服。里证，五积交加散加大黄。痰湿热者，导水丸。病愈后，大便闭稍虚者，麻子仁丸。骤痛不可忍者，用枫寄生焙干浸酒，常服微醉。通用史国公浸酒方、万应膏。

调内活血和气尔。

属内因者，宜消瘀血，养新血，兼理痰火，则血自活，气自和，痛无不止。又不愈者，间用升降之剂，或专养血补脾。如久病及亡血、产后病此者，俱不宜纯用风药燥血。

痹　　风 附麻木

五痹皮脉肌筋骨，

痹者，气闭塞不通流也，或痛痒，或麻痹，或手足缓弱，与痿相类。但痿属内因，血虚火盛，肺焦而成；痹属风寒湿三气侵入而成，然外邪非气血虚则不入，此所以痹久亦能成痿。又痹为中风之一，但纯乎中风则阳受之，痹兼风寒湿三气，则阴受之，所以为病更重。观宋名医钱仲阳，自患周痹偏废，不能全愈可见。

上多风湿下寒湿。

《经》言：春为筋痹，夏为脉痹，仲夏为肌肉痹，秋为皮痹，冬为骨痹。言皮、脉、肌、筋、骨，各以时而受风寒湿之邪也。大概风湿多侵乎上，肩背麻木，手腕硬痛；寒湿多侵乎下，脚腿木重；若上下俱得，身如板挟，脚如石坠。须分风寒湿多少治之。风多，痛走不定；寒多，掣痛周身拘急，手足冷痹，与痛风无异；湿多，浮肿，重着一处不移。风多，乌药顺气散、三痹汤、越婢汤、单豨莶丸。寒多，五积散加天麻、附子，或蠲痹汤。寒湿，五积交加散。湿多，川芎茯苓汤、当归拈痛汤、防己黄芪汤、羌活胜湿汤、续断丸。又冷痹，身寒不热，腰脚沉冷，即寒痹之甚者，三痹汤合三五七散，或舒经汤、附子理中汤。又热痹，或湿生热，或风寒郁热，身上如鼠走，唇口反纵，肌肉变色，宣明升麻汤。风寒湿热痹，二炒苍柏散等分，加虎胫骨、防风减半，水煎服。

皮顽脉涩症多烦，肌肉不仁筋骨屈。

风寒湿三邪交侵，在皮则顽不自觉，遇寒则急，遇热则纵，应乎肺，其症气喘烦满；在脉则血滞，六脉涩而紧，面无色，应乎心，其症心烦上气，嗌干善噫；在肌肉则四肢不仁，应乎脾，其症怠惰呕吐；在筋则屈而不伸，应乎肝，其症夜卧多惊，溺涩小腹痛；在骨则重不能举，尻以代踵，脊以代头，应乎肾，其症心腹胀满。初入皮肤血脉，邪轻易治；留连筋骨，久而不痛不仁者难治；久久不愈，五痹复感三邪，入五脏，卧不起床，泻多食少，亦如中风入脏者死。

祛邪后分气血痰，

初起强硬作痛者，宜疏风豁痰；沉重者，宜流湿行气。久病，须分气血虚实、痰瘀多少治之。气虚痹者，关节不充，一身如从水中出，阳虚阴盛也，四君子汤加肉桂、生附，或川附丸。血虚痹者，皮肤不仁，济生防风汤，或黄芪建中汤去饴加桂枝。挟瘀血者，四物汤加桃仁、红花、竹沥、姜汁。挟痰者，手足痹麻，多睡眩晕，济生茯苓汤，或二陈汤加竹沥、姜汁。肾脂枯涸不行，髓少筋弱，冻栗挛急者，十全大补汤、地仙丹。通用五痹汤，擦痹法。

补早反令经络郁。

初病骤用参、芪、归、地，则气血滞而邪郁经络不散。虚者，乌头粥、行湿流气散主之。

麻属气虚木痰瘀，

此概言之耳。有因虚而风寒湿三气乘之，麻木并作者；有气血俱虚，但麻而不木者。盖麻犹痹也，虽不知痛痒，尚觉气微流行，在手多兼风湿，在足多兼寒湿。木则非惟不知痛痒，气亦不觉流行，常木为瘀血碍气，间木为湿痰。总皆经络凝滞，血脉不贯，谓之不仁，或兼虚火，则肌肉瞤动，不可误作风治。周身掣痛麻木者，谓之周痹，乃肝气不行也，宜先汗后补，黄芪汤。开目麻木暂退，闭目甚者，升阳和中汤。皮肤麻木者，补气汤。手足麻，气虚者，补中益气汤去当归、陈皮，加五味子、白芍、生甘草。虚甚挟风者，补中益气汤正料，加乌药、附子、羌活、防风、天麻。十指麻木，胃有湿痰死血者，二陈汤加二术、红花、桃仁，少加附子以行经。左手脚腿偏麻疼痛，右口角并眼牵引侧视者，表有风也，宜天麻黄芪汤。两腿麻木者，导气汤。两脚麻木如火热者，三妙丸。

治同痹风戒酒醋。

凡味酸伤筋则缓，味咸伤骨则痿，令人发热，变为痛痹、麻木等症。慎疾者，须戒鱼腥面酱酒醋。肉属阳助火，但可量吃，若厚味过多，下必遗溺，上必痞闷，先用二陈汤加芍药、黄连降火，然后用本证药。

斑　疹 附赤、白游风

斑疹属火有二因，

斑属三焦无根之火，疹属心火，其上侵于肺则一也。外因初起，头疼身大热，口知味者，忌大汗下，宜解肌微汗，有自吐泻者即愈。内因头或微疼，但手心热，脾胃虚者，宜大补以降其火；体壮者，宜清肺以化其痰。

斑势焮发如锦纹；

有色痕而无头粒，重者红如锦绣成片，多发在胸腹。伤寒误温、误下，心火所主。杂病全是风热挟痰，手少阳相火自里发外，治宜安里药多，发表药少。外感者，败毒散加紫草，或升麻葛根汤加玄参。咽痛者，玄参升麻汤。狂言或见血者，阳毒升麻汤。渴者，化斑汤。便闭者，防风通圣散微利之；便不甚闭，去硝、黄；身疼，加苍术、羌活；痰嗽加半夏。热甚者，黑奴丸。斑烂者，黑膏。内伤发斑，轻如蚊迹、疹子者、多在手足，初起无头疼身热，乃胃虚火游于外，宜调中益气汤、黄芪建中汤。内伤痰热，上攻头面者，升麻葛根汤，加玄参、贝母、黄芩、生地、麦门冬。内伤挟外感者，调中疏邪汤、参苏饮。

疹隐皮痒无肿痛，

疹有头粒，或如粟米，或如蚊虫咬迹微红，或随出随没，或没而又出。红靥隐隐皮肤表分，欲出不出，但作瘙痒，全无肿痛，名曰瘾疹，当春发，在伤寒最重，即温毒也，升麻葛根汤加牛蒡子、荆芥、防风，或鼠粘汤。

出如粟米赤白分。

赤疹，因天热燥气乘之，稍凉则消，川芎茶调散、人参羌活散、胡麻散。里热者，解毒汤。白疹，因天寒冷气折之，稍暖则消，惺惺散。里虚者，理中汤。似赤似白，微黄隐于肌肉之间，四肢重着，此风热挟湿也。多因浴后感风，与汗出解衣而得，宜消风散，寒加官桂，暑加黄芩、柴胡，湿加苍术、茯苓。如肢体不仁者，黄连橘皮汤。遍身疹多，痛极者，古苦皂丸。又有斑疹并出者，不可概用风药，恐变痰嗽渴呕疮疹。面生紫赤瘾疹、雀子斑、汗斑，皆此类之缓者。

五色血毒风火炽，

疹色赤者，又名丹疹，或遍五色，因血盛热毒蓄于命门，被风毒逐动相火，则发满遍身，甚则肌烂。寒月，升麻葛根汤；暑月，人参羌活散。热加黄芩、玄参，冷加黄芪、白芷（详小儿门）。外治土朱散，浮萍汤。

黑而入腹最伤人；

凡斑疹赤色身暖，自胸腹散四肢者，吉；黑色身凉，自四肢入腹者，死。旧分瘾疹、丹疹各类，今合一，以其因治同也。

赤白游风属肝火，

面皮、颈项、身体皮肉变色，赤者，谓之赤癜；白者，谓之白癜。乃肝风搏于皮肤，血气不和所生。赤属血，血热者，九味羌活汤加金银花、连翘，或四物汤加柴胡、山栀、牡丹皮。虚者，逍遥散加山栀，或肾气丸。白属气，热者，败毒散，或小柴胡汤加防风、连翘。虚者，补中益气汤加羌活、防风。如果系风毒者，胡麻散、单苍耳丸、单浮萍丸。此疾久者，只宜滋养气血，则火自息，风自定，痒自止。若用祛风辛苦之剂，则肝血愈燥，风火愈炽，元气愈虚，变为难治。

虚痒不止血难匀。

身上虚痒，血不荣于腠理故也，宜四物汤加黄芩，入紫浮萍末调服，或单凌霄花为末，酒调服。遍身及头上，风屑痒者，单苦参丸，或薄荷、蝉蜕等分为末，酒调服。已上斑、瘾、丹、疹、癜、癣，大同小异，诸方通用。

寒　类

咳　嗽

咳嗽须分痰与声，痰声俱有肺脾经；

咳因气动为声，嗽乃血化为痰，肺气动则咳，脾湿动则嗽，脾肺俱动，则咳嗽俱作。然以肺为主，故多言咳，则包嗽在其中。

实者痰稠声且重，虚者声利痰亦清。

咳必先审肺脉虚实，实者，浮大有力，若沉而滑，则痰气盛也；虚者，弦大无力，若沉细带数，则火郁极也。

外因四气随时令，

风乘肺，咳则鼻塞声重，口干喉痒，语未竟而咳，参苏饮加桑白皮、杏仁，或柴胡半夏汤，后用诸咳丸。如久咳、夜咳、冬咳，风入肺窍者，宜熏之。寒乘肺，咳则胸紧声哑，二陈汤加麻黄、杏仁，或苏沈九宝饮、华盖散、单生姜丸。有寒热者，小柴胡汤。又有一种，遇寒则咳者，谓之寒暄，乃寒包热也，解表则除，枳梗汤加麻黄、防风、杏仁、陈皮、紫苏、木通、黄芩。如风寒郁热夜咳者，三拗汤加知母、黄芩。暑乘肺，咳则口燥声嘶吐沫，六一散加辰砂，见血者，枇杷叶散。湿乘肺，咳则身重，骨节烦疼洒淅，五苓散、不换金正气散。大概春气上升，润肺抑肝；夏火上炎，清金降火；秋湿热甚，清热泻湿；冬风寒重，解表行痰。

内伤火郁劳食情；

火咳，声多痰少。五更咳多者，食积湿热，火流肺中，泻白散加知母，或古二母散；上半午咳多者，胃有实火，单石膏丸加知母、贝母，便闭喘渴痰稠者，凉膈散、败毒散、古芩半丸；下半午咳多者，阴虚，四物汤合二陈汤，加知母、黄柏、麦门冬，顺而下之。如阴虚火燥，寒热盗汗，遗精见血者，四物汤加竹沥，或滋阴降火汤、加味二母丸。黄昏咳多者，火浮于肺，润肺丸以敛之，不可纯用凉药。通用二陈汤去半夏，加贝母、瓜蒌、青黛、山栀、黄芩、桑白皮。郁咳，即火咳久者。干咳无痰，乃肾水焦枯，邪火独炎于肺，泻白散加苦梗为君以开之。久者，诃黎丸；虚者，肾气丸；不得志者，霞天膏；如肺燥，皮枯疮痒便闭者，活血润燥生津饮。劳咳，五劳虚咳也。疲极伤肝，咳而左胁疼引小腹者，二陈汤加芎、归、芍药、青皮、柴胡、草龙胆、黄芩、竹茹，或黄芪建中汤；劳神伤心，咳而咽干咯血者，劫劳散、梦授天王补心丹；劳倦伤脾，咳而气短无力者，调中益气汤、补中益气汤；叫呼伤肺，咳而呕吐白沫，口燥声嘶者，润肺丸、人参清肺饮；房劳伤肾，咳而腰背痛，寒热者，二陈芎归汤。又有一种传证痨咳，即干咳，痨咳久者，宜蛤蚧、天灵盖、雄黄、朱砂之类，须于痨瘵条参之。食咳，因食积生痰，痰气冲胸腹满者，二陈汤加厚朴、山楂、麦芽；伤生冷，以致肺胃不清，嗳酸吐泻，恶风寒者，五积散、理中汤、异功散；伤煎炒热物者，葶苈散，或三补丸加知母、贝母；伤酒食积者，香附瓜蒌青黛丸。七情，脏气不平则咳，久不已则入六腑。怒伤肝咳，两胁下满，入胆则呕吐苦汁；喜伤心咳，心痛咽肿，入小肠则咳与气俱失；思伤脾咳，右胁引肩背痛，甚则不可以动，入胃则呕吐痰沫长虫；忧伤肺咳，喘息唾血，入大肠则遗粪；恐伤肾咳，唾涎，腰背引痛，入膀胱则遗尿，入三焦则腹满不欲食。始则关于肺，终则聚于胃故也。宜二陈汤加瓜蒌仁、萝卜子，加味泻白散、参苏饮、四七汤、苏子降气汤、团参饮子、古橘甘散、古橘姜丸、加减三奇汤选用。

痰咳胸满水咳悸，

痰咳，痰出咳止，胸膈多满。《经》曰：秋伤于湿，冬必咳嗽。湿在心，谓之热痰；湿在肝，谓之风痰；湿在肺，谓之气痰；湿在肾，谓之寒痰。惟湿痰入胃，上干于肺，则必作咳，宜千缗汤、坠痰丸、半瓜丸选用。痰郁肺经，咳则涎多，或结胸者，二陈汤加枳、梗、瓜蒌、黄芩、贝母，甚者鹤顶丹。痰积流入肺脘，久咳不得睡者，兜铃丸。痰因火动者，二陈汤加芩、连，或清气化痰丸。痰因宿食者，化痰丸。痰因酒湿者，蜂姜丸。全因酒者，瓜连丸。如痰甚，能食便闭者，小承气汤下之；不能食便闭者，厚朴汤，或滚痰丸疏导之。水咳，因饮茶水停蓄为涎上涌，身热胸满怔悸者，小青龙汤；身寒胁硬者，玄武汤；结胸者，小半夏汤；大便闭者，十枣汤；小便涩者，五苓散。详伤寒水证。

瘀血碍气胀且腥；

瘀血咳，则喉间常有腥气。轻者，泻白散加生地、山栀、牡丹皮、麦门冬、桔梗；重者，桃仁、大黄。姜汁为丸服。或因打损劳力伤肺，遇风寒则咳，或见血紫黑色者，四物汤去芎，加大黄、苏木为末，酒调服，利去心肺间瘀血即止，后服人参养荣汤调理。肺胀满，即痰与瘀血碍气，所以动则喘急，或左或右，眠一边不得者是，四物汤加桃仁、诃子、青皮、竹沥、姜汁。若虚胀喘者，单人参膏、古百花膏。有水停蓄胀者，饮水则逆转不入，三白汤加泽泻、桔梗、五倍子。若因火伤极，无水以升而胀者，必干咳无痰，诃黎丸含化，以诃子有收敛降火之功，危哉！

治分新久求其本，

新咳，有痰者，外感随时解散；无痰者，便是火热，只宜清之。久咳，有痰者，燥脾化痰；无痰者，清金降火。盖外感久则郁热，内伤久则火炎，俱宜开郁润燥。其又有七情气逆者，则以枳壳、香附顺气为先；停水宿食者，则以南星、槟榔分导为要。气血虚者，补之、敛之。苟不治本，而浪用兜铃、粟壳涩剂，反致缠绵。况肺为娇脏，易寒易热，虽人参平药，惟气虚最宜。若肺热有火，及风邪初盛者，俱宜沙参或玄参代之，故咳不拘于寒也。

久甚还将脾肾宁。

久咳，曾经利下及劳倦饥饱，以致肺胃寒而饮食少进者，只理脾而咳自止。然肾为气脏，咳嗽动引百骸，自觉气从脐下逆奔而上者，乃肾虚气不归元，宜所服药中加补骨脂、五味子，或三味安肾丸。阴虚者，肾气丸；阳虚者，黑锡丹以镇之。凡咳至肺胀及咽疮失音者，必死。

霍　乱

霍乱暑湿干三种，

一种暑霍乱，即湿霍乱，但此疾夏秋惟甚，纵寒月亦多由伏暑，故名。一种湿霍乱，有声有物。一种干霍乱，有声无物。治见卷三“外感·伤寒杂证”。

病本中焦湿热壅；

标因外感四气，或日间感热、夜间受冷，或内素郁热、外又感寒，一时阴阳错乱；然病本因饮食失节，或酥酪酒浆生冷，以致湿热内甚，中焦脾土失运，当升不升，当降不降，是以上吐下泻，脉多伏绝。又有挟七情郁气，痰涎聚膈，痞塞不通者，外见痰喘眩晕，亦必由伤饮食为之根也。

心腹卒痛或热寒，

先心痛者，则先吐；先腹痛者，则先泻；心腹俱痛者，则吐泻俱作。轻则吐泻而已。凡吐泻时，切不可与谷食，虽米汤，一呷下咽立死，必待吐泻尽，过半日饥甚，方可渐食稀粥。偏阳分，则多热而渴；偏阴分，则多寒而不渴。

痰喘烦渴却可恐；

痰喘，二陈汤、加味半硫丸。虚烦不眠，既济汤。烦渴，九君子汤、桂苓甘露饮。大渴大躁大汗遗尿者死，回生散、养正丹救之。

转筋舌卷囊缩危，

阳明胃与大肠，以养宗筋，暴吐暴泻，津液骤亡，小筋失其所养，故轻者两脚转筋而已，重者遍体转筋，手足厥冷，若欲绝者，仓卒之际，宜以盐填脐中，灼艾不计壮数，虽已死，而胸中有暖气者，立苏，急用茱萸散加小茴、甘草、苏叶煎服，再研生蒜涂脚掌心，虽昏危入腹者，亦效。如血热转筋不已者，四物汤加黄芩、红花，或苍术、南星。水药不入者，古椒豆散。转筋不住，男子以手挽其阴，女子以手牵乳近两边。如舌卷囊缩转筋入腹者，死。

分利升降消食冗。

霍乱乃湿热兼风木为害，治宜散风寒，利湿降火，故四时通用藿香正气散，为散风寒湿之要药。寒月厥冷，脉沉不渴者，五积散、理中汤、古姜附汤；暑月烦渴者，黄连香薷散冷服，俱宜合五苓散，以分消上下，或更合益元散降火尤妙，此皆分利法也。又当引清气上升，使浊气自然下降。吐泻未彻者，宜用二陈汤加芎、芷、苍术、防风，探吐以提其气。如吐涌不止，宜所服药中加木瓜、槟榔，以降其气。又有可下者，但不可纯用凉药。挟七情者，七气汤、古参萸汤。伤饮食者，红丸子、保和丸，俱姜汤送下。通用四君子汤，有汗，加桂枝；无汗，加麻黄；吐利转筋，腹痛体重，脉沉细，加白芍、良姜；四肢拘急，脉沉迟，属少阴，加姜、附、厚朴。吐利转筋，胁痛脉弦者，木克土也，平胃散加木瓜，或小建中汤加柴胡、木瓜。四肢厥冷，脉微缓，属厥阴者，小建中汤加当归、附子。

心　　痛

厥心痛先问久新，

真心痛，因内外邪犯心君，一日即死。厥心痛，因内外邪犯心之胞络，或他脏邪犯心之支脉。谓之厥者，诸痛皆少阴、厥阴气逆上冲，又痛极则发厥也。新者，身既受寒，口又伤冷，郁遏元阳，宜草豆蔻丸、鸡舌香散温散之，或神保丸温利之。稍久寒郁为热，或因七情者，始终是火，此古方多以苦寒泻火为主，辛热行气为向导也。

痛甚发厥有二因；

寒厥，外因风寒客背之血脉，背俞与心引痛，暴发手足厥逆，冷汗甲青，似伤寒阴厥，古姜附汤、三味玄胡散。热痛，内因酒食积热，痰郁发厥，手足虽冷而身热，甚则烦躁吐逆额汗，古玄金散、三味川楝散、莎芎散，甚者大承气汤下之，后服枳术丸。

七情怔悸虫不定，

九种：悸痛、虫痛、来去痛、疰痛、饮痛、食痛、风痛、冷痛、热痛。悸痛，内因七情，轻则怔忡惊悸，似痛非痛，妙香散、四七汤、小草丸，热者连附六一汤；重则两目赤黄，手足青至节，即真痛，不治。虫痛，湿热生虫攻心，痛发难当，痛定能食，饥则呕沫，灵槟散、乌梅丸、化虫丸选用。

痰火来去疰昏神。

来去痛，肺郁痰火，劳心则发热者，栀姜饮、蜡矾丸；痰积，白螺壳丸；痰火，坠痰丸。疰痛，卒感恶忤尸疰，素虚者，肾经阴气上攻，神昏卒倒，苏合香丸；痛引背伛偻者，沉香降气汤，或五苓散倍桂，韭汁为丸，小茴煎汤下。素实者，肾火上攻，小承气汤；痨瘵尸疰者，紫河车丹。

胃脘脾痛伤饮食，腹胀便闭呕频频；

胃脘当心而痛，脾脏连心而痛，《局方》云：即心痛。盖厥痛亦少，脾胃痛多。且七情四气归脾，虫痛攻脾入胃；痰瘀脾胃所主；但心痛，因伤思虑；脾胃痛，因伤饮食。胃痛，善噎，两胁咽膈不利；脾痛，舌强，喜呕腹胀，二便不通。古方，实痛以黄连治心，山栀治胃；虚痛以参、归、小草治心，丁、砂、豆蔻治胃，亦未尝混。大概，伤水饮聚涎，心痛如刺者，温胆汤加白术；伤食生冷，遇热食暂散者，香苏散加生姜、菖蒲、半夏、枳壳，或人参养胃汤加肉桂、吴萸，或木香化滞汤、感应丸。凡心痛，数日不食无妨，痛止恣食即发。胃火，栀姜饮；胃寒，乌药沉香汤；上热下寒者，古栀附汤。脾痛，海石散、古二胡散；风冷，抽刀散、蟠葱散、烧脾散、二妙香良散；湿者，小胃丹；噎呕，五膈宽中散；腹胀，厚朴温中汤；连胁痛，复元通气散；痰滞便闭，顺气导痰汤；气聚便闭，三和散、四磨汤；小便闭，通灵散。又有心脾俱痛者，手拈散。

外感三般风冷热，连胁腰背少舒伸。

风，因肝邪乘心，痛则两胁引小腹阴股，桂枝汤加附子，便闭入蜜一匙同煎；或分心气饮加厚朴、枳壳、萝卜子、木香；或阿魏撞气丸。冷，因形寒饮冷卧凉，肾气乘心，痛则心悬若饥，腰痛，下重泄痢，五积散，便闭加大黄；或肺寒乘心，痛则短气，季肋空痛者，流气饮子、盐煎散；或脾寒乘心，痛则腹胀便难者，藿香正气散，挟湿者，除湿汤。热，因心胞络暑毒乘心，痛彻背俞，掌热，黄连香薷散加蓼草，或单黄连丸。凡诸经心痛引背，多属风冷；诸腑心痛，难以俯仰，呕泻，多属热。

气血虚劳按则止，

虚痛，按之暂止。素虚多劳，或误服攻耗心气药多者，酸枣仁汤、归脾汤；心无血辅者，四物汤去地黄加干姜；心气不足者，六君子汤加肉桂；气血俱虚者，古归术散；挟痰火食积者，二六丸。

大实胸高瘀呃嗔；

实痛，素有瘀热顽痰，或因恼怒而发者，栀萸丸，木香、槟榔煎汤下，或香棱丸；大实痛，因怒后饮食，卒痛注闷，心胸高起，手不可按，便闭者，大陷胸汤，或煮黄丸下之，后服古藁苍汤，以去余邪。瘀血痛，饮汤水咽下作呃，乃素食热物，血死胃脘，桃仁承气汤；轻者，四物汤加桃仁、红花，或玄胡索丸、失笑散。妇人瘀血入心脾痛甚者，五积散加三棱、莪术。经行未尽，血冲心痛，加桃仁、红花；经行已住作痛者，七气汤加当归。产后痛者，桂心汤、木槟汤。

化痰消积气已降，

凡痛，皆痰粘胃，通用二陈汤。风寒初起，无汗加麻黄；有汗加桂枝；里寒，加草豆蔻；湿，加苍术、川芎；热，加山栀、锅煤、童便，或少加炒干姜反佐之；冷，加丁香、良姜；气虚，加参、术；血虚，加当归；大虚厥逆，加姜、附；肝火，加青黛、青皮、黄连；痰饮，加白螺壳、滑石、南星；食积，加砂仁、香附；瘀血，加韭汁、桔梗；虫痛，加苦楝根，或木香、槟榔；急痛，加胡椒，略用斑蝥炒过；痛不可忍，加细茶、乳香，或石礞。凡痛攻走腰背，发厥呕吐，诸药不效者，加苍术、川芎、山栀，探吐积痰碗许乃愈。

劫痛丸丹可入唇。

寒者，九痛丸、却痛散；热者，散痛丸、通灵散；有积，神保丸；瘀血，单干漆丸；通用手拈散、如意丹、神圣代针散。

腹　　痛 附腹中窄狭

腹痛大小分阴阳，

大腹痛，多食积外邪；脐腹痛，多积热痰火；小腹痛，多瘀血及痰与溺涩；脐下卒大痛，人中黑者，中恶客忤，不治。阴证，满腹牵痛，自利或呕，喜按少食，绵绵不减，宜温之。阳证，腹中觉热，甚则大便闭涩，胀满怕按，时痛时止，宜下之。

寒痛绵绵热不常；

旧以虚痛喜按，实痛怕按。但寒热邪有浅深，不可太泥。《经》谓：寒气入经，客于卫分，则血涩急痛，按之热则止；寒气客于荣分，则气郁满痛，甚怕按；寒气客肠胃募原，血络急引皮痛，按之则气血散而痛止；寒气客侠脊背俞之脉，则深按之不能及也；寒气客关元，则气逆喘；寒气客厥阴脉络，则胁肋与小腹或阴股引痛；寒气客小肠募原之间，则血气凝聚成积；寒气客小肠不聚，则腹痛而泄；寒气客胃，则腹痛而呕；寒气客五脏，则痛死复生。治伤寒腹痛，详卷三“外感·伤寒杂证”。寻常外感冒寒证卒痛，吐利俱酸，喜热物熨者，五积散加吴萸、木瓜、煨葱，或藿香正气散加木香少许；风证，桂枝汤加芍药，或胃风汤加木香；湿证，除湿汤，或香苏散加苍术、枳壳。积热，时痛时止，痛处亦热，手不可近，便闭喜冷，宜四顺清凉饮、大承气汤、三黄丸；老人，麻子仁丸。

食积有形便后减，

食积郁结，肠胃作痛，得大便后则减者，宜平胃散加消导药，或保和丸、枳术丸、红丸子调之，或木香槟榔丸、大黄备急丸、神保丸、如意丹下之。又有食填胸满，心胃作痛者，宜大吐之。

湿痰溺涩火鸣肠。

湿痰阻滞气道，必小便不利，或二便俱不利，宜芎术散。如清痰留滞胸腹作声者，控涎丹、小胃丹。痰火痛，乃火欲升，水欲降，相击肠鸣者，二陈汤加芩、连、山栀；如怒火攻冲，痛无定处、定时者，更加香附、芍药、青皮。又有粪结肠鸣作痛，不大便者，大黄备急丸之类通之。如脏寒冷结肠鸣者，宜分三阴，以温药治之。

虫痛吐水定能食，

虫痛，肚大青筋，往来绞痛，痛定能食，发作有时，不比诸痛停聚不散，乌梅丸、化虫丸。

七情气痛痞胸堂；

七情痛，心胸痞闷，或攻注胁背。虚者，七气汤、木香匀气散、木香化滞汤；实者，三和散、分心气饮。

中虚全不思饮食，

中虚脾弱，隐隐冷痛，全不思食者，人参养胃汤加肉桂、吴萸、木香。素气虚挟痰者，六君子汤加苍术。

瘀血痛必着一方。

瘀血，痛有常处，或忧思逆郁，跌扑伤瘀，或妇人经来、产后恶瘀不尽而凝，四物汤去地黄，加桃仁、大黄、红花。又血虚郁火，燥结阻气不运而痛者，四物汤倍芍药，加炒干姜。凡痛多属血涩，通用芍药甘草汤为主，恶寒而痛属脾肾，加肉桂；恶热而痛属脾胃，加黄芩。脉缓伤水，加桂枝；脉涩伤血，加当归；脉迟伤寒，加干姜；脐下痛，加熟地。惟气分诸痛，不宜芍药酸收，宜木香、槟榔、青皮、陈皮、香附辛散之。劫痛，手拈散。

初起虚温实宜荡，

虚宜辛温消散，烧脾散、蟠葱散、丁香脾积丸。果系沉寒痼冷，小腹下痛者，酒煮当归丸。《经》曰结者散之是也。实宜辛寒推荡，《经》曰通因通用，痛随利减是也。方与积热痛同。

久则升消理胃房；

腹属坤，久病宜和脾胃。如脉弦急，木克土也，小建中汤加当归，取芍药味酸，于土中泻木为君；如脉沉细，水侮土也，理中汤，取干姜辛热，于土中泻水为君；如脉缓，腹痛自利，米谷不化者，平胃散加肉桂、吴萸，取苍术苦辛，泻湿土为君。胃气下陷者，加升麻、柴胡、苍术以升之；有积者，加山楂、麦芽、枳实、黄连、木香以消之。上热下寒，升降失常，腹痛呕吐者，黄连汤主之。疝痛引睾丸，痢痛拘急，积聚痛有形可按，肠痈痛脐生疮，小便如淋、脉芤，痧证痛甚，呕吐、脉沉，治见各条。

腹中窄狭性偏躁，无非痰火善为殃。

腹中自觉窄狭，神昏性躁，乃湿痰浊气攻于心脾，以致升降失常。肥人多湿痰，宜二陈汤加苍术燥湿，香附行气；瘦人多火，宜二陈汤加黄连清热，苍术流湿；心神不敛者，俱加远志、麦门冬、酸枣仁。血气虚者，六君子汤加芎、归养血流湿，自然平复。

暑　类

疟

疟疾先要阴阳定，

阳为外感邪气，其间阳为风暑，有汗；阴为寒湿，无汗。阴为内伤正气虚，其间阳为气虚，阴为血虚。阳为升，发在春夏；阴为降，发在秋冬。阳为腑，邪浅，与荣卫并行，一日一发；阴为脏，邪深，横连募原，不能与正气并行，故间日蓄积乃发，或三四日一发，久则必有疟母。阳为日发，邪浅，荣卫昼行背与脊故也；阴为夜发，邪深，荣卫夜行胸与腹故也。又有二日连发，住一日者，及日夜各一发者，乃气血俱受病也。阳为子时至巳，阴为午时至亥，如发寅卯，而退于申未；或发未申，而退于子丑，皆谓之阴阳不分，须随症用药趱早。或移时分定阴阳，然后阳疟截住，阴疟升散。今俗以似疟误治变成温疟，为分阴阳，谬矣！殊不知疟有凌虐之状，在伤寒，久则为坏证；在内伤，久则为痨瘵，岂美疾哉？凡阳疟易治，阴疟难愈。

阳热阴寒如期应。

阳邪与荣争，而邪火发于外则为热；阴邪与卫争，而正气退于内则为寒。卫虚则先寒，荣虚则先热。表邪多则寒多，里邪多则热多，表里相半，寒热相等。诸疟惟食积挟火，寒已复热，热已复寒，谓之寒热相并。又暑疟单热，湿疟单寒，寒疟先寒后热，风疟先热后寒，余皆先寒后热。阴阳寒热明，而疟治知本矣。

寒疟太阳热阳明，

寒疟，腰背头项俱痛，属太阳，寒多热少，汗出难已者，柴胡加桂汤；单寒无汗者，五积散、古果附汤。热疟，目痛鼻燥，鼓颔，属阳明，热多寒少，烦渴尿赤者，柴苓汤；暑月，黄连香薷散；热伤气分，单热而渴者，白虎加参汤，或黄芩汤加桂少许。

风疟少阳寒热并。

风疟，口苦呕吐恶心胁痛，属少阳，寒热相等者，柴胡桂枝汤；风盛筋脉抽搐者，乌药顺气散加柴胡、黄芩；身疼者，败毒散；咳嗽者，参苏饮。已上三阳气分受病。发在处暑前者，俱谓之暴疟，乃伤之浅者。

少阴四正厥四旁，

少阴疟，发于子午卯酉四正之日，舌干口燥，呕吐，欲闭户牖。轻者，小柴胡汤倍半夏；重者，合四物汤。厥阴疟，发于寅申巳亥四旁之日，小腹痛引阴如淋，轻者，小建中汤；重者，四物汤加玄胡索、金铃子、附子。

太阴辰戌丑未病。

太阴疟，腹满自利，善呕，呕已乃衰。轻者，异功散；重者，理中汤。如湿偏阴分，单寒气虚作泄者，古枣附汤、附子理中汤；身重腹胀者，五苓散、术附汤；浮肿，退黄丸。已上三阴血分受病。发在处暑后者，俱谓之温疟，乃隔冬感温气，藏于肾与骨髓，至夏秋重感新邪触发，自脏而达之腑，乃伤之重者。

瘴疟山岚疫一方，

瘴疟，山溪蒸毒，令人迷困，发狂或哑，乍寒乍热，乍有乍无者，凉膈散加柴胡、槟榔；不伏水土者，人参养胃汤。疫疟，一方长幼相似，须参运气寒热用药，大概不换金正气散、五积交加散加减，如意丹最妙。

鬼疟卒感异常性。

鬼疟，因卒感尸疰客忤，寒热日作，梦寐不祥，多生恐怖，言动异常，宜辟邪丹、雄朱丹，或用烧人场土为丸，塞男左女右耳中。

详分寒热汗且和，

外感寒多，非草果、厚朴不能温散；热多，非柴胡、黄芩不能清解。阳疟无汗，须加柴胡、苍术、葛根，甚加麻黄；阴疟无汗，须加柴胡、升麻、川芎；有汗须加白术、乌梅以和之。

或吐或下须体盛。

阳疟初起，痰在上者，祛邪丸。然亦三五发后，移时乃可用之。早则延绵，稍久不敢吐者，胜金丹。三阴疟，便闭者，宜下以截之。暑疟，黄连香薷散加大黄、青皮、乌梅煎服。寒疟，二陈汤加青皮、良姜，煎吞神保丸五粒。痰热，胸满便闭者，大柴胡汤。瘀血，发狂好忘者，桃仁承气汤。虚闭，麻子仁丸。俱清晨一服，取下恶水即止。

内伤善食惟七情，

内伤疟皆不食，惟七情善食多汗，五脏之气不和，略被外邪动痰，宜四兽饮，量体虚实，加各经开郁行气之药。

劳疟微微虚损证。

劳疟，微微恶寒发热，寒中有热，热中有寒，最难调理，或半月十日，小劳复来，经久不瘥者，芎归鳖甲散主之。热多者，生犀散。有痞者，鳖甲丸。气虚汗多无力，饮食不进者，六君子汤。因劳役昏倦，少食者，补中益气汤加黄芩、半夏。血虚夜发者，小柴胡汤合四物汤，加升麻、红花、知母、黄柏，水煎露服趱早；不愈，用胜金丹截之。有痞者，阴疟丸。如阴虚火动，午后寒热，至晚微汗乃解，似疟非疟也，宜加味逍遥散加地骨皮，若误用疟药必死。气血俱虚，溺频食少，或遗精咳嗽者，人参养荣汤加地骨皮、乌梅、麦门冬；或仆厥不省者，十全大补汤加柴胡、黄芩；阳虚去柴、芩，加附子，吞黑锡丹；有痞者，橘皮煎丸。

痰疟呕沫多昏迷，

痰疟，外感内伤郁聚成痰，热多头疼肉跳，吐食呕沫，甚则昏迷卒倒，宜柴陈汤加草果。呕吐者，二陈汤倍白豆蔻，流行三焦，呕、疟自止。气虚呕者，单人参汤，或用常山炒过；久不止者，露姜饮截之。

食疟腹胀寒热并。

食疟，因饮食蕴成痰火，寒已复热，热已复寒，寒热交并，苦饥不食，食则吐痰，胸满腹胀者，二陈汤合小柴胡汤，或平胃散，俱加枳实、白术、山楂、神曲、青皮。寒热者，清脾饮。寒多者，人参养胃汤。腹痛者，红丸子。腹胀因湿痰，或疟气归腹者，古龙虎丹，用杏仁煎汤，迎发时下。久不愈者，用辰砂、阿魏等分，糊丸皂子大，每一丸，人参煎汤下截之。

清痰敛汗补胃脾，

疟无痰不成，内伤脾胃虚寒，宜清利湿痰为主。内伤疟皆汗多，阳疟敛以参、术、黄芪；阴疟敛以归、地、知、柏、芍药。大抵有汗要止汗，以补其虚；无汗要发汗，以散其邪。稍久者，一补一发丹；久虚，补中益气汤加山楂、麦芽，扶脾自止，极忌吐截。

利水消瘀疟母净。

凡疟经年不瘥，谓之老疟，必有痰水瘀血，结成痞块，藏于腹胁，作胀且痛，乃疟母也，虽内虚者，非常山、槟榔决不能除，但须制熟，则不损胃，老疟丸是也。血虚者，鳖甲丸。体盛有水癖者，暂用芫花丸，仍须以补脾化痰汤药辅之。老疟饮，宜量气血虚实加减。

有时疟后痢相兼，

或疟后痢，痢后疟，或疟痢并作，俱以柴苓汤、六和汤、清脾饮加减分利。虚者，补脾和血，三白汤加黄连、木香、当归、砂仁，或四兽饮、补中益气汤。

总要祛邪与扶正。

外感汗、吐、下解，祛邪为主；内伤敛补，养正为主；内外相兼，又当参酌。抑论《经》曰：夏伤于暑，秋必发疟。又曰：诸疟皆生于风。《局方》主于伤食，丹溪主于痰，其实因夏伤暑，秋感风湿，遇七情饮食郁痰而后发。虽三因杂至，错乱气血，然始于暑，成于痰，故捷径以祛暑消痰为要。通用二陈汤，外感无汗，去茯苓，加柴胡梢、川芎、葛根、苍术。太阳，加羌活、防风、藁本；阳明，加葛根、升麻、白芷；少阳，加柴胡、黄芩、青皮；少阴，加芎、归、黄连、黄柏；太阴，加二术，柴胡，此三味疟家必用；厥阴，加桂枝、姜、附；渴，加知母、麦门冬；大便闭，加大黄、桃仁；小便赤，加泽泻、山栀；瘴疟，加槟榔；截疟，加常山、槟榔、贝母。内伤无汗，加柴胡、川芎；气虚，合四君子汤；血虚，合四物汤；汗多，加黄芪；食少加山楂、麦芽；劳疟，加地骨皮、鳖甲；七情，加紫苏、香附；痰，加南星、姜汁；食积，加莪术；久疟，倍参、术；寒甚，加桂、附、草果；夜疟，加升麻、柴胡以提之；停水，倍半夏；瘀血，加桃仁、红花。吐泻不食，肿胀者，不治。

痢

痢凭色证分热寒，

身热口渴，溺涩，大便急痛色赤者，为热；身凉不渴，溺清，大便顺利色白者，为寒。但痢因于暑，热者多，寒者少。然阴阳变化，赤而淡者为寒，白而稠者亦热，必色证两参，而后寒热可辨。

总因湿火气血滞；

血因火动，湿多成泻，火伤气分则气郁，自大肠滞下为白；火伤血分则血瘀，从小肠渗下为赤；气血俱伤，则赤白相兼。其因有外感暑湿，内伤酒面，炙煿消烁，或七情气郁，而为火之实者；有外感寒湿，内伤生冷，硬物积滞，或房欲损伤精血，而为火之虚者，皆令肠胃粘滞，久积成毒。《经》曰：饮食不节，起居不时者，阴受之，则入五脏，闭塞，下为飧泄、肠澼。言湿火滞于肠中，故名滞下。又云痢者，利也，法当利下耳。

表证头疼或渴呕，

初起发热恶寒，头疼身痛，带表证也。热者，九味羌活汤；寒者，不换金正气散。烦渴多暑，薷苓汤、六一散、梅蜜饮。虚者，钱氏白术散。呕吐有寒热者，属半表，柴苓汤。顽痰在膈者，芩连二陈汤加防风、桔梗芦探吐。胃火冲上者，清六丸。毒滞上攻者，平胃散加黄连、木香、槟榔。虚呕食少者，四君子汤加陈皮、厚朴、麦门冬、竹茹，或温六丸。日久阴虚者，八物汤合二陈汤加枳、梗。呕吐全不食者，谓之噤口，胃火甚也，大虚大热，香连丸加莲肉各一半为末，米饮下。又人参四钱，姜炒黄连二钱，浓煎，终日细细呷之，如吐再服，但一呷下咽便开。有毒熏心肺者，败毒散加莲肉、陈米，或单莲肉留心为末，每二钱，陈皮煎汤下。外用大田螺二个，入麝少许，捣碎敷脐中，以太乙膏贴之，引热下行。间有过服利药及脾胃虚者，参苓白术散去山药，加菖蒲。

里急腹痛后重坠。

火性急速传下，或化或不化，食物瘀秽欲出，而气反滞住，所以欲便不便，腹痛窘迫，拘急大肠，重而下坠，甚则肛门作痛，宜木香、槟榔通气，大黄降火，芩、连解毒，归、芍和血，枳壳、陈皮行滞。《经》云：和血则便脓自愈，行气则后重自除。间有虚火者，参、术、归、芎补之。寒凝者，干姜、肉桂温之。又素有积聚，偶因一脏之气发动，干犯肠胃成痢者，须察何脏相乘，以平治之。

热赤紫黑寒白清，

偏热纯赤见暑证，轻者，黄芩汤；重者，导滞汤；日久，黄连阿胶汤。热积紫黑色者，瘀血也，腹痛后重异常，桃仁承气汤下之；或因误温以致血瘀者，犀角地黄汤加黄连、大黄，或加味清六丸。日久，地榆散、单苦参丸、黄连阿胶丸。要知诸痢皆血瘀，惟黑为瘀甚耳。寒痢白如鸭溏，肠鸣痛坠不甚，不换金正气散加乌梅、陈米，或熟料五积散。肢冷便清，古姜附汤、理中汤。日久，黄连补肠汤。冷热不调，赤白各半，古姜墨丸。或乍结乍涩，似痛非痛，古萸连丸。

湿如豆汁风青是；

湿痢，腹胀身重，下如豆汁，或赤黑混浊，危证也，当归和血散、升阳除湿防风汤，升阳益胃汤、除湿汤、猪苓汤、戊已丸。风痢，恶风鼻塞身痛，色青，或纯下清水，古苍防汤、神术散。青色带白者，风寒，五积散；带红，胃风汤。青绿杂色，属风火湿，及五色俱下者，乃脾胃食积，及四气相并而作，古萸连丸救之。已上外感痢疾，如一方长幼相似者，名曰疫痢，败毒散加陈皮，或姜茶煎以防之，更参运气调治。

七情蟹渤食积黄，

气痢，去如蟹渤，拘急独甚，流气饮子、古萸连丸、六磨汤。热者，解毒汤加知母、枳壳，或木香槟榔丸；冷者，木香匀气散、煮黄丸；小便闭者，五苓散；久不止者，气痢丸。积痢，色黄或如鱼汤浆，腹胀痛恶食者，保和丸；急痛，神保丸。一切酒食积聚，或黄或赤，通玄二八丹。伤酒甚，酒蒸黄连丸。伤水挟腹胀痛者，温六丸；体实者，导水丸。

虚劳滑脱多困惫；

虚痢，困倦，谷食难化，腹微痛，或大痛，并无努责。血虚淡红，通玄二八丹。日久，四物汤加升麻、香附、侧柏叶。房劳伤精血成毒者，肾气丸。虚痨挟痢者，香连猪肚丸。凡痢经下后，痛坠不减，虚坐努责及久不愈者，皆阴血虚也，胃风汤去桂加熟地主之。气虚色白，如鼻涕冻胶，四君子汤、理中汤，俱补中益气加木香、肉桂、厚朴、茯苓，散风邪，分水道，开胃脘。日久者，补中益气汤。虚甚，厥逆脉微者，四顺散、黑锡丹。滑痢不禁，甚则脱肛，血分，四物汤加参、术、地榆、樗白皮；气分，真人养脏汤、大断下丸、灵砂苍榆汤。

惟有休息最难禁，

休息痢，经年月不瘥，有过服凉药，以致气血虚者，八物汤加陈皮、阿胶，芩、连少许，或十全大补汤；脾胃虚者，补中益气汤、参苓白术散；肾虚者，四神丸、赤石脂丸。有误服涩药，余毒不散者，古芩术汤、神效丸、六神丸，有积者，通玄二八丹。积消毒散，脾胃已和，气血将复，然后用百中散以止之。若更涩早，则缠绵胃败难救。

蛊疰如肝不可治。

蛊疰痢，黑如鸡肝，发渴，五内切痛，乃服五石汤、丸，逼损真阴，其血自百脉经络而来，茜根丸救之，亦有宜温热药者。凡痢下如竹筒，或如屋漏水尘腐色，气短呃逆者，不治；或纯下血，小便不通，唇红，下后身热脉弦洪者，俱不治。

初宜通解或分消，

通因通用，下也。然汗、吐亦谓之通，初病元气实者可行。若五七日，脾胃虚者，只宜和解及分利小便，消导食积，无积不成痢也。

久乃升涩补脾胃；

稍久，以气血药中加升麻、柴胡、防风、苍术以提之；久甚，乃用粟壳、肉豆蔻、龙骨、牡蛎、诃子以涩之敛之。食少者，专调脾胃，饮食进而气血自和，盖痢以胃气为本也。其间有里急甚而无表者，即宜通利；有虚而不敢通者，或和解，或即升举；有气陷下痢如注者，即暂止涩；有滑脱痛甚者，痰火盛也，宜吐宜升，痰消火降，而大肠自敛，须凭脉证断之。

愈后余瘀却当防，

三白汤、六神丸、枳术丸、太和羹选用。

恐成肿痛鹤膝类。

有手足肿者，有遍身历节痛者，俱余瘀留滞经络，不可纯用风药。鹤膝风，大防风汤、五积交加散；脚细者，苍龟丸。详外科。

湿　类

痞　满

痞满先分便易难，

痞与否卦义同。精神气血，出入流行之纹理闭密，而为心下痞塞，按之不痛，非若胀满外有胀急之形。大要：大便易而利者为虚，大便难而闭者为实。

外感半表同伤寒；

外感邪气，自肌表传至胸膈，为半表里证，宜和解。或已经下，胸满而痛者，为结胸；不痛者，为痞满。同伤寒治法。

杂病食壅兼养血，

杂病食积，下之太过，或误下，则脾胃之阴顿亡，以致胸中至高之气，乘虚下陷心肺分野，其所蓄之邪，又且不散，宜理脾胃，兼以血药调之。若用气药导利，则气愈降而痞愈甚，久则变为中满鼓胀。盖痞皆自血中来，但伤寒从外之内，宜以苦泄；杂病从内之外，宜以辛散。人徒知气之不运，而概用枳、梗、槟榔，而不知养阴调血，惜哉！古方，食壅胸中窒塞者，二陈汤探吐；伤饮食胸痞者，枳术丸；食后感寒，以致饮食不化者，二陈汤加山楂、麦芽、神曲；虚寒不散，或宽或急，常喜热物者，理中汤加枳实；稍久，郁成湿热者，平补枳术丸。

痰火气郁利膈间；

痰火因厚味郁成。痰滞者，小陷胸汤，或枳梗二陈汤，导痰汤；火盛者，二陈汤加芩、连、瓜蒌，或黄芩利膈丸，用白术、陈皮煎汤下，或古萸连丸，以泻肝补脾，清湿热开痞结；久病者，黄连消痞丸；如痰火湿热太甚者，方敢用三黄泻心汤，加减量下之。虚者，只宜分消上下，与湿同治。七情气郁成痞，不思饮食，食之不散者，木香化滞汤，或顺气导痰汤。

中虚如刺瘀碍阻，

有禀受中虚，痞滞不运，如饥如微刺者，六君子汤加香附、砂仁；有内伤劳役，浊气犯上，清气下陷，虚痞者，补中益气汤加黄连、枳实、芍药。便闭加大黄，呕加黄连、生姜、陈皮，冬月加黄连、丁香。食已心下痞者，平补枳术丸。停饮中寒者，枳实理中丸。瘀血结成窠囊，而心下痞者，用桃仁、红花、香附、大黄等分为末，酒调服利之，或犀角地黄汤。血虚挟火，遇劳则发，心下不快者，四物二陈汤加桔梗、瓜蒌降之。气血俱虚者，枳实消痞丸。

王道消补总可安。

王道消补，不轻吐下，故古方以芩、连、枳实苦泄，厚朴、生姜、半夏辛散，参、术甘苦温补，茯苓、泽泻淡渗，随病所在调之。通用二陈汤为主，肥人多湿痰，加苍术、砂仁、滑石，倍茯苓、半夏；瘦人多郁热中焦，加枳实、黄连、干葛、升麻；禀受素实，面苍骨露者，加枳壳、黄连、青皮、厚朴；素虚者，加白术、山楂、麦芽、陈皮；误下阴虚者，去茯苓、半夏，加参、术、升麻、柴胡、枳实以升胃气，更合四物汤以济阴血；饮食积痞，加枳壳、砂仁、姜汁炒黄连；食后感寒，加藿香、草豆蔻、吴萸、砂仁；气痞、痰痞，加木香、枳壳、南星；中虚，加参、术、香附、砂仁；瘀血，合四物汤，加桃仁、红花。

泄　　泻

五泻须知溺赤清，

五泻：濡泻即湿泻，肠垢即热泻，鸭溏即寒泻，虚泻，滑泻。大要，热者小便赤涩，烦渴腹中热，谷或不化，而色变青黄，或红赤黑，身能动作，声响亮，手足温；寒者小便清白，不渴腹中冷，完谷色亦不变，变亦白色，身懒动作，目睛不了了，饮食不下。《机要》云：暴泻非阳，久泻非阴。正如伤寒始寒而终热也。

湿泻身重注如倾；

湿泻，如水倾下，肠鸣身重，腹不疼。外湿者，胃苓汤、除湿汤，或术附汤加茯苓；内湿者，白术芍药汤、白术茯苓汤、二白丸；风湿相搏者，曲芎丸；痛甚者，治痛泻方。

协风完谷寒急痛，

风泻，恶风自汗，或带清血，即太阴飧泻，反其所食原物。由春伤风寒，夏感冷湿发动，故其泻暴，一方长幼相似，不可温涩，以致变为痢胀。要知四季脾受风湿，亦名飧泻。春，古苍防汤、苍芍汤；夏，二香散；秋，神术散；冬，不换金正气散，微汗之，稍久者，三白汤、曲芎丸，带血虚者，胃风汤。

寒泻，恶寒身痛，腹胀切痛雷鸣，鸭溏清冷，完谷不化，甚则脾败肢冷，理中汤倍加茯苓、厚朴，治中汤加砂仁，或大已寒丸。又有一种脏冷泻，以热手按之则缓者，四柱散、古姜附汤。

身热烦渴暑分明。

暑泻，如水，烦渴尿赤，暴泻，实者，薷苓汤加黄连、车前子，或桂苓甘露饮；虚者，六和汤、清暑益气汤；有潮热者，柴苓汤、升麻葛根汤；日久，香连丸、黄连阿胶丸、来复丹。

内伤饮食痛且臭，

食积痛甚，泻后痛减，臭如抱坏鸡子，噫气作酸，须先消克所伤之物。伤冷食者，感应丸、平胃散加香附、砂仁、草果、山楂、麦芽；伤热食及酒者，二黄丸加神曲；伤酒晨泻者，理中加生姜、干葛，或香茸丸；热者，酒蒸黄连丸；伤面者，人参养胃汤加萝卜子；伤水饮者，五苓散、温六丸。

痞胀不顺属七情；

七情泻，腹常虚痞，欲去不去，去不通泰，藿香正气散加丁香、砂仁、良姜，或木香匀气散、七气汤、古萸连丸，调其气而泻自止矣。

痰泻多少火暴速，

痰泻，或泻不泻，或多或少，此因痰流肺中，以致大肠不固，二陈汤加白术、神曲。实者，海青丸；虚者，六君子汤。火泻，实火口渴喜冷，痛一阵，泻一阵，肛门焦痛，其来暴速，稠粘，五苓散去桂，加黄连、芍药，或黄芩汤加木通、六一散，兼呕者加姜汁。又火性急，或米谷不化者，姜汁炒黄连为丸服。虚火，气虚不能泌别水谷者，卫生汤。阴虚火动，不能凝聚者，三白汤敛之，久者，升阴丸。

虚泻厥汗面多青。

虚泻，困倦无力，脾虚饮食所伤。有遇饮食即泻者，四君子汤加木香、砂仁、莲肉、陈糯米为末，砂糖汤调服。久者，只加升麻、白芍，或平胃蒜肚丸。有停蓄饮食，数日乃泻腹胀者，名瀼泻，枳术丸、没石子丸。烦渴或兼呕者，钱氏白术散、参苓白术散。食少肠鸣，四肢困倦者，升阳除湿汤。日止夜泻者，启脾丸。又脾泻久传肾，为肠澼，经年不愈者，调中健脾丸。又老人脾肾虚泻者，用吴茱萸盐水浸透，以豮猪脏头一截，洗去脂膜，将茱萸入内扎两头，蒸烂捣丸绿豆大，每五十丸，米饮下，暖膀胱，清水道，固大肠，进饮食。肾虚色欲所伤，泻多足冷，久则肉削，五鼓脐下绞痛，或只微响，溏泻一次者，古味萸散、二神丸、四神丸。阳虚者，三味安肾丸、金锁正元丹、养气丹；阴虚者，肾气丸。肝虚忿怒所伤，木克脾土，门户不束，厥而面青，当归厚朴汤，或熟料五积散去麻黄。汗多者，黄芪建中汤。凡泻，脉细皮寒，前后泻利，饮食不入，是谓五虚，不治。

滑泻不禁气陷脱，

泻久不止，大孔如竹筒直出无禁，气陷者，升阳补胃汤、补中益气汤加白芍；有风者，小白术汤；挟热者，诃子散、没石子丸，或古萸连丸，罂粟壳煎汤下；气欲脱者，真人养脏汤加附子，或四柱散、大断下丸、古蔻附丸、香茸丸、妇人四制香附丸。又有大肠滑泻，小便精出者，万全丸。

交肠似痢何由名；

交肠泻者，大、小便易位而出，此因气不循故道，清浊混淆所致，当分利阴阳，使气顺各安其位，胃苓汤、木香匀气散、肾气丸。似痢非痢，寒热不调之证，或热积于中，而以冷物冷药冰之，或冷积于中，而以热物热药压之，故热与冷搏而成泻，或涩或溏，里急后重者，戊己丸、香连丸，或理中汤加黄连、木香。

风宜微发寒温涩，虚补积消湿渗升。

凡泻皆兼湿，初直分理中焦，渗利下焦，又则升提，必滑脱不禁，然后用药涩之。其间有风胜兼以解表，寒胜兼以温中，滑脱涩住，虚弱补益，食积消导，湿则淡渗，陷则升举，随证变用，又不拘于次序，与痢大同。且补虚不可纯用甘温，太甘则生湿；清热亦不太苦，苦则伤脾，每兼淡剂利窍为妙，抑考

《难经》云：胃泄，饮食不化，色黄；脾泄，腹胀呕逆。言泻也。大肠泻，食已窘迫，色白，肠鸣切痛；小肠泄，溲而便脓血，小腹痛；大瘕泄，里急后重，数至圊而不能便，茎中痛而溺涩。言痢也。观此泻与痢，亦惟脓血与粪之异，除伤寒三阳、三阴传变自利，杂病湿热，食积之根，皆责肠胃。盖泄泻、疟、痢，同由暑月饮食所致，轻者便作泄泻，重者停为疟痢，痰冲胸胁则为疟，积滞肠胃则为痢。《局方》有分《难经》五泻者，不免失之牵强。

吞　　酸

吞酸吐酸皆湿热，

《经》云：诸呕吐酸，皆属于热。又云：少阳之胜呕酸。盖酸者，肝味，火盛制金不能平木，则肝木自甚为酸，譬之饮食热则酸。但吐酸，乃平时津液上升之气，郁为痰火，留饮不化，酿为酸水吐出；吞酸，乃湿热伏于肺胃，咯不得上，咽不得下，宿食郁遏而作，其因、治一也。惟湿多则吞而便利，热多则吐而便闭。东垣言寒者，论其标耳。

大要初起宜反折，

素有湿热，因外感风寒，则内热愈郁，酸味刺心，或即吐出，或欲吐不吐，胸中无奈，或得热汤暂解，盖风寒郁在肌表，得暖则腠理开泄，譬之伤寒表热，以麻黄热药发表而愈。不问外感风寒，内伤生冷，初起俱宜生姜汁半夏汤，或二陈汤加丁香、木香、肉桂、干姜、砂仁，姜、枣煎服，暂与开豁，此反佐之药，非正治也，中病即止。如中寒停水者，神曲丸；上膈寒者，三味参萸汤；上热下寒者，黄连一两，附子七钱，神曲糊丸，淡姜汤下。

久消食积降火痰，

久则郁热，宜以寒药调之下之，结散热去，则气自通和，所以中酸宜素食者，恐滞气也。宿食，通用二陈汤，或生料平胃散加香附、砂仁、神曲、山楂、麦芽、山栀仁、黄连，或枳术丸。宿食留饮，酸蜇心痛，牙齿亦酸者，曲术丸。专吐清水者，用苍术、茯苓、滑石、白术、陈皮，水煎服。兼嘈杂者，保和丸。痰火停食，一日半日，腐化酸水，吐出黄臭，或酸心不安，通用二陈汤加山楂、神曲、桔梗、南星、枇杷叶、黄连、竹茹，姜煎临熟入姜汁一匙调服，或九味萸连丸。挟瘀血者，四味萸连丸。兼嘈杂者，清痰丸。通用，大便闭者，透膈汤；大便自利者，用六一散七两，加吴萸一两，饭丸服。

阴虚暮剧须养血。

朝食甘美，至晡心腹刺酸吐出，此血虚火盛，宜四物汤加陈皮、黄连、黄芩、桃仁、红花、麻仁、甘草。便闭结者，更加大黄；气虚者，更合四君子汤。

黄　疸

黄疸须知有湿干，

发黄譬如盦曲，五疸同归湿热。盖湿热熏蒸血热，土色上行面目，延及爪甲身体俱黄，黄即疸也。干黄热胜，色黄而明，大便燥结；湿黄湿胜，色黄而晦，大便润利。又湿病与黄病相似，但湿病在表，一身尽痛；黄病在里，一身不痛。

渴多喘满治之难。

凡疸，以十八日为期，十日以外，入腹喘满渴多，面黑者死。要知疸兼杂证最多，脾胃稍实，更断厚味可治。酒色伤，恣口腹者难。

汗溺俱黄身体肿，

汗出染衣亦黄，身肿者，曰黄汗。因阳明表热多汗，带汗入水，宜桂枝苦酒汤、芪陈汤。小溺、面目、牙齿、肢体如金，曰黄疸。因暴热用冷水洗浴，热留胃中，故食已善饥，安卧懒动，宜茵陈三物汤加木通、瓜蒌仁、石膏，或单桃根煎汤服之。

头眩懊憹发赤斑。

食已头眩腹胀，曰谷疸。因胃热大饥过食，停滞胸膈，宜小柴胡汤加谷芽、枳实、山栀，或谷疸丸、红丸子。伤冷食，肢厥者，四逆汤加茵陈。心胸懊侬，欲吐不食，腹如水状，足心热，胫满，面发赤斑，眼黄鼻痈，曰酒疸。因大醉当风入水，酒毒留于清道，初起令病人先含水，后以瓜蒂末一字搐鼻，吐出黄水，次服葛术汤，探吐亦可。热者，小柴胡汤加茵陈、白术、豆豉、干葛、黄连、泽泻。便闭者，栀豉枳实汤加大黄，或酒蒸黄连丸。如酒后犯房，瘀热入心成疸者，妙香散；痰火入肺成疸，咳嗽见血，喉腥，及妇人血崩，龙脑鸡苏丸。

甚则额黑小腹满，

额上黑，微汗，手足心热，薄暮即发，膀胱小便不利，曰女劳疸。因大热犯房入水，肾虚从脾气上行，虚者，四白汤、秦艽饮子、小菟丝子丸；热者，古矾硝散、滋肾丸。

阴经呕吐阳热寒，

诸疸，发于阴经必呕，小半夏汤；发于阳经必有寒热，小柴胡汤加山栀。

虚劳口淡脚软弱，

内虚发黄，口淡怔忡，耳鸣脚软，微寒发热，白浊。气虚，四君子汤；血虚，四物汤合四苓散加茵陈、麦门冬；气血俱虚，人参养荣汤、八味丸。如饮食、劳役失节，中寒生黄者，黄芪建中汤、理中汤。食积者，二陈汤加砂仁。

外感瘀血详伤寒。

凡时行感冒及伏暑解毒未尽，蓄热在内及宿食未消，皆能发黄。大要，时疫疟痢发黄，瘴疸丸。风证，色黄带青，小柴胡汤加茵陈、青皮、枳实，无汗者用麻黄三钱，酒煎温服以汗之；暑湿证，色黄带赤，五苓散加茵陈最妙。瘀血发黄，喜狂喜忘，便黑，详伤寒。

治分表里渗为妙，

治疸表证，小柴胡汤微汗之；表少里多者，茵陈五苓散渗之；半表里者，栀子柏皮汤、茵陈三物汤、一清饮子和之；里急者，茵陈汤下之，就中尤以渗利为妙，通用五苓散为主。湿多倍茵陈，食积加三棱、莪术、砂仁、神曲，热加芩、连、草龙胆，小便不利加山栀，胃弱合平胃散，去厚朴，加茵陈、黄连、山栀、防己、枳实。

温中兼补肾与肝。

疸属脾胃，不可骤用凉药伤胃。轻则呕哕，重则喘满。又酒疸下之，则成黑疸，不渴便利者，俱宜六君子汤加茵陈、苍术、山药以温中。甚者，小温中丸、大温中丸、退黄丸。若虚损，犹宜滋补肝肾，真阳之精一升，而邪火自敛。若必用茵陈强利小便，枯竭肝津肾水，则疸病幸痊，而雀目肿胀又作，慎之！

水　　肿

水肿上下阴阳微，

阳水，多外因涉水冒雨，或兼风寒、暑气，而见阳证；阴水，多内因饮水及茶酒过多，或饥饱、劳役、房欲，而见阴证。阳水，先肿上体，肩背手膊，手三阳经；阴水，先肿下体，腰腹胫跗，足三阴经。故男从脚下肿起，女从头上肿起者为逆，阴阳微妙如此。

湿热变化总属脾；

人身真水真火，消化万物以养生。脾病水流为湿，火炎为热，久则湿热郁滞，经络尽皆浊腐之气，津液与血亦化为水。初起目下微肿如卧蚕，及至水浮膜外，则为肤胀，流下焦则为跗肿，手按随手而起，如裹水之状，以指画之成字者，名燥水，不成字者，名湿水。有按之作水声者，乃气虚不能宣泄，久成水瘕。

下注肾经阴跗肿，

肾主水也，惟脾病则不化饮食滋真水，非惟肾精损削，而湿热下注，阴跗独肿者有之，甚则泛滥遍体无归，必土实而后足以收摄邪水，肾气归元。

上升气喘肺孤危。

金生水也，惟脾病则肺金失养，非惟肺气孤危，而失降下之令，渗道不通，且湿热浊气上升，为喘为咳，必土实而后肺金清肃，以滋化源。或曰：独无寒湿者乎？寒则土坚水清，间有亦更易治。

阳水热渴二便闭，汗下分消要得宜；

《经》曰：诸跗肿疼酸，皆属于火。又曰：结阳，肢肿是也。治与水证、湿证不同。大法：腰已上肿，宜汗；腰已下肿，宜下。表证喘咳，小青龙汤、越婢汤、古麻甘汤、桂枝苦酒汤；里证腹肿胁硬，十枣汤、泽泻汤、泽泻牡蛎汤、导水丸、三花神佑丸、浚川丸、布海丸。然证虽可下，又当权其轻重，若年衰久病及虚者，黄米丸；初起只宜上下分消其湿，五苓散用桂枝，合六一散，加橘皮、木香、槟榔、生姜煎服，或单山栀丸，木香、白术煎汤下。兼黄者，茵陈五苓散渗之。

阴水身凉大便利，补中行湿或升提。

《经》曰：阴蓄于内，水气胀满是也。治宜补脾土以复运化之常，清心火降肺金，俾肝木有制，而渗道又且开通，此补中行湿兼全，虚而有湿热者最宜。若中寒者，温补则气暖，而小便自通；气陷者，升提则阳举而阴自降，故曰行湿非五苓、神佑之谓也。补中气，六君子汤加木香；泻者，参苓白术散、升阳除湿防风汤；呕者，赤茯苓汤；中寒者，玄武汤、实脾散；挟食积者，紧皮丸、千金养脾丸；挟湿热者，中满分消汤、丸；湿甚者，退黄丸。虚甚气陷，口无味者，六君子汤加升麻、柴胡以提之，复元丹，切忌淡渗。肾虚，腰重脚肿湿热者，加味八味丸、滋肾丸；阳虚小便不利者，古沉附汤；二便俱利者，术附汤、复元丹。

阴多久病或产后，

久病喘咳、疟痢，或误服凉药以致肿者，危证也，俱宜补脾为主。大概挟喘者，分气紫苏饮、五皮饮、葶苈丸；久痢，加味八味丸；久疟，退黄丸。产后肿，必大补气血，使水自降，八物汤加苍术、陈皮、半夏、香附。有热，加麦门冬、黄芩；气不顺，加木香、砂仁；怀胎气遏水道肿者，去半夏，加紫苏、大腹皮。饮食无阻者，虽不药，而既产自消矣。

阳兼食毒与疮痍；

食积，香平丸、枳术丸；因酒，小萝皂丸。饮毒水而肿者，名水蛊，渗雄丸；不服水土者，胃苓汤；脓疮搽药，愈后发肿，败毒散；便闭，升麻和气饮；干疮洗浴，水气入腹者，赤小豆汤；疮久倦怠，嗜卧肿者，五苓散加橘皮、木香、槟榔、滑石、甘草、枳壳、大腹皮、砂仁，姜煎温服。

风肿走注皮麻木，

阳水、阴水肿外，又有风肿、气肿、血肿。惟肠覃、石瘕，乃妇人病也。风肿，即痛风肿者，肿面多风热，肿脚多风湿，关脉浮洪弦者，风热湿三气郁而为肿。因脾土不足，木火太盛，胃中纯是风气，所以清气不升，腹作膜胀，浊气不降，大便闭涩。《经》曰中满泻之于内者是也。外证，走注疼痛，面皮粗，麻木不仁，先服三和散，次服小续命汤，大便闭去附子加槟榔、牵牛。日久者，金丹，风从汗散故也；虚弱不敢汗者；四君子汤加升麻、柴胡、苍术、防风；汗多者，防己黄芪汤。

气肿随气消长之。

七情停涎，郁为湿热，脾肺俱病，四肢瘦削，腹胁膨胀，与水气相似。但以手按之成凹不即起者，湿也；按之皮厚不成凹者，气也，六君子汤加木香、木通。喘者，木香流气饮；大便闭者，三和散、六磨汤、木香槟榔丸；小便闭者，分心气饮；呕满者，四炒枳壳丸，泻者，单香附丸；挟痰腹胀满者，加味枳术汤、控涎丹。

瘀血之肿如何识，皮间赤缕血痕见；

四物汤加桃仁、红花，或续断饮、加味八味丸。妇人经闭败血肿者，肾气丸加红花，或红矾丸。详妇人经候。

茎囊又有阴阳候，

玉茎与阴囊，伸缩痿强，乃身中阴阳之机。有阳火玉茎肿胀，健裂不起者，柴青泻肝汤；湿热下流者，四苓散加山栀、木通、金铃子；茎囊肿大通明者，木香流气饮加木通，煎吞青木香丸；暴风客热，阴挺肿胀者，龙胆泻肝汤；膀胱热甚，囊肿二便不通者，三白散、八正散；肿痛者，用小茴、全蝎、穿山甲、木香等分为末，每二钱，空心酒下。有阴寒湿肿痿弱者，五苓散加茴香，或八味丸；肾大如斗者，荔核散；上热下虚，玉茎肿痛者，清心莲子饮；阴肿大如升核者，用马鞭草捣烂涂之，或干地龙为末，鸡子清调敷，囊软者可治。妇人阴肿便秘，枳橘熨。

通治忌甘与刺皮。

凡阳水，宜辛寒散结行气，苦寒泻火燥湿；阴水，宜苦温燥脾，或辛热导气。极忌甘药助湿作满，尤忌针刺，犯之流水而死。通用二陈汤去甘草，加苍术、白术为君，佐以猪苓、泽泻、山栀消湿热；麦门冬、黄芩为使，清肺制肝。腹胀，加厚朴；泻，加肉豆蔻、诃子；喘急，加桑白皮、杏仁；气壅，加香附；食积，加山楂、麦芽；阳水便闭，加甘遂少许；阴水气弱，加人参；风肿，加羌活、防风、白芷；夏月，加香薷；寒，加姜、桂；气肿，加萝卜子、枳壳；血，加归、芎；痰，加贝母；上肿，加紫苏；下肿，加防己、木瓜；阴囊肿，加小茴、木香；外肾如石引胁痛，加巴戟。又太阳肿证，加藁本、赤小豆；少阳，加芫花、雄黄、木通；阳明，加茯苓、椒目；太阴，加甘遂、葶苈；少阴，加泽泻、连翘、巴戟；厥阴，加大戟、吴萸。此推广古法，不可妄用。盖甘遂、大戟、芫花，损气破血，巴豆损肾阴气，轻粉伤齿，毒留肠胃，土狗劫夺，消而复肿，慎之！凡先肿腹，而后散于四肢者，可治；先肿四肢，而后归于腹者，难治。若肌肉崩溃，足胫流水，唇黑耳焦，缺盆平，脐凸背平，手足掌平，肉硬，腹多青筋，大便滑泄者，不治。又面黑者，肝死；两手无纹者，心死；脐凸者，脾死；两肩凸者，肺死；下注脚肿者，肾死。

鼓　　胀 与喘参看

鼓胀虚软实则坚，

鼓胀，中空外坚，有似于鼓。又曰：蛊者，若虫侵蚀之义。

虚胀，阴寒为邪，吐利不食，时胀时减，按之则陷而软；实胀，阳热为邪，身热咽干，常胀内痛，按之不陷而硬。大概肥人气虚多寒，湿瘦人血虚多湿热。

都缘脾湿少运布；

脾居中，能升心肺之阳，降肝肾之阴。今内伤、外感，脾阴受伤，痰饮结聚，饮食之精华不能敷布上归于肺，下注膀胱，故浊气在下，化为血瘀，郁久为热，热化成湿，湿热相搏，遂成鼓胀。或在脏腑之外，或在荣卫之分，或在胸胁，或在皮肤，虽各脏腑见证，亦总归于脾也。

烦喘呕泻腰胁疼，胃痛癃闭小腹坠。

心胀烦心，肝胀胁痛，脾胀善呕哕，肺胀咳喘，肾胀腰痛，胃胀胃脘痛，大肠胀肠鸣飧泄，小肠胀小腹引腰痛，膀胱胀小便癃闭，三焦胀气满皮肤，胆胀口苦。

外感寒郁为里邪，

外感风寒，传至阳明里分，大实大满者，承气汤。古云下之胀已者是也。寻常感风胀者，升麻葛根汤加苍术，或升麻胃风汤；感寒胀者，不换金正气散加槟榔、枳壳、干姜；风寒两感胀者，五积散；暑胀，二便不利者，香薷散加滑石、枳壳、黄连，二便利者，六和汤；湿胀，腰重或呕者除湿汤，泻者三白汤。

内伤气滞闭且利；

七情郁塞气道，升降失常，腹胀大而四肢多瘦，四七汤、七气汤、四炒枳壳丸。因怒伤肝胜脾者，痞满喘急，平肝饮子，甚者当归龙荟丸，虚者禹余粮丸；因怒伤肝乘肺传大肠者，腹鸣气走有声，二便或闭或溏，六君子汤加苏子、大腹皮、木香、草果、厚朴、枳实，便闭者，三和散、四磨汤；忧思气郁者，木香化滞汤、木香枳术丸、温胆汤、退热清气汤；恐伤肾，精气怯却不上升，而下焦胀者，补中益气汤加木香、槟榔、故纸。

食胀有热亦有寒，

因食肉果菜不化，曰食胀。初起多寒湿，自利不食者，胃苓汤加山楂、麦芽，或人参养胃汤加香附、砂仁。甚者，治中汤加丁香，或厚朴、附子二味煎服。久则湿热乘脾，大便干燥者，保和丸。伤肉者，黄连、阿魏等分，醋浸蒸饼为丸，或三补丸，用香附，山楂煎汤下；伤杂果者，古桂香丸，或盐汤探吐；膏粱厚味，大便闭者，大承气汤加桂，或厚朴汤；积热者，牵牛丸；虚者，木香槟榔丸、滋肾丸。

谷胀痞满心如醋。

因谷食不化，曰谷胀。朝阳盛能食，暮阳衰不能食者，大异香散、五膈宽中散。湿热者，古萸连丸、清膈苍莎丸，俱谷芽煎汤下，或单鸡醴散最妙。

虫积善食癥不眠，

虫积胀，腹痛，善吃茶盐之物，千金散、雷公丸。小儿，使君子丸；大人，虚者，木香槟榔丸、灵槟散、化虫丸。积块癥瘕，心腹坚硬，咳嗽不眠者，广术溃坚汤、保安丸、红丸子。轻者，枳术丸、龟甲丸。

水胀漉漉血便瘀；

因停水饮，茶酒不散，曰水胀。肠中漉漉有声，怔忡喘息，二陈汤加桔梗、槟榔，消饮丸。酒胀，桂苓甘露饮。瘀血胀，便黑，多跌扑及产后所致，人参芎归汤、散血消肿汤。

一般中满证稍轻，

俗云倒饱。有气虚者，六君子汤加黄芪、厚朴、木香；食积，加山楂、麦芽；挟湿热，加黄连、青皮、白芍、木香。清气陷者，木香顺气汤。有血虚者，四物汤加白术、木通、厚朴；挟湿热，加芩、连。有食滞者，平胃散加山楂、麦芽，或枳术丸。凡虚胀及久病疟、痢胀者，俱依此分气血调治。

补中行湿法相共。

凡胀初起是气，久则成水，治比水肿更难。盖水肿饮食如常，鼓胀饮食不及常，病根深固，必三五年而后成。治肿惟补中行湿足矣，治胀必补中行湿，兼以消积，更断盐酱、音乐、妄想，不责速效，乃可万全。若单腹肿大，而四肢极瘦者，名蜘蛛蛊，古方虽有八物汤去地黄，倍参、术，加黄连、厚朴及四柱散，诸蛊保命丹，蛤蟆煮肚法，然此皆脾气虚极，本经自病，更无相生相制，乃真脏病也，不治。补中六君子汤去甘草，加大腹皮、厚朴为君；佐以泽泻利湿；黄芩、麦门冬制肝。朝宽暮急为血虚，去参合四物汤；朝急暮宽为气虚，倍参、术；朝暮皆急，血气俱虚，合八物汤。肥人多湿，合平胃散；瘦人多火，加香附、黄连。寒加附子、厚朴，热加大黄。食胀加砂仁、神曲，痰胀倍半夏，加槟榔、猪苓。瘀血加桃仁、五灵脂，积聚坚硬加三棱、莪术。大怒加芦荟、山栀，气胀及虫积加木香、槟榔，气下陷加升麻、柴胡。凡议下，须脉实人盛，按之坚者，先与补药，次略疏导，后又补之，否则徒快一时，其胀愈甚。《经》云：脏寒生胀。寒胀恒多，热胀恒少。通用中满分消丸、古龙虎丹、宽中健脾丸、禹余粮丸、单鸡醴散、内消散，外敷神膏。

赤　白　浊

赤白浊男女同皆因湿热，

脾胃湿热，中焦不清，浊气渗入膀胱为浊，如夏月天热，则万木流津。赤者，血分湿热甚，心与小肠主之，导赤散，四物二陈汤加樗白皮、青黛、滑石。白者，气分湿热微，肺与大肠主之，清心莲子饮，或五积散合四君子汤。

湿痰湿火理一同；

肥人多湿痰，二陈汤加苍术、白术。赤浊加白芍，气虚加参、芪，伤暑加泽泻、麦门冬、人参，伤风加防风，挟寒加姜、桂，甚加附子，有热加知母、黄柏、山栀，或星半蛤粉丸。因七情生痰者，四七汤。瘦人多湿火，加味逍遥散，四物汤加知母、黄柏，或真珠粉丸，樗柏丸。虚挟痰火，肾气丸、补阴丸。不可纯寒药伤血，亦不可纯僭药助火。盖寒则坚凝，热则流通，俱宜清上固下。

间有虚劳下部冷，

思虑劳心虚者，妙香散、十味温胆汤、金莲丸；房欲伤肾虚者，萆薢分清饮、小菟丝子丸、肾气丸、八味丸；心肾俱虚无火者，还少丹；虚冷小腹痛不可忍者，酒煮当归丸。

久则升提敛胃宫。

土燥水清，思亦伤脾，精生于谷，故久则宜升胃补脾，二陈汤加升麻、柴胡，以升胃气。素有痰火，恐升动痰火胸满者，再加枳壳、香附、神曲、白术，或用此吐以提之。如虚劳者，补中益气汤。脾湿不敛者，苍术难名丹、四炒固真丹、白术膏、威喜丸。久甚，古龙蛎丸、石莲散、远志丸。

腰　　痛

腰痛新久总肾虚，

新痛宜疏外邪，清湿热；久则补肾，兼理气血。腰者，肾之候，一身所持以转移开辟。然诸经贯于肾，而络于腰脊，虽外感、内伤种种不同，必肾虚而后邪能凑之，故不可纯用凉药，亦不可纯用参、芪补气。痛甚，面上忽见红点、人中黑者，死。

外感暴痛寒背拘。

伤寒必依六经证用药，详卷三“外感·伤寒杂证”。寻常感冒，暴痛不能转侧，如寒伤肾者，遇天寒发，连背拘挛，脉沉弦紧，五积散加吴萸、杜仲、桃仁。痛甚加黑牵牛少许；肢厥者，古姜附汤；连肩背者，通气防风汤、摩腰丹，屈伸导法。

湿痛重着热烦躁，

久处卑湿，雨露侵淫，为湿所着，腰重如石，冷如水，喜热物熨，不渴便利，饮食如故，肾着汤加附子。停水沉重，小便不利，五苓散，渗湿汤。腰重痛，单角茴散。久不已，单牛膝浸酒服，青娥丸加萆薢最妙。湿兼热者，长夏暑湿相搏，或因膏粱成湿热者亦同。实者，二炒苍柏散加柴胡、防风煎服；虚者，七味苍柏散；溺赤者，五苓散、清燥汤、健步丸。有诸药不效者，用甘遂、牵牛大泻其湿而止，乃湿热甚也。古方有以甘遂末三钱，和猪腰子煨熟，空心酒下。

风牵脚膝强难舒。

风伤肾，腰痛左右无常，牵连脚膝强急，不可俯仰以顾。风热，败毒散加杜仲。二便闭者，甘豆汤加续断、天麻。风虚，小续命汤加桃仁，或乌药顺气散加五加皮。风挟寒湿者，五积交加散，用全蝎炒过，去蝎。独活寄生汤、羌活胜湿汤、加味龙虎散，或单威灵仙为末，酒调服。

内伤失志腰膨胀，

失志则心血不旺，不能摄养筋脉，腰间郁郁膨胀不伸，令人虚羸面黑，不能久立远行，七气汤倍茯苓，加沉香、乳香少许。虚者，当心肾俱补，人参养荣汤加杜仲、牛膝。

忧怒腹胁痛相须。

五脏皆取气于谷，脾者，肾之仓廪也。忧思伤脾，则胃气不行，腰痛连腹胁胀满，肉痹不仁，沉香降气汤、木香匀气散。饮食难化者，异香散。宗筋聚于阴器，肝者，肾之同系也。怒伤肝，则诸筋纵弛，腰痛连胁，聚香饮子、调肝散。七情挟外感有表者，人参顺气散、乌药顺气散、枳甘散加葱白。通用七香丸、青木香丸、立安丸。

痰连背胁积难仰，

湿痰流注经络，背胁疼痛，脉滑者，二陈汤加南星、苍术、黄柏。风加麻黄、防风、羌活，寒加姜、桂、附子、控涎丹。大便泄者，龟樗丸。食积，因醉饱入房，湿热乘虚入肾，以致腰痛，难以俯仰，四物二陈汤加麦芽、神曲、葛花、砂仁、杜仲、黄柏、官桂、枳、梗。痛甚者，速效散。积聚者，加味龙虎散。湿热者，七味苍柏散、清燥汤。

闪挫瘀逆夜偏呼。

闪挫跌扑坠堕，以致血瘀腰痛，日轻夜重，宜行血顺气。实者，桃仁承气汤，或大黄、生姜等分，水浸一宿，五鼓服之。久者，补阴丸加桃仁、红花，或五积散去麻黄，加茴香、木香、槟榔。连胁痛者，复元通圣散加木香。

作劳血脉难周养，

劳力伤肾者，黄芪建中汤加当归、杜仲，或四物汤加知母、黄柏、五味子、杜仲、吞大补阴丸。热者，独活汤。劳心者，梦授天王补心丹，杜仲煎汤下。

房欲悠悠或软如。

房欲伤肾，精血不足养筋，阴虚悠悠痛不能举者，杜仲丸、补阴丸。阳虚腰软，不能运用者，九味安肾丸加杜仲、鹿茸，百倍丸，八味丸加鹿茸、木瓜、当归、续断，或煨肾丸、猪肾酒。

疝　　气

疝本湿热标则寒，

醉饱劳役，房欲忿怒动火，火郁久则生湿，津液凝为痰瘀，流入肝经，肝性急速，又暴为外寒所束，是以痛甚。有专言寒者，论其标耳。大要：热者，遇热则发，二便赤涩，小腹、肛门俱热，外肾累垂，玉茎挺急；寒者，遇寒则发，二便皆利，胁腹清冷，外肾紧缩；又有冷热不调者，外肾、小腹或冷或热，二便或闭或利。

小肠膀肾总由肝；

《局方》多以为小肠气、膀胱气、肾气者，亦自其标末而言，其实主于肝也。盖肝环阴器，而上入小肠；又肝肾所属于下，与冲任督相附；肾与膀胱为脏腑，其气相通，运为外肾，系于睾丸，此三经相连相会。然肝主筋，睾丸虽名外肾，非厥阴环而引之，与玉茎无由伸缩，在女子则为篡户。《经》云：邪在小肠，连睾系，属于肾，贯肝肺，络心系。气盛厥逆，上冲肠胃，熏肝，散于肓，结于脐，惟取厥阴以下之。及论三脏脉，皆以滑为疝。每云风疝者，非外风也，乃肝木阳脏气动之风；论三阳疝发寒热，言膀胱非受病之处，必传于肝而后为疝；又明堂穴法治疝，皆厥阴部分。可见疝主肝经。小肠多气少血之经，忿怒忧思起于肝，而心气因之郁结，心与小肠为表里，膜外气聚无出，攻及膀胱。肾纳气，房劳过度，败精蓄为邪水，气滞入里，胞络真气，膀胱气胀，然皆肝所主也。所以病发不特外肾、小腹作痛，或攻刺腰胁，或游走胸背，或抢心痛，或绕脐痛，男子遗精，女子不月，令人羸瘦少气，洒淅寒热，食少呕吐吞酸。久则遂成暴吐，甚则角弓反张，咬牙战汗，冷汗流不止者，难治。

大纲囊痛引小腹，

疝有睾丸痛者，有连小腹痛者，感冷触怒，则块物逆上囊根；心和气平，则块物自循背归入囊中。

水筋气血狐㿗寒。

水疝，囊肿如水晶，或囊痒而流黄水，阴汗自出，小腹按之作水声，得于醉酒行房，遇外邪结于囊中。筋疝，阴茎肿胀，或挺长不收，或痛痒至极，得于房劳。血疝，如黄瓜在小腹两旁，俗云便毒，得于春夏大暖，气劳于使内，血渗入浮囊，结气痈肿。气疝，上连肾俞，下及阴囊，得于号哭忿怒，气郁而胀，或劳役坐马，致核肿胀，偏有大小者，难治。狐疝，状如仰瓦，卧则入小腹，如狐之昼出穴而溺，夜入穴而不溺，亦与气疝大同。㿗疝有四种，详后。寒疝，囊冷结硬如石，阴茎不举，或控睾丸而痛，得于寒湿，使内过劳，久而无子。此七疝之名，从经旨也，余旨谬妄不取。凡疝，久则成积，盘附脐之上下左右，为瘕为癥。

阴㿗肿痛硬如石，

此即㿗疝，在妇人则为阴户突出。寒胜则痛，湿胜则肿，寒湿相搏，热毒又重，则肿硬如石。肠㿗，即小肠气，吊外肾偏坠肿痒。卵㿗，玉茎肿硬，引脐绞痛，甚则阴缩肢冷，囊上生疮成痈。二证出水不止者，死。气㿗，素有湿热，因怒激起相火，昏眩，手搐如狂，面黑，睾丸能左右相过，气疝饮、萸连栀石丸。寒冷者，五积散、蟠葱散、当归四逆汤、木香匀气散，青木香丸、茱萸内消丸、黑锡丹。水㿗，外肾肿大如斗如升，不痛不痒，得于卑湿，五苓散加小茴，韭汁为丸；单竹茹汤。热者，三白散，橘核散。久者，橘核丸。

硬木不通肿偏丸；

此又言㿗疝之中有木肾者，有偏坠者。木肾，坚硬顽痹不痛，乃心火不降，肾水不温，活肾丸、四制茱萸丸、四炒川楝丸，或单用雄楮树叶，不结子者是，晒干为末，酒糊丸，梧子大，每五十丸，空心盐酒下。又有跌伤惊气与败血攻入者，当消瘀血。偏坠，肿有大小，偏左多瘀血怒火，或肾气虚横；偏右多湿痰食积。是知㿗疝证兼七疝，治宜详审，故特抽言之。外治，摩腰膏。小儿偏坠，牡丹皮散。妇人子宫突出，有寒湿者，泽兰叶散、金液丹；有热则不固者，小柴胡汤合四物汤，加龙胆草、青皮。

治详内外宜疏利，

证虽湿热，然生于阴，起于下，四气每先伤足三阴部分，所以遇外感而发。风证，小肠阴筋走注痛甚，有汗身痛，乌头桂枝汤。有泄者，四君子汤加羌活、附子。寒证，心痛筋缩肢冷，食已则吐，古栀附汤，五积散加吴萸、小茴及食盐少许，四制茱萸丸，硫荔丸。暑证，小腹胀急溺涩，香薷散加瞿麦、木通。湿证，身重，小便不利，大便或溏，五苓散最妙。湿热入里，暴痛难当者，加减柴苓汤、加减八正散。湿盛者，导水丸、三白散，或复元通圣散加黑丑。虚者，十味苍柏散。在表有寒热者，柴胡桂枝汤。七情疝，乍满乍减。湿热者，气疝饮、古萸连丸；寒冷者，蟠葱散、生料木香匀气散。通用五苓散。猪苓、泽泻，分阴阳以和心与小肠，白术利腰脐间湿及死血，茯苓利膀胱水，木得桂则枯，故用以伐肝木。风换桂枝，寒加紫苏、生姜、盐少许，暑加白芍，湿加白术。小肠气加小茴，膀胱气加金铃子、橘核，肾气加槟榔、木通少许。

消痰瘀积补虚顽。

凡疝痛走注无形，属气；痛有常处有形，乃湿痰、食积、瘀血下聚而成。痰疝，海石、香附二味，姜汁调服。痰饮食积者，守效丸。食积瘀血者，栀桃枳楂散、失笑散；食积挟热者，积疝丸；食积挟虚者，八味茴香丸。虚疝暴痒，四君子汤加川楝子、茴香、枳实、山楂、山栀。按之不痛者，加肉桂、姜汁；

按之不定者，用桂枝、乌头、山栀为末，姜汁糊丸，姜汤下，大能劫痛；久者，三萸内消丸。凡虚疝不宜预补，《经》云：邪之所凑，其气必虚。留而不去，其病则实，必先泻其所蓄之热，而后补之，是以诸方多借巴豆气者，此也。虚甚，上为吐逆，下有遗精者危。要知湿热为病，俱宜泻南补北，不可妄用风剂。久成癥瘕，腹满气积如臂者，白葱散，或理中汤加阿魏。腹痛有块盘脐旁者，聚香饮子，胡芦巴丸；腹痛有块附脐下者，金铃丸。欲作奔豚者，茯苓桂甘汤；奔豚疝痛者，大七气汤加炒牵牛。通用二陈汤加姜汁。积加枳实、山楂，热加山栀，痛加橘核，瘀血加玄胡索、桃仁，郁加木香、茴香、川楝子，痛甚加乳香、没药、荔枝核，肾大如斗加茴香、青皮、昆布、海藻为丸服。水疝加猪苓、泽泻以逐水；筋疝加黄连、白术、茯苓以降火；血疝合四物汤以调血，不愈，清肝益荣汤，或清暑益气汤；气疝加柴胡、青皮、香附行气；狐疝加青皮、香附、苍术逐气流经，更以蜘蛛十四枚，桂枝五钱为末，蜜丸，米饮下；癥疝加白术、苍术、猪苓、泽泻，煎调荔核散；寒疝加吴萸、姜、桂温散。常用辛平破血，消痰积之剂，橘核散；辛温散气温散之剂，五炒川楝丸、四炒川楝丸、金铃丸、四味茴香散、古玄蝎散、辰砂一粒丹、神圣代针散选用。

脚　　气

脚气须知有湿干，

脚气，《内经》名厥，两汉名缓风。初病不觉，因他病始发，或奄然大闷。其症寒热全类伤寒，但初起则卒然脚痛，发作旬月，又作为异。湿者，筋脉弛长而软，或浮肿，或生臁疮之类，谓之湿脚气，宜利湿疏风。干即热也，干者，筋脉蜷缩挛痛，枯细不肿，谓之干脚气，宜润血清燥。

内因食积外风寒；

内因，好食乳酥醇酒，湿热下流肝肾，加之房劳，故富贵之人亦有脚疾；外因，久坐久立湿地，或贫苦跋涉山溪瘴毒。

夏月则感湿热之气，发则四肢多热；冬月则感湿冷之气，发则四肢多冷。加以当风取凉，汗出洗足，醉后入房，故成此疾。外感止于下胫肿痛，内伤或至手节周身。初起察其起处，隔蒜灸之最妙。

湿胜肿兮寒胜痛，

湿胜则肿，除湿汤加槟榔、防己。胫肿者，红花苍柏丸，肥人加痰药。赤裂肿痛甚者，用甘遂为末，水调敷肿处，另用甘草煎汤服之立消，或败毒散加苍术、大黄，搜风顺气丸。湿兼寒则痛，五积散、不换金正气散、附子六物汤、胜骏丸。湿兼风则走注不常，乌药顺气散、地仙丹，甚者用赤芍、草乌等分，酒糊丸服以劫之。挟瘀血者，复元通圣散合消风散。湿兼热则肿痛异常，加味苍柏散、二炒苍柏散、清燥汤。食积湿痰下注者，槟榔苍柏丸。

虚火软缓痹且顽。

软痹者，乃膏粱火乘肝肾，以致血气涩，则痹厥不仁，虚则软缓无力，或麻木不举，三妙丸、搜风顺气丸。然肾主骨，虚则骨软。阳虚，附虎四斤丸；阴虚，虎潜丸、肾气丸。脚软筋痛者，大补阴丸去地黄，加白芍、知母、甘草，倍牛膝。肝主筋，虚则脚膝顽麻，养真丹。肝肾脾俱虚者，五兽三匮丹。

在下升之冲上降，

凡湿气在下，随气、血、痰药中，加防风、苍术升提；其湿冲心，则恍惚呕吐不食，脉乍大乍小者死，宜木香流气饮，或苏子降气汤吞养正丹。有火者，四物汤加黄柏以降之，再用附子末，津调涂涌泉穴，引势下行。入腹不仁，喘急欲死者，木萸散；腹胀烦躁者，松节汤；入肺喘咳，小青龙汤加槟榔；入肝头目昏眩，喘满逼促，乌药平气散；入肾腰脚肿胀，小便不利，目额皆黑，左尺绝者死，牛膝散加大黄救之；如少阴肾气入心，乃水克火也，急宜八味丸救之。有脚气寒热足肿，心烦体痛，垂死者，杉节汤。不食加砂仁、青皮、木瓜。外用桃、柳、桑、槐、楮五枝煎汤洗之。消肿住痛，须先吃酒三五杯。

最忌热药蒸泡，恐逼邪入经络，故治脚气以疏通气道为佳。

表汗里下任汤丸；

湿热流注三阴经络，火郁成毒肿，上干三阳，寒热呕恶，身痛且重者，左经汤主之，或香苏散加木瓜、槟榔。七情再加五加皮、木香，痛加赤芍、忍冬藤，妇人加当归。三阴里证，胸满怔忡，遍体转筋，二便闭涩，或自利者，羌活导滞汤、除湿丹、导水丸、搜风顺气丸。挟痰者，三花神佑丸。挟食积者，开结导饮丸。里虚者，独活寄生汤、换腿丸。表里兼见者，左经汤加大黄。

跟痛转筋皆血热，亦有痰火及风寒。

脚跟痛，有血热者，四物汤加知母、黄柏、牛膝；有痰者，五积散加木瓜，或开结导饮丸。脚转筋，有血热者，四物汤加酒芩、红花；有筋动于足大指上，至大腿近腰结滞者，此奉养厚，因风寒而作，又当加苍术、南星；感湿者，除湿丹。常用松节二两，乳香一钱，慢火焙存性为末，每一钱，木瓜煎酒调服。有踝上生一孔，约深半寸，至下半日疼异者，此湿毒注成漏也，用人中白炙出水，滴入疮口。

燥　类

消　渴

消渴先明气血分，

《经》曰：二阳结谓之消渴。二阳者，手阳明大肠，主津液；足阳明胃，主血。津血不足，发为消渴。又有燥结者，肺与大肠为表里也。有气分渴者，因外感传里，或服食僭燥，热耗津液，喜饮冷水，当与寒凉渗剂，以清利其热，热去则阴生，而渴自止矣；有血分渴者，因内伤劳役，精神耗散，胃气不升，或病后胃虚亡津，或余热在肺，口干作渴，喜饮热汤，当与甘温酸剂，以滋益其阴，阴生则燥除，而渴自止矣。

总是火炎不必问；

消者，烧也，如火烹烧物理者也。三消上中既平，不复传下，上轻、中重、下危，总皆肺被火邪，熏蒸日久，气血凝滞。故能食者，末传痈疽，水自溢也；不能食者，末传胀满，火自炎也，皆危。

上消引饮便如常，

热在上焦心肺，烦躁，舌赤唇红，少食引饮，小便数者，四物汤合生脉散，加天花粉、地黄汁、藕汁、乳汁，酒客加葛汁。能食者，白虎加参汤；不食者，钱氏白术散、清心莲子饮。又膈满者，谓之膈消，门冬饮子。火留肉分，变为痈肿者，忍冬藤丸、黄芪六一汤、益元散。

中消善饥无尿粪；

热蓄中焦脾胃，消谷善饥，不甚渴，小便赤数，大便硬者，四物汤加知母、黄柏、石膏、黄芩、滑石以降火。热甚者，调胃承气汤，三黄丸。初病寒中，阴胜阳郁，后变为热中者，升麻葛根汤、泻黄散。湿积毒者，消渴痞丸。虚者，钱氏白术散。便闭者，当归润燥汤。泄泻者，白术芍药汤。上、中二消者，兰香饮子。心火乘脾者，黄连猪肚丸。肝侵气冲，肌热不食，食即吐蛔者，乌梅丸、铁粉丸。有虫耗其津液者，单苦楝汤。水停于下，变为胕肿者，五苓散，或去桂加人参尤妙。

肾消溺浊阴茎强，

热伏下焦肾分，精竭引水自救，随即溺下，小便混浊如膏淋然，腿膝枯细，面黑耳焦，形瘦者，四物汤加知母、黄柏、五味子、玄参、人乳汁；善调水火或补阴丸、肾气丸、先坎离丸，八味丸去附子加五味子，玄菟丹、鹿茸丸、梦授天王补心丹、威喜丸、妙香散、单茧丝汤；或十全大补汤去桂倍地黄，加知母、黄柏。上热下冷者，清心莲子饮。有五石过度之人，真气既尽，石气独留，阳道兴强，不交精泄者，谓之强中。小便或油腻，或赤黄，或泔白，或渴而且利，或渴而不利，或不渴而利，饮食滋味入腹，如汤浇雪，随小便而出，落于沟中，结如白脂，肌肤日瘦者，无治法。

保肺滋肾脾自运。

治渴，初宜养肺降心，久则滋肾养脾。盖本在肾，标在肺，肾暖则气上升而肺润，肾冷则气不升而肺焦，故肾气丸为消渴良方也。然心、肾皆通乎脾，养脾则津液自生，参苓白术散是也。三消通用，单文蛤为末，水调服；回津止渴，单瓜蒌根丸，消渴神药。大忌半夏燥剂。抑论水包天地，人身脏腑亦津液真水所包。然有形者，凡水也，兑也，坤也；无形者，天一所生之水气也，坎也，乾也。能以无形之水，沃无形之火，是谓既济。杂病渴多虚热，实热者少。凡渴后，忌针灸，令疮口出水而死。

燥结

燥结两字亦有辨，

燥有风燥、热燥、火燥、气血虚燥，详燥门。结有能食，脉实数者，为阳结；不能食，脉弦微者，为阴结；亦有年高气血虚结者。

燥润结通无后患；

燥属少阴津液不足，辛以润之；结属太阴有燥粪，苦以泻之。凡结后，仍服润血生津之剂，免其再结再通，愈伤元气。

湿郁胀满热有时，

湿热怫郁，心腹胀满，有虫积者，槟榔丸。凡燥结有时者，为实；无时者，为虚。有药石毒者，大小便闭，气胀如鼓者，三和散合三黄汤；饮食毒者，香连丸；胃火者，白虎汤。

津少脏寒七情惯；

津少因发汗、利小便过多及产后失血等症，血液枯者，五仁丸、肾气丸、大补阴丸，或导滞通幽汤加槟榔、条芩、陈皮；气虚者，参仁丸、补中益气汤。挟七情者，古苁沉丸。脏寒则气涩，脏冷则血枯，有痃癖冷气结滞者，古半硫丸、古姜附汤、五积散，冰冷与之。其病虽宜服阳药，若大便不通者，亦当暂与润剂，微通大便，不令闭结。七情气闭，后重窘迫者，三和散、六磨汤。如脉浮昼便难者，用陈皮、杏仁等分，蜜丸服；脉沉夜便难者，换桃仁。痰滞不通者，二陈汤加枳壳、槟榔。

宿食秘喘审热寒，

伤热物者，二黄丸；伤寒物者，丁香脾积丸。通用大黄备急丸。有脾胃伏火者，润肠丸。

流行肺气无迟慢。

肺与大肠为表里故也，枳梗汤加紫苏，或苏子降气汤，或苏子、麻仁煮粥。又如脾约证，胃强脾弱，约束津液，不能四布，但输膀胱，故小便数，而大便难，此脾约丸之由制也。但脾属阴虚，火燔金耗，则肺失传化，尤宜滋阴养血。在西北壮实者，以脾约丸开结可也；东南气血虚者，润燥为主。通用冷热熨法、掩脐法、麻油导法。

火　类

胁　痛

胁痛本是肝家病痛引小腹，善怒，宜分左右审实虚；

左右者，阴阳之道路也。左肝阳血阴，右肺阴气阳。实者，肝气实也，痛则手足烦躁不安卧，小柴胡汤加芎、归、白芍、苍术、青皮、龙胆草，或单黄连丸；虚者，肝血虚也，痛则悠悠不止，耳目䀮䀮，善恐，如人将捕，四物汤加柴胡梢，或五积散去麻黄，加青木香、青皮。虚甚成损，胁下常一点痛不止者，名干胁痛，甚危，八物汤加木香、青皮、桂心，有火去桂加山栀，或吴萸水炒黄连。

左为怒火与死血，

大怒气逆及谋虑不决，或外感风邪，皆令肝火动甚，胁痛难忍，古萸连丸、当归龙荟丸。轻者，小柴胡加黄连、牡蛎、枳壳。瘀血必归肝经，夜痛或午后发者是，小柴胡汤合四物汤，加桃仁、红花、乳、没。痛甚者，古枳芎散。便坚黑者，桃仁承气汤，或泻青丸。皮痛吐血者，热伤肝也，小柴胡汤加芎、归、生地。外用韭菜熨胁及琥珀膏贴。

右食痰饮七情居；

食积胁下如杠，梗起一条作痛，神保丸，枳实煎汤下。轻者，保和丸。痰饮流注肝经，喘咳引痛者，二陈汤加南星、苍术、川芎、柴胡、白芥子，或入青黛少许，姜汁二匙。痰甚者，控涎丹。如胸背胁痛，喘急妨闷者，瓜蒌实丸。饮水停滞胁下，如捶痛者，浓煎葱白汤，调枳壳煮散。甚者，用伤寒水证治法。七情凝滞，如有物刺痛，气促呕吐者，分气紫苏饮、流气饮子、调中顺气丸。郁气挟食，连乳痛者，推气散、盐煎散。悲哀伤者，枳壳煮散、四味枳实散、一块气丸。素有郁者，越曲丸。

两胁常兼左右症，

湿热盛则两胁痛，当归龙荟丸，诸胁痛皆效。痛不可舒伸者，用此丸二钱半，加姜黄、桃仁各五钱，蜜丸或煎服。外感胁痛寒热者，小柴胡加枳、梗。详伤寒。

久久成积还有余。

胁痛二三年不已者，乃痰瘀结成积块。肝积肥气，肺积息贲，发作有时，虽皆肝木有余，不可峻攻，宜枳术丸加官桂、陈皮、桔梗、甘草，蜜丸服，或复元通圣散，附胁臊方。

梦　　遗

梦遗之病全属心，

交感之精，虽常有一点白膜裹藏于肾，而元精以为此精之本者，实在乎心。日有所思，夜梦而失之矣。治宜黄连清心饮，或十味温胆汤、妙香散、定志丸。

相火一动走精金；

人身之精，贵于金宝，初因君火不宁，久则相火擅权，精元一于走而不固，甚则夜失连连，日亦滑溜不已，宜先坎离丸。有火盛，精中多有红丝，令溺于桶，澄视之便见，后生子一岁，身生红丝瘤，不救。宜补阴丸、肾气丸。

不信无梦而遗者，念头将动精先沉。

气宜降，精宜升，欲心一动，精随念去，凝滞久则茎中痒痛，常如欲小便然，或从小便而出，或不从便出而自流者，谓之遗精，比之梦遗尤甚，宜萆薢分清饮，或八物汤、真珠粉丸。

日久有虚无寒水亏火益燥滋阴降火汤，脾胃湿热亦相侵；

君火失权，而相火乘脾，湿与热合，脾土全是死阴，少运饮食，易于侵犯，宜樗柏丸。脾虚弱者，三灰樗柏丸、猪肚丸。如原非心肾不交，果因饮酒厚味，乃湿热内郁，中气不清，所化之精亦皆浊气，归于肾中，而水不宁静，故遗而滑也，宜补阴药中加人参、升麻、北胡，以升胃中清气，更宜节饮食以固命根也。噫！精字从米、从青，生于谷之清气也，养生者味之。

固有年高阳虚脱者，

四十以后，劳伤气血，不能固守者，养荣汤加减，吞单樗皮丸，或小菟丝子丸。如早年欲过阳脱者，究源心肾丸、青娥丸、黑锡丹、缩泉丸、金锁正元丹。气陷者，神芎汤。

却无精满溢而淋；

有曰年壮久不御女，精满而溢者，深为可笑。人之脏腑，惟气与血，神则主宰其中，而无形迹可见，精乃一时交感，三焦之火吸撮而成，岂先有蓄积于中耶？惟节色，气血渐盛，而精不清薄，理也。其不御女而漏者，或闻淫事，或见美色，或思想无穷，所愿不得，或曾入房太甚，宗筋驰纵，发为筋痿，而精自出者，谓之白淫。盖肾藏天一，以悭为事，至意内治，则精全而固，去思外淫，居室太甚，宜乎渗漏而不振也，单黄柏丸最妙。

服药滋阴戒酒色，清心先要断真淫。

亦有清心静坐养精神者，但好色种子犹在，不免有时发露，或被盲人指示房中补益之说，以为可以止精不漏，然对景忘情实际，不复恋乎隈亵之事矣。故曰：学仙不断淫，蒸砂饭不成。养生者慎之！通用单五味子膏、金樱膏、水陆二仙丹、金锁思仙丹、芡实丸、秋石固真丸、固精丸、单韭子散、威喜丸、石莲散、金樱丸。

淋

五淋气血石膏劳，

淋，小便涩痛，欲去不去，不去又来，滴滴不断。气淋涩滞，余沥不尽，沉香散，或益元散加茴香、木香、槟榔。血淋涩痛，遇热则发，白薇、赤芍等分为末，酒调服二钱，或犀角地黄汤、单车前饮，四物汤加知、柏选用。色鲜者，心与小肠虚热也，导赤散去甘草，加黄芩；色如豆汁者，肾与膀胱火也，五淋散。又有一种小便见血而不痛者，为溺血，非淋也，四物汤加山栀、滑石、牛膝，或单苦荬菜饮、单发灰散、单琥珀散。石淋溺有砂石，茎强痛甚，单牛膝膏、单鳖甲为末酒调服。膏淋血凝如膏，用黑豆一百二十粒，甘草一寸，水煎，临熟入滑石末一钱，空心调服，或海金沙散。劳淋痛引气冲，遇劳则发，痛坠及尻，透膈散；劳伤，四物汤加知、柏、滑石、琥珀；虚甚者，鹿角霜丸。热淋暴淋痛甚，八正散，或五苓散合败毒散，加味石膏汤；急痛者，六一散二钱，加木香、槟榔、小茴各一钱，为末服。冷淋必先寒栗，而后溲便涩数，窍中肿痛，生附散、二木散。淋皆属热，间有冷者，外因当风取凉，冒暑湿热郁滞，胞内痿痹，神不应用；内因七情，心肾气郁，小肠膀胱不利，或忿怒、房劳、忍溺、酒肉湿热下流膀肾，干于肝经，廷孔郁结，初则热淋、血淋，久则火烁为砂石淋，如汤罐煎久生礁。

渴不渴间差厘毫；

热在上焦气分，渴而小便不利者，肺中伏热，水不能降，宜气薄淡渗之药，清金泻火，以滋水之上源，清肺饮子；热在下焦血分，不渴而小便不利者，肾与膀胱无阴而阳气不化，水枯火升，宜气味俱阴之药，除热泻闭，以滋水之下源，滋肾丸、肾气丸。前消渴，以渴为主，而分气血，故血分亦有渴者；此以淋为主，而分气血，故血分有不渴者。但渴而多汗亡津，又未可以轻渗也。

清热利便人人晓，

治暑淋、热淋、血淋，山栀仁一味足矣。凡淋，发汗则死。

开行滋破东垣高。

治膏、砂石淋，郁金、琥珀开郁，青皮、木香行气，蒲黄、牛膝破血，黄柏、生地滋阴。东垣用药凡例，小腹痛用青皮疏肝，黄柏滋肾。盖小腹、小便，乃肝肾部位。

小肠涩胀脾经浊，

小腹胀满甚者，泻肾汤、火府丹。凡小肠有气则胀，有血则涩，有热则痛。又土燥水浊，宜四君子汤加滑石、泽泻、麦门冬、淡竹叶。痛者，六君子汤加知、柏、石韦、琥珀。

肝家茎胁刺如刀；

肝经气滞有热者，用甘草梢五钱，青皮、黄柏、泽泻各一钱，水煎服，或三味葶苈散。茎痛引胁者，参苓琥珀汤。肠痛引腰背者，磁石汤。虚者，清肝解郁汤、清肝益荣汤。

肾亏恶证精败竭，

肾虚淋沥，茎中涩痛者，加减八味丸以补阴。小便频而黄者，四物汤加参、术、麦门冬、五味子以滋肺肾；小便短而黄者，补中益气汤加麦门冬、五味子、山药以补脾肾。热结膀胱者，五淋散以清热。脾肺气燥者，芩、栀二味以清肺。若膀胱阴虚，阳无以生者，滋肾丸；膀胱阳虚，阴无以化者，肾气丸。精败竭者，童男精未盛而御女，老人阴已痿而思色，以降其精，则精不出而内败，茎中痛涩为淋者，八味丸料，加车前子、牛膝煎服。若精已竭而复耗之，则大小便中牵疼，愈疼则愈欲大小便，愈便则愈疼，倍附子救之。凡此当滋化源，不可误用知、柏淡渗等剂，既泻真阳，复损真阴。

中虚总难利膀胱；

中气既弱，不能运通水道，下输膀胱者，补中益气汤。凡汗多亡津，泻久胃干，诸疮失血，俱宜滋补，不可过利小便。

痰饮阻滞转脬何足异，吐提一法免呼号。

积痰在肺，以致膀胱不通，譬之水壶，上窍闭则下窍不出，宜二陈汤探吐，或灸百会穴，皆以开上窍也。盖膀胱虽主水道，而肺金为水化源也。脬系转戾，脐下并急而痛，小便不通，名曰转脬。有因热逼或强忍小便，气逆脬转者，二石散加车前子、木通等分水煎，外用炒盐熨脐，冷即易之。因气者，先用良姜、葱白、苏叶煎汤，熏洗小腹、外肾、肛门，拭干伸脚仰卧，后用葵子、赤茯苓、赤芍、白芍等分，入盐一字，煎调苏合香丸服之。忍尿疾走及忍尿饱食者，二陈汤探吐。忍尿入房者，补中益气汤提之。阴虚两尺脉绝，服诸滑利药不效者，肾气丸；阳虚者，八味丸，或附子、泽泻等分，灯心煎服。此危证也，体薄性急人多有之。妊孕转脬，见妇人。

小便不通

小便不通本实热，

《经》曰：膀胱不利为癃。候其鼻头色黄者，小便必难。肾主水，潴于膀胱，泄于小肠，实相通也。然肾应于心，心火盛则小肠热结，热微则小便难而仅有，热甚则小便闭而绝无，宜清热生津为主，单朴硝散、五苓散。脐下胀者加琥珀，或单琥珀为末，蜜丸，人参、茯苓煎汤下，或捣生车前子自然汁，入蜜一匙调服。有利大便行而后小便利者，八正散加木香。热盛茎中涩痛者，导赤散加山栀、大黄，或麻子仁丸，冷热熨法。

有虚有痰有气结；

虚损久病自汗，五内枯燥，及诸疮失血过多者，人参养荣汤；有精竭不痛茎痒者，八味丸；有胃弱不能通调水道、下输膀胱及气虚者，四君子汤加黄芪、升麻；有脾枯亡血及劳伤血虚者，四物汤；气血俱虚者，八物汤。痰涎阻滞，气道不通者，导痰汤加升麻。忿怒气结，闭遏不通者，二陈汤加木香、香附、木通。俱先服一盏，后煎渣探吐，以提其气，气升则水降矣。实热，砂糖调牵牛末一二钱，探吐。

寻常赤涩宜清心，

上热者，导赤散加黄连、灯心；下虚者，滋肾丸；上盛下虚者，清心莲子饮。

胞痹肠痹分利诀。

胞痹，即寒淋，小便痛引脐腹，上有清涕，肾着汤。热者，泻肾汤。肠痹，乃飧泄，小便闭涩，津液偏渗后便，宜分利而已。

小便不禁

小便不禁不自觉，赤者为热白者虚；

实热，乃膀胱火动，四苓散合三黄汤，加五味子、山茱萸少许；虚热，四苓散合四物汤，加山栀、升麻。虚乃肾与膀胱气虚，十全大补汤加益智仁，或缩泉丸、大菟丝子丸、二苓丸。遇夜阴盛愈多，内虚自汗者，秘元丹；内虚湿热者，肾气丸，八味丸减泽泻、附子，加五味子、杜仲、故纸，倍山茱萸；内虚寒冷者，古桂附汤、大菟丝子丸加肉桂。

心脾劳者频频少，

轻于不禁。劳心者，妙香散、桑螵蛸散。劳役伤脾者，补中益气汤。脾约证见伤寒。

不约多遗或沥余。

下虚内损，则膀胱不约，便溺自遗，或尿后余沥，皆火盛水不得宁，治宜补膀胱阴血，泻火邪为主，而佐以牡蛎、山茱萸、五味子之类，不可温药，古方补阴丸最妙。妇人产后伤胞，小儿胞冷，鸡膍胵散主之。

脱肛

脱肛全是气下陷，

《难经》曰：病之虚实，入者为实，出者为虚。肛门脱出，非虚如何？劳倦房欲过度及产育用力，久痢久泻，小儿叫呼耗气，俱有此证，宜参、芪、芎、归、升麻水煎服。血虚，加芍药、地黄；虚寒，加炒黑干姜；虚挟热者，缩砂散。

间有热者病乃暂；

热则流通意也。气热者，用条芩六两，升麻一两，面糊丸服；血热者，四物汤加黄柏、升麻；风邪者，败毒散；暑热者，黄连阿胶丸、薄荷煎。

大补肺肾兼升提，

肺与大肠为表里，肺热则肛门闭结，肺寒则肛门脱出，必须温肺脏，补肠胃，宜补中益气汤加诃子、樗皮少许，或升阳举经汤、猬皮散、钓肠丸。挟湿热者，升阳除湿汤。有兼痢者，四物汤加槐花、黄连、升麻。有肾虚者，肾气丸、八味丸。

外治敷药洗药亦可搀。

内　伤　类

伤　食

伤食恶食分上下，次审寒热行吐泻；胸满有物噎嗳心口腹疼，发热胃有伏火，或似疟痢皆因食不化。

停于上脘，气壅痰盛者，宜吐。如伤冷食，腹胀气逆，噫气吞酸，恶心，欲吐不吐，宜平胃散入盐少许探吐；如伤热物或酒面，发热，心口刺痛，停痰、停饮、伏火，宜二陈汤加黄连、枳实探吐。伤重填塞胸中，下部无脉，体实年壮者，方敢瓜蒂散吐之。寻常饮食过饱在膈，以手探吐为好。停宿中、下脘者，宜下以逐之。如伤冷物，腹胀满痛者，木香见睍丸、丁香脾积丸、感应丸；如伤热物，痞满者，二黄丸，日晡潮热盛者，小承气汤；寒热两伤者，大黄备急丸、除原散。体弱者，下药兼补，保和丸。凡伤食，乃中焦血病，如牵牛猛烈伤气及一切峻攻，反伤胃气。又现有吐者，二陈汤加砂仁、黄连、青皮、枳实；现有泻者，胃苓汤加山楂、麦芽，或三白汤，随时令寒暑选用。如身受寒气，口又伤冷，初得便宜辛温理中，稍久郁而为热，当兼辛凉散之。

吐下未净消导之，

红丸子、枳术丸、保和丸、大安丸、平补枳术丸、单山楂丸。

吐下已虚补益借；

四君子汤、六君子汤、补中益气汤。

酒客分消与调中，

饮酒与水过者，宜上汗下渗，分消其湿，葛花解酲汤，微汗即愈；渗剂，五苓散、调中二陈汤。如久困于酒，或伤灰酒成积，腹痛，大便窘迫者，酒蒸黄连丸、香连丸。如伤酒呕逆，眩晕，头痛如破者，补中益气去白术，加半夏、白芍、芩、柏、干葛、川芎，有块者，更加莪术、木香。如善饮，每早长嗳不吐者，小调中汤最妙，一月三五次服之，亦可为丸。如醉饱行房，以致蓄血，胃口时痛者，大调中汤，或八物汤加砂仁之类，有痛饮不醉，忽糟粕出前窍，尿溺出后窍者，四物汤加海金沙、木香、槟榔、木通、桃仁数服可安。吃茶成癖者，星术丸。

忧思郁抑药嫌霸。

忧思伤脾，不思饮食者，清六丸加香附、炒黄连、白芍，姜汁蒸饼糊丸服；全不食者，温胆汤神效；忧思兼伤食者，木香化滞汤。瘦倦气抑不食者，二炒苍柏散，加香附、白芍、陈皮、半夏、黄连、扁柏等分，白术为君，姜汁面丸服；湿痰气滞不食者，三补丸加苍术，倍香附。

积　聚

五积六聚皆属脾，

《经》曰：积聚、癥瘕、痞满，皆太阴湿土之气。始因外感、内伤、气郁，医误补而留之以成积。积者，阴气，五脏所主，脉沉伏，或左或右，发有根，痛有常处。肝积左胁下，曰肥气，言风气有余，而血随气不行也，令人胁痛痎疟；心积脐上，曰伏梁，言如梁之横架心下，令人烦心，乃火之郁也，忌热药与灸，又肠痈与此相似，但身股背肿，环脐而痛为痈；脾积胃脘稍右，曰痞气，言阳气为湿所蓄也，令人黄疸倦怠，饮食不为肌肤，仍忌热药；肺积右胁下，曰息贲，言喘息奔而上行也，令人咳嗽、肺痈；肾积发于小腹，或凑心下，曰奔豚，言若豚之奔冲，上下无时也，令人喘逆骨痿，最为难治。诸积勿轻吐下，徒损真气，积亦不去，奔豚尤不可吐。五积，古有五方，今增损五积丸更妙。聚者，阳气，六腑所成，脉沉结，或隐或见，发无根，痛无常处，散聚汤、七气汤、香棱丸、大阿魏丸、大安丸加参。

左右中间移不移；

气不能作块成聚，块乃痰与食积、死血有形之物而成，积聚癥瘕一也。有积聚成块，不能移动者曰癥，言坚硬贞固也；或有或无，或上或下，或左或右者，曰瘕，言假血而成蠢动之形，且有活性。

左死血兮右气积，

治左破血为主，海石丸，或当归龙荟丸料五钱，加桃仁、姜黄各一两，蜜丸。治右调气，青皮汤、木香分气丸。有积者，消积正元散、红丸子、小阿魏丸，或当归龙荟丸、保和丸，俱加鹁鸠屎。

当中痰结一团耳；

中乃水谷出入之路，饮食、七情郁积成痰，石礞丸、白芥丸。凡痞块在皮里膜外，俱宜二陈汤加补气、行气药。

有余消导分新久，

积初为寒，宜辛温消导，大七气汤，乌白丸，大、小温中丸，退黄丸，阿魏撞气丸；久则为热，宜辛寒推荡，木香槟榔丸、通玄二八丹、消块丸。通用纂积丹、生漆膏。有虫者，妙应丸。外治三圣膏、三棱煎、神效阿魏散。

不足平补是上医。

阳虚有积易治，惟阴虚难以峻补。痞积又忌滞药，止宜早服滋补药中加鳖甲、龟板、秋石丹；午服枳术丸、大安丸，或醋鳖丸，善消融化为妙。若痞积滞冷贯脐，误为沉寒痼冷，投以姜附热药，初服甚与病情相宜，久则痞积益甚，真气伤而阴血烁矣。但硫、附固不可服，如知、柏、门冬寒凉伤脾滞气，亦所不宜。古云：衰其大半而止。又云：养正积自除。皆为虚损有积而言也。平补之外，更能断厚味，节色欲，戒暴怒，正思虑，庶乎万全。

蛊　瘴

皆因饮食起居而得，故附。

中蛊害人俗不妍，

据方书蛊有数种，皆妖昧变惑之气，其怪使然。人有造作而得之者，多取虫蛇之类，以瓮盛之，使其自相啖食。其间一物独存者，则以酒肉祭之，取出放毒于酒肴中以害人。毒发令人面目青黄，力乏身痛，唾吐鲜血，小便淋沥，大便脓血，唇口干燥，胸胁妨满，腹痛如虫啮，又如虫行，病人所食之物，皆变化为虫，侵蚀脏腑，蚀尽则死。死则病气流注，复染旁人。人死，则精魂反为其家，代力致富，不知有此事否？万病解毒丹、东坡雄矾丸主之；或于足小指尖处灸三壮，即有物出。酒饭得之，随酒饭出；肉菜得之，随肉菜出。凡中蛊毒，不论年月远近，但煮鸡卵一枚，去壳，以银钗插入卵中，并入口中含一饭顷，取出视之，钗卵俱黑，即为中毒。一法：令患人唾津于水，沉则是蛊，浮则非也。又法：口含大豆，豆胀烂而皮脱者是蛊，否则亦非也。如出外，须用预知子置衣领中，遇毒则有声。凡中蛊之人，用药已瘥，自后饮食永不得吃冷。若饮食带冷，则鬼气乘之，毒蛊复生，竟不能救。

更有挑生及毒泉。

岭南多有挑生毒者，乃挑毒于鱼肉菜果酒醋之中，以害于人，其候初觉胸腹作痛，次则渐渐搅刺，满十日，则物生能动，行上胸痛，沉下腹痛。在上膈者，用胆矾末五分，投入热茶内溶化，通口服之探吐。在下焦者，用郁金末二钱，米汤调服，泻下恶物，后以四君子汤去甘草调之。如胁下忽肿，顷刻生痈，大如碗许者，用升麻末二钱，冷热水调，连服，泻出如葱根，其肿即消。后以平胃散，兼进白粥调之。

江南溪涧中，有射工毒，或因雨潦逐水而入人家，含沙射人之影得之，寒热闷乱，头目俱痛，亦如中尸，卒不能语。又有水毒虫，一名溪温。得之病同射工，但有烂疮为射工，无疮为溪温。又有沙虱，细如疥虫，遇阴雨则行出草间，着人则入皮里，痛如针刺。是三者为病，朝轻暮重，手足冷至肘膝，二三日腹中生虫，食人下部，脐中生疮，不痛不痒。急视下部，有疮赤如截肉者，为阳毒，最急；如鲤鱼齿者，为阴毒，稍缓，要皆杀人不过二十日也。用蒜擂浓汁，煎温洗之。是水毒身体当发赤斑，否则非也，当以他病调治，消水毒饮子主之。

瘴气寒温分内外，

东南两广，山峻水恶，地湿沤热。如春秋时月，外感雾毒，寒热胸满不食，此毒从口鼻入也，宜清上热，解内毒，降气行痰，不宜发汗，平胃散加芩、连、升麻、柴胡、枳梗、枳壳、木香、木通，姜煎服。如寒月外感风寒，气闭发热头痛，自汗如疟，南人气升，或胸满痰壅，饮食不进，与北方只伤表而里自和者不同，宜解表清热，行痰降气，二陈汤加柴胡、黄芩、苍术、羌活、川芎，水煎服，微汗即止。如内伤饮食得者，理脾却瘴汤、补中益气汤、不换金正气散、枳术丸。虚甚或挟房劳者，一粒金丹。热者，柴苓汤、承气汤、三黄汤合竹叶石膏汤，或三黄枳术丸。

不服水土与瘴同源。

平洋土坚水热，山谷土润水冷，俱以平胃散为主，随水土风气冷热加减。或变疟、痢、黄疸、疮疖，俱于各类求之，然以扶脾胃为本。凡纵酒色及食鱼肉、时新菜果、笋蕨生冷、糯饭烧酒及油炒酱煿、鸡鸭面食、过饥过饱、歇卧处有秽气、半夜失盖、早行沾露、空腹出外，皆能发瘴。仕宦商贾游外，俱宜节饮食，谨起居以防之。

气类

气滞

此即诸气，专抽气滞一边，详言之耳。

气滞不行辨久新，湿热痰积是其因；

苍天之气，清净不息，变为云雾，为雷雨者，山泽湿热薰蒸也。人身元气与血循环无端，彼冲击横行于脏腑之间，而为疼痛、积聚、痃癖；壅逆于胸臆之上，而为痞满刺痛等症。多因七情饮食，郁为湿热，成痰与积。初起宜辛温开郁，行气豁痰消积，久则宜辛寒降火以除根。

滞膈痞满滞下秘，

气滞上膈，为呕、咳、痞满，枳橘汤、枳梗汤、橘皮一物汤、枳实韭白汤、沉香降气汤、古乌附汤。湿热者，清膈苍莎丸；实热者，解毒汤加知母、枳壳；痰火者，瓜蒌实丸；食积者，枳术丸加木香二钱。气滞下焦，为腰痛胀坠者，七气汤加橘核，或木香匀气散吞青娥丸；便秘者，四磨汤、六磨汤、木香顺气丸、木香槟榔丸。

滞中刺痛或周身；

气滞于中，则心腹胁肋刺痛，伏梁痞块者，神保丸、一块气丸、木香分气丸、阿魏撞气丸、古枳巴丸。湿热，古萸连丸、萸连栀石丸。气滞于外，则周身刺痛，流气饮子主之。或手足浮肿者，三和散合五苓散，或五皮散加桂，青木香丸。

散火破气虽古法，

古法散火之法，必先破气，气降则火自降矣。但枳壳、青皮，破滞要药，多服损人真气，虚者慎之。

养血补虚同妇人。

男子虚劳失血及妇人产月后，因气者，四物汤加木香、槟榔；阴虚气滞者，去木、槟，加玄参、黄柏，或炒黑山栀一味，入姜汁煎服，开五脏结、益少阴血最妙。有妇人平时性急，适月事不行，气填胸膈，呕恶全不入食，食则吐痰；或有一块窒胸喉而痛；或一块如卵筑触心下疼痛；或腹中块物动作，攻刺腰背，时发烘热，四肢乏力，脚不能行，小便白浊，带下，日就瘦弱，全似虚劳，若谷食不入，却喜果子杂物者，乃有孕也。产前安胎，产后调气，俱以四物汤主之。通用二陈汤。上焦气滞加枳梗、香附、砂仁；中焦加厚朴、枳实、三棱、莪术；下焦加青皮、木香、槟榔；因怒者，加山栀、香附；痞满加黄连、枳实；痰盛加瓜蒌；胁痛加青皮、柴胡、芍药、草龙胆；刺痛加枳壳；气实加乌药、香附；气虚加参、术、木香；喜动心火，加黄连；怒动肝火，加柴胡；思动脾火，加芍药；悲动肺火，加黄芩；恐动肾火，加黄柏。成郁不解者，煎吞交感丹。

血　类

吐　血

此即诸血，特分言之耳。

吐血属胃审阴阳，阳盛身热阴盛凉；

内伤外感，及饮食房劳坠闪，五脏有伤，血聚膈间，从胃脘出者则为呕血，从鼻出者则为衄。阳盛身热多渴，阴盛身凉不渴。然血，阴也，身凉者易愈。

阳多积热并怒火，

阳盛多因饮食辛热，伤于肺胃，呕吐出血，大蓟饮子主之。因酒者，古葛连丸、小调中汤。吐脓血者，名肺痈，桔梗汤。大怒气逆上冲暴甚者，四物汤如苏子、陈皮、沉香、童便，或茅根煎汤，磨沉香服之。若血聚满膈间则吐者，苏子降气汤加人参、阿胶。或暴吐紫黑成块者，瘀血也，虽多亦不妨，四物汤合解毒汤调之。觉胸中气塞者，桃仁承气汤下之。五志火动，热者，解郁汤；虚者，保命散。

阴为心力暴劳伤。

阴盛多因劳力伤气，吐血鲜红，心腹绞痛，自汗者，四君子汤加黄芪、柴胡、山药、百合、前胡，姜、枣煎服，或用莲心、糯米等分为末，温酒下。劳伤气虚挟寒，阴阳不相为守，血亦错行，所谓阳虚阴必走者是也。外证必有虚冷之状，法当温中，使血自归经络。如胃虚不能化食，其气逆上吐衄者，理中汤加木香；胃寒不能约血者，甘草干姜汤，或七气汤加川芎。自汗者，小建中汤、古桂附汤；下虚极而气壅喘嗽，血不归元者，黑锡丹、金液丹。劳力伤肺，唾内有血，咽喉不利者，鸡苏散；如心肺脉破，血若涌泉，口鼻俱出者，不治。劳心过度，不能统血，反上令人烦闷倦怠者，茯苓补心汤、归脾汤。古方治血，多以茯苓、茯神为佐者，心主血故也。思色强力入房，劳伤心肾，阴虚火动者，加减四物汤。凡血越上窍，皆是阳盛阴虚，有升无降，俱宜补阴抑阳，气降则血自归经矣。阴盛阳虚者，间有之耳。

先痰带血皆痰热，

先痰嗽后见血，多痰火积热，化痰降火为急，不可纯用血药，恐泥痰也，山栀地黄汤。痰带血者，多胃中清血，热蒸而出，重者山栀，轻者蓝实。

先血后痰虚火倡；

先见血，后痰嗽，多阴虚火动，四物汤加贝母、天花粉化痰，山栀、牡丹皮、麦门冬降火。盖吐血，火病也，虽挟痰者，亦只治火则止。

阳热凉血与行气，阴虚补涩自归藏。

凡血不可单行单止。盖血来未多，必有瘀于胸膈，必先消瘀，而后凉之止之。然血热则行，宜苦寒凉血为君，辛味行气开郁为臣，升提俾复其位为佐，酸涩止塞其源，甘温收补其后。凉血，犀角地黄汤、黄连解毒汤、陶氏生地芩连汤、四生丸。行气，枳梗汤、二陈汤、枳橘汤、古乌附汤。滋补，血虚，加减四物汤；昏晕，古芎归汤；气虚，单人参汤、扶脾生脉散、清肺生脉饮；虚甚者十全大补汤。止涩，古参柏糊、狗胆丸、单京墨丸，或单用炒干姜为末，童便调服，善能止血降火。久者升提，三黄补血汤。断根，天门冬丸、大阿胶丸、女贞丹。还血归元，参苓白术散、四君子汤、肾气丸、琼玉膏。抑论血疾阴火，误用阳燥热药，则血枯瘦怯，劳瘵成矣；劳伤误用寒药，则胸满膈痛，血愈郁矣；坠堕闪挫，误行补涩，则瘀蓄于胃，心下胀满，食入即吐，名曰血逆。古法以二陈汤去茯苓、甘草，加赤芍等分救之。此血疾难调，最宜斟酌。

呕　　血

呕血与吐无大异，

成盆无声者为吐，成碗有声者为呕。

怒火暴甚不可当；

怒气逆甚，血溢口鼻，当抑怒全阴，热者解郁汤，虚者保命散。

气虚发热咽喉痛，

甘桔汤加参、芪、归、地、荆芥、黄柏水煎，入童便、韭汁、姜汁、郁金少许，或单黄柏蜜炙为末，麦门冬煎汤下。

血虚热炽滋降良。

加减四物汤主之。

衄　　血

衄血热溢肺与胃，

肺窍于鼻，鼻通于脑，血上溢于脑，又行清道，所以从鼻而出。兼以阳明热郁上行，则口鼻俱出。大热衄血者，用萱草去根，捣汁一盏，生姜汁半盏，和匀服。

凉血行血治同吐血古人方；

初宜黄芩汤加郁金，或茅花、冬青子止之；久宜清肺生脉饮、茜梅丸、古天地胶；有郁者，古莎芎散；因鼻流涕久成衄者，防风散，或犀角地黄汤。凡初衄不可遽止，去多恐晕，急用百草霜末三钱，水调服，仍取一捻吹鼻中；或用人中白末汤调服，更加发灰一钱，麝一字，仍用少许搐鼻立止；或将患人头发分开，井水湿纸顶上搭之亦好。如鼻干燥，以麻油滴入润之。如吐衄太甚不止，防其血晕，用茅根烧烟，将醋洒之，令鼻嗅气以遏其势；或蓦然以水喷面，使带惊则止。此法非特衄血，虽上吐下便、九窍出血者亦效。止后随证虚实调之。

诸般血药不能止，必然气郁血无藏。

凉血散火药不效者，古莎芎散。燥者，单天门冬膏。

嗽唾咯血

嗽痰带血本脾经，

虚者，六君子汤加桑白皮、黄芩、枳壳、五味子；有火者，加减逍遥散。

有咳属肺恐难咽；

火升痰盛身热者，龙脑鸡苏丸、鸡苏散、滋阴降火汤、古百花膏、黄连阿胶丸。虚者，二陈芎归汤、八物汤，或二陈汤加嫩桂、桑白皮、杏仁、桔梗、知母、贝母、阿胶、生地、山栀，盖嫩桂枝能治上焦故也。愈后调理，玄霜膏。咳血咽疮者，不治。

血随唾出自肾来，

滋阴降火汤。

瘀血聚肺火相煽。

唾中红丝，乃是肺痿，难治。

咯出血屑疙瘩为咯血，或带红丝细如线；

有血在咽下，咯不出者，甚咯则有之者，此精血竭也，四物汤加竹沥、姜汁、童便、青黛，或圣饼子、地黄膏。蓄血在上，闭塞清道，喜忘者，犀角地黄汤。

此是肺肾真脏伤，滋阴降火非偏见。

溺 血

溺血纯血全不痛，

血从精窍中来，乃心移热小肠，四物汤加山栀、芩、连；单发灰散，入麝半厘，淡苦酒汤下；单苦荬菜饮、单琥珀散。

暴热实热利之宜；

暴起热者，山栀一味水煎服。实热者，承气汤加当归下之，或小蓟饮子，后以四物汤加山栀调之。心经热者，导赤散。暑热者，益元散，升麻煎汤下，或五苓散。

虚损房劳兼日久，滋阴补肾更无凝。

久虚者，四物汤加山栀、牛膝，或单牛膝膏。房劳伤精，火动溺血者，胶艾四物汤、肾气丸、小菟丝子丸。虚甚病久者，鹿角胶丸、秋石固真丸、金樱膏。痛不可忍者，单豆豉一撮，煎汤温服，甚效。此疾日久中干，非清心静养不可救也。

便　血

便血须先分内外，

自外感得者，曰肠风，随感随见，所以色鲜，多在粪前，自大肠气分来也；自内伤得者，曰脏毒，积久乃来，所以色黯，多在粪后，自小肠血分来也；又有不拘粪前后来者，气血俱病也。皆因七情六淫、饮食不节、起居不时，或坐卧湿地，或醉饱行房，或生冷停寒，或酒面积热，以致荣血失道，渗入大肠。《经》曰：结阴便血，一阴结一升，二阴结二升，三阴结三升。盖邪犯五脏，则三阴脉络不和而结聚，血因停留，溢则渗入大肠。阴，非阴寒之谓也。《针经》云：阳络伤则血外溢而吐衄，阴络伤则血内溢而便溺。

风清热红甚则乌；寒黯毒浊湿不痛，

此属外感，风者色青，或纯下清血。实者，人参败毒散加槐花、荆芥；虚者，不换金正气散；久虚者，胃风汤、古樗参散、苦参丸、结阴丹。热者鲜红，用黄芩、秦艽、槐角、升麻、青黛等分，水煎服，酒蒸黄连丸、香连丸、苍地丸、龟柏丸；挟风者，脏头丸，暑月，黄连香薷散；热甚则黑者，解毒汤合四物汤，加大黄；有瘀血者，桃仁承气汤。寒者色黯，平胃散合理中汤，加葛根、升麻、益智、神曲、当归、地榆，姜、枣煎服。毒者，病邪蕴久，色浊后重疼坠，四物汤加木香，槟榔，或四味香连丸。湿者，直来不痛，白柏丸。湿兼热者，古连壳丸。

湿癖血箭最难除。

原因伤风犯胃飧泄，久而湿毒成癖，注于大肠，传于少阴，名曰肠癖，俗呼血箭。因其便血即出有力，如箭射之远也，又有如筛四散漏下者。初起湿热，或发当长夏者，当归和血散、凉血地黄汤加木香、槟榔；久而色紫黑者，湿毒甚也，升阳除湿和血汤、升阳补胃汤，或补中益气汤去柴、陈，加芩、连、川芎、槐角、枳壳。

内伤食积糟粕混，

内伤饮食，腹必胀满，糟粕与血同来，平胃散加槐角、枳壳、当归、乌梅、甘草，或通玄二八丹。虚者，六君子汤加芎、归、神曲，或六神丸。

劳伤气陷郁闷拘；

内伤，劳伤元气下陷者，补中益气汤；脱肛者，榆砂汤。内伤中气虚弱者，四君子汤，或单人参汤加炒干姜少许、古卷柏散、古乌荆丸、剪红丸。阳虚甚者，矾附丹。内伤阴虚血弱者，四物汤加干姜，龟柏丸、肾气丸。内伤脉络下血者，古连壳丸。虚者，十全大补汤主之。内伤忧思，怔忡少寝，有汗者，归脾汤。或寒热胁痛，小腹闷坠拘急者，逍遥散、六君子汤，俱加柴胡、山栀，或木香少许。以上粪前俱加吴萸，粪后俱加黄连，二味须用热汤同浸拌湿，再炖滚汤半日久，令药气相和方炒，各拣出，若生则偏寒偏热。

初起和血祛风湿，

当归和血散，或凉血地黄汤。实者，槐角丸、黄连阿胶丸；虚者，加味槐角丸、四物坎离丸。通用四物汤，祛风加柏叶、防风、荆芥、秦艽、槐花、猬皮、黄芩、地榆、枳壳、甘草；

久者，加升麻、柴胡提之；解毒，加槐花、柏叶、荆芥、枳壳、芩、连；近血，加槟榔、枳实、槐花、条芩，泻大肠火；远血，加木通、吴萸炒黄连，泻小肠火；热者，加山栀、槐花、黄连；大下不止，加血见愁少许，姜汁和服；虚者，加炒干姜；湿热，加苍术、秦艽、黄芩、芍药；挟气，加香附、枳壳，或单香附丸。又古芎归汤，调血上品，热加茯苓、槐花；冷加茯苓、木香。凡大小便血，俱不可纯用凉药，宜辛味为佐，兼升举及酒炒药。妇人胎前患者，古芩术汤、古芎归汤、六一散，三方合服；产后患者，补中益气汤加吴萸、黄连，或八物汤，随症选用。

久只补脾涩剂俱。

补剂，补中益气汤、参苓白术散、厚朴煎。盖精、气、血皆生于谷气，胃气一复，血自循轨。不受补者，宜涩剂，香梅丸、肠风黑散。单方，粪前，酸石榴皮为末一钱，荔枝煎汤下；粪后，艾叶为末，生姜汁下。或干柿烧灰为末，米饮下亦好。抑考肠风脏毒，血自肠脏中来；虫痔之血，肛门旁生小窍，射如血线。夫肛门既脱，腐血侵淫，化为虫蠹，蚀伤肠口，滴血淋沥，当以芜荑、艾叶、苦楝根等化虫，或烧鳗鲡骨薰之，内服黑玉丹。

痰　类

喘

喘急先分肺实虚，

呼吸急促者，谓之喘；喉中有响声者，谓之哮。虚者，气乏身凉，冷痰如冰；实者，气壮胸满，身热便硬。

其次当知有火无；

《经》曰：诸逆冲上，皆属火。虚火宜滋补降气，实火宜清肺泻胃。

火炎得食喘暂止，

火炎肺胃喘者，乍进乍退，得食则坠下稠痰则止；食已入胃，反助火痰，上喘反大作，宜降火清金，导痰汤加芩、连、山栀、杏仁、瓜蒌。如胃有实火，膈上稠痰者，导水丸。

痰喘喉似水鸡吹。

痰喘必有痰声。风痰，千缗汤，或合导痰汤；痰气，苏子降气汤、四磨汤；食积湿痰，古二母散、神保丸、大萝皂丸。

七情气急无声响，

惊忧气郁，惕惕闷闷，引息鼻张气喘，呼吸急促而无痰声者，四七汤、枳梗汤、分气紫苏饮、四磨汤。因服补药喘者，三拗汤。

外感里逆只气粗；

外感表邪传里，里实不受则气逆上，详见伤寒。寻常感冒，风寒相干，肺胀逆而喘者，随时令祛散。风喘，金沸草散、麻黄杏仁饮；寒喘，加减三拗汤、藿香正气散加五味子、杏仁，或苏沉九宝饮；暑月，香葛汤；热证，小柴胡汤、凉膈散。

水喘怔忡或肿胀，

水喘，水气辘辘有声，怔忡者，小青龙汤、古葶枣散、白前汤。水肿，水气胀肺而喘，然喘必生胀，胀必生喘，二证相因，皆小便不利。肺主气，先喘而后胀者，宜清金降火，而行水次之；脾主湿，先胀而后喘者，宜燥脾行水，而清金次之。

已上诸喘皆有余。阴虚火从脐下起，

阴虚喘者，血虚则阳无所依附而上奔，宜四物汤倍芍药，加人参、五味子以收之；有小腹下火起冲上而喘者，宜降心火，补真阴，四物二陈汤加知、柏、枳壳、黄芩。

气短不能续呼吸。

久病气短不能接续，似喘非喘者，单人参汤、扶脾生脉散、调中益气汤。劳涉过者，杏参散；饮食热者，葶苈散；痰阻短气者，导痰汤；浊阴在上，清阳陷下，咳喘呕吐者，加味泻白散。

肾冷元气不能纳，

下元虚冷，肾气不得归元者，九味安肾丸、八味丸；甚者，黑锡丹以镇坠之。烦躁无脉，身冷神昏者，死。

抬肩撷肚胃衰乎！

胃虚极则气上逆，抬肩撷肚，生脉散加杏仁、陈皮、白术，或理中丸加胡椒救之。仲景云：发汗如油，汗出如珠不流，抬肩撷肚，喘而不休，及胸前高起，脉络散张，手足厥冷，脉散及数者，皆死。但妇人喘病尤亟，产后荣竭，卫气无依，独聚于肺发喘者，死速。

未发扶正治其本，

血虚补血，气虚补气，兼以清金降火，顺气化痰。

已发辟邪痰火疏。

喘非风寒乘肺，则痰火胀肺。风寒，祛散；痰火，疏导。但火急者，亦不可纯苦药，宜温以劫之，用椒目五七钱为末，姜汤下。喘止后，因痰治痰，因火治火。诸喘不止者，小萝皂丸、定息饼子、含奇丸、定喘化痰散。久者，人参清肺饮倍粟壳涩之。抑考《内经》云：夜行喘出于肾，淫气病肺；有所堕恐，喘出于肝，淫气害脾；有所惊恐，喘出于肺，淫气伤心；渡水跌仆，喘出于肾，淫气损肝。又云：邪入六腑，身热喘呼不得卧。此喘之名同，而所感各异耳。

哮

即痰喘甚，而常发者。

哮促喉中痰作声，吐法必须量体行；

体实者，用紫金丹二十丸，吐去其痰；虚者止服二三丸则不吐，临发时，用此劫之。丹溪方去豆豉更妙。一法：用二陈汤加苍术、黄芩，下小胃丹。体虚者，吐、下俱忌，须带表散之。

挟水挟寒须带表，

水哮者，因幼时被水，停蓄于肺为痰，宜金沸草散、小青龙汤倍防己，或古葶枣散、导水丸。有寒包热者，麻黄汤加枳、梗、紫苏、半夏、黄芩。有风痰者，千缗汤，或用鸡子一枚，略敲壳损，勿令膜破，放尿缸中三日夜，取煮食之，效。凡哮须忌燥药，亦不宜纯凉，须常带表。

断根扶正金宜清。

欲断根者，必先淡滋味，然后服清肺金、扶正气之剂，如定喘汤、黄芩利膈丸是也。遇厚味发者，清金丸；久不得睡者，兜铃丸。单方：猫儿头骨烧灰，酒调服二三钱，一服即止。

恶　　心

恶心欲吐不得吐，一见饮食心便恶；

二陈汤加白豆蔻、香附、砂仁。

不渴胃虚与胃寒，

胃寒，理中汤加陈皮、半夏、生姜各等分。胃虚，六君子汤加砂仁；挟火，加姜汁炒黄连少许。

烦渴胃家痰火聚。

痰盛者，大、小半夏汤；火盛者，二陈汤加姜汁炒芩、连。船晕恶心，治同。

嘈　　杂

心嘈似饥又烦杂，

似饥非饥，似痛非痛，或兼嗳气、痞满、恶心，渐至胃脘作痛，乃呃逆、翻胃之由也。

纵食多忧痰火合；

食郁者，枳术丸加山楂、麦芽；有热，更加芩、连。停饮者，曲术丸；胸满者，大安丸、保和丸。忧郁者，越曲丸、香连丹。湿痰气郁不喜食者，三补丸加苍术，倍香附；索食者，三圣丸。痰因火动者，治痰为先，二陈汤加姜汁炒芩、连、山栀为君，南星、半夏为佐；热多加青黛。火动其痰者，二陈汤加姜炒芩、连、山栀；火郁更加抚芎、苍术。痰火俱盛者，祛痰火丸。

五更嘈者思虑伤，血分稍亏宜补接。

四物汤加香附、贝母、山栀、黄连、甘草。

嗳　气

嗳转食气名嗳气，有痰有火滞于胃；

胃中郁火，膈上稠痰，饮食郁成，宜祛痰火丸、润下丸，古萸连丸。

实嗳食罢嗳方形，

气盛实嗳，食罢嗳转腐气，甚则物亦嗳转，多伤食、湿热所致。二陈汤加苍术、神曲、麦芽、姜炒黄连，或保和丸。

虚嗳浊气填胸次。

不因饮食常嗳者，虚也。盖胃有浊气，膈有湿痰，俱能发嗳，六君子汤加沉香为君，厚朴、苏子为臣，吴萸为使。久者，匀气丸，或苏合香丸；甚者，灵砂以镇坠之。

呕　吐

呕吐须知胃冷热，

大概肥白肉浮多寒湿，瘦黑骨露多燥热，更参脉症。胃冷，面青、手足厥、食入乃吐，二陈汤加姜、桂，甚加丁、附，或丁香半夏丸。胃热，面红、手足热、食已即吐，二陈汤加姜炒芩、连、山栀；暴甚，略加槟榔、木香；胃口痛，加姜汁，或葛根竹茹汤、加味橘皮竹茹汤，或小柴胡汤加竹茹。如时常口吐清水冷涎，自下涌上者，此脾热所致也，二陈汤加白术、白芍、升麻，炒芩、连、山栀，神曲，麦芽，干、生姜等分，或丸或煎服。

次分三焦有妙括；眩晕不食气上攻，

上焦吐者，气冲胸痛，食已暴吐而渴，治当降气和中，六君子汤加木香、藿香、桔梗、枇杷叶，或七气汤；热气冲者，古荆防汤加人参、甘草、槟榔。

胸满酸闷食作孽；

中焦吐者，食积与气。或先吐而后痛，或先痛而后吐，治当以木香、槟榔等分为末，调服行气紫沉丸。消积，寻常平胃散，二陈汤加青皮、砂仁、白豆蔻、山楂、神曲调之。

厥冷下焦停有寒，

下焦吐者，寒也。朝食暮吐，暮食朝吐，久则小便清利，大便不通，乃阴气偏结，不与阳和。治当温其寒而通其秘，复以中焦药和之，附子理中汤、木香匀气散合理中汤、四逆汤、丁胡三建汤、古丁半汤、养正丹、古半硫丸。

三阳热壅大便结。

呕家不可下者，常也。如喜冷烦渴，胸满腹痛，甚而大便闭者，大小肠、膀胱结也。热者，大柴胡汤下之；虚者，润之。

痰火不已水怔忡，

呕吐，痰火为多，二陈汤加姜炒芩、连，或小调中汤主之。肝火出胃者，单黄连丸，或单人中白，姜汁化服。脾经湿痰郁滞上中二焦，时时恶心，吐出清水，或如豆汁者，胃苓汤加半夏、槟榔。水呕，心下怔忡，先渴后呕者，赤茯苓汤；先呕后渴者，猪苓汤；水入即吐者，五苓散。

腥臊薰心多瘀血；

腥气、臊气薰炙，恶心呕吐，杂以涎血，此脓血聚于经中，所谓呕家有痈脓，不须治，脓尽自愈。四物汤倍赤茯苓、牡丹皮。虚者，八珍汤加陈皮。

客风翻翻暑渴烦，

风邪在胃，翻翻不定，或郁酸水，全不入食者，不换金正气散、麦天汤、安脾丸，不宜轻用参、术，补住邪气反甚。惟久病肋痛者，木克土也，方敢用六君子汤加青皮、芍药、柴胡、升麻、川芎、砂仁、神曲。治水热者，小柴胡汤加青黛、姜汁，蒸饼为丸服。暑吐烦渴，黄连香薷散、六一散加砂仁，或枇杷叶散、钱氏白术散。

气虚痞满虫痛切。

久病胃气虚弱，全不纳食，闻食气则呕者，四味藿叶汤，或四君子汤去茯苓，加香附、参、芪；胸痞短气者，调中益气汤；胃虚寒痰作呕者，增半汤。虫吐，时常恶心，胃口作痛，口吐清水，得食暂止，饥则甚者，胃中有蛔也，二陈汤加苦楝根、使君子、白术、乌梅，或用锡灰、槟榔等分，米饮调服亦可。凡吐如青菜汁者死。此是乍然呕吐，非翻胃比也。又船晕大吐，渴饮水者多死，惟童便饮之最妙。

呃　逆

呃逆分不足有余，

不足，因内伤脾胃及大病后胃弱，多面青，肢冷，便软；有余，因外感胃燥及大怒、太饱，多面红，肢热，便闭。有余可治，不足者危。

不足火炎阴气虚；

火乃元气之贼。人之阴气依胃气而养，胃土受伤，则木气侵之，阴火所乘，不得内守，木挟相火，直冲清道而上，乃虚之甚也。膏粱湿热者，十味小柴胡汤，吞单黄柏丸，或调益元散；胃火善食者，小半夏汤加山栀、黄芩吐之；火盛者，益元散加黄连、黄柏；自利，更加参、术、白芍、陈皮。久病滞下及妇人产后，从脐下逆上，夜分转甚者，皆属阴虚，四物汤加知、柏、陈皮、竹茹。

劳役伤脾故有此，

贫苦大劳火动，浊升清陷者，补中益气汤，或合生脉散加黄柏、附子少许；挟房劳者，琼玉膏；肾气不归元者，九味安肾丸。

久病寒搏火为辜；

极是危证。脉数为火刑金，必死。凡伤寒吐下及杂病久，每呃逆者，皆火欲上行，为胃中寒邪所遏，故搏而有声，俱宜丁香柿蒂散、羌活附子汤、理中汤倍参。久者，三香散，或木瓜根煎汤呷之。中虚昏聩脉结者，炙甘草汤救之。

有余饱食填塞胸中失升降，

二陈汤加枳壳、砂仁。

痰郁何由得泰舒？

痰闭于上，火动于下，无别症，忽然发呃从胸中起者，芩连二陈汤，或只陈皮、半夏，姜煎服，或人参芦煎汤吐之。停痰，或因怒郁瘀热者亦宜。盖参芦泻肺，肺衰气降，而火土复位矣。七情气郁者，木香匀气散，用萝卜煎汤下苏子降气汤。

阳证失下多潮热，

地道不通，因而呃逆，宜寒药下之，大柴胡汤。阳极脉微将脱者，宜凉膈散、解毒汤，养阴退阳，不可大下。

汗吐下后胃热未除；

小柴胡加橘皮、竹茹，或橘皮竹茹汤、单泻心汤。

有余涌吐泄平人食物太速，饮水入肺，喜笑太多，亦属有余。食呃、笑呃，以纸捻鼻嚏，或久闭气可止。水呃，小陷胸汤，小青龙汤去麻黄，清之利之而已不足补。

补有温平凉莫拘。

凡汗、吐、下、服凉药过多者，当温补；脾胃阴火上冲者，当平补；挟热者，宜凉补。《局方》率用丁、附温暖助火，损不足而益有余，宜乎呃逆之必死也！

膈　噎

三焦枯槁成膈噎，

饮食不下，而大便不通，名膈噎。《疏》云：膈有拒格意，即隔食反胃也。《玉机》云：噎塞大便不通，通幽汤。故以膈噎为题。《局方》以噎近咽，膈近胃，而遗下焦，又妄分十膈五噎，皆非经旨。病因内伤忧郁失志，及饮食淫欲而动脾胃肝肾之火；或因杂病误服辛香燥药，俱令血液衰耗，胃脘枯槁。其槁在上焦贲门者，食不能下，下则胃脘当心而痛，须臾吐出乃止。贲门，即胃脘上口，言水谷自此奔入于胃，而气则传之于肺也。其槁在中焦幽门者，食物可下，良久复出。幽门与中脘相近，言其位幽僻，胃中水谷自此而入小肠也。其槁在下焦阑门者，朝食暮吐，暮食朝吐。阑门脐下，拦约水谷，分入膀胱、大肠而为粪溺。是大小肠、膀胱，乃气血津液流通之道路也。

阳火上升有虚热；

《经》曰：三阳结谓之膈。小肠热结则血脉燥，大肠热结则不能便，膀胱热结则津液涸。三阳热结，脉必洪数有力，前后闭塞。下既不通，必反而上行，所以噎食不下，纵下复出，乃阳火上行而不下降也。实火，黄连解毒汤加童便、姜汁，或益元散入姜汁，澄白脚为小丸，时时服之，温六丸尤妙。甚者，陶氏六一承气汤、人参利膈丸。虚火冲上，食不入者，枳梗二陈汤加厚朴、白术及木香少许，或古萸连丸；渴者，钱氏白术散；大便闭者，导滞通幽汤，或参仁丸、麻子仁丸。当噎未至于膈之时，便宜服此防之，膏肓之疾，岂可怠忽！间有身受寒气，口伤冷物，以脾胃火衰，膈上苦冷，肠鸣，脉必滑微，宜暂用丁香煮散、五膈汤、五噎汤、单附子散以劫之。若不求其本，偏认为寒，概用辛香燥药，必至烁阴不救。

为痰为积本七情，

古云：膈噎神思间病，惟内观养之。盖七情火起，熏蒸津液，为痰为积，积久则血愈衰。《针经》曰：怒气所至，食则气逆不下；劳气所至，为膈噎、喘促；思气所至，为中痞，三焦闭塞，咽嗌不利。痰饮脉滑或伏，二陈汤、古参夏汤、化痰丸、瓜蒌实丸，或用黄连、吴萸、贝母、瓜蒌仁、牛转草，水煎。食积脉滑而短，枳术丸加黄连、陈皮、半夏，或狗米平胃丸、虎脂平胃丸，或用保和丸二钱，加姜炒黄连三钱、山楂二钱为丸，麻仁大，胭脂为衣，每六十丸，人参煎汤，入竹沥下。七情郁结，脉沉而涩，饮食喜静，胸背痛者，四七汤、温胆汤；痞满烦闷，微嗽，二便不利者，分心气饮、四磨汤，或木香、槟榔二味等分为末，白汤下；伤神不睡者，十味温胆汤、朱砂安神丸；腹胀肠鸣者，木香匀气散；有积聚者，阿魏撞气丸；恶闻食气者，五膈宽中散。

气血两虚多口沫；

沫大出者，死。气虚不能运化生痰者，脉必缓而无力，四君子汤；大便闭，加芦根、童便；气虚甚者，六君子汤加附子、大黄；酒毒，加甘蔗汁；单人参汤、人参膏尤妙。血虚不能滋润生火者，脉必数而无力，四物汤加童便、竹沥、姜汁；大便闭，加桃仁、红花；有瘀者，加牡丹皮、韭汁；防生虫，加驴尿；血虚甚，加干姜；血燥，加牛、羊乳汁，不可以人乳代之，盖人乳反有七情、饮食之毒火故也。气血俱虚者，八物汤主之。

金水二脏须扶持，

血阴主静，内外两静，则脏腑之火不起，而金水二气有养，阴血自生，津液传化合宜，何膈噎之有？肾气丸主之。

益阴养胃是总诀。

不问虚实，俱以益阴养胃为主，庶免后患。通用二陈汤加童便、竹沥、姜汁、韭汁；有热，加土炒芩、连、瓜蒌、桔梗；七情，加香附、川芎、木香、槟榔；不纳食，加麦芽、神曲；热结食反上奔，加大黄、桃仁；气虚合四君子汤；血虚合四物汤。杂方：烧针丸、杵糠丸、紫金锭、霞天膏、神仙夺命丹、古阿魏散，或灵砂烧酒下。凡五十岁后，血枯粪如羊屎，及年少不淡薄饮食、断绝房室者，不治。

关　格

与呕吐、膈噎、淋证参看。

关不小便格吐逆，

《经》云：人迎脉大于气口四倍，名曰格；气口脉大于人迎四倍，名曰关。

上寒下热中焦室；

关，乃阳不下，以寒在胸中，塞而不入；格，乃阴不上，以热在下焦，塞而不出。上下不通，三焦撩乱，中气不足，阴阳不能相荣，故既关且格。中虚者，补中益气汤加槟榔以升降之；中虚痰盛者，六君子汤去术，加柏子仁及麝少许；虚甚，吐利俱不得者，既济丸。

吐提其气非为痰，

关格与噎稍异，胃中觉气有碍，欲升不升，欲降不降，欲食不食，宜二陈汤加木通，吐其横格之气，不必在出痰也。

或治下焦不可执。

古云：关格死在旦夕，但治下焦可愈。《经》云：少阳所至，为呕涌溢，食下下。言火逆上而为呕吐，非膈上所生，独为关，非格也，大承气汤下之。若但吐而不得小便者，胃苓汤。有膏粱积热，损伤北方真水者，滋肾丸主之。忌用淡渗利水之药，详前淋证。凡关格见头汗者，死。

痓

痓证虚柔实则刚，

阳极则为刚痓，多类风证，宜清热化痰祛风；阴极则为柔痓，多类厥证，宜温补化痰降火。此丹溪谓实则为刚，虚则为柔，皆危证也。余详伤寒。

口噤不醒通身强。

痓病发则身强不醒，痫病发则身软时醒。痓、痫相似，而实不同。

内外因皆挟痰火，

或外因风邪，或内因七情，皆必挟痰火而后发痓。痰壅发痓不醒，或只手足搐搦，左右动摇，宜祛风导痰汤，加竹沥、姜汁。风痰盛者，败毒散加防风、天麻、黄芩、全蝎、生姜、薄荷，或通圣散加人参、柴胡，间服寿星丸，姜汁、竹沥下。火盛则遍身战掉，犹火炎而旋转也。火能燥物，而使气液不足，宜四物二陈汤，加芩、连、知、柏、竹沥、童便，补而散之。实火则胸满，口噤咬牙，脚挛，卧不着床，大便闭者，大承气汤下之，仍忌风药。盖火为风燥之本，能治其火，则风自散，而燥自润矣。

郁闷诸虚甚则亡。

七情郁闷者，乌药顺气散、八味顺气散主之。诸虚绝无风邪，而筋脉挛急，角弓反张者，乃气血虚脱，无以主持养筋，此等尤不可纯用风药。《经》曰：诸痉强直，皆属于湿。湿极反兼风化制之，实非风也，虚也。故又有言曰：虚为本，痰火外邪为标。气虚者，补中益气汤加竹沥，或六君子汤加黄芪、附子、柴胡；血虚者，四物汤加防风、羌活，或大秦艽汤。痓病比痫更重，甚则因而昏死者有之。

痫

痫与癫狂相似，但痫病时发时止，邪流五脏；癫狂经久不愈，邪全归心。

痫有阴阳只是痰，

内伤最多，外感极少。盖伤饮食，积为痰火，上迷心窍；惊恐忧怒，则火盛神不守舍，舍空痰塞。丹溪云：痫因痰塞心窍，发则头旋卒倒，手足搐搦，口眼相引，胸背强直，叫吼吐涎，食顷乃醒。病先身热脉浮在表者，阳痫，属六腑，易治；病先身冷脉沉在里者，阴痫，属五脏，难治。若神脱目瞪，如愚痴者，不治。

时师何必究五三；

痫久必归于五脏：肝痫面青，摇头喜惊，作鸡鸣状；心痫面赤口张，摇头马嘶；脾痫面黄下利，吐舌羊吼；肺痫面白吐沫，腹胀牛吼；肾痫面黑直视，如尸猪叫。此五痫，病状偶类之耳，其实痰、火与惊三者而已。小儿风、惊、食三痫，见卷五。

痰挟火与惊多少，

肥人多痰，动则有声，沫出。风痰，星香散加全蝎三枚，姜煎服，或追风祛痰丸、五生丸。惊痰，紫石散、惊气丸、抱龙丸、三痫丸、引神归舍丹、寿星丸；因怒者，顺气导痰汤加菖蒲、辰砂；因忧思者，妙香散；食痰，醒脾散。瘦人火盛面赤者，防风当归饮，或小调中汤加南星，或滚痰丸、泻青丸、牛黄清心丸、龙脑安神丸、千金龙胆汤。痰火俱盛者，猪心丸温酒下，上吐下利，去顽痰、老痰为妙。通用断痫丹、活虎丹、蝙蝠散、控涎丸、紫金锭。

调中补北泻东南。

痫本痰热挟惊，宜寒药清心、降火、化痰为主，故古法用二陈汤加瓜蒌、南星、黄连探吐，吐后必服朱砂安神丸，以降南方之火；当归龙荟丸，以平东方之木。但化痰必先顺气，顺气必先调中。顽痰胶固，非辛温热药为佐，何以开导？是以古方治惊痫，皆有温剂。又如钱仲阳治小儿痫，经吐泻及服凉药过多，身冷闭目不食，后用益黄散补中，能食；次用肾气丸补北方肾水，能语。此须从权以救痫之坏证，亦可以为成法。

癫　　狂

癫狂痰火闭心堂，都缘喜怒太无常；

《素问》注云：多喜为癫，多怒为狂。喜属心，怒属肝，二经皆火有余之地。但喜则气散，毕竟谋为不遂，郁结不得志者多有之。大概痰迷心窍者，叶氏清心丸、金箔镇心丸、朱砂安神丸。心风癫者，牛黄清心丸、追风祛痰丸；虚者，加紫河车一具为糊。怒伤肝者，宁神导痰汤、泻青丸、当归龙荟丸；因惊者，抱胆丸、惊气丸。丹溪云：五志之火，郁而成痰，为癫为狂，宜以人事制之。如喜伤心者，以怒解之，以恐胜之；忧伤肺者，以喜胜之，以怒解之。

阳明热结膏粱味，

阳明发狂，见伤寒杂证，胃与大肠实热燥火郁结于中，大便闭者，凉膈散加大黄下之。膏粱醉饱后发狂者，止用盐汤吐痰即愈，或小调中汤；服芳草石药，热气慓悍发狂者，三黄石膏汤加黄连、甘草、青黛、板蓝根，或紫金锭。

谩议重阴与重阳；

《难经》云：重阴者癫，重阳者狂。河间以癫、狂一也，皆属痰火，重阴之说非也。但世有发狂，一翻妄言妄语，而不成久癫者；又有痴迷癫倒，纵久而不发狂者。故取河间合一于前，《难经》分析于后。癫者，异常也。平日能言，癫则沉默，平日不言，癫则呻吟，甚则僵仆直视，心常不乐，此阴虚血少，心火不宁，大调中汤主之；不时倒晕者，滋阴宁神汤；言语失伦者，定志丸；悲哭呻吟者，烧蚕蜕、故纸，酒调二钱，蓖麻仁煎汤，常服可以断根。狂者，凶狂也。轻则自高自是，好歌好舞，甚则弃衣而走，逾墙上屋，又甚则披头大叫，不避水火，且好杀人，此心火独盛，阳气有余，神不守舍，痰火壅盛而然，小调中汤、三黄丸、控涎丹、单苦参丸。狂则专于下痰降火，癫则兼乎安神养血。经年心经有损者，不治。

妄言未见如神鬼，邪祟由来痰作殃。

视、听、言、动俱妄者，谓之邪祟。甚则能言平生未见闻事及五色神鬼，此乃气血虚极，神光不足，或挟痰火壅盛，神昏不定，非真有妖邪鬼祟。大概内服伤寒瘟疫条人中黄丸，照依气、血、痰汤药为使，或单人中黄亦好服，或单石菖蒲末，猪心血为丸服亦可。有妇人夜梦鬼来交者，定志丸料加赤小豆，水煎服。有妇人月水崩漏过多，血气迷心，或产后恶露上冲而言语错乱，神志不守者，此血虚神耗也，宜宁神膏。但亦不可纯服补心敛神药。血热者，小柴胡汤加生姜、生地煎服，百余贴即安。血迷心胞，逾墙上屋，歌唱无时者，逍遥散加远志、桃仁、红花、苏木，服后病退，用平胃散，少用厚朴，倍加苍术、升麻，常服以绝病根。又男子挟瘀血者，陶氏当归活血汤。有卒中尸恶，吐利如干霍乱状，或狂谵如醉人，有起心先知其肇，或已死口噤不开者，急用伤寒门追魂汤，灌之即醒。外法，辟邪丹灌鼻法。

惊悸　怔忡　健忘

惊悸惕惕不自定，如人将捕曰怔忡；

思虑过度及因大惊、大恐，以致心虚停痰，或耳闻大声，目见异物，临危触事，便觉惊悸，甚则心跳欲厥，脉弦濡者，虚也。血虚，四物汤、茯神汤、妙香散、朱砂安神丸；气血俱虚，人参养荣汤、养心汤。时作时止者，痰也，二陈汤加白术、黄连、远志、竹沥、姜汁。怔忡因惊悸久而成，痰在下、火在上故也，温胆汤加黄连、山栀、当归、贝母。气郁者，四七汤加茯神、远志、竹沥、姜汁，或十味温胆汤、金箔镇心丸；停饮胸中漉漉有声、怏怏不安者，二陈汤加茯神、槟榔、麦门冬、沉香，或朱雀丸。

又有健忘非质钝，精神短少痰相攻。

怔忡久则健忘，三证虽有浅深，然皆心脾血少神亏，清气不足，痰火浊气上攻，引神归舍丹主之。亦有所禀阴魂不足善忘者，当大补气血及定志丸。如老年神衰者，加减固本丸。三证通用归脾汤、仁熟散、梦授天王补心丹、寿星丸、参枣丸。

咽　　喉 附失音、骨鲠

种种咽喉总是火，

咽喉，气之呼吸，食之出入，乃人身之门户也。一十八种，虽后世强名，亦不可不知。一、左单蛾风。二、右单蛾风，形圆如小筋头大，生于咽喉关上可治，生于关下不见者难治。三、双蛾风，两个生于喉间关下，难治。四、蝉舌风，舌下再生一舌。五、牙蜞风，牙龈肿毒成疮。六、木舌风，舌肿大如煮熟猪舌，不能转动。七、舌黄风，舌上肿痛黄色。八、鱼口风，口如鱼吸水，不治。九、塞喉风，喉痹聚毒，涎唾稠实而发寒热，关上可治，关下难治。十、悬蜞蛊毒风，上眶肿，水食不下，形肿如鸡卵。十一、抢食风，因食鲤鲙恶物发泡。十二、猎颊风，腮颊结肿，牙尽处肿破。十三、缠喉风，自颐缠绕赤色，寒热。十四、松子风，口内、满喉赤如猪肝，张口吐物，则气逆关闭，饮食不能。十五、崩砂甘口风，自舌下牙龈上肿赤，口内作礐如汤热，牙龈渐烂，亦能脱齿。十六、连珠风，自舌下起，初起一个，又起一个，甚者三五、七九个连珠生起。十七、蜂子毒，或在脸腮畔烂，或在喉关、舌下作礐，色黄如蜂。十八、走注瘰疬风，颈项结核五七个，皮肤赤肿作寒热。寻常咽疮痛者，多是虚火。噫！种类虽繁，同归于火，盖少阴君火，少阳相火，二脉并络于咽喉。君火势缓，则热结而为疼为肿；相火势速，则肿甚不仁而为痹。痹甚不通，而痰塞以死矣。故曰：一阴一阳结，谓之喉痹。一阴，肝与心包；一阳，少阳、三焦。四经皆有相火。火者，痰之本；痰者，火之标，故言火则痰在其中矣，言咽喉则牙舌亦包在其中矣。

火有虚实从何知？实火便闭胸必紧，

实火，因过食煎炒，蕴热积毒，烦渴，二便闭塞，风痰上壅，将发喉痹，必先三日胸膈不利，脉弦而数。治宜先祛风痰，而后解热毒，凉膈散加黄连、荆芥、石膏，或古荆防汤、防风通圣散，三黄丸含化。又风燥咽喉干枯，常如毛刺，吞咽有碍，败毒散加黄芩、半夏，倍桔梗、薄荷，生姜煎服；痰盛加石膏。凡服此药，子服午攻，午服子攻。如呕吐咯伤，因食热物及谷芒刺涩，风热并与血气相搏肿痛者，消风散加薄荷、玄参、全蝎，或射干汤、牛蒡子汤。木舌、重舌者，如圣金锭。舌根肿者，麝香朱砂丸。时行咽痛者，普济消毒饮。

虚火便利脉亦微。

虚火，因饮酒则动脾火，忿怒则动肝火，色欲则动肾火，火炎上攻，咽膈干燥，必二便如常，少阴脉微，治宜补虚降火。血虚者，四物汤加桔梗、荆芥、知母、黄柏；气虚者，四君子汤加甘草、桔梗、玄参、升麻，甚则干姜、附子以为响导，徐徐服之。如痰盛者，二陈汤料，入青鱼胆一个，其胆先以糯米入内阴干为末，姜汁调服。亦可探吐，或千缗汤。曾服凉药自利，或声音有坏者，秘传降气汤救之。暴感风寒，则咽喉紧缩妨碍者，柴梗半夏汤、猪肤汤；肾伤寒及阴证者，半桂汤，蜜附子。通用甘桔汤、利膈汤、冰梅丸、犀角琥珀膏，或单百草霜为末，蜜丸弹子大，每三丸，新汲水化服。凡咽喉不可纯用凉药，草药取效目前，上热未除，中寒复起，毒气乘虚入腹，胸前高肿，上喘下泄，手足指甲青紫，七日以后全不入食，口如鱼口者，死。

缴吐引痰真捷法，

缴法：用青鱼胆末缴三次，红肿即散。吐法：用冬月青鱼胆，以枯矾入内，临用加百草霜炒盐少许，醋调，以鸭毛蘸药引吐痰尽。如无鱼胆，用白矾半斤，巴豆肉十枚，同枯过，去巴，用引吐痰神效。吐后用金锁匙吹之。常服甘桔汤最妙。如牙紧者，用后开关药，或二仙散。不省人事者，一字散。

急甚神针一发之；

火郁发之，谓发汗也。咽疮忌汗。最不误人，惟砭针出血，即汗之义也，血出多则愈。有针疮者，姜汁调熟水，时时呷之。畏针者，委曲针之。凡关上血泡最宜。关下不见者，令病人含水一口，用芦管削尖，入鼻孔刺出血妙。惟肾伤寒及帝中肿者忌针，用蛇床子于瓶中烧烟，令病人吸入喉中立愈。

毒结开关还可救，

雄黄解毒丸、龙脑破毒散、玉钥匙，或用巴豆压油纸上，取油纸捻成条子，点灯吹灭，以烟熏入鼻中，一时口鼻涎流，牙关自开。一方：用巴豆肉，以绵裹定，随左右塞于鼻中，左右俱有，左右俱塞，立透。盖方中以巴豆治走马喉痹者，以热攻热，热则流通之意也。

喉失音者却难医。

喉痹失音者，秘传降气汤去陈皮，加黄芩；风寒失音者，甘桔汤加诃子、木通，入生地汁润之，或诃子散；血虚受热，咳嗽声嘶者，用青黛、蛤粉蜜调含化，或润肺丸、蜜脂煎；寻常声音不清者，加味固本丸；内伤虚损，咽疮失音者，无治法。骨鲠，用朴硝为末，对入龙脑鸡苏丸内，为丸弹子大，噙化，不过三五丸，自然消化。鱼骨鲠，食橄榄或以核为末，顺流水调服，外用獭爪爬之自下。余详卷七急救诸方。

虚　类

发　热 附恶寒

发热原无表里证，明是内伤虚损病；

外感发热，人迎紧盛，随表里见证，汗下即解。惟内伤虚热，经久不解，无表里二证，惟食积类伤寒初证，右脉气口紧盛，身节不痛为异。

劳役力倦欲昏神，

内伤劳役发热，脉虚而弱，倦怠无力，不恶寒，乃胃中真阳下陷，内生虚热，宜补中益气汤。内伤色欲，阴虚发热，便硬能食者，滋阴降火汤、加味逍遥散、清骨散。内伤思虑，神昏恍惚，眼烧者，归脾汤、茯神汤。

生冷郁遏四肢甚。

内伤生冷，郁遏阳气及脾虚伏火，只手足心热，肌肤不甚热，自汗不食者，火郁汤。

昼热口淡是阳虚，

凡饥饱劳役伤胃，阳虚口中无味，昼热夜轻者，俱宜补中益气汤，甚加附子。上盛下虚者，清心莲子饮。

夜热昼轻阴弱定；

凡房劳思恐伤肾，阴虚口中有味，夜热昼轻者，俱宜四物汤加知、柏、黄芩，甚者加童便、龟板峻补其阴。有郁抑者，下甲丸。

阴阳两虚热无时，

阴阳两虚，昼夜发热，烦渴不止，证似白虎而无目痛、鼻干者，古归芪汤。如脏冷、荣热、脉浮者，人参地骨散。久虚积损者，八物汤、人参养荣汤；甚者，既济汤去半夏，加五味子、当归、地黄，入童便少许。或二至丸、八味丸、二神交济丹。抑论肥人脉弦大无力者，气虚于血，宜甘温补气，气旺则能生血；若瘦人及脉弦带涩者，血虚于气，只宜苦寒为主，佐以甘温。若气血平补，依旧气旺而阴愈消矣。凡虚热，皆因精神外驰，嗜欲无厌，阴气耗散，阳无所附，遂致浮散肌表而发热，实非有热也。

骨蒸传变须防命。

骨热因气虚不能化血，血干则火自沸腾，肉如针刺，骨热烦疼，或五心俱热，或两肋如火，或子午相应，或昼微恶寒而夜反大热。虽肾经所主，传变不常，蒸上则见喘咳痰血，唇焦舌黑，耳鸣目眩等症；蒸下则见遗精、淋浊、泄泻、腰痛、脚酸、阴物自强等症；蒸中则见腹胀、胁痛、四肢倦怠等症。古云：肝证发热，肉下骨上，寅卯尤甚，泻青丸、人中白散；心证发热，在血脉，日中则盛，单泻心汤、导赤散、朱砂安神丸；脾证发热，在肌肉，遇夜尤甚，泻黄散、三白汤；肺证发热，在皮毛，日西则甚，泻白散，甚者凉膈散；肾证发热，在骨，亥子时甚，两手足心如火，滋肾丸主之。大要：脉弦而濡者，秦艽扶羸汤、加味逍遥散；脉弦而数者，节斋四物汤。通用五蒸汤、丸，二参汤、香连猪肚丸、大胡连丸、补髓丹、大造丸。

虚烦内烦不得眠，

虚烦，头昏口燥，乃心内烦躁，无外热也，仍分气虚、血虚，或大病后津液枯竭。烦而有渴者，人参门冬汤、温胆汤；不眠者，六一散，甚加牛黄；劳心者，妙香散；脾弱者，三白汤。详见伤寒。

挟痰挟积尤难净；

挟痰发热者，二陈汤加干葛、升麻、人参、白芍、五味子，挟湿痰发热者，清膈苍莎丸；湿热甚者，皮枯肢疼，唇燥面赤，痰嗽，饮食少味者，宜量体吐出痰涎，然后服清热化痰开郁之药，古方苍芩丸、苍栀丸、苍连丸、苍芎丸选用。积病最能发热，多夜分腹肚热甚，柴陈汤加山楂、麦芽、干葛；久者，保和丸、枳术丸，间服清骨散。阴虚发热，黄白丸。劳热食积痰者，上、下甲丸。因酒发热者，宜青黛、瓜蒌仁，入姜汁，每日服数匙，最效。凡发热人，极忌饮酒。

恶寒阳虚不自任，

寻常外感，恶寒头痛，微汗即止。内伤表分卫虚恶寒者，黄芪建中汤，或调中益气加黄芪、桂枝；内伤阳虚自汗，全不任风寒者，四君子汤减茯苓，倍加黄芪、桂枝，或附子。如昼夜恶寒盛者，单用参、芪、桂、附，峻补其阳；如久病阳气郁陷恶寒者，升麻葛根汤去芍，加参、附、白芷、草豆蔻、苍术，葱煎服。

洒淅阴虚痰火盛。

阴虚微恶寒而发热者，二陈四物汤，加知母、黄柏、地骨皮。挟痰湿恶寒者，宜苦参、赤小豆各一钱为末，韭汁调服，探吐。吐后以川芎、南星、苍术、黄芩糊丸，白汤下。冬月去芩，加姜汁为丸调之。素病虚热，忽觉恶寒，须臾战栗，如丧神守，乃火炎痰郁，抑遏清道，不能固密腠理，四物汤加黄芪、黄连、黄柏，或合二陈汤。如火克肺，洒淅恶寒者，甘桔汤，加酒芩、山栀、麦门冬、五味子；恶寒粪燥者，四物汤加大黄下之。久病过服热药恶寒者，先探吐痰，后以通圣散加生地、当归，或四物汤去芎，倍地黄，加白术、黄柏、参、芪、甘草，通一炒熟煎服。如酒热内郁恶寒者，黄芪一两、葛根五钱煎服，大汗而愈。抑考《内经》论阴虚，因劳倦气衰，则火熏胸中而生内热，阳虚则不足卫护皮肤而外寒，阴盛则血脉不通而中寒，阳盛则腠理闭塞而外热。仲景谓：阳虚阴盛，宜汗散其阴邪；阴虚阳盛，宜下泻其阳邪。东垣谓：昼热阳气旺于阳分，夜热阳气下陷阴中，皆名热入血室。重阳者，昼夜俱热。夜寒，阴血旺于阴分；昼寒，阴气上溢阳中。重阴者，昼夜俱寒。丹溪谓：恶热非热，明是虚证；恶寒非寒，明是火证。王冰谓：热之不热，是无火也，当治其心；寒之不寒，是无水也，当治其肾。噫！寒热阴阳虚实，医家大分，幸四公发明经旨，善学者，必合而玩之始得。

汗

自汗侵侵属气虚，

汗者，元阳真液。因饮食惊恐，房劳行动出汗者，曰多汗。不问昏醒朝夕，侵侵出汗者，曰自汗，乃阳气不足卫护。发热者，补中益气汤加麻黄根、浮小麦，但升、柴俱宜蜜水炒过，以杀其升发之性，又欲其引参、芪至肌表，故不可缺也。发厥者，古芪附汤、顺元散。间有气血俱虚者，黄芪建中汤。

亦有痰湿外邪初；

痰证自汗，头眩呕逆，宜川芎、白术、陈皮、甘草，水煎服。多汗身软者，湿也。心主热，脾主湿，湿热相搏，如地之湿，蒸气为云雾为雨。各脏皆令有汗，独心与脾胃为湿热主耳，宜调卫汤、玉屏风散；火炎上蒸胃湿作汗者，凉膈散。胃热者，二甘汤。是知自汗亦有实者，故外感初证，亦多自汗。风证，桂枝汤加附子；寒证，古桂附汤；暑证，五苓散；风湿相搏，防己黄芪汤。凡自汗久，用参、芪、附子不效，宜养心血。或汗干仍热者，必外感风，宜参苏饮，病止住服。是反治也。

盗汗全是阴分弱，肾火脾湿心劳动。

睡着出汗，醒则渐收，盖睡则卫气行于里而表虚，醒则气散于表而汗止。心火炎盛，以致肺失卫护者，当归六黄汤；阴虚火动者，四物汤加知、柏；兼气虚者，加参、芪、白术；肾火动甚者，正气汤；脾湿者，四制白术散；肝热者，用防风、龙胆草等分为末，米饮调服；心虚者，用人参、当归各二钱半，先用猪心血煮汤澄清，以汁煎药服；思虑过度，以致心孔独有汗出者，用艾汤调下茯苓末一钱，或青桑第二番叶带露采，阴干，火焙为末，米饮调服，或古芷砂散。通用黄芪六一汤加浮小麦、牡蛎、麻黄根。外用五倍子、白矾为末，津液调，封脐中，一宿即止。或用牡蛎、麦面、麻黄根、藁本、糯米、防风、白芷等分为末，周身扑之。

痿

诸痿不痛火克肺，

《经》曰：诸痿皆生于肺热。肺热叶焦，皮弱，着足痿躄，色白毛枯，曰皮痿。五脏受之发为诸痿，悲哀失志，上发喘而下溲血，乃心热下虚也，曰脉痿，则膝胫筋脉纵缓，而不能任用于地。思色无穷，或入房太甚，口苦，白淫，乃肝热胆津渗也，曰筋痿，则筋脉干急蜷挛。居处卑湿，肉蠕动而口渴，乃脾热胃燥也，曰肉痿，则肌肉麻痹不仁。有所劳行，大热而渴，则阳气内伐，热舍于肾，水不胜火，骨髓空虚，色黑齿槁，名曰骨痿，则腰膝与脊不举。骨痿不能起于床者死。

肺伤木旺肢体废；

肺被火伤，则木寡畏而侮土，则脾亦为之伤矣。肺伤则不能管摄一身，脾伤则不能运用四肢而痿废矣。五痿总属阳明，阳明者，宗筋之会也。阳明实，则宗筋润而机关利矣。

泻南补北是大经，

泻南，则肺金清而东方不旺，脾不伤而宗筋润矣；补北，则心火降而西方不虚，肺不焦而荣卫通矣。清燥汤、虎潜丸、肾气丸，调和金水二脏，治痿之大经也。

慎勿混同风痹治。

痹乃风寒湿合，脚气寒湿而成，缓风邪深，手足肢体缓弱而痛。是知痛则为风为实，不痛为痿为虚。

风因外感宜发散，痿属内伤补血气；

血虚者，四物汤合生脉散，加苍术、黄柏、牛膝，下补阴丸；气虚者，四君子汤加苍术、黄柏、黄芩，下鹿茸四斤丸加五味子，或五兽三匮丹。又有瘀血妨碍者，四物汤加参、术、黄柏、红花。

或兼湿热或兼痰，

有湿多者，有热多者，有湿热相半者，健步丸、四制苍柏丸。痰火起于手足之内者，二陈汤加苍术、黄柏、白术、黄芩、竹沥、姜汁。

又恐食积妨碍升降阳明滞；

减味清燥汤。如食全少者，白术膏。

五痿旺时病易安，

随各脏旺月调补则易。间有挟寒者，五积散合独活寄生汤；挟风者，大秦艽汤、何首乌丸。

天产作阳戒厚味。

助火发热故也。素不能淡薄者，搜风顺气丸。

厥 与麻木条参看

厥证不独手足厥，宗筋脾胃合为孽；

《内经·气厥》篇：厥者，气逆也。凡移寒移热，或伏热深而振栗，或虚寒甚而发躁，皆谓之厥，不但手足厥冷而已。宗筋，阴器也，厥阴所主。脾胃脉皆辅近宗筋，寒厥则阴缩而四肢冷；热厥则津干不荣四肢，溺赤，而手足热。是六经之厥，皆统于肝与脾胃也。

太阳眴仆足难行，

《经》曰：巨阳之厥，肿首头重，足不能行，发为眴仆，而僵仆倒地。

阳明腹满癫狂发；

阳明之厥，则癫疾欲走呼，腹满不得卧，面赤而热，妄见而妄言。

少阳耳聋胁肋痛，

少阳之厥，则暴聋颊肿而热，胁痛，胻不可以运。

太阴膜胀作呕泄；

太阴之厥，则腹满䐜胀，后不利，不欲食，食则呕，不得卧。

少阴心痛口舌干，

少阴之厥，则口干溺赤，腹满心痛。

厥阴茎缩膝腰折。

厥阴之厥，则小腹肿痛，腹胀泾溲不利，好卧屈膝，阴缩肿，胻内热。

又或咽肿咳不宁，肠痈项强衄吐血；

太阳厥逆，僵仆，呕血，善衄。少阳厥逆，机关不利，机关不利者，腰不可以行，项不可以顾，发肠痈不治，惊者死。阳明厥逆，喘咳身热，善惊、衄、呕血。手太阴厥逆，虚满而咳，善呕沫。手心主少阴厥逆，心痛引喉，身热，死不可治。手太阳厥逆，耳聋，泣出，项不可以顾，腰不可以俯仰。手阳阴少阳厥逆，发喉痹，嗌肿，痓。若三阴俱逆，不得前后，使人手足寒，三日死。

外感寒泣暑相煎，

寒泣血发厥，脉沉微者，理中汤、四逆汤；暑耗气发厥，脉虚者，白虎汤，或香薷散加羌活。夏月劳役犯房，以致阳气烦扰，目盲耳闭，《内经》谓之煎厥，言热气煎逼，损肾与膀胱而成也。宜四君子汤，加远志、防风、赤芍、麦门冬、陈皮。凡外感发热者，宜解散药中加姜汁。

内伤薄厥痰火挟；

内因喜怒伤气伤志，气逆而不下行，则血积于心胸，《内经》谓之薄厥，言阴阳相薄，气血奔并而成。古法暴厥气逆身冷者，苏合香丸、八味顺气散。怒气逆甚，呕血衄衄发厥者，四物汤去地黄，加赤茯苓、人参、桔梗、陈皮、麦门冬、槟榔，姜煎服，或六郁汤。气实多怒，忽大叫发厥者，乃痰闭于上，火起于下而上冲，用香附五钱，川芎七钱，生甘草三钱，童便、姜汁煎服；又青黛、人中白、香附为丸服；稍愈，用导痰汤加黄连、香附；煎吞当归龙荟丸。因劳役饮水，被惊发厥者，六君子汤加芩、连、竹沥、姜汁。内伤痰火发厥，脉弦滑者，二陈汤加竹沥；挟寒，加生附子；挟火，加芩、连、山栀、竹沥；肥人，加人参、姜汁。凡厥证为癫、为眴仆、为妄见，或腹胀、二便不利，或呕，或心痛，皆痰火、郁气病也。

总因酒色阴阳衰，

热厥因醉饱入房，湿热郁于脾土，不能渗荣四肢，阳气独盛，故手足心热，宜补中益气汤、升阳散火汤、火郁汤。寒厥因多欲夺精，元阳大有所损，不能渗营经络，阴气独在，故手足皆寒，宜十全大补汤加附子，或当归四逆汤。寻常气虚发厥者，四君子汤。血虚发厥者，四物汤。有火加知母、黄柏；虚寒加附子。但厥冷多以不胜乘其所胜，如肾移寒于脾，则为寒厥，心移热于肾，则为热厥，六经皆然。抑论阳证烦渴、谵语、身热；阴证不渴、静倦身凉，与伤寒阳厥、阴厥大同。但杂病多因酒色、七情、痰火所致，外感者少。故《经》曰：阳衰于下则为寒厥；阴衰于下则为热厥。阳极似阴，阴极似阳，与伤寒因虽不同，而病状变化亦相似也。

尸厥亦是下虚惙；

凡有吊死问疾，或入庙登冢，卒中外邪，与脏气相忤，气遏不行，经络脉伏，昏不知人，忽手足逆冷，头面青黑，牙关紧急，昏晕卒倒，或错言妄语，决不可作风治，先宜苏合香丸灌之，候醒以木香匀气散合平胃散调之。素虚者，用焰硝五钱，硫黄二钱为末，作三服，用陈酒一盏，煎搅焰硝，起倾于盏内，盖着，温服；如人行五里，又进一服。如无前药，用古参附汤，入姜汁，酒煎服；外灸百会穴，如绿豆大艾九壮，气海百壮，身温者生。暴死者，追魂汤灌之。蛔厥见伤寒，血厥见产后。

接补阴阳本《内经》，

阴阳气不相接则厥。热厥补阴，寒厥补阳。正《经》所谓：壮水之主，以镇阳光；益火之源，以消阴翳也。

吐下还为实者设。

凡卒厥未辨，先以苏合香丸灌醒，痰壅口噤者，瓜蒂散吐之，或搐鼻亦可；热甚者，大承气汤、双解散下之。

痨　瘵

痨瘵痨极曰瘵先须辨阴阳，

热痨阳病，口干，舌疮，咽痛，涕唾稠粘，手足心烦疼，小便黄赤，大便燥结；虚痨阴病，唾痰白色，胃逆呕恶，饮食难化，小便多，遗精白浊，大便溏泄。又有嗽痰，仰卧不得者，必阴阳兼病也。多因十五六岁，或二十前后，血气未定之时，酒色亏损精血而成，全属阴虚。间有因外感、久疟、久嗽而成者，多属阳虚。热痨咽疮、失音者死，虚痨泄不止者死。

阴阳传变最无常；

不问阴病阳病，日久皆能传变，男子自肾传心肺肝脾，女子自心传肺肝脾肾，五脏复传六腑而死。亦有始终只传一经者，有专着心肾而不传者，大要以脉证为验。

潮汗咳或见血，或遗精泄分轻重，

轻者，六症间作；重者，六症兼作。盖火蒸于上，则为咳血为潮热；火动于下，则为精浊，为泄泻。若先见血，止血为先，其余流传变症虽多，亦必归重于一经。假如现有精浊，又加之胫酸、腰背拘急，知其邪在肾也；现有咯血多汗，加之惊惕、口舌生疮，知其邪在心也；现有喘咳嗽血，加之皮枯、鼻塞、声沉，知其邪在肺也；现有梦遗，加之胁痛、多怒、颈核，知其邪在肝也；现有泄泻，加之腹痛痞块、饮食无味、四肢倦怠，知其邪在肝也；当随其邪之所在调之。劳热，清骨散；内热，保真汤；晡热，黄芪鳖甲汤。劳血、咯血，太平丸；嗽吐咳咯，保和汤。血去多，三黄补血汤；血不止，十灰散、单花蕊石散。劳嗽干咳，人参润肺丸、保和汤、太平丸、宁肺汤。肺痿，知母茯苓汤；肺痈，桔梗汤、单白及散。劳泄，白术膏、八珍汤、肾气丸。劳汗，黄芪散。更当于各病本条参究。

初与开关起胃房。

劳者，倦也。气血劳倦不运，则凝滞疏漏，邪气得以相乘；又饮食劳倦所伤，则上焦不行，下脘不通，热熏胸中而生内热。凡颈上有核，腹中有块，或当脐冰冷，或无力言动，皆痰涎结聚，气血凝滞之所致也。故以开关起胃为先，盖关脉闭则气血干枯，胃气弱则药无由行。但阳虚不可偏用辛香丁、附之类，阴虚不可偏用苦寒知、柏之类。虽立有开关散、定胃散，今亦难用。窃其意推之，阳病开关，清热利便，宜泻白散，加银柴胡、秦艽、桔梗、木通、泽泻、当归、芍药、木香，以小便多为病去。阴病开关，行痰利气，宜二陈汤，加便制香附、贝母、牡丹皮、当归、山楂、苏梗及生地、木香少许，以气清痰少为病减。阴阳俱用参苓白术散、三白汤，或二陈汤加白术、神曲、麦芽以起脾胃。如有泄者，尤宜多服、久服，俟胃气转，然后依证用药。古方以生犀散、防风当归饮、或三补丸、单黄连丸治热痨证，然必初起体实，而后敢用之也。

久则平补火自熄，

久虚积损成痨。阳虚，劫劳散、十全大补汤、人参养荣汤、补中益气汤、单人参汤。阴虚，加味逍遥散、滋阴降火汤、节斋四物汤、补阴丸、大造丸、补天丸。虚甚者，琼玉膏、白凤膏。古云：服凉药，百无一生；饮溲溺，万无一死。惟脾胃虚及气血弱者，必以滋补药中，量入童便，以代降火之药。今俗非偏用知、柏、生地滞脾，则又偏用人参、桂、附助火；治咳辄用兜铃、紫菀、款冬、青黛、牡蛎收涩肝经；治血辄用京墨、金石寒凉伤其气血；退潮辄用银柴胡、胡黄连消其肌肉；遗精辄用龙骨、石脂涩燥其精，皆不治其本耳。

扶正祛邪虫亦亡；

虫亦气血凝滞、痰与瘀血化成。但平补气血为主，加以乌梅、青蒿、朱砂之类，而虫自亡矣。紫河车丹、紫河车丸、青蒿膏、蛤蚧散、天灵盖散选用。传尸之说，不必深泥。历观痨瘵，皆因酒色财气损伤心血，以致虚火妄动，医者不分阴阳用药，病家不思疾由自取，往往归咎前人积恶，甚则疑及房屋器皿、坟墓，且冤业飞尸递相传疰。古人亦云：痨瘵三十六种，惟阴德可以断之。不幸患此疾者，或入山林，或居静室，清心静坐，常焚香叩齿，专意保养，节食戒欲，庶乎病可断根。若不遵此禁忌，服药不效。

我有一言真药石，改酒色财气过迁善笃信天理纳穹苍。

诸　虫

九虫皆因脏气弱，湿热熏蒸痰瘀成；

诸虫皆因饮食不节，或饥饱失宜，或过餐腥鲙炙煿，或鳖、苋同食，以致中脘气虚不运而成积，积久成热，湿热熏蒸，痰与瘀血凝结，随五行之气变化，而为诸般奇怪之形，若腐草为萤是也。九虫：一曰伏虫，长四寸许，为诸虫之长；二曰蛔虫，长尺许，贯心即杀人；三曰白虫，长一寸，母子相生，其形转大而长，亦能杀人；四曰肉虫，状如烂杏；五曰肺虫，其状如蚕；六曰猬虫，状如蛤蟆；七曰弱虫，又名膈虫，状如瓜瓣；八曰赤虫，状如生肉；九曰蛲虫，状如菜虫，形至细微。

心烦咳嗽多呕唾，

肉虫令人心烦满闷；肺虫令人咳嗽；猬虫令人呕吐、呃逆、喜哕、嘈杂，爱吃泥炭、生米、茶、盐、姜、椒等物；弱虫令人多唾。

疮痈痔漏与肠鸣。

蛲虫居广肠，多则为痔，剧则为癞。痈疽、疥、癣多虫之为害。赤虫令人肠鸣。

又有感触蠢动物，心腹刺痛药不灵；

或山涧蛇虺、水蛭遗精，误饮其水；或草木果品，虫聚其毒，误食以致心腹刺痛，或引腰胁，时作时止，诸药不效，乃虫证也，雄砂丸止之。

妇人鬼胎儿血鳖，

妇人经闭，腹大仅一月间便能动作，乃至过期不产，或有腹痛，此必虫证，雄砂丸，或万应丸主之。血鳖小儿最多，大人间有，盖鳖因积瘀而成故也，追虫打鳖丸；不敢下者，钓虫黑白丸亦好。但钓后，须服调脾和胃药。

眼鼻下黑蟹爪明。

凡虫证，眼眶、鼻下青黑，面色痿黄，脸上有几条血丝，如蟹爪分明，饮食不进，肌肉不生，沉重寒热，若不早治，相生不已，贯心杀人。

传尸痨虫十八种，

传尸自上注上，病与前人相似，故又曰疰。化精血归于元阳之内，变幻种类最多。古谓第一代虫，如婴儿或如鬼，或如蛤蟆，遇丙丁日食起，醉归心俞。第二代虫，如乱发，或如守宫，或如蜈蚣，或如虾，遇庚辛日食起，醉归肺俞。第三代虫，如蚊如蚁，或如蜣螂，或如刺猬，遇庚辛日食起，醉归厥阴。第四代虫，如乱丝，或如猪肝，或如蚯蚓、如蛇，遇戊己日食起，醉归脾俞。第五代虫，如鳖、龟，或有头无足，或有足无头，或如鼠，或如精血，遇甲乙日食起，醉归肝俞。第六代虫，如马尾，有两条，一雌一雄，或如鳖，有头、足、尾，或如烂面，或长或短，遇丑亥日食起，醉归肾俞，周而复始。凡取痨虫、依五脏方选用，必俟其大醉日方可取之。取后，随补各脏，如取脾虫后，则补脾；取肾虫后，则补肾。若病甚者，不分脏腑，只用追病丹以断其根。又有轻者，只用鳗鲡鱼煮食，或紫河车丹。阳虚者，金液丹最妙。取痨虫法：先令病家用皮纸糊一密室，不留些罅隙，择一老成人过递，以安息香水洒其过递之人身，以雄黄、雌黄涂耳目口鼻上，安排铁钳一把，布巾一幅，用香油二斤，以锅盛顿，微煎令沸，仍用高桶一个，以石灰在桶内，生布巾盖桶口，俟月初虫头向上，却服取虫药，五更初一服，五更三点时一服。服药后，腹中疼痛如刀斧劈不妨，至巳时，必须下虫，或取下臭秽如胶漆，或吐泻脓血、瘕块，皆于灰桶中。其虫或从汗出，紫蚕苗状，或从耳、鼻、口中出，或小便中出，异般形状不一，或青黑，或黄红。大者，急用铁钳取入油中煎，当日将油纸裹虫入瓦罐内，石灰填实，埋于深山远僻之处，免再染人。其患人衣、被、床、席，并皆弃去，医人分付药后，亦须远避。其取下虫色白者，食脏腑脂膏，可三十日服药补之；虫色黄赤者，食人血肉，可六十日服药补之；虫色紫黑者，食人精髓，病传至肾，可谓极矣，冀其万一，或为子孙除害则可。又虫头白者，亦难治，此危氏说也，丹溪谓不必深泥。

居肺咯血必损声；

痨虫虽分五脏，尝居肺间，正所谓膏之上，肓之下，针之不到，药之不行，只宜早灸膏肓、四花为佳。若蚀肺系，则咯血吐痰，声嘶，思食无厌，病患至此，未易治疗。又有应声虫，每语，喉中如有物作声相应者，人有教诵本草，至雷丸则无声，乃顿服数枚而愈。狐惑、蛊疰见各条。

虚先温补后追逐，

体虚者，俱宜先用温补，扶其元气，然后用王道之药，佐以一、二杀虫之剂，如化虫丸、使君子丸、五膈下气丸之类；或追虫后，而继以温补亦可，不然，则虫去而元气亦散矣。

实则吐下量体行。

体实虫攻上膈，心腹疠痛，用樟木屑浓煎汤，服之大吐，吐虫痛减后，煎甘草汤与之和胃。如有积自吐虫者，用黑锡灰、槟榔等分为末，米饮下。下虫，用追虫丸；取积药，苦楝根汤、万应丸、万病解毒丹，量体选用。

求　　嗣

救嗣之理非玄微，

山无不草木，人无不生育，妇人要经调，男子要神足。男子阳精微薄，虽遇血海虚静，流而不能直射子宫，多不成胎。皆因平时嗜欲不节，施泄太多所致，宜补精元，兼用静工存养，无令妄动，候阳精充实，依时而合，一举而成矣。女人阴血衰弱，虽投真精，不能摄入子宫，虽交而不中，虽孕而不育。是以男女配合，必当其年。未笄之女，阴气未完；欲盛之妇，所生多女。性行和者，经调易挟；性行妒者，月水不匀。相貌恶者，刑重；颜容媚者，福薄。太肥，脂满子宫，不能受精；太瘦，子宫无血，精不能聚，俱不宜子，不可不知。

精血无病交合时；

男精女血，皆兼气血阴阳，总属肾与命门。精血充盛，别无杂病，宜交会得时，乃成胎孕。凡经尽一日至三日，新血未盛，精胜其血，男胎成矣。四日至六日，新血渐长，血胜其精，女胎成矣。六日至十日，鲜有成者，纵成亦皆女胎。欲求子者，全在经尽三日以里，于夜半子时，生气泻精，受胎必男。斯时男女无暴怒、毋醉饱、毋食炙煿辛热、毋用他术赞益，阴阳和平，精血调畅，交而必孕，孕而必育，育而为子且寿。娠后宜内远七情，薄五味，大冷大热之物皆在所禁。盖子食母气以成形，食母味以养精，苟无胎动、胎痛、漏血及风寒外邪，不可轻易服药，亦不得交合触动欲火。生后摄养，一如胎前。盖母食热，则乳热；母食寒，则乳寒；母食膏粱爨烈之物，则乳毒。有是数者，子受其害矣。

寡欲清心为上策，

寡欲则不妄交合，积气储精待时而动，故能有子。凡心有所动，即是欲。心主血而藏神，肾主精而藏志，心神外驰，则肾志内乱，其于交会之际，殊无静一清宁之气，所泄之物，同归腐浊而已，安能发育长养于其间哉！欲寡神完，不惟多子，抑亦多寿，故养生莫善于寡欲。

服药阴阳贵得宜。

若见命门脉微细或绝，阳事痿弱，法当补阳；若见命门脉洪大鼓击，阳事坚举，是为相火妄动，法当滋阴。若或肾脉浮大芤紧，遗精尿血，法当补阴；若带洪数，兼以泻火；若见肾脉微甚欲绝，别无相火为病，法当阴阳双补。阳脱痿弱，精冷而薄，或来慢不能直射子宫，命脉微细者，还少丹、打老儿丸。精清淡者，雀卵丸。阳痿不举，命门脉虚欲脱者，巨胜子丸、壮阳丹。肾气欠旺，来慢不能直射子宫者，续嗣丹、温肾丸。精漏无火者，金锁思仙丹。阴虚有火者，大造丸、肾气丸、补阴丸、虎潜丸。四十以后，纵有火动者，只宜小菟丝子丸、天门冬膏，忌用知，柏、芍药寒凉。阴阳两虚者，八味丸、二神交济丹。通用种子大补丸、玄牝太极丸、五子衍宗丸、十子丸、加味苍术膏、何首乌丸。女宜鼓动微阳，女金丹，螽斯丸，大、小乌鸡丸。调养经血，四制香附丸、七制香附丸、十味香附丸、墨附丸、单醋附丸、百子附归丸、琥珀调经丸、加味养荣丸、加味益母膏、滋阴百补丸、大造丸、补阴丸。依证选用，不可慕方名之美，珍药之异，而先自伤根拔本；亦不可过服热药，以遗子患。古云：父吞刚剂，子患热淋。且性燥多火，男女皆然，况造化之妙，岂可专恃药饵！必也改过迁善，惩忿窒欲，人伦日用，无所欺肆，买卖交易不致刻剥，自然德可动天，生子必贤且寿，勉之！

养　　老 附须发

老人无非血液衰，

两肾中间白膜之内，一点动气，大如筯头，鼓舞变化，开阖周身，熏蒸三焦，消化水谷，外御六淫，内当万虑，昼夜无停。年老精血俱耗，平日七窍反常，啼号无泪，笑如雨流，鼻不嚏而出涕，耳无声而蝉鸣，吃食口干，寐则涎溢，溲不利而自遗，便不通而或泄，昼则对人瞌睡，夜则独卧惺惺，此老人之病也。

火动风痰百病摧。

阳虚气盛，两手脉大紧数，饮食倍进，脸红神健，虽时有烦渴膈热，大便闭结，但以平和汤药消解，切不可用苦寒疏泻。火证、风证，战掉气乱，目直口噤筋急者，通圣散；痰证，二陈汤、三子养亲汤、清气化痰丸、节斋化痰丸。凡年老觉小水短少，即是病进，宜却病延寿汤；小便频数者，肾气丸去泽泻，加茯神、益智、五味子；大便燥者，搜风顺气丸；阴虚筋骨痿弱，足膝无力者，加味补阴丸。

亦有脾虚多积滞，

若是从来无虚阳之气，一向惫乏之人，全在斟酌汤剂，当加温补调停，饘粥以为养。治宜补中益气汤、橘半枳术丸、平胃散、竹沥枳术丸。

温和丸散可扶培。

任有外邪，忌大吐汗下，宜平和药调之；任是衰老，不宜峻补。古方固真饮子、神仙补老丸、遇仙益寿丹、秤金丹、七仙丹及诸虚门养性延年之药，皆可选用。厌服药者，只宜食治，详前卷二。

须属少阳发肾水，精不上升白似灰。

胆荣在须，肾华在发，精气上升，则须润而黑。六八以后，精华不能上升，秋冬令行，金削肺枯，以致须发焦槁，如灰白色，养生者，宜预服补精血药以防之，染掠亦非上策。染须方：

用大乌龟一个，饿一二日，将饭与肉骨果子、烟火之食饲之。三五月后，夜间以漆盏盛之，用薄竹片置盏缝口通气，外放灯一盏，盏内作热，龟在内旋转不已，自然撒尿。紧急只用麻油烟熏鼻，其尿即出。先用五倍子炆醋如胶，若龟尿得一小钟，入五倍醋半盅，同入瓷器内炆一滚即止，牛角罐收贮。每用新笔略蘸，搽须表上，多用则面黑。又方：炒五倍一两，铜末四分，生食盐、生白矾、白面各二分，为末，浓茶调膏搽须上。俟须干，以手捻下。内服乌须丸：胎发、青盐各四两，共入罐内封固，火煅三炷香久，冷定取出为末。用何首乌、冬青子九蒸九晒，旱莲草、枸杞子、生地、当归、白茯苓各四两，人参一两，以水十碗，煮汁五碗，去渣熬膏，将前二味入内搅匀，分作几小罐盛之，每空心滚水酒调下三五茶匙。因下血多，而须发易白者尤宜，秤金丹亦妙。因吐衄失血多者，琼玉膏。因房室损精易白者，还元丹、还元秋石丸、女贞丹；有火者，大造丸。因湿痰疟痢等疾衰白，单苍术膏、加味苍术膏。皮肤肌骨有风痛痒者，何首乌丸。阳虚者，却老乌须健阳丹、延年益寿不老丹。有火者，八仙添寿丹。是知乌须亦必因证用药，若不顾脏腑，专务须发而妄投丸散，是剖腹而藏珠也。噫！

须发脱落非因老，内风血燥亦奇哉。

年老发落须长，常也。少壮有发落，或须亦落者，肾枯火炎，肺痿内风妄动故也，肾气丸、单天门冬膏主之。内风甚者，柏叶煎。单方：用自己发或胎发、童男女发洗净，泥固煅过为末，空心酒下一二分，兼乌须发，入补药尤妙。外用黑附子、蔓荆子、柏子仁等分为末，乌鸡脂捣匀，瓦罐封固，一月取出涂之即生。余详癞风条。

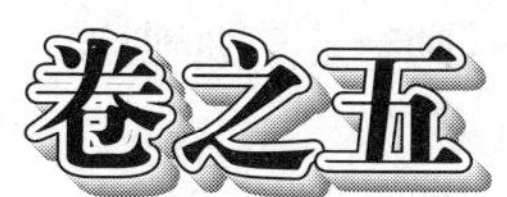

卷之五

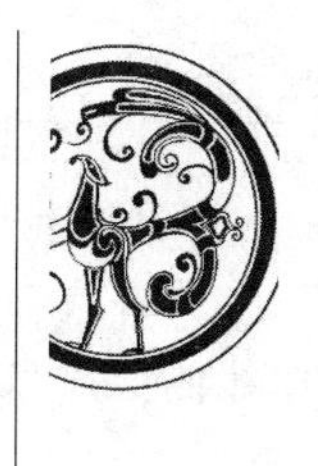

妇人门

经候

经病百端血滞枯，

妇人以血为主，天真气降，壬癸水合，肾气全盛，血脉流行，常以三旬一见，以象月盈则亏，故曰月经。经行与产后一般，若其时余血一点未净，或外被风寒及湿冷暑热邪气，或内伤生冷，七情郁结，为痰为瘀，凝积于中，曰血滞。或经止后，用力太过，入房太甚，及服食燥热，以致火动，邪气盛而津血衰，曰血枯。《良方》云：经后被惊，则血气错乱妄行，逆于上，则从口鼻而出；逆于身，则水血相搏变为水肿。恚怒则气血逆于腰腿、心腹、背胁、手足之间重痛，经行则发，过期则止。怒极伤肝，则有眩晕、呕血、瘰疬、血风、疮疡等病；加之经血渗漏于其间，遂成窍穴生疮，淋沥不断。湿热相搏，遂为崩带；血结于内，变为癥瘕。凡此变证百出，不过血滞与枯而已。但血滞亦有虚热，血枯亦有虚热，故重则经闭不通，以滞、枯分言；轻则经水不调，止言虚与热而已。

滞宜破血枯补虚；

血滞经闭宜破者，原因饮食热毒，或暴怒凝瘀积痰，直须大黄、干漆之类，推陈致新，俾旧血消而新血生也。若气旺血枯，起于劳役忧思，却宜温和滋补；或兼有痰火湿热，尤宜清之凉之。每以肉桂为佐者，热则血行也，但不可纯服峻药，以亏阴道。至于耗气益血之说，虽女科要法，但血为气配，气热则热，气寒则寒，气升则升，气降则降，气行则行，气滞则滞。如果郁火气盛于血者，方可单香附丸、散，抑气散，常加木香、槟榔、枳壳以开郁行气。若气乱则调，气冷则温，气虚则补，男女一般。阳生则阴自长；气衰则血亦涸，岂可专耗其气耶！论者多泥叔和血旺气衰，不知叔和论肝肺二脉，则宜肝旺于肺，其实气血平和有孕，故继曰两脏通和。但妇人见偏性鄙，婢妾志不得伸，郁怒无时不起，故香附为女人仙药。《经》曰：邪气盛则实，正气夺则虚。可不悟诸！

滞因外感伤冷郁，

经行登厕，风寒入内，以致凝涩者，小温经汤。经行适来，续得寒热，就闭不通，或寒或暑，俱谓之热入血室，小柴胡汤加生地，或黄芩芍药汤加生地。经行过食生冷，或外被冷湿，以致瘀血凝结者，五积散去麻黄，加牡丹皮、红花。七情心气郁结不行者，分心气饮去羌活、半夏、桑皮、青皮，加川芎、当归、香附、莪术、玄胡索；有火者，更加黄芩，或小调经散、单香附丸。

也有盛实欠宣疏；

气血盛实，经络遏闭，或时挟痰者，单大黄膏，或马鞭草取汁熬膏为丸，或烧存性，红花、当归煎汤下。

枯伤劳食或作泄，

内伤饮食劳倦，损伤脾胃，气弱体倦，发热，腹痛，肠鸣，饮食减少而不生血者，补中益气汤，加川芎、生地、天花粉。有肠鸣，月水不来者，病在胃，胃虚不生血气，宜单厚朴五钱，空心水煎，或单苍术膏。水泄少食者，升阳益胃汤；无泄少食者，二陈汤加白术、黄芪、便制香附、当归、芍药、牡丹皮、麦门冬、山楂、麦芽。因饮食积者，更加莪术、枳壳。

湿痰胃热分胖瘦；

湿痰粘住血海地位经闭者，导痰汤加川芎、黄连，不可服地黄，泥膈故也，如用须姜汁炒过。胃热消渴，善食渐瘦，津液为热燥渴者，宜泻胃热，四物汤合调胃承气汤，名玉烛散，再合凉膈散，名三和散。轻者，小柴胡汤合四物汤去人参、半夏，加天花粉。素虚形瘦，口燥，善食厚味，郁为痰火，有潮者，逍遥散加黄芩；无潮者，四物汤加桃仁、红花，或加味养荣丸。大概肥人多气弱有湿痰，瘦人多血怯有火。

脱血入房胞气竭，

少年大脱血，或醉后入房，气竭肝伤，月事衰少者，乌贼丸。

或多产育过劳劬。

堕胎及多产育伤血，或误用汗下克伐之药，以致血衰气乏不行者，十全大补汤。

不通大概只如此，

虚、热、痰、气四证而已，不调亦大相同。随证调治，饮食调和，自然血气流通。更有凝滞，然后可用红花当归散、紫葳散、通经丸、导经丸之类。虚者只用当归散以通之，通后又须养血益阴，使津液流通。苟不务气血充和，而惟以毒药攻逼，是求千金于乞丐，必死而后已。以上言经水不通，以下言经水不调。

不调前后色何如？

以期言之，对期者，性和血足易挟，或只差一二日者，亦不为害；以色言之，心主血，阴从阳，故以色红为正，虽不对期，而色正者易调。

后期来少血不足，

后期三五日者为血虚，四物汤加参、芪、白术、陈皮、升麻。瘦人只是血少，四物汤倍归、地，少加桃仁、红花；肥人多痰，二陈汤加南星、苍术、滑石、芎、归、香附。来少色和者，四物汤；点滴欲闭，潮烦脉数者，四物汤去芎、地，加泽兰叶三倍、甘草少许，十味香附丸；内寒血涩来少，或日少五六日以上者，四物汤加桃仁、红花、牡丹皮、葵花。

先期来多血有余；

先期三五日者为血热，四物汤加芩、连，肥人加痰药。先十数日者，血气俱热也，四物汤加黄芩、柴胡、香附；肥人，清海苍莎丸加黄连、白术。来多，或日多五六日以上者，内热血散也，四物汤加芩、术。瘦人有火者，固经丸；肥人多痰者，清海苍莎丸。

或前或后气血乱，

或前或后，或多或少，或逾月不至，或一月再至，当归散、调经散、单丹参散。

淋沥不断邪未疏。

时行时止，淋沥不断，腹中作痛，乃寒热邪气客于胞中，留滞血海作疼也。如有积，下利不定，有所去则愈。脐下逆气上攻胸膈欲呕者，桃仁散，或用当归四钱，干漆三钱，蜜丸服。如腰脐腹痛者，牛膝散；或行或止，心痛者，失笑散。经水适来适断，往来寒热者，先服小柴胡汤加地黄，后以四物汤和之。有月事频数者，四物汤倍芍药，加黄芪；有经行不止者，四物汤加地榆、阿胶、荆芥，热者倍黄芩，或吞固经丸。

风热色紫甚则黑，淡因痰滞湿模糊；

色紫者，风也；黑者，热甚也；淡白者，虚也，或挟痰停水以混之也；如烟尘水、如屋漏水、如豆汁、或带黄混浊模糊者，湿痰也；成块作片、色不变者，气滞也，或风冷乘之也；色变紫黑者，血热也。大概紫者，四物汤加防风、白芷、荆芥；黑者，四物汤加芩、连、香附；淡白者，古芎归汤加参、芪、白芍、香附；有痰者，二陈汤加芎、归；如烟尘者，二陈汤加秦艽、防风、苍术；如豆汁者，四物汤加芩、连；成块者，四物汤加香附、玄胡索、枳壳、陈皮，随证选用。通用琥珀调经丸、百子附归丸、墨附丸。

外证潮热内腹痛，

月水循环，纤疴不作而有子。若兼潮疼，重则加之咳血、汗、呕，或泻。有潮汗则血愈消耗，有咳、呕则气往上行，泻则津偏于后，疼则积结于中。是以必先去病，而后可以滋血调经。就中潮热、疼痛，尤为妇女常病。盖血滞积入骨髓，便为骨蒸；血滞积瘀于中，与日生新血相搏，则为疼痛。血枯不能滋养百骸，则蒸热于外；血枯胞络火盛，或挟痰气、食积、寒冷外邪，则为疼痛。潮热有时，为内伤为虚；无时，为外感为实。虚者，大温经汤；热者，四物汤加柴、芩。经闭者，滋血汤；骨蒸者，大胡连丸、大乌鸡丸。五心潮者，四物汤加黄连、胡黄连。无汗者，茯苓补心汤；有汗者，逍遥散。经前潮者，血虚有滞，逍遥散加牡丹皮、桃仁、玄胡索；经后潮者，血虚有热，逍遥散去柴胡换地骨皮，加生地、便炒黄芩，此方能加减，退热圣药。有咳加桑白皮、贝母、桔梗、知母、麦门冬；咳血加生地、山栀，牡丹皮；呕吐加陈皮、半夏、旋覆花；嘈杂加姜炒黄连，或芩连二陈汤。寻常潮热者，肾气丸、大造丸，或四物汤料，加便炒黄芩各一两、四制香附一斤，蜜丸服。

痛滞经前虚后呼。

此言腹痛也。经事欲行，脐腹绞痛者，为血滞，四物汤料四钱，加玄胡索、苦楝、木香、槟榔各一两；痛甚者，万痛丸。经水临行时痛者为气滞，乌药汤。气滞血瘀者，大玄胡索散，或四物汤加桃仁、红花、莪术、玄胡索、香附、木香；发热，加柴、芩。经水将来，阵痛阵止者为血实，四物汤加玄胡索、木香、黄连、香附，腿腹痛者，内补当归丸。经水将行，被风冷相搏，绕脐疝痛者，乃寒气客于血室，大温经汤、桂枝桃仁汤。经水已来时痛者，四物汤加陈皮、玄胡索、牡丹皮、甘草。经后痛者为血虚，八物汤、小乌鸡丸。历年血寒，积结胞门，呕吐涎唾，脐胁疝痛，阴冷彻引腰脊而痛者，酒煮当归丸、大温经汤。通用交加地黄丸、滋阴百补丸、七制香附丸。

水肿经前血肿后，

经水断而后肿，名曰血分。乃瘀血化水，闭塞胞门，比水肿更难治。但能调其经，则水自消，小调经散、葶归丸。先浮肿而后经水不通，名曰水分。乃脾不能制血，与水并浮，肌肉为之虚肿，红矾丸。通用肾气丸，水分君泽泻，加防己、葶苈、木通；血分君牡丹皮，加牛膝、红花。有经闭脚肿者，桑皮散。

血风身痛痹皮肤；

血风乃气血虚而袭风冷，身体历节痛者，大芎䓖散、麒麟竭丸、趁痛散、血风丸。经闭身痛溺涩，阴虚湿热甚也，四物汤加苍术、趁痛散、血风丸。经闭身痛溺涩，阴虚湿热甚也，四物汤加苍术、陈皮、牛膝、甘草，水煎频服，间用苍莎丸加苍耳、白芍。经先期者，苍莎丸加苍耳、白芍、龟板，金毛狗脊；经后期者，逍遥散。皮肤瘙痒者，四物汤加荆芥，或古乌荆丸；肌肉顽麻者，乌头丸。上攻头目晕倒者，单苍耳散；头项脊痛者，柴胡调经汤。头身痛，寒热咳嗽，怔悸，一切杂证，人参荆芥散。素虚者，女金丹、史国公浸酒方。胎前、产后皆同。

养胃通心真要法，

《经》曰：二阳之病发心脾。盖冲为血海，任主胞胎，二脉起于胞内，为经络之海，与手太阳小肠、手少阴心为表里，主上为乳汁，下为月水。月水乃经络之余，冲任气盛，则血依时而下。忧思耗伤心血，以致火炎，血不归肝，而出纳之用已竭，母令子虚，脾亦不磨而食少，食少则肺金失养，水绝生化之源而经闭不调。治者，须知心为气血之主，心气郁结者，宜调心血，通心经而血自行。脾胃为气血之运，饮食劳倦损其中气，以血少不行，或行之间断者，只宜平胃散、四君子汤之类补养脾胃，而气血自生自运，乃标本兼治，法之良者也。

室女扶阴抑寡居。

女子十四，冲任盛而月事下，必近二十，方可匹配，可见阴气之难成也。或恣食咸酸煎炒热燥，以致气血上壅不通者，红花当归散、紫葳散、单大黄膏。如逾年未嫁，或年未及而思男，思伤心血，火炎脾亏，肺烁肾枯，而血闭成痨者，十分难治，宜四物汤加黄芩、柴胡；或逍遥散加山栀、芩、连，以养血凉血降火；或肾气丸加子芩、红花，养阴柏子丸亦好。因怒逆者，四制香附丸加黄芩、生地；因惊者，抱胆丸。经绝不通者，瓦松散。寡妇郁闷百端，或慕夫不能顿忘，或门户不能支持，或望子孙昌盛，心火无时不起，加之饮食厚味，遂成痰火。其症恶风、体倦、乍寒乍热、面赤、心烦，或时自汗、肝脉弦长。当抑肝之阴气，柴胡抑肝汤、抑阴地黄丸、越曲丸。如贫苦淡食者，四制香附丸主之。有每日上午神思昏愦，怕见明处，恶闻人语，至午后方可，及头昏、腹痛、惊惕，稍涉劳动与月经来时，其症尤剧，此不得遂志之故也，宜清神养荣，四物汤加人参、茯神、陈皮、柴胡、羌活、甘草、香附。有与鬼交通者，由神不守舍，或时独笑，或泣，脉迟伏，或如雀啄，不知度数，颜色不变者，宜茯神、羌活、蔓荆子、防风、薏苡仁、黄芪、五味子、麦门冬、石菖蒲、黄芩、甘草，水煎服。

崩　　漏

崩漏有虚亦有热，热则流通虚溜泄；

血热则流，虚则溜。凡非时血行淋沥不已，谓之漏下；忽然暴下，若山崩然，谓之崩中。有五色以应五脏。

虚多房劳挟火邪，

经行犯房，及劳役过度，损伤冲任，气血俱虚，不能制约，经血忽然暴下，宜大补气血，大温经汤。气虚者，四物汤加参、芪；血虚者，四物汤加胶、艾、炒干姜；久不止者，百子附归丸、墨附丸。虚寒脐腹冷痛者，伏龙肝散。一切虚证，内灸散。虚火，凉血地黄汤、生地芩连汤、补阴丸。久者，当归龙骨丸、大小乌鸡丸。

热只饮食不调节。

有因膏粱厚味，以致脾湿下流于肾，与相火合为湿热，迫经下漏，其色紫黑腐臭，宜解毒四物汤、凉血地黄汤、胶艾四物汤加黄芩，或单芩心丸、四物坎离丸、固经丸。有因饮食失节，火乘脾胃下陷，颜容似无病者，外见脾困倦，烦热不卧等症，经水不时暴至，或适来适断，只宜举养脾胃，加以镇坠心火之药，补阴泻阳自止，升阳调经汤、升阳举经汤。

或因四气苦相侵，

子宫为四气相搏，则血亦难停。大概风冷搏动者，五积散去麻黄，入醋煎服；或不换金正气散加川芎、官桂；或四物汤加荆芥。寒冷所乘，及年老久崩者，伏龙肝散加附子、鹿茸、阿胶、蒲黄，糯米糊丸服。暑月，单芩心丸，或益元散加百草霜。湿者，升阳除湿汤。

或为悲忧心痛切；

悲哀甚则胞络绝，胞络绝则阳气内动，发则心下崩，数溲血也，宜备金散、四制香附丸、乌药汤、古橘归丸。忧郁因先富后贫，先顺后逆，心事不足，郁火旺于血脉之中，宜四物汤加香附、白术各一钱，地榆、黄芪、人参各五分，升麻二分，甚者加棕榈灰，酒调服。心痛甚者，名杀血心痛。小产后血过多，心痛者亦同，用乌贼鱼墨炒为末，醋汤调服。

势急须宜止且行，

《经》曰：阴搏阳，谓之崩。言属热者多也。崩乃经血错乱，不循故道，淖溢妄行。遽止便有积瘀凝成窠臼，不止又恐昏晕，必先服五灵脂末一钱，其性能行能止，然后分虚热，用调和气血之药一二帖，后再服单五灵脂散，去故生新。如更不止，乌纱帽散，十灰散，古黑神散，单夏枯草膏；有火者，固经丸；虚者，女金丹。

养胃安心还旧血。

血崩止后，宜四物汤加炒干姜调之。气弱加参、芪；有郁加香附；挟火加芩、连少许，更服二宜丸。四物汤以还旧血，免致孤阳，防其再发。如脾胃气弱者，补中益气汤；心神不安者，宁神膏、滋阴宁神汤。此疾有心血不足者，有心火亢甚者，若不早治，变为白浊、白淫、血枯发热，不可治矣。

带　　下

带下赤白皆湿热，脐腹痛甚湿热结；

《经》曰：小腹冤热，溲出白液。冤者，湿热屈抑凝滞，结于任脉，自胞上而过带脉，出于大、小肠之分，淋沥以下，故曰带下。赤属血，白属气。其症头昏目眩，口苦舌干，咽嗌，大便或闭或溏，小便涩，皆热证也，如赤白痢浊一般，但不痛耳。间有痛者，湿热怫郁，甚则肚腹引痛。妇人服食燥热，性行乖戾，以致肝旺脾亏而生湿热，热则流通，古人有用导水丸下之，继以淡剂渗之，或苦楝丸、大玄胡索散调之。如脐腹痛者，暂以辛温开导，如大温经汤，补经固真汤、龟柏姜栀丸是也。

热多瘦妇必潮烦，

瘦人多热，脉数，外证潮烦，乃阴虚火盛也，芩柏樗皮丸。带不止者，用地骨皮一两，生地五两，酒十盏，煎至三盏，分三次服；或白芷散、单益母丸。白带兼痛风者，二陈汤加苍、柏、南星、牛膝、川芎；兼头风鼻涕者，苍柏辛芎散；兼七情者，侧柏樗皮丸。

湿胜肥黄痰作孽；

肥人多湿，身黄脉缓，阴户如水，或痛，白带，升阳燥湿汤、四炒固真丹。湿痰流下，渗入膀胱，宜二陈汤加二术、升麻、柴胡，或苍柏樗皮丸。如结痰白带，淋沥不已者，先以小胃丹，半饥半饱，津液下数丸。候郁积开，服芩术芍葵丸。通用五苓散合四物汤，或单樗白皮炒为末，酒糊丸，血虚加四物汤；气虚加参、术、陈皮；火动加黄柏；滑久加龙骨、赤石脂；性躁加黄连；腹痛加干姜。

间有虚寒带臭腥，阴中冷痛何曾歇；

虚因月水淋沥不已，或崩中暴下，或产后去血过多，以致阴亏阳竭，荣气不升，经脉凝泣，卫气下陷，精气累滞于下焦，蕴积而成，白滑如涕，下流腥臭者，黄芪建中汤去桂，加当归，水煎吞苦楝丸。久不止，脐腹引阴冷痛者，东垣固真丸；虚中有火者，补经固真汤、大乌鸡丸。常用：气虚，四君子汤；血虚，四物汤。有火加黄柏，有寒加桂、附。寒始因亡血，复亡其阳，阳气虚极，带下腥臭，多悲不乐，附桂汤；腹痛阴冷者，四物汤加桂、附。常用酒煮当归丸、小乌鸡丸、螽斯丸、琥珀调经丸。

外感风邪传各经，

风邪入于胞门，或中经脉，流传脏腑。若伤肝经，青如泥色；心经，赤如红津；肺经，白形如涕；脾经，黄如烂瓜；肾经，黑如衃血。宜胃风汤，或五积散去麻黄主之。通用单地榆散。

一种白淫思虑切；

思想无穷，所愿不得，意淫于外，入房太甚，发为筋痿，久为白淫，谓白物淫如白精之状，不可误作白带过服热药。又有日夜流津，如清米泔，或如黐胶者，谓之白崩，与白淫大同，多忧思过度所致，诚难治疗，宜平补镇心丹；因思伤脾胃者，四七汤下白丸子，或归脾汤；痞闷少食者，沉香降气汤；因劳伤肾气，心肾不交者，金锁正元丹、小菟丝子丸、威喜丸、硫苓丸。

室女胎产法相同，

室女经水初下，一时惊悸，或浴以冷水，或当风取凉，故经水止而即患带下，宜琥珀朱砂丸。孕妇带下，全是湿热，宜苓术樗皮丸。平时阴阳过多，及产后亡血下虚，风邪乘虚入于胞络，宜暖宫丸加姜、附、吴萸，或黄芪建中汤去桂，加当归，水煎吞苦楝丸。

补卫调脾循故辙。

凡崩中带下，或用升提，如升阳调经汤；或用收涩，如伏龙肝散、白芷散。然暂止而终不止者，盖卫司开阖，而为荣血之主，脾胃为血海水液之会，卫气与胃气俱虚，则血液无所约制。是以古方有用桂枝汤加附子以固卫气者；四君子汤加草果、丁香、木香以燥水健脾者；或用理中汤加陈皮、半夏；或单半夏丸，用芎、归煎汤下；或补中益气汤、平胃散。皆补卫厚脾，使气血自循故辙，而不专于收涩以劫夺之也。

癥　瘕 与男子积聚条参看

癥瘕冷热都是瘀，或因食积或郁怒；

癥者，坚而不移；瘕者，坚而能移。七癥八瘕，《经》亦不详。虽有蛇、蛟、鳖、肉、发、虱、米等名，偶因食物相感，假血而成形耳，瘕比癥稍轻。其为病所以异于男子者，皆曰产后及经水行时，或饮食生冷，以致脾虚与脏气相结；或七情气郁生痰，皆必挟瘀血而后成形。要知癥瘕、痃癖、石瘕、肠覃、食癥、血癥、食瘕、血瘕，种种不一，尽皆痞块之异名耳。《经》云：大肠移热于小肠，小肠移热于大肠，两热相搏，则血溢而为伏瘕，月事不利。以此推之，癥瘕皆有热者，盖瘀血亦有热燥逼成，况阳气怒火蕴聚，饮食湿热怫郁结成，未可专以寒冷论也。大概虚冷者，内灸散、琥珀丸、温白丸；热者，消块丸、连萝丸，外贴三圣膏，神效阿魏散。久不愈者，猪肝丸、辰砂一粒丹、神圣代针散。瘀血，四物汤加桃仁、韭汁。甚者加蜀葵根，入玄明粉下之；或桂枝桃仁汤，外以韭菜捣饼熨痛处；或万痛丸、桃奴散。食积，三棱煎、保和丸、红丸子；虚者，白术膏、补中益气汤；热者，大承气汤加黄连、芍药、川芎、干姜、甘草，或单黄连丸，小调中汤加贝母，姜汁糊丸服。郁气，白葱散、蟠葱散、七制香附丸、当归龙荟丸。痰饮，润下丸，或二陈汤加香附、枳壳、桔梗；痰瘀食积者，白芥丸，海石丸。

腹痛经闭如怀胎，面黄寒热梦无数。

癥瘕得冷则发，腹痛支满，胸胁腰背相引，四肢疼痛，月事不调，如怀胎之状。邪气甚盛，令人恍惚，夜多异梦，寒热往来，四肢不举，阴中生疮，甚者小便淋沥，或兼带下，小腹重痛，面色黄黑，入于子脏则绝产，入于胞络则经闭，宜人参荆芥散、小温经汤、逍遥散、通经丸、古斑玄丸选用。血与气并，心腹痛连腰胁背膂，甚则搐搦，经候不调，谓之血气，玄胡索散、手拈散、失笑散、单干漆丸。数证因痰瘀气积者，与上诸方通用。

痃癖病治颇相同，

痃者，在腹内近脐，左右各有一条筋脉急痛，如臂、如指、如弦之状，名曰痃；癖者，偏僻在两胁之间，有时而痛，名曰癖。皆阴阳不和，饮食停滞，冷气相搏而成，亦得冷则发。

腹胀不食亦可惧；

红丸子、猪肝丸、小乌鸡丸、葱白散。

肠覃可按血自通，

肠覃，乃寒气客于大肠，与胃相搏。大肠为肺传送，肺主气，气得热则行，得冷则凝，凝则清气散，而浊气结而为瘕。覃延日久不已，息肉乃生，始如鸡卵，久如怀胎，按之坚，推之移，月事时下，或多或少，气病而血未病也，宜二陈汤加香附以开之，或香粉丸。

石瘕塞胞经无路。

女子癥瘕疝气，发则腹痛逆气上冲，乃胞中伤损，瘀血结成。久则坚硬如石，塞于子门，大如怀胎，月事不下，乃先感寒气，而后血壅不流所致。血瘕，石礞丸；气血瘕，散聚汤；疝瘕，麝香丹、古硝黄膏；石瘕，见晛丹主之，或通经丸加红花尤妙。

血蛊气蛊坚如石，水蛊肿满俱难治；

蛊者，三虫聚而食血之象，即癥瘕之甚者。肚腹急硬如石，肿满如水，乃瘀结胞门，或产后为水与血搏，通用四香散、千金桃仁煎、内消散、蛤蟆煮肚法、抱瓮丸、黄米丸。单腹蛊胀者，大腹皮饮救之。详男科肿胀类。

调气破血渐消除，虚者还宜补脾胃。

善治癥瘕者，调其气而破其血，消其食而豁其痰，衰其大半而止，不可猛攻峻施，以伤元气。宁扶脾正气，待其自化，此开郁正元散之由名也。愈后宜大小乌鸡丸、八珍汤、交加散、交加地黄丸调之。凡攻击之药，病重病受，病轻胃气受之而伤矣。或云待块消尽而后补养，则胃气之存也几希。

胎　　前

胎前清热与养血，

妇人无病，月事时下，乃能受孕。气血充实，则可保十月分娩，子母无虞。若冲任不充，偶然受孕，气血不足荣养其胎，宜预服八珍汤，补养气血以防之，免其坠堕。或原有热而后受孕，或孕后挟热及七情劳役动火，轻则胎动不安，重则遇三、五、七阳月必堕，火能消物故也，宜安胎丸常服以清其热，热清则血循经而不妄行，所以养胎也。谚云胎前不宜热，良有以哉！

月分依经善调燮；

各经气血多少、虚实不调，则胎孕不安，依经调之，免堕胎患，大忌男女交合。

一足厥阴二少阳，

夫人之有生也，母之血室方开，父之精潮适至，阴幕既翕，如布袋绞纽，而精血乘冲气自然旋转不息，如蜣螂之瀼粪，吞啖含受成一团圆，璇玑九日一息不停，然后阴阳大定，玄黄相包，外似缠丝玛瑙，其中自然虚成一窍，空洞虚圆，与鸡子黄中一穴相似，而团圆之外，气自凝结为胞衣，初薄渐厚，如彼米饮、豆浆面上自结一皮，中窍日生，从无入有，精血日化，从有入无，九日之后，次九又九，凡二十七日，即成一月之数，窍自然凝成一粒，如露珠然。乃太极动而生阳，天一生长，谓之胚，足厥阴脉所主也。此月经闭无潮，无痛，饮食稍异平日，不可触犯，及轻率服药。又三九二十七日，即二月数，此露珠变成赤色，如桃花瓣子。乃太极静而生阴，地二生火，谓之腥，足少阳脉所主也。此月腹中或动或不动，犹可狐疑，若吐逆思酸，名曰恶阻，有孕明矣。或偏嗜一物，乃一脏之虚，如爱酸物，乃肝脏止能养胎而虚也。二三个月间，忽心腹痛不安者，用当归三钱，阿胶、甘草各二钱，葱四茎煎服。

三四胞络三焦诀；

又三九二十七日，即三月数，百日间变成男女形影，如清鼻涕中有白绒相似，以成人形。鼻与雌雄二器先就分明，其诸全体隐然可悉，斯谓之胎。乃太极之乾道成男，坤道成女，手厥阴脉相火所主。胎最易动，古芩术汤，或为丸频服最妙。如无恶阻等症，胎有可疑者，用验胎法：以川芎为末一钱，五更艾汤调服，服后腹中不觉动者，则为经病；如觉微动者，则为有孕。或因惊恐坠堕，胎气不和，转动不能，脐腹疼痛者，温酒调下二钱，加当归尤妙。如胎不安，及腰背痛不可忍者，古杜续丸。四月男女已分，始受水精以成血脉，形象具，六腑顺成，手少阳脉所主。多心腹膨胀，饮食难消，甚者用平胃散，换白术加香附、乌药、大腹皮。如因惊怒动胎下坠，小腹痛引腰胁，小便疼痛下血者，安胎当归汤。四五个月，忽心腹疞痛者，用大枣十四枚炒黑，盐一钱烧赤，为末，取一撮，酒调服之立愈。

五脾六胃七肺金，

五月始受火精以成阴阳之气，筋骨四肢已成，毛发始生，足太阴脉所主。六月始受金精以成筋，口目皆成，足阳明脉所主。五六月胎不安者，安胎饮、固胎饮选用。七月始受木精以成骨，皮毛已成，游其魂能动左手，手太阴脉所主。如胎气不安常处者，亦名阻病，宜旋覆花散。

八手阳明成窍穴；

八月始受土精以成皮肤，形骸渐长，九窍皆成，游其魄能动右手，手阳明脉所主。如胎不安者，单砂仁略炒为末，米饮下，止痛行气甚捷，但非八九个月内不可多服。如胎肥大者，束胎丸。

九肾十膀神气完，

九月始受石精以成皮毛，百节毕备，三转其身，足少阴脉所主。十月受气足，五脏六腑齐，通纳天地气于丹田，使关节、人神皆备，足太阳脉所主。惟手少阴、太阳经无所专主者，以君主之官无为而已。此两月素难产者，达生散；素肥盛及奉养安逸太过者，枳甘散；素怯弱者，益气救生散。

半产须防三七月；

半产多在三五个月及七个月内。若前次三个月而堕，则下次必如期复然。凡半产后，须多服养气血、固胎元之药，以补其虚损。下次有胎，先于两个月半后，即服清热安胎药数帖，以防三月之堕。至四个半月后，再服八九帖，防过五月。又至六个半月后，再服五七帖，以防七月。及至九个月，可保无虞。

间有感伤并杂证，

妊孕伤寒，详见卷三。寻常感风咳嗽，头痛发热，参苏饮去半夏热服，令肌体微润而已。风热甚者，双解散去硝、黄、麻黄、石膏。感寒胸满欲呕，苦腹满痛，大便清者，大正气散去半夏，加吴萸、阿胶。感暑眩冒、烦渴、尿赤、惊惕、呕吐、脐下苦急者，香薷散合古芩术汤，或十味香薷散。感湿腹胀，身重者，平胃散；泄者三白汤加砂仁、厚朴、苍术，内热加黄芩。内伤七情，气滞不行者，紫苏饮。内伤劳役以致小腹常坠，甚则子宫坠出者，气陷也，补中益气汤；如因房劳者，八物汤加酒炒黄芪为君，防风、升麻为使。内伤饮食，胸胁满痛者，平胃散换白术，加山楂、麦芽、黄连。内伤姜、椒、热酒、腥膻、炙煿，以致胎热，令母两目失明、头痛、腮肿、项强者，消风散，或四物汤加芩、连、荆、防。内伤生冷冰血，或外又感寒，以致胎冷不转，脐腹绞痛，肠鸣泄泻者，宜从权以理中汤之剂治之，泄甚加木香、诃子、陈皮、白芍、粟米，中病即止。因感伤以致胎虚寒者，八物汤加吴萸、阿胶。《病源》谓风冷伤于子脏而堕者，此类间亦有之，非常法也。杂病与男子一同，但孕妇服药，禁忌不犯则不动胎。如子疟热多，清脾饮去半夏；寒多，人参养胃汤去半夏；久不愈者，胜金丹截之。胎痢热者，古芩术汤、黄芩汤；虚者胃风汤、香连丸。伤冷疟痢交作者，醒脾饮子。胎惊心中怔忡，睡卧不宁，热者朱砂安神丸；虚者定志丸。余可类推。

调治须知三禁法。

妇人天癸未行，属少阳；天癸已行，属厥阴；天癸已绝，属太阴。胎产之病，治厥阴经者，是祖化之源也。治无犯胃气及上二焦，为三禁，不可汗、下、利小便是也。汗则痞满，下则伤脾，利小便则亡津液。旧以四物汤为主，如伤寒各经加减法例。莫若外感时气，从四物汤合小柴胡汤；阴证四物汤合理中汤、古苓术汤，伤寒最妙。杂病四物汤、四君子汤、二陈汤加减。间有服毒药而不致胎动者，乃病邪重，胎元实也，岂可视为常法！且阴阳和而后有胎，凡胎家有病，亦不必太攻也。《经》曰：妇人重身，毒之有故无殒，然衰其大半而止。如阴阳调和者，不可妄服药饵。三五月前，一毫辛散、滑利禁用。七八月间，倘有秘结，乃敢滑利，又当审其素惯堕胎及难产而斟酌之。

胎动心腹腰作疼，甚则下血如经行；或因七情气不顺，或因外感风寒凝；

受胎不坚，或因惊恐，或因喜怒不常，或因冲任二经原挟风寒而受胎，或因登厕风冷攻入阴户，以致胎动，而母心腹作痛，甚则腰痛下血，当安胎而母自定。胎动因七情气逆，心腹胀满疼痛者，紫苏饮；因外感发热、头痛、呕逆、胸胁胀满者，安胎饮加柴胡、大腹皮；气血虚者，安胎饮倍参、术；虚热者，固胎饮。腹痛服安胎药不止者，须辨寒热虚实，寒者，理中汤加砂仁、香附；热者，黄芩汤；血虚胎痛者，四物汤，或平胃散加苏盐煎汤，吞二宜丸；气虚痛者，四君子汤加芍药、当归；气实心腹胀痛者，用香附、枳壳等分为末，空心白汤下。心痛寒者，艾叶、小茴、川楝等分，空心水煎，或草豆蔻丸；热者，二陈汤去半夏，加山栀、黄芩。心腹痛，素有冷气，腹痛冲心，如刀刺者，四物汤去地黄，加茯苓、厚朴、人参、吴萸、桔梗、枳壳、甘草，水煎服。心腹大痛，气欲绝者，古芎归汤加茯苓、厚朴等分，水煎服。单方用鲤鱼，如食治，入大枣十四枚，炒盐一钱，酒少许，煮汁饮之；不饮酒者，用鲤鱼和粳米、姜葱煮粥，十日一食，善能护胎长胎。腰痛最为紧急，酸痛者，必欲产也；因七情者，紫苏饮加杜仲、续断；因闪挫者，用破故纸二钱为末，胡桃肉一个，研匀，空心酒调服；素虚痛者，青娥丸；腰痛如折，不能转侧者，用鹿角五钱，火煅酒淬，再煅再淬，以碎为度，研末酒调服。胎动下血者，胶艾芎归汤，或加砂仁、秦艽、卷柏、桑螵蛸、桑寄生、杜仲。下血腹痛难忍，或下黄汁如漆，如豆汁者，用野苎根、金银花根各五钱，水、酒各半盏煎服。下血产门痛者，用单黄连末一钱，酒调服。

或因母病或压坠，

有因母病以致胎动者，但治母病而胎自安矣。如母有宿疾而胎不旺者，长胎白术丸。有羸瘦挟痰，气血枯竭，胎终不可保者，用牛膝四分，瞿麦、桂心、蟹爪各二分为末，空心温酒调服下之，免害其母；单方用红酒曲五两，渍酒十盏，煎二沸去渣，分五服，隔宿四服，次早再服，其子如糜，令母肥盛无疾；或麦芽、神曲并好，寻常古芎归汤最妙。孕妇或从高坠下，重物所压，触动胎元，心腹痛甚，下血者，用砂仁略炒勿焦，为末，热酒、盐汤、艾汤皆可调服。觉腹中热，其胎即安，胎家无所不治，功同芩、术。如去血过多者，古芎归汤加胶、艾。

健脾养血总安宁。

通用古芩术汤，加阿胶。风邪加生姜、豆豉；寒加葱白，或干生姜少许；热加天花粉；寒热加柴胡；项强加葱白；温热腹痛加白芍；腹胀加厚朴；下血加艾叶、地榆；腰痛加杜仲；惊悸加黄连；烦渴加麦门冬、乌梅；思虑过加茯神；痰呕加旋覆花、半夏曲；劳役加黄芪；气喘去白术加香附；便燥加麻子仁；素惯难产加枳壳、苏叶；素惯堕胎加杜仲；素血虚加芎、归，此安胎之圣药也。凡卒有所下，急则一日三五服，缓则五日、十日一服。常服安胎易产，所生男女又无胎毒，盖妊孕脾土运化迟滞则生湿，湿则生热，故用黄芩清热以养血，白术健脾以燥湿。安胎丸，金匮当归散、加味养荣丸，皆此方而推之也。

胎漏下血腹不痛，

心腹痛而下血者，为胎动；不痛者，为胎漏。

血多为热少为虚；

热者，下血必多。内热作渴者，四物汤加白术、芩、连、益母草，或《金匮》当归散、加味养荣丸。血黑成片者，三补丸加香附、白芍。血虚来少者，古胶艾汤，或合四物汤、长胎白术丸。气虚者，四君子汤加黄芩、阿胶。因劳役感寒，以致气虚下血欲坠者，芎归补中汤；或下血如月信，以致胞干，子母俱损者，用熟地、炒干姜各二钱为末，米饮调服。

惟有犯房难救止，

胎漏亦有肥盛妇人月水当来者，或因登厕风攻阴户者，虽不服药，亦或无恙，但作胎漏，遽用涩药治之反堕。惟犯房下血者，乃真漏胎也，八物汤加胶、艾救之。

偶然尿血莫模糊。

尿血自尿门下血，胎漏自人门下血。妊娠尿血属胞热者多。四物汤加山栀、发灰，单苦荬菜饮亦妙。因暑者，益元散加升麻煎汤下；稍虚者，胶艾四物汤；久者，用龙骨一钱，蒲黄五钱为末，酒调服。

恶心阻食名恶阻，

或大吐，或时吐清水，恶闻食臭，由子宫经络络于胃口，故逢食气引动精气冲上，必食吐尽而后精气乃安。亦有误交合而子宫秽盛者，过百日则愈。

瘦人多热肥人痰；

二陈汤加竹茹、生姜，热加芩、连；因怒者，单黄连丸，茯苓煎汤下。

亦有无阴并气弱，

无阴则呕者，左脉必弱，头疼全不入食者，八物汤合二陈汤，加枳、梗。气弱者，四君子汤加陈皮、麦门冬，厚朴、竹茹；日久水浆不入口，吐清水者，并加丁香。恶闻食气，多卧少起者，旋覆花散。

或因胎动别症兼。

三四个月病恶阻者，多因胎动不安，或兼腰腹疼痛者，保胎饮；兼疟痢，口中无味，及曾伤风冷者，醒脾饮子；兼伤食者，二陈汤加砂仁、香附，或单白术为丸，或单砂仁为末，米饮下。甚者，红丸子极效。

子烦躁闷乱心神，火盛克肺好生嗔；

妊孕心烦躁闷，谓之子烦。多受胎四五个月间，相火用事，或应天令五六月间，君火大行，俱能乘肺，以致烦躁，胎动不安。大抵相火盛者，单知母为末，蜜丸芡实大，每三丸酒下，日月未足，欲产及难产者亦效；君火盛者，单黄连丸；心神不安者，朱砂安神丸；烦甚恐伤胎者，罩胎散。切不可以虚烦药治。

或有停痰胸膈滞，亦令烦躁不宜人。

或有停痰积饮，滞于胸膈之间，亦令烦躁胎动不安者，用茯苓、防风、麦门冬、黄芩等分，竹叶减半，水煎，入竹沥调服。

子悬心腹胀满痛，胎气凑心相火哄；

妊孕四五个月以来，相火养胎，以致胎热气逆凑心，胸膈胀满疼痛，谓之子悬，宜紫苏饮；有郁，心腹胀满甚者，加莪术及丁香少许。不食者，古芩术汤倍白术，加芍药。

甚则闷绝欲伤人，

火盛极，一时心气闷绝而死，紫苏饮连进救之。

误药子死不能动。

此证两尺脉绝者，有误服动胎药，子死腹中，则憎寒、手指唇爪俱青，全以舌症为验，古芎归汤救之。

胎水遍身虚肿浮，

妊孕经血闭以养胎，胎中挟水湿与血相搏，湿水流溢，故令面目肢体遍身浮肿，名曰胎水，又曰子肿，多五六个月有之。原因烦渴引饮太过，或泄泻损伤脾胃，脾虚不能制水，血化为水所制，宜五皮散，倍加白术为君；气喘小便不利者，防己散；

湿热盛者，单山栀炒为末，米饮调服，或单山栀丸。

腹大异常亦堪忧；

妊孕五六个月，腹大异常，高过心胸，气逆不安，胎中蓄水所致。若不早治，必然其子手足软短，形体残疾，或生下即死，子母难保。宜鲤鱼汤，服至肿消水散为度。仍常煮鲤鱼粥食之。

又有脚肿或出水，胞浆大盛故下流。

妊孕七八个月以来，两脚浮肿，头面不肿，乃胞浆水湿下流。微肿者易产，名曰皱脚；肿甚者，平胃散加木瓜；挟外感者，槟苏散。自脚面肿至膝腿，喘闷妨食，甚至足指间有黄水出者，谓之子气，宜天仙藤散；如脚腰肿者，肾着汤；手脚肿者，用赤小豆、桑白皮等分，水煎服，重者加商陆。

妊孕中风名子痫，只因体薄受风寒，发则口噤痰涎壅，有时昏晕胎难安。

体虚受风，而伤太阳之经络，后复遇风寒相搏，发则口噤背强，痰涎壅盛，昏晕不识人，时醒时作，谓之儿晕，又曰子痫，又曰痓，甚则角弓反张，小续命汤意，重者羚羊角汤；轻者四物汤加葛根、牡丹皮、秦艽、细辛、防风、竹沥。痰加贝母、陈皮、茯苓、甘草，或古芎活散。如中风寒犯触，身体尽疼，乍寒乍热，胎不安常，苦头眩痛，绕脐下寒，时时小便白如米泔，或青黄，寒栗，腰苦冷痛，目视䀮䀮者，四君子汤去茯苓，加当归、厚朴，韭白，姜煎，入酒调服。不醒人事者，单荆芥散。

子淋溺涩膀胱热，

妊孕饮食积热膀胱，以致小便闭涩，又谓之子满，宜古芎归汤加木通、麦门冬、人参、甘草、灯心，临用加滑石为君。热盛者，五淋散。原因房劳内伤胞门，冲任虚者，四物汤合六君子汤，或肾气丸。

甚则大小便闭结；

脏腑积热，大便不通者，用赤茯苓、枳壳等分，大腹皮、甘草减半，葱白煎服；或四物汤加黄芩、厚朴、枳壳。胞热小便不通，身重恶寒头眩者，用冬葵子、赤茯苓等分为末，米饮调服。

转脬溺闭痛难当，

转脬者，脬系转戾，脐下急痛，小便不通，多禀弱、性急、厚味者有之。妊孕脬为胎压，展在一边，脬系转戾，但升举其胎，脬转水道自通，宜四物汤合六君子汤，去茯苓，探吐以提之。无孕者亦同，不可专用滑渗之药。有素肥盛忽瘦，两尺脉绝者，阴虚也，肾气丸主之；甚者冬葵子、赤茯苓、赤芍等分水煎，入发灰少许。有热者，古芩术汤合益元散服之。一法：将妊孕倒竖起，其胎不坠，其溺自出。产后有脬转或脬出者，捣葱白于脐上，灸之立效。如欲服药，与胎前大同。

遗尿赤白宜分别。

妊孕遗尿，古方用白薇、白芍等分为末，每三钱，酒调服。然亦有虚有热，赤者属热，古芩术汤加山茱萸、五味子少许；白者属虚，安胎饮，或鸡膍胵散。

子喑腹鸣自笑悲，

妊孕三五个月以来，忽失音不语者，胞络脉绝也。胞系于肾，肾脉贯舌，非药可疗，分娩后即自能言。腹中作钟鸣或哭者，多年空房下鼠穴中土为末，酒下或干噙之，即止。腹中儿啼者，黄连煎浓汁呷之，或青黛亦好。有脏躁悲伤惨戚、呕下者，大麦、甘草、枣煎服。有自哭自笑者，红枣烧存性，米饮调服。

发痘动胎命必绝；

胎前患痘，用峻药动胎，去血泄气，必死。详痘疹。

诸证湿痰风热虚，去邪保胎真口诀。

孕妇脾土不运而生湿，湿生痰，痰生热，热生风。如子肿，湿也；恶阻，痰也；子烦、子淋，热也；子痫，风也；子悬，气也；转脬，虚也。清热、渗湿、消痰、顺气、疏风、补虚，或兼杂证，去邪保胎二法并行，子母俱安。

饮食禁忌亦须知，

鸡肉合糯米食，令子生寸白虫；食犬肉，令子无声；鲇鲤同鸡子食，令子生疳蚀疮；食兔肉，令子缺唇；食羊肝，令子多厄；食鳖肉，令子项短缩头；鸭子同桑椹食，令子倒生心寒；鳝鱼同田鸡食，令子喑哑；雀肉同豆酱食，令子生雀子斑；食螃蟹，横生；食姜芽，令子多指；食冰浆，令绝产；食雀肉饮酒，令子多淫无耻；食茨菇，消胎气；食驴马肉，过月难产；豆酱合藿菜食，堕胎；食山羊肉，令子多病；食鳅鳝无鳞鱼，难产；食诸般菌，生子惊风而夭；食雀脑，令子患雀目。勿妄服汤药，勿妄用针灸，勿过饮酒浆，勿举重登高陟险。心有大惊，子必癫痫。勿多睡卧，须时时少步，动和血脉；勿劳力过伤，使肾气不足，子必解颅，脑破不合。衣毋太温，食毋太饱，若脾胃不和，荣卫虚损，子必羸瘦多病。戒之。

转女求男皆古设。

生男生女，阴阳造化玄妙。古法于胎成二月之内，以斧置孕妇床席下，悬弓矢于壁，盖弓矢斧斤男子事也，勿令人知此意。恐不信者，令待鸡抱卵之时，以斧置窠下，尽是雄鸡。故胎教常令见王公大人，亦此意也。更佩雄黄一二两于孕妇身左，或萱花亦可。三法皆验，用其一可也。又后有月日时游胎杀，虽不可泥，然门户床灶，实不可轻易移动，求嗣者尤宜慎之。

临　　产

临产切不可慌忙，

十月气足，胎元壮健者，忽然腹痛，或只腰痛，须臾产下，何俟于催？此易生天然之妙喜，服单益母膏，免产后之患。中间有体弱性急者，腹痛或作或止，名弄痛；浆水淋沥来少，名试水。虽脐腹俱痛，发动露顶，而腰不痛者，切莫仓惶，切禁洗母动手于腹上揣摩。直待日子已到，腹痛阵密，破水以后，并腰痛，眼中如火，方可坐草；须待儿头直顺且正，逼近产门，方可用力一送。如坐草太早，用力太过，产母困倦，及至迟滞，乃用催生之药。凡难产皆孕后纵欲，及骄恣全不运动；又食生冷硬物凝滞；或矮石女子，交骨不开；或腹大甚，胎水未尽；或临产闲杂之人惊恐产妇。恐则精怯，精怯则上焦闭，闭则气还。下焦胀而不行，紫苏饮最妙。气实者，瘦胎枳甘散；气弱者，达生散。

活血安胎未破浆；

如腹痛浆水未破，只宜用古芎归汤以活其血，或浆水已破而少痛，虽痛而不密，宜安胎饮或达生散以固胎元。切不可轻用峻药，徒渗水道，反伤胎气而产愈难。产母亦听其眠食自如，但不可过眠过饱耳。

破浆已久犹难下，

破水多则血干涩，必用古黑神散，血虚者，古芎归汤下，名芎归黑神散；气弱者，四君子汤下，名四君黑神散；横逆侧产，每加麝一厘。此时，如舟在砂上，须涌水而后可通。服此药后，外用葱二斤，捣烂铺于小腹上，用急水滩头沙一斗，炒热，将布袱于葱上，轻轻略揉。

滑利迅速要相当。

催生有露顶顺正，而生犹迟滞者，恐外感风冷寒暑所阻。夏月热产，则气散血沸，宜五苓散加葵子，或三退六一散；冬月冻产，则血凝滞，常令房中火暖，宜催生五积散。有水道干涩不能下，及服黑神涩药又多者，用清油、白蜜等分，猪肝煮汁调服；或六一散七钱，加葵子五钱为末，每二钱热服。有产难日久水干，及触犯恶气，心烦躁闷者，兔脑丸；腰痛心烦者，用人参、乳香各二钱，辰砂五分，为末，鸡子清调姜汁化开，冷服。已上正产艰难之法，已下横逆侧碍等法。

横生露手逆露足，徐徐推上任洗娘；

横者，儿先露手。原因腹痛儿身未转，产母用力一逼，遂致横来。当令产母安然仰卧，洗母轻手徐徐推儿稍上，渐渐以中指摩其肩推上，又攀其耳而正之。服芎归黑神散，固血生血；须待儿身正直，且顺临门，服阿胶、滑石、葵子为末，温酒入蜜搅匀服之，然后方可用力送下。逆者，先露其足。因母气乏，关键不牢，用力太早，致儿逆来。当令产母安然仰卧，洗母徐徐推足入去，分毫不得惊恐。服芎归黑神散，固血活血，候儿自顺。若经久不生，却令洗母轻缓用手推足，令就一边直上，令儿头一边渐渐顺下；多服芎、归等药，直待儿身转，门路正当，然后用三退散调服，方可用力送下。

坐产露臀高攀手，

坐者，先露其臀。当高处牢系手巾一条，令产母以手攀之；服固血药，轻轻屈足良久，儿即顺生。

噀面贴顶救盘肠；

盘肠者，小肠先出。急用热水浸软旧布，盖住其肠，不可包扎；外用醋半盏，新汲水七分碗，调停噀产母面，每一噀，令一缩，三噀三缩，当收尽为度。又以如圣膏贴产母头顶中心，肠上即拭去。内兼服芎、归、参、芪大补之药，加升麻、防风以提之，未有不收者。又有久而为风吹干不能收者，用磨刀水少许，火上温过以润其肠，后用好磁石煎汤一盏服之，其肠自收。

碍产儿肩脐带绊，

碍者，因儿身翻转脐带绊住其肩，虽露正顶，而不能生。当令产母仰卧，洗母轻轻推儿近上，徐徐引手以中指托起儿头，下其脐带，服固血药，仍须候儿身正顺，方可用力送下。

露额侧来坠腿尻。

侧者，因儿方转身，被产母用力一逼，以致儿头偏坠左腿，或偏坠右腿，或露左额角，或露右额角，儿头偏坠一畔。多服芎归黑神散；令产母仰卧，洗母轻轻推儿近上；以手正其头，直向人门，然后用力送下。若是儿顶后骨偏坠谷道，即令儿只露额，当令洗母以绵衣炙令温暖，用手于谷道外畔轻按，推儿头上而正之；服催生药后，即令产母用力送下。此非洗母轻手巧妙不能。

伤产蓦然口翻噤，

当产误用催生峻药，伤母气血，急用安胎，过月而产。有经一年、二年至四年、五年而产者，尽皆怆惶用力太早之过，或因子欲生时，儿枕先破，败血裹住，宜盐豉一两，以青布包了，烧存性，入麝香一钱为末，用秤锤烧红，淬酒调服一盏，仓卒只以新汲水磨京墨服之，墨水裹儿身出；或芎、归、益母草、葵心皆能逐瘀以开产路。有坐草之时，蓦然目翻口噤吐沫者，霹雳丹。有矮石女子交骨不开难产者，龟壳散，或古芎归汤。通用无忧散、来苏散、兔脑丸。

胎死母舌黑非常；

外症指甲青黑、胀闷不食、口中极臭，用平胃散加朴硝五钱，水酒煎服，其胎化成血水而下。便闭脉实者，大黄备急丸，或单鹿角为末，葱豉煎汤调服；昏沉脉微者，养正丹，浓煎乳香汤下一百二十丸；血干或有寒者，四物汤下古桂香丸；气弱者，催生五积散，加麝一厘。双胎一死一活者，用蟹爪一盏，甘草二两，东流水十盏，煎至三盏，去渣，入阿胶三两，分二三次顿服，能令生者安，死者出。通用霹雳丹、夺命丸。外用如圣膏贴足心，仍服催生药及通关散吹鼻，即下。

胞衣不下因血胀，消瘀和气信古方。

皆因用力太早，产下不能更用力送出胞衣，停久被外冷所乘，则血涩胀胞而不出，腹满冲胸，喘急疼痛者危，急将脐带以少物系坠，然后截断，不然则胞上抱心而死。只要产母心安，不可轻信洗母用手，宜内服牛膝汤、催生五积散，或用真血竭为末，酒调服。甚者，夺命丹，外用如圣膏贴脚心。昏晕危甚，八味黑神散、黑龙丹。

产　　后

产后必须先逐瘀，

正产体实无病，不药可也，但难产气衰，瘀血停留，非药不行。古法：一产后，古芎归汤加童便一半服之。如无童便，以淡醋磨墨一小盏，入前汤药亦好。服药后，且闭目少坐，然后上床仰卧，不得侧卧，宜立膝，不可伸足，高枕厚蓐，四壁无风，时以人为从心括至脐下，如此三日。又不可太睡熟，宜频唤醒，时置醋炭，或烧干漆与旧漆器，以防血迷血晕。夏月房中不可太热，亦不可人多气盛，以致热过，则气耗散而不能送血。又不可太饱，时与白粥饮之，日渐加与。一月之内，针线劳役，当时不觉大害，月后即成蓐劳，手脚及腰腿酸痛；亦不可脱衣洗浴，强起离床太早，以致外感身强，角弓反张，名曰蓐风。如交合阴阳，令下部终身虚疾，将息百日以过乃可。须知产后百病，皆血虚火盛，瘀血妄行而已矣。间有内伤饮食，外感风寒，然亦必先逐瘀补虚为主。

瘀消然后堪补助；

瘀消后方可行补，如左脉弱，加补血药；右脉弱，加补气药。如不逐瘀，遽服参、芪甘美停滞之剂，有瘀血攻心即死者。食肉太早亦然。

瘀冲眩晕腹心疼，

去血过多，眼花头眩，昏闷烦躁，或见头汗者，古芎归汤入童便，甚者加炒干姜、人参；汗多加黄芪，或八味黑神散、单五灵脂散、返魂丹。胃弱血虚发厥，仓公散、白薇汤。临产用力劳心，气虚而晕者，用人参一两，苏木五钱，水煎入童便调服。气血俱虚，痰火泛上作晕者，八物汤合二陈汤去白芍。火载血上昏晕，或挟风邪者，清魂散。被惊者，抱胆丸、朱砂安神丸。腹心疼痛，全是瘀血，八味黑神散、四味散、失笑散；有寒热者，当归须散。虚寒心痛者，桂心汤；感寒者，理中汤。七情心痛者，木槟汤，食滞寒热，心腹痛者，熟料五积散加莪术。小腹痛者，名儿枕痛，单五灵脂散，或加桃仁醋糊为丸。气虚四君子汤下；血虚四物汤下。产门脐下虚痛者，大温经汤、羊肉汤。通用女金丹、加味益母丸。

血虚火动寒热互。

产后血虚发热，气虚恶寒，气血俱虚，发热恶寒，切不可发表。阴虚血弱者，四物汤，小热加茯苓为君；热甚加炒干姜为佐；去血过多，外热内烦，短气闷乱者，人参当归散。蒸乳发热者，四物汤加参、芪、白术、天花粉；发热昼静夜剧者，四物汤去芍药，量加柴胡；气血俱虚寒热者，补虚汤。产后真不宜凉也。

内伤劳役渐虚羸，

产后劳役过度，名曰蓐劳。其症虚羸，乍起乍卧，饮食不消，时有咳嗽，头目昏痛，发渴盗汗，寒热如疟，臂膊拘急。宜十全大补汤去芎，加续断、牛膝、鳖甲、桑寄生、桃仁为末；猪肾一对，去脂膜，姜一片，枣三枚，水二盏煎至一盏，入前末二钱，葱三寸，乌梅半个，荆芥五穗，同水煎，空心服。身痛寒热者，当归羊肉汤、腰子汤。

食滞脾家泻且吐；

凡寒热有腹痛者为瘀血，如腹痛胸满呕泻，必兼伤食。食肉太早瘀滞者，熟料五积散，痛甚加莪术，呕加砂仁，泻加姜、附、人参。泄泻不止，脐腹痛者，理中丸加肉豆蔻。挟寒腹痛肠鸣，小便清白，不渴者，四君子汤合五苓散，加肉豆蔻、炒白芍。挟热肠垢便涩，痛一阵泻一阵，口渴者，四君子汤合四苓散，加酒炒黄连及木通少许，或益元散。挟湿身重腹胀者，胃苓汤。呕吐因败血乘虚入胃胀满者，六君子汤加泽兰叶、赤芍、干生姜；腹胀胃气不和者，桔梗、半夏、陈皮等分，姜煎服；脾脉弦者，三白汤加干姜、陈皮、黄芪、滑石、甘草；饮食成积痞者，内灸散、睍睆丸。霍乱吐泻，烦渴肢冷者，理中汤加陈皮、麦门冬，姜煎；厥冷者，加附子；渴者，五苓散；转筋者，木萸散。

外感寒热无时停，补中带表无过度。

产后外感，离床太早，或换衣袭风，冷入于下部，令人寒热似疟，头痛不歇。血虚者，古芎归汤加人参、紫苏、干葛；血气虚者，补虚汤加陈皮、干姜；寒热甚者，熟料五积散；热不止者，黄龙汤主之。如体盛发热恶寒及疟痢者，小柴胡汤合四君子、四物汤，加黄芪，名三分散，切不可以伤寒治法。曾误服热药过多，热症大见，久而便闭者，柴胡破瘀汤，或四物

卷之五

汤加大黄、芒硝，暂服即补之。产后伤寒，详卷三。

身痛筋挛虚渴烦，

因产走动，气血升降失常，留滞关节，筋脉急引，或手足拘挛，遍身肢节走痛者，趁痛散；或余血不尽，流于遍身，腰脚关节作痛者，五积散去麻黄，加人参、香附、小茴、桃仁、木香等分，姜煎服。产后诸风痿弱，筋挛无力者，血风丸，或煎服。烦渴气虚者，生脉散；血虚者，四物汤加天花粉、麦门冬；气血俱虚，作渴头眩脚弱，饮食无味者，用人参二钱，麦门冬一钱半，熟地七分，天花粉三钱，甘草五分，糯米、姜、枣煎服。虚烦者，用人参、麦门冬、小麦、茯苓各一钱，竹茹一弹丸，半夏八分、甘草五分，姜煎服。心虚惊悸者亦宜。

汗多大便偏闭固；

产后发热自汗者，古归芪汤；汗甚加白术、防风、牡蛎、麦门冬、熟地、茯苓、甘草，或黄芪建中汤。自汗兼肿满者，大调经散；自汗肢体疼痛者，当归羊肉汤。发热盗汗者，用猪腰子一枚，糯米半合，葱白二茎，煮米熟取清汁一盏，入人参、当归各一钱煎服。大便闭者，古芎归汤加防风、枳壳、甘草；闭涩者，麻子仁丸，或苏麻粥。盖产后去血多则郁冒，郁冒则多汗，多汗则大便闭，皆血虚也。郁冒，即血晕。小便不通，腹胀满者，用盐填脐中，葱白一束，切作一指厚放盐上，以艾炷灸之，热气入腹即通。热者，六一散加槟榔、枳壳、木通、麻子仁，葵子，水煎服。

不语败血湿痰迷，

产后败血停蓄，上干于心，心气闭涩，舌强不能言语者，七珍散、四味散。有临产服汤药过多，胃湿使然者，熟料五积散、六君子汤。痰热迷心不语者，导痰汤；或痰气郁滞，闭目不语者，用生白矾末一钱，熟水调服。

乍见鬼神非邪忤。

产后乍见鬼神者，由血虚劳动肝心，败血攻冲，邪淫于心，胡言乱语，非风寒、非鬼祟也，宜小调经散加龙脑少许，或妙香散加当归、地黄、黄连。瘀血迷心，妄言妄见，及心虚谵妄昏晕者，八物汤去芍药，加琥珀、柏子仁、远志、朱砂、金银煎服；甚者，黑龙丹。产后血少，怔忡，睡卧不宁者，十味温胆汤，或宁神膏、定志丸。

又有恶露常淋淋，或因脬损尤难住；

产后五淋，白茅汤；败血淋沥不断者，乌金散；淋久不止，四肢乏力沉困者，牡蛎散。有生产时被洗母误损尿脬，以致日夜淋沥者，四君子汤加黄芪、陈皮、桃仁，用猪尿脬煮清汁煎，温服；血虚者加芎、归。

任是蓐风并肿浮，

产后中风，名曰蓐风。口噤牙关紧急，手足瘈疭，及血晕强直，筑心眼倒，吐泻欲死者，单荆芥散、古荆归汤；血虚劳碌太早，风邪乘虚而入者，小续命汤、羌活愈风汤。如口噤反张，涎潮多者，交加散，或大黑豆半升，炒令烟起，以酒二碗沃之，入瓷器内，每用酒半碗，入独活五钱同煎温服。产后汗多，风搏成痓者，难治。产后败血停蓄化水，循经流入四肢浮肿者，小调经散；血气虚者，四君子加苍术，或女金丹；血虚者，补虚汤少加苍术、茯苓，使水自利，忌峻剂攻利。

一切杂证补荣卫。

产后杂病与男子一同，但常兼补、兼逐瘀，则病无不愈。丹溪云：大补荣卫为主，虽有杂病，以末治之是也。假如月里痢疾，恶露未尽者，多瘀凝滞肠胃，与经后血滞作痢一同，四物汤加桃仁、黄连、木香主之；里急甚者，通玄二八丹。咳嗽多是瘀血入肺，古二母散加桃仁、杏仁、人参、茯苓水煎。其余以意会之可也。

惟有鼻衄黑如煤，

产后气血散乱，入于诸经不得还元，故口鼻黑起，乃变鼻衄，皆因产后虚热所致，胃绝肺败，犀角地黄汤救之。

发喘声高难救护；

产后气喘，由荣血暴竭，气无所主，独聚于肺喘急，孤阳绝阴，不治之证，单人参汤，或加苏木少许救之。若败血停滞胀肺喘者，用血竭、没药等分为末，酒入水调服，兼用夺命丹。

阴门肿突肠不收，

产后阴肉两旁肿痛，手足不能舒伸者，用四季葱入乳香末同捣成饼，安于阴户两旁，良久即愈。因产用力过多，阴门突出者，四物汤加龙骨末少许，连进二服，外用蓖麻子捣烂贴顶，少收即去蓖麻。产后生肠不收，八物汤加防风、升麻，须用酒炒黄芪为君，外以荆芥、藿香、樗皮煎汤熏洗。

子宫脂膜休羞恶。

产后下一物，如合钵状，有二岐者，子宫也，补中益气汤去柴胡，连进二三大剂，一响而收，后以四物汤加人参调理。产后下一物如帕，约重斤余者，因临产劳役，或肝痿所致，有粘席不得上者，乃脂膜，无妨，补中益气汤去柴胡，连进二帖即收。临产惊动，用力太过，以致肓膜有伤，垂出肉线一条，约三四尺长，牵引心腹痛不可忍，以手微动之则痛苦欲绝，先服失笑散数帖，仍用生姜三斤，洗净捣烂，以清油二斤拌匀，炒令油干焦为度；却用熟绢五尺摺作数层，方令稳重妇人轻轻盛起肉线，使之屈曲作一团，纳在水道口；却用绢袋兜前油姜稍温，敷在肉线上薰之。觉姜冷，又用熨斗火熨热，常使有姜气，如姜气已过，又用新姜如此熏熨。一日一夜其肉线已缩入一半，再用前法，越两日肉线尽入，却再服失笑散、古芎归汤调理。不可使肉线断作两截，则不可治矣。

乳汁不通气血虚，气滞塞者戒郁怒；

产后气血虚弱，乳汁少者，用钟乳粉二钱，漏芦煎浓汤调服；或用猪悬蹄一只，通草五两煮汁食；或鲫鱼、木通煮汁食亦好。气滞乳少者，漏芦散；气塞乳少者，涌泉散。无子食乳要消者，用麦芽二两，炒为末，四物汤调服即止。凡乳母但觉小水短少，即是病生，便须服药调理脾胃肝肾，如不愈者，必气滞且逆也。盖妇人凡事不得专行，多忧思忿怒，忧思过则气结而血亦结；忿怒过则气逆而血亦逆，甚则乳硬胁痛烦热。要之，女病皆因气血郁结，所以古方多用香附、砂仁、木香、槟榔、青皮、枳壳者，行气故也。

怪疾乳长尺有余，先贤治法仍详具。

产后瘀血上攻，忽两乳伸长，细小如肠，直过小腹，痛不可忍，名曰乳悬，危证。用川芎、当归各一斤，水煎浓汤，不时温服；再用二斤，逐旋烧烟，安在病人面前桌子下，令病人曲身低头，将口鼻及病乳常吸烟气；未甚缩，再用一料，则瘀血消而乳头自复矣。若更不复旧，用蓖麻子捣烂贴顶上，片时收，即洗去。

附：胎杀禁忌

凡胎杀所在，不宜修整，虽邻家兴动，孕妇当避。纵不堕胎，令儿破形，色青体挛，窍塞夭殒。

胎杀所在

正月在房床，二月在窗户，三月在门堂，四月在灶，五月在身床，六月在床仓，七月在碓磨，八月在厕户，九月在门房，十月在床房，十一月在炉灶，十二月在房床。子丑日在中堂，寅卯辰酉日在灶，巳午日在门，未申日在篱下，戌亥日在房。已上禁忌，总要全不修理为高。

房中游神

癸巳、甲午、己未、丙申、丁酉日在房内北，癸卯日在房内西，甲辰、乙巳、丙午、丁未日在房内东，六戊、六巳日在房中，庚子、辛丑、壬寅日在房内南。凡游神所在，忌安床换帐、致重物于床中，必主堕胎。

生子所向方

子、午、卯、酉日宜西南，寅、申、巳、亥日西北，辰、戌、丑、未日东南。难产以苏叶煎汤洗脐腹、阴门。

藏胎衣方

宜生气方上。正月子方，二月丑，三寅，四卯，五辰，六巳，七午，八未，九申，十酉，十一戌，十二月亥方。如生气方有不便，依历日藏于奏书博士月德方上。忌月空三杀，太岁方上。欲多置之河中者非。

小儿门

观形

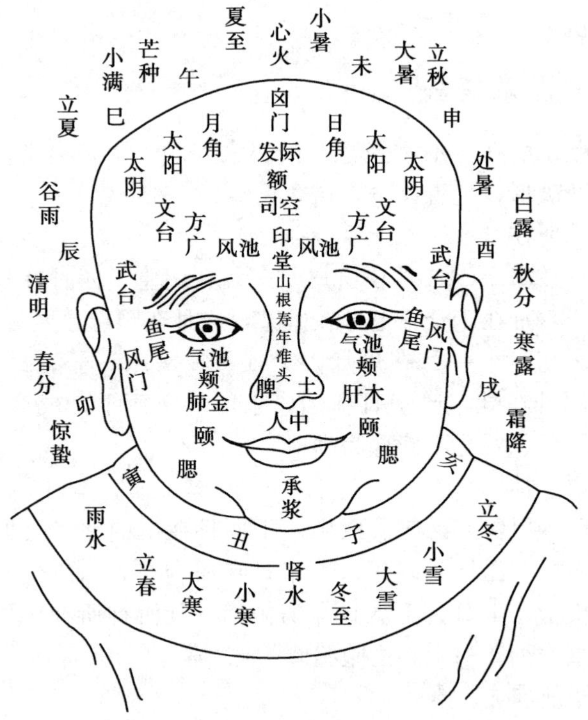

察儿气色，

肝青，心赤，脾黄，肺白，肾黑。凡病，面无黄色不治。春白、夏黑、秋赤、冬黄者逆。

先分部位：左颊青龙属肝，

应春，青为有余。

右颊白虎属肺。

应秋，白为不足。

天庭额高而离阳应夏，色红心热心火，

红主大热，青乃肝风。印堂青者人惊，红白者水火惊，红者痰热。印堂连准头红者，三焦积热；印堂至山根红者，心小肠热，小便赤涩；山根至鼻柱红者，心胃热，大小便涩。

地阁颏低而坎阴应夏，色白肾虚肾水。

承浆色青，食时惊，或烦躁夜啼；黄多吐逆；红者肾中气病；两颐赤者肺热。

鼻在面中，

应四季，准头红黄者，无恙。

脾应唇际。

红主渴。蛔虫咬心头者，唇必反。人中候小肠，喜深长，恶平满。黑者，泻痢死。凡五岳赤者皆热，淡白者皆虚。陈氏五脏惊积冷热诗曰：肝惊起发际，肝积在食仓，肝冷唇青白，肝热正眉当；心惊在印堂，心积额角荒，心冷太阳位，心热面颊装；脾惊正发际，脾积唇应黄，脾冷眉中岳，脾热穴太阳；肺惊发际赤，肺积发际当，肺冷人中见，肺热面颐旁；肾惊耳前穴，肾积眼胞相，肾冷额色紫，肾热赤食仓。

红气见而热痰壅盛，

印堂属心。红色热痰，青黑惊痰，黄青风痰。

青色露而惊风怔悸。如煤之黑为痛，中恶逆传；似橘之黄食伤右太阴，文、武台皆青，脾虚吐利亦有热者。

白乃疳痨，

为寒，肺气不利。

紫为热炽。

变黑者死。

青遮口角难医，

惊狂。

黑掩太阳不治。

左太阳青，惊轻；红色，伤寒鼻塞，变蒸壮热；黑青乳积。右太阳青，惊重；红色，风抽眼目；黑者，死。红至太阴者，内外有热；连文台者，热极；连武台者，渐生变证。

年寿赤光平者寿，陷者夭，多生脓血；山根青黑，频见灾危。

必死。黑色，痢疾；赤黑色，吐泻困倦；黄色，霍乱；红色，夜啼；紫色，伤饮食。

朱雀贯于双瞳，火入水乡；

朦胧，热毒；黑睛黄者，伤寒危证。

青蛇绕于四白，肝乘肺部。

青为肝风，黄乃食积。

泻痢而带阳须防，咳嗽而拖蓝可忌。疼痛方殷，面青而唇口撮；惊风欲发，面赤而目窜视。火红光焰焰，外感风寒；金黄气浮浮，中藏积滞。乍黄乍白，疳积连绵；又赤又青，风邪瘈疭。

气乏囟门成坑，

红色惊热夜啼，红肿惊风痰热。前囟虚软，母气血弱；后囟不坚，父精不实。

血衰头毛作穗。

发黄焦槁者，腑热。肉折皮枯者，死。

肝气眼生眵泪，脾冷涎流滞颐。

正口红色为平，干燥脾热，白主失血，青黄惊积，青黑者死。

面目虚浮，定腹胀而上喘；眉毛频蹙，必腹痛而多啼。

久病两眉红者，夜啼；紫色，风热；赤红者，死。皱者痢疾。

风气二池如黄土，则为不宜；

风池红，有风痰将欲发搐；气池红，伤风有热入里。

左右两颊似青黛，则为客忤。

黄色痰实，红主惊风，赤者伤寒。

风门黑主疝而青为惊红主吐泻，方广光滑吉而昏黯凶。

中庭、天庭、司空、印堂、额角、方广，皆命门部位，青黑惊风恶候，亦忌损陷。

手如数物兮，肝风将发；

将手抱头者死。

面若涂朱兮，心火似炙。坐卧爱暖，风寒之入；伸缩就冷，烦热之攻。肚大脚小，脾欲困而成疳；目瞪口张，势似危而必毙。噫！五体以头为尊，一面惟神可恃。

小儿诸病，但见两眼无睛光，黑睛无转运，目睫无锋芒，如鱼、猫眼状，或两眼闭，而黑睛朦昧者死；或外若昏困，而神藏于内不脱者生。黑珠满轮，睛明者少病。眼白多，睛珠或黄、或小者，禀弱多病。日证内赤者，心热；淡红者，心虚热；青者，肝热；浅淡者，肝虚；黄者，脾热；无睛光者，肾虚；白而混者，肺热。

况乎声有轻重之不同，

声轻者，气也，弱也。重浊者，痛也，风也。高喊者，热欲狂也。声急者神惊，声塞者痰，声战者寒，声噎者气不顺。喘者气促，喷嚏者伤风。惊哭声沉不响者重；声浊沉静者疳积。如生来不大啼哭，声啾唧者夭。

啼有干湿之顿异。

直声往来而无泪者是痛，连声不绝而多泪者是惊。嗞啭声烦躁者难愈，躁促声喑者感寒。

病之初作，必先呵欠；

肝所主也。面赤者风热，面青者惊风，面黄者脾虚；多睡者内热，心神不安者气热，声瓮者伤风。

火之大发，忽然惊叫。

乃火动气虚，必死。夜半发者，多有口疮，宜即看之。

藜藿不同于膏粱，韦布自殊于绮绢。虽由外以识中，勿刻舟而求剑。

相儿寿夭歌：身软阳痿头四破，脐小脐高肉不就；发稀色脆短声啼，遍体青筋俱不寿；尻肿膑骨若不成，能踞能行能立死；脐深色老性尊持，方是人家长命子。

察 脉

小儿初生至半岁看额脉，周岁以上看虎口三关；男子五岁，女人六岁，以大指上下滚转分取三部，诊寸口三部脉。

额脉三指热感寒，

额前眉上发际下，以无名指、中指、食指三指按之，如俱热，感寒邪，鼻塞声粗。

俱冷三指吐泻脏不安；食指若热胸中满，无名热者乳消难；

上热下冷食中热，

食指为上，名指为下。若食、中指热，则上热下冷。

夹惊名中指详看。

若无名、中指热，便是夹惊之候。

食指风气命三关，

男左女右，以左阳右阴故也。然阴阳男女，均有两手，亦当参验。左应心肝，右应肺脾，于此变通消息可也。故有以左手红纹似线者，发热兼惊；右手红纹似线者，脾积兼惊；三叉者，肺热、风痰、夜啼。风关无脉则无病，有脉病轻；气关病重；命关脉纹短小，面色红黄，外证又轻则无妨。若直射三关青黑，外证又重者，死。

五色惟有红黄安；

五色：红、黄、紫、青、黑。由其病盛色能加变，如红黄之色，红盛作紫；红紫之色，紫盛作青；紫青之色，青盛作黑；青黑之色至于纯黑者不治。又白色主疳，黄而不光者主脾困。

淡红寒热在表青惊积，

深青色，或大小曲者，四足惊；赤色大小曲者，水火飞禽惊；红色大小曲者，人惊；青带黄者，雷惊。或红或青，如线一直者，是母伤食所致。紫丝、青丝或黑丝，隐隐相杂，似出不出，主慢脾风。

深红疹痘是伤寒。

赤红伤寒痘疹，空红泄泻。钱氏歌：紫风红伤寒，青惊白色痞，黑时因中恶，黄即困脾端。

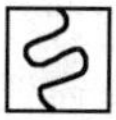

纹弯停食纹细腹痛，

多啼乳食不消。纹多则主气不和，纹乱者病久，纹曲者风热盛。

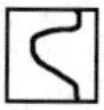

纹粗黑射惊风顽；

纹粗直射指甲，必生惊风恶候，纹黑如墨困重难治。

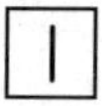

悬针青黑风关水惊，气关疳热，

命关人惊，多传慢脾风，不治。余仿此。

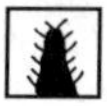

鱼刺又有此样刺青色风关惊气关虚劳艰。

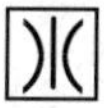

水字风关肺咳嗽惊风或疳疾膈痰积，

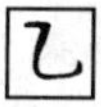

乙字风气二关惊风尽属肝；

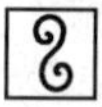

曲虫风关肝病疳积气关大肠秽，

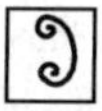

肝风关胃气关多吐疳积总如环。

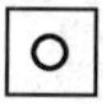

流珠红点膈热三焦霍乱，

吐泻肠鸣，自利烦躁，啼哭。

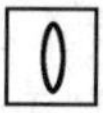

长珠寒热腹痛夹积团；

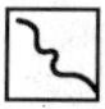

来蛇干呕脏腑滞，

左手则为肝病。

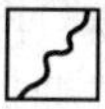

去蛇昏睡泻潺潺。

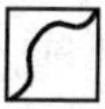

弓反里形感寒热，

头目昏重，心神惊悸，倦怠，四肢稍冷，小便赤色。

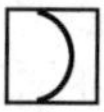

反外心神恍惚间；

夹惊夹食风痫症候，纹势弯曲入里者，病虽重而证顺，犹可用力；若纹势弓反出外，骎骎靠于指甲者，断不可回。其有三关纹如流珠、流米，三五点相连，或形于面，或形于身，危证尤甚。

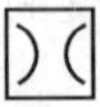

)(气疳向里风疳向外，

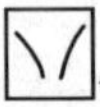

\/ 斜左伤风斜右寒。

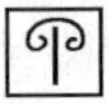

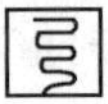

双钩三曲伤冷硬，

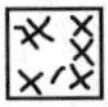

脉乱如虫疳蛔攒；

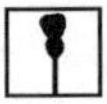

枪形痰热惊风搐，

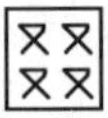

双字食毒惊积难。

孩儿三岁至五岁，一指三关定其息。浮洪浮缓伤风，洪紧伤寒。人迎紧盛伤寒，气口紧盛伤食风盛数多惊急促虚惊，虚冷沉迟细实有积；脉紧如索弦是风痫，沉缓须知乳化难。腹疼紧弦牢实大便秘，沉而数者骨中寒；弦长多是膈干风弦紧者，气不和，紧数惊风四肢掣。浮洪胃口似火烧，单细疳劳洪虫啮；虚濡有气不和更兼惊神不守舍，脉芤多痢大便血。变蒸脉亦随时移，伏迟寒呕无潮热伏结为物聚；前大后小童脉顺，前小后大必气咽大小不均者鬼祟。四至洪来苦烦满，沉细腹中痛切切；滑主露湿冷所伤，弦长客忤分明说。五至夜甚浮大昼，六至夜细浮昼别；纯阳六至号平和五至虚，四至病，三至脱，七至八至病轻，九至十至剧，十一、十二至死，此是圣人传妙诀。

脉过寸口入鱼际，主遗尿、惊搐。脉浮数身温，顺；沉细肢冷，逆。夜啼脉微小，顺；洪大身冷，逆。吐哯，脉浮大身温，顺；沉细身冷，逆。疳劳，脉紧数脏实，顺；沉细脾泄，逆。虫痛，脉紧滑身温，顺；浮大唇青，逆。余病顺逆同大人。

五脏形证虚实相乘

肝风气热为外伤风，气温为内生风目直，热则两眦俱紧不转。凡目直兼青

者，必发惊；咬牙甚者，亦发惊手循捻，

肝主谋，故循衣领，乱捻物。风甚身强反张力大，泻青丸；心乘风火相搏则发搐，导赤散；渴、喘，泻白散。

虚则咬牙呵欠兼。

心不受热，目连札不搐，或发搐力小，俱当补肾治肝，肾气丸。如心乘肝，实邪，壮热而搐，利惊丸、凉惊丸；肺乘肝，贼邪气盛，呵欠微搐，法当以肾气丸补肝，泻白散泻肺；脾乘肝微邪，多睡身重发搐，先以泻青丸定搐，然后随所见症调治；肾乘肝，虚邪，憎寒呵欠发搐，羌活膏。所谓乘者，犹乘车之乘。五脏相乘莫测，如肝病必先治肺补肾，然后审肝脏虚实而调之，余脏仿此。

心惊搐难言合面卧，

烦热上窜，舌强欲言不能叫哭，胸热，故欲合卧就凉，单泻心汤、导赤散、小生犀散。

虚则困卧惊悸添。

温惊丸。肺乘心，喘而壮热，泻白散；肝乘心，风热，大羌活汤下泻青丸；脾乘心，身热，泻黄散；肾乘心，恐怖恶寒，朱砂安神丸。

脾困倦身热渴不食，

实则困睡不露睛，身热渴欲饮水，或闭或泄黄赤色，泻黄散。

虚则吐泻风生痰。

虚则吐腥，泄泻白色，多睡露睛，四肢渐次生风，或有痰，钱氏白术散、异功散、理中丸。肝乘脾，风泄而呕，二陈汤加黄芩；心乘脾，壮热体重而泻，羌活黄芩苍术甘草汤主之；肺乘脾，能食不大便而呕嗽，槟榔、大黄煎汤下葶牛丸；肾乘脾，恶寒而泄，理中丸。

肺燥喘嗽鼻干手掐目，

实则喘而气盛，或渴，泻白散润之。手掐眉目鼻面者，甘桔汤主之。肺只伤寒则不胸满；肺热复有风冷，胸满短气喘嗽，泻白散、大青膏主之。

虚则唇白色少气喘无厌。

气哽长出少气，先服益黄散，而后阿胶散。心乘肺，热而喘嗽，先肾气丸，次导赤散、阿胶散；肝乘肺，恶风眩冒喘嗽，人参羌活散；肾乘肺，憎寒，嗽清利，百部丸；脾乘肺，体重痰嗽泄泻，四君子汤加藿香、干葛、木香、甘草。

肾寒畏明颅自解，

肾只不足，惟痘疮肾实则黑陷。小儿肾虚，由胎气不充，则神不足，目多白睛，畏明，颅囟自开，面皖白色，皆难养或夭。有因病而致虚者，可补。

下窜足热火欲炎。

下窜者，骨重惟欲坠下而缩身也。足热不喜衣覆，心火下于肾部，肾气丸或正气汤。心乘肾，内热不恶寒，桂枝汤加黄芩为丸；肺乘肾，喘嗽皮涩寒，百部丸；肝乘肾，拘急气搐身寒，理中丸；脾乘肾，体重泄泻身寒，理中丸。凡本脏虚弱，皆鬼贼克害，当补本脏正气。假令肺病咳嗽，当春补肾，当夏救肺，当秋泻肺，当冬补心。泻本脏，乃名寒泻。大抵五脏各至本位即气盛，不可更补；到初克位，不可更泻。又肺病重，见肝虚证易治，见肝热证难治。盖肺病久则虚冷，肝强实而反胜也。《经》曰：受所制而不能制，谓之真强。法当先补脾肺，而后泻肝；肺胜者，当补肝泻肺。然嗽久虚羸，不可服泻白散，宜肾气丸。又肝病见秋，肝胜肺也，宜补肺泻肝，轻者病退，重者唇白如枯骨者死；肺病见春，肺胜肝也；心病见冬，心胜肾也；肾病见夏，肾胜心也；脾病见四脏，顺者易治，逆者难治。五脏病机，不离五行生克制化之理，所以有脏腑虚实乘胜之病，世俗不审此理，往往率指为外感、内伤，而用药枉死，此钱氏、洁古之功大矣哉！

死　证

眼上赤脉，下贯瞳人；水火困绝。囟门肿起，兼及作坑。心绝。鼻干黑燥，肺绝。肚大青筋；脾绝，气不荣。目多直视，五脏俱绝。睹不转睛。止住。指甲黑色，肝绝。忽作哑声；气有出无入，脉绝也。虚舌出口，心绝。啮齿咬人。肾绝。鱼口气急，口如鱼呷水之状，是气急肺绝。啼不作声；肺绝。蛔虫既出，消食虫是脾胃冷热皆出来。必是死形。

飧泄手足寒难已，手足温易已。凡病困，汗出如珠不流者，死；头毛皆上逆者，死；唇口干、目皮反、口中气冷、手足四垂、其卧如缚、掌中冷者，死。

乳子调护

养子须调护，看承莫纵弛；乳多终损胃，食壅即伤脾。被厚非为益，衣单正所宜；无风频见日，寒暑顺天时。

初生三五月，宜绷缚令卧，勿竖头抱出；六个月方可与稀粥，亦不可将乳同吃；五岁方可吃荤腥。养子十法：一要背暖，二要肚暖，三要足暖，四要头凉，五要心胸凉，六要勿见异物，七脾胃常要温，八啼未定勿便饮乳，九勿服轻粉、朱砂，十少洗浴。

小儿病机

大半胎毒，小半内伤乳食，十分之一外感风寒。大率属脾与肝。多因脾胃娇嫩，乳食伤精，则生湿，湿生痰，痰生火，湿热结滞而然。且真水未旺，心火独炎，故肺金受制，肝常有余，脾肾不足。

胎毒类

初生

初生何故便需医，

生下啼声未出，急用绵裹手指，蘸生甘草汁，夏月和黄连汁拭口，去其恶秽，稍定，更以蜜调朱砂末一字，抹入口中，镇心安神解毒。延生方：初生脐带落后，取置新瓦上，用炭火四围烧存性，若脐带有五分，入飞过辰砂二分半，为末，用生地、当归煎浓汁调匀抹儿上腭间，及乳母乳头上，一日至晚服尽为度。次日遗下秽浊之物，终身永无痘疹诸疾，十分妙法。

胎热胎寒胎瘦肥；

胎热因母食热，胎寒因母感寒，或伤生冷。胎瘦怯，面黄，白睛多，喜哭，身肌肉薄，大便色白，属肺，宜预服**长生丸**：槟榔、枳壳各一两，木香五钱，砂仁、半夏、丁香、肉豆蔻、全蝎各二十枚，为末，饭丸黍米大。每五十丸乳汁下，宽上实下，补脾化痰止泻。胎肥，生下肌肤血红，五心烦热，大便难，宜有**浴体法**：白矾、青黛、乌梢蛇各一钱半，天麻五分，蝎梢、朱砂各二分半，麝香一字，桃枝一握，水煎十沸，温热浴之，勿洗背，胎瘦者亦宜。

胎寒身冷多泻利，盘肠内钓痛无时。

生后身冷，口气亦冷，肠鸣泻利青黑，盘肠内钓，心腹绞痛不乳者，木香匀气散，或**白姜散**：白姜、木香、官桂、陈皮、槟榔、甘草各等分。呕加木瓜、丁香；面青肢冷，去槟榔加川芎、当归，水煎，量儿大小，以绵蘸灌之。

或不能啼或肾缩，

有生下不能啼者，必因难产冒寒所致。急以绵絮包抱怀中，未可遽断脐带，且将胞衣置灰火中煨之，仍作大油纸捻点灯，于脐带上往来遍带燎之。盖带连儿脐，得火气由脐而入，更以热醋汤浇洗脐带，须臾气回啼哭如常，方可浴洗，并断脐带。有肾缩者，乃初生受寒，用硫黄、吴萸各五钱为末，研大蒜汁，调涂腹上，仍以蛇床子烧烟微薰。

生泡遍身或无皮。

生下遍身如鱼泡、如水晶，碎则成水流渗者，乃胎受寒湿也。用密陀僧为末掺之，仍服苏合香丸。生下遍身无皮，俱是红肉者，乃脾气不足也，用早米粉扑之，候生皮方止。

胎热悬痈落地死，

有生下即死者，急看儿口中悬痈、前腭上有泡，以手指摘破，用帛拭血令净，若血入喉即死。

谷道无孔事亦奇。

初生谷道无孔者，乃肺热闭于肛门，急用金银玉簪，看其端的处刺穿；或用火针刺，不可深，以蜜导法套住，紧急只以油纸捻套住。内服四顺清凉饮，免其再合。

二便不通因不乳，

有生后面红气急，眵泪呵欠，二便不利，或有血水，甚则手足常搐，眼常邪视，身常掣跳，宜连翘饮、五福化毒丹、梨浆饮。有不能饮乳者，用黄连、枳壳、赤茯苓等分蜜丸，乳汁下。有生下面赤眼闭，二便不通，不饮乳者，**酿乳方**：泽泻五分，生地四分，猪苓、赤茯苓、天花粉、茵陈、甘草各二分，水煎，令乳母捏去宿乳服之，良久乳儿。此酿乳法，余皆仿此。有单小便不通者，乃心气积热并于小肠，急用生地龙数条，蜜少许，研匀敷阴茎上，内用蚕蜕烧灰，入朱砂、脑麝少许为末，麦门冬、灯心煎汤调服。有不乳小便难者，用乳汁四合，葱白一寸，煎三沸灌之。

若兼腹胀难支持。

大便不通，腹胀欲绝者，令妇人以温水漱口，吸咂儿前后心并脐下、手足心共七处，吸咂三五次，以红赤为度，便即自通。

生赤如丹生黄疸，

有生下身如丹涂者，**郁金散**：郁金、桔梗、甘草、天花粉、葛根等分为末，薄荷煎汤，入蜜调服五分，后用蓝叶、浮萍、水苔同研绞汁，调朴硝、土朱涂赤处。有生下肌肉红白，二腊后遍身面目小便皆黄，大便不通，谓之血疸。因母受湿热，或衣被太暖所致，宜四物汤加天花粉等分，水煎服；兼以黄柏煎汤洗之。

鹅口口疮急拭之。

白屑满舌如鹅之口者，心脾热也。用发缠指头，蘸薄荷自然汁拭净，如不脱，用**保命散**：枯矾、朱砂各一钱，马牙硝五钱，为末，每一字，取白鹅粪擂水，调涂舌上及颔颊内。口疮者，心脏积热也，用淡醋调南星末，贴两脚心，乳母服洗心散。轻者用黄连，或细茶为末，少加甘草，蜜调敷之；甚者用黄柏、青黛、片脑为末，竹沥调敷，或前保命散去鹅粪尤妙。如满口生疮糜烂者，用黄柏、细辛、青盐为末，噙之吐涎，三日即愈。大人亦宜。有口烂不能吃乳者，用巴豆二粒，入朱砂或黄丹、土朱少许，同捣烂，剃开小儿囟门贴之；如四边起粟米疱，急用温水洗去，恐成疮，用菖蒲煎汤洗之，立效。

重舌木舌牙龈白，

重舌，心脾热盛，附舌根而重生一物如舌，短小而肿，曰重舌。着颊里及上腭，曰重腭；着齿龈，曰重齿。当刺出血，再生再刺。不尔，则胀满塞口，有妨乳食，宜**青黛散**：黄连、黄柏各一钱，青黛、牙硝、辰砂各二分，雄黄、牛黄、硼砂各一分，片脑二厘，为末。先用薄荷汁拭口，后以药末少许掺之。咽疮肿塞者亦宜。木舌，心脾热壅，肿硬不和，渐日塞满口中，亦能害人。用黄柏为末，以竹沥调，点舌上，甚者加朴硝、白盐。二证通用：百草霜、芒硝、滑石为末，酒调敷之。又弄舌，舌络微紧，时时舒出，亦脾热也。不可冷药，当与泻黄散渐服之。面黄肌瘦，五心烦热者，胡连丸。大病后弄舌者凶。有初生舌下生膜如石榴子，连于舌根，令儿声不能发，急摘断之，微有血，以发灰掺之。有口内并牙龈生白点者，名马牙。不能食，与鹅口不同，少缓不能救。急以针挑出血，用京墨磨薄荷汁，以母油发裹手指蘸墨遍口擦之，勿得食乳，令儿睡一时，醒后与乳，再为擦之即愈。

尽皆母热遗于儿。

撮　口

撮口聚面气喘急，胎家热毒入心脾；

撮口风：面目黄赤、气喘、啼声不出，胎热流毒心脾，则舌强唇青，撮口聚面，饮乳有妨。用僵蚕二枚，略炒为末，蜜调敷唇中，或大利惊丸，或**蝎梢散**：蝎梢四十九个，每个用生薄荷叶卷定，以绵扎之，砂锅内滚炒，薄荷干酥为度，再入僵蚕四十九个，脑麝少许，为末，用紫雄鸡肝二片，煎汤调服。治一切胎风及百日内撮口脐风。如胎虚冷者，加川乌；热者另用辰砂膏。有初生七日患此者，急看儿齿龈之上，有小疱如粟米状，急以青软布裹手指，蘸温水轻轻擦破，即开口便安，不用服药。

亦有脾肺虚寒者，

撮口，气不和也。肺主气，口属脾，脾虚不能荣子，故撮口气急，保命丹、益黄散主之。

口沫肢冷不可为。

口出白沫，四肢冰冷，最为恶候，一七见之必死。

噤　　口

噤口不乳不能啼，胎热复为风搏之；

噤口风：眼闭，啼声渐小，舌上聚肉如粟米状，吮乳不得，口吐白沫，二便不通，由胎中受热，毒流心脾，故形见于喉舌，或生下复为风邪搏之所致，宜泻黄散、珠银丸。有初生口噤不开，不收乳者，用金头赤足蜈蚣一条，炙焦为末，每五分以猪乳汁二合和匀，分三四次灌之；或用竹沥调牛黄末一字灌之，更以猪乳汁点口中。

此证皆因里气郁，吐痰利惊最得宜；

噤口、撮口、脐风，三者一种，同因里气郁闭，宜先用**控痰散**吐痰：蝎梢、铜青各五分，朱砂一钱，腻粉一字；麝香少许，为末，每一字，茶清调服；或甘草煎汤探吐，尤稳。却以猪胆汁点入口中即瘥。次用人参养胃汤，去苍术、半夏，加木香、苏子，与乳母服。再用辰砂膏、利惊即愈。

吹鼻喷嚏还可治，

吹鼻法：蜈蚣一条，蝎梢四个，僵蚕七个，瞿麦五分，为末，每一字吹入鼻中，喷嚏可治，仍用薄荷汤调服。

七朝见此十分危。

七朝见此证者危，百日内见此证，手足蜷者亦不治。

脐　　风 附胎风

脐风风冷湿气流，

脐风，因断脐后，为尿、乳、水湿、风冷入脐，流于心脾所致。

脐肿腹胀四肢柔；

其证：脐肿突，腹胀满。

或多啼搐防撮噤，

若日夜多啼，不能饮乳，甚则发搐、撮口、噤口，是为内搐不治。凡脐边青黑，爪甲黑者，俱死。古方大利惊丸主之，或用噤口条吹鼻法，有嚏可治。甚者，**金乌散**：金头蜈蚣半条，川乌尖三个，生，麝香少许，为末，每半字，金银煎汤调服。或外科赛命丹、一捻金妙。如风搐稍定，多啼烦躁者，大温惊丸。

间有热者生可求；

亦有热在胸膛，伸引努气，亦令脐肿，千金龙胆汤，小凉惊丸。洗脐肿法：用荆芥煎汤洗净，后以葱叶火上炙过，候冷，指甲刮薄贴肿处，次日便消。方服**通心饮**：木通、连翘、瞿麦、山栀、黄芩、甘草各三分，灯心、麦门冬各少许，水煎服。通心气，利小便，退潮热，分水谷，兼治旋螺眼风。如春月加防风、蝉蜕；夏加茯苓、车前子；秋加牛蒡子、升麻；冬加山栀、连翘；行气加钩藤、川楝子；口疮加生地、野苎根。通用：安脐法，治脐中血水汁出，或赤肿痛。当归为末，或白石脂末，虾蟆油，头发烧灰，皆可敷之。灸肚筋法：儿生七朝，患此者必自发出青筋一道，行至肚，必生两岔，待行至心，不治。知者常视其青筋初发，速照青筋头上灸三炷，或行至生两岔处，亦照两岔头上截灸六炷，青筋自消，儿必活矣。炼脐法：药方见第一卷。凡初生下时，用绵裹脐带，离肚三寸处，以线扎住，却于线外将脐带剪断，片时去线，待血流尽，看近肚处，脐有两小孔，一大孔，用鹅毛管送炼脐药一二分入大孔内，以手指轻轻揉散，艾灸脐头三炷，结作疙瘩，软帛裹腰，切不可时常揭看，待脐落去，自无风矣。又法：落胎之时，视其脐软者，不须治，如脐硬直者，定有脐风，急用银簪于脐根旁刺破一二处，入麝香末少许，艾灸三炷，极妙。

胎风痫证多呕吐，生者红色注眉头。

胎惊痫风，乃孕妇嗜欲，忿怒惊仆，或外挟风邪伤胎，子乘母气，生下即病，呕吐抽掣，口眼㖞斜，惊啼声短，腮缩囟开，或颊赤，或面青，噤口咬牙，眼含潮涎，筋骨拘挛，身腰强直，脐腹肿起，与噤、撮同证。但胎风合眼，与慢脾异，不可妄用温药。视其眉间气色红赤鲜碧者生，青黯黑者死。治法：解散风邪，利惊化涎调气，辰砂膏最妙。**太乙散**：天浆子、南星、白附子、天麻、防风、茯苓各二钱，全蝎、朱砂各一钱，麝香少许，为末，每五分，乳汁化下，治胎惊。

胎惊夜啼

上夜惊啼多痰热，仰身有汗赤面颊；

月内夜啼，惊惕抽掣者，乃胎中受惊所致，宜**猪乳膏**：琥珀、防风各一钱，朱砂五分，为末，用猪乳汁调一字，抹儿口中。或保命丹、金箔镇心丸。惊有痰者，抱龙丸；惊有热者，凉惊丸、龙脑安神丸。寻常邪热夜啼者，用灯花三颗为末，灯心煎汤调抹儿口中，以乳汁送下，日二服。大概有痰热者，多上半夜仰身有汗而啼，面赤心躁，小便赤涩，口中与腹皆热也。

下夜曲腰必虚寒，甚则内钓手足掣；

夜啼气虚者，四君子汤加山药、扁豆；挟热加黄连、竹叶；血虚焦啼者，用当归为末，乳汁调服；气血俱虚，腹痛夜啼者，用黄芪、当归、赤芍、木香、甘草等分为末，每挑少许着乳头上，使吮乳服之。有胎寒及衣被过凉，以致脏寒，盘肠内钓，肚腹胀痛，啼则眼目上视，手足抽掣。盖夜则阴盛，寒则作痛，甚则阴盛发躁，所以夜啼，宜保命丹，轻者益黄散，外炒麦麸熨之。凡下半夜曲腰而啼，面目青白，扪腹觉冷，必冒寒腹痛也。有因惊受风邪而啼者，**二活散**：羌活、独活各二分，槟榔、天麻、麻黄、甘草各一分，水煎服。或加南星为末，蜜调可贴囟门。有伤乳食作痛而啼者，消乳食丸。

客忤中恶哭黄昏，

有日夜惊啼，必黄昏前后尤甚者，乃客忤中恶，治详后客忤条。

饮乳方啼烂口舌。

有欲饮乳，到口便啼，身额皆热者，看其口，若无疮，必喉舌肿痛，宜冰梅丸、薄荷煎治之。凡初生月内多啼者吉，胎热、胎毒、胎惊得散，且无奇疾。要知频浴冻腹，便成脐风；不忌生人异物，则为客忤、噤口、惊啼；乳食重服，则吐泻痰逆；过暖则口舌疮痍；过凉则脏寒钓气。调理之法，适中而已。

诸　惊

神惊痰聚发风搐，或因内热风生肝；

小儿元气未充，神魂未定，或见生人异物，或闻厉声响器，惊入心之胞络，火炎舍空而聚痰，痰生热，热生风，心肝脾病也。又有心内积热而惊惕，肝内生风而发搐，痰涎壅盛，风热并作，所以暴烈紧急，心肝病也。盖心主热，脾主痰，肝主风，相因而发，谓之惊风痰热可也，谓之惊热风痰亦可也。大要：惊热者朱砂安神丸；热甚者凉惊丸；虚者温惊丸；痰盛者辰砂化痰丸、抱龙丸；痰热者滚痰丸；惊、风、痰、热全者，天麻防风丸、古礞石丸。又有惊积者，受惊日久而积成之也，其症额汗喘息、烦渴、潮热往来、肚热、睡中觉腹内有物跳动、泻下如白脂、豆砂是也。治法：量与辰砂膏疏导，仍与调气和胃而愈。

内外夹惊成假搐，不比真搐闭牙关。

其有搐搦反张，斜视而牙关不紧，口无痰涎者，多是外感风寒，内伤饮食夹惊而成，谓之假搐，非真搐内生惊痫也。内伤饮食壅热，或因食后遇惊，谓之伤食夹惊，身热温壮，或吐不思食，大便酸臭，先用人参羌活散，加青皮、紫苏取表消积；次用泻青丸，加辰砂、蝎梢祛风镇惊。食癖挟惊热者，宽热饮；痰积者，白玉饼。惊食两重，四肢搐搦，痰壅盛者，先与利惊丸消导；次服启脾散调脾。外感因惊虚风，邪乘入心肝二经；或内有积热，外又感风，俱谓之伤风夹惊。神困昏愦，头疼，口中气粗而热，先用惺惺散、参苏饮、人参羌活散，或大青膏选用微表；次与天麻防风丸。通用：导赤散、五福化毒丹、泻青丸、肾气丸。凡惊风用水银、轻粉、巴豆、芒硝、铅霜、脑麝、蟾酥、蜈蚣等剂，往往由此变成慢惊难治。况惊搐发热，若因内伤、外感、痘疮而作，其害尤速。宁用细辛、羌活、青皮、干姜、荆芥之类以代脑麝发散；独活、柴胡、山栀、枳壳、大黄之类以代银、粉、巴、硝通利。盖泻青丸治肝热寻衣直视，或搐、或不搐，或脏腑飧泄，诸药不止等症。如惊热出于心肺者，宜桑白皮、葶苈、赤茯苓、车前子、山栀、甘草，姜、枣煎服，从小便利之。导赤散能泻肝风，降心火，最利惊热，或加山栀、羌活、大黄。又有惊疟、惊痢，挟一切杂证者，又当以意会之，参用各门药可也。

搐有虚实有逆顺，

惊、风、痰、热四证，轻者，四肢搐搦而已；重者，牙关紧急、摇头窜视、张口出舌、角弓反张、身体掣颤、手足搐搦、四肢蜷挛，《局方》谓之八候。凡发际、印堂青筋，三关、虎口纹红、紫、青，皆惊风之候。实热为急惊，属肝木风邪有余，阳证；虚热为慢惊，属脾土中气不足，阴证。慢惊本无热，所以热者，虚使然耳。故曰热分虚实。男搐左视，左眼上窜；女搐右视，右眼下窜。男握拳，大指出外；女握拳，大指入里。五指交如姜把者死。男引手挽，左直右曲；女引手挽，右直左曲。凡此皆顺，反之则逆。亦有先搐左而后双搐者，但搐顺则无声，搐逆则有声。其指纹形细，弯弓入里者顺，出外者逆，出入相半者难痊。故曰证别逆顺。

治分先后与易难；

治搐先于截风，治风先于利惊，治惊先于豁痰，治痰先于解热，其若四证俱有，又当兼施并理。一或有遗，必生他证，故曰治有先后。急惊属腑易治，慢惊属脏难治。

虽然五脏多传变，无非痰火并其间。

惊邪入心则面红脸赤，夜啼；入肝则面目俱青，眼窜；入脾则面色淡黄，呕吐不食，虚汗多睡；入肺则面色淡白，喘息气乏；入肾则面黑啮乳，咬牙。寅、卯、辰时搐者，肝木旺也，当以肾气丸补肾，泻青丸泻肝；巳、午、未时搐者，心火旺也，当以肾气丸补肝，导赤散、凉惊丸泻心；申、酉、戌时搐者，肺金旺也，当以益黄散补脾，导赤散抑心，泻青丸抑肝；亥、子、丑时搐者，水土俱旺之时，水虚不旺，惟土旺也，当以益黄散补脾，导赤散、凉惊丸抑心。要知五脏传变，皆痰为患。盖痰乃风苗，火静则伏于脾，火动则壅于肺。痰火交作则为急惊，或成喉痹；痰火结滞，则为痫钓，或为咳嗽；痰火来去，则为泻青。皆由脾湿而来，所以惊风忌纯用风药，不问急慢，当以养血药为使，古方保元汤加白芍，为慢惊美剂也。

急惊发搐牙关紧，潮热秘渴壅痰涎；

急惊八候俱全，加以面赤唇红，浑身壮热，口中气亦热，作渴引饮，大便秘，小便赤，脉浮数洪紧。原因内有实热，外挟风邪，风热并作，气乱痰壅，所以百脉凝滞，关窍不通，发时暴烈，发过如故。百日内见此证，二三发不止者，亦死。

先与和气通关窍，

凡搐，痰因气郁，气顺则痰化而搐自止矣。先宜苏合香丸，薄荷煎汤，入姜汁化下，顺气化痰通窍，或星香散。开关用前吹鼻法，或用天南星一钱，片脑少许，为末，生姜汁调，蘸药于左右大牙龈上擦之，牙热即开。

次截风搐清心田。

截风丸：天麻、僵蚕、南星各二钱，蜈蚣一条，白附子、防风、朱砂、全蝎各一钱，麝香少许，为末，蜜丸梧子大。每一丸薄荷煎汤化下，治惊风痰搐。**定搐散**：蜈蚣一条，麻黄、南星、白附、僵蚕、羌活、代赭石、蝎梢、姜黄、朱砂各一钱，麝香五分，为末。每一字，荆芥、紫苏煎汤下，治急惊定搐。如搐不止，加乌蛇肉、牛黄清心丸。

搐定痰热尚不退，下之只用**抱龙丸**；

胆星一两，天竺黄五钱，辰砂，雄黄各二钱半，麝香一钱，为末，蜜丸芡实大，甘草、薄荷煎汤化下一丸。痰壅嗽甚，姜汤下；心虚惕，人参、琥珀煎汤下。盖抱者，保也；龙者，肝也，肝应东方青龙，主藏魂，魂安则惊自定。理小儿诸惊、四时感冒、瘟疫、湿痰邪热以致烦躁不宁、痰嗽气急、疮疹欲出、发搐。常服祛风化痰，镇惊解热，和脾胃，益精神；又治蛊毒、中暑及室女白带，用盐少许细嚼一二丸，新汲水下。**牛黄抱龙丸**：胆星八钱，雄黄、人参、茯苓各一钱半，辰砂一钱二分，僵蚕三分，钩藤一两半，天竺黄二钱半，牛黄二分，麝香五分，为末，用甘草四两煎膏和丸，芡实大，金箔为衣，阴干藏之，勿泄气，每近微火边。每服一丸或半丸，薄荷煎汤磨服。治一切急慢惊风及风热、风痴等证。有热者，凉惊丸，忌巴豆及诸热药。僵仆不醒者，用初生条浴体法。

利后温胆与定魄，

惊悸顽痰者，温胆汤加酸枣仁，或朱砂安神丸。惊风已退，神魂胆志未定者，**定魄丸**：人参、琥珀、茯苓、远志、朱砂、天麻、菖蒲、天门冬、酸枣仁、甘草各等分为末，蜜丸如皂子大，朱砂为衣。每一丸，灯心、薄荷煎汤化下。

醒脾防变慢惊缠。

醒脾散：人参、白术、茯苓、甘草、白附子、僵蚕、天麻、木香各五分，全蝎二分半。姜枣煎温服，或为丸服。治小儿脾困昏沉、默默不食、吐泻不止、痰作惊风。

慢惊吐泻涎喘鸣，神缓眼开睡露睛；搐搦乍静又乍发，身热或冷面黄青。

眼半开半合，似睡不睡，十指或开或合，似搐不搐，又时口眼手足牵掣，其脉或浮或沉，身或凉或热，或吐或泻，或不吐泻，或食乳或不乳，名半阴半阳合病，即如伤寒半表半里也。

阴证自阳宜细认，

阴证慢惊，自阳证急惊传来，才经吐泻，便是慢惊。男子以泻得之为重，女子以吐得之为重。

随证生胃截风形；

因吐泻得者，理中汤加木香，或五苓散；脾困不食者，醒脾散。因脏寒洞泻得者，**加味术附汤**：附子、白术各一两，肉豆蔻一个，木香、甘草各五钱，每二钱，姜枣煎服。治吐泻后脾虚，变成慢惊，身弓发直、吐乳贪睡、汗多，宜此温寒燥湿，行气健脾。因下积聚转得者，先与木香匀气散；因外感寒邪得者，先与桂枝解肌汤辈；因夏月脾胃伏热，大吐泻得者，当解暑热，不可专一回阳。其他久嗽、久痢、伤寒变阴、过服凉药之类，可以类推。

尚有阳证蝉蝎散，

初传尚有八候阳证在者，但于生胃气药中，加以截风定搐，如全蝎、花蛇、僵蚕、白附子、天麻、南星辈，可冷可热，均平阴阳，不必专一回阳。方传慢惊者，**蝉蝎散**：全蝎七个，蝉蜕二十个，南星一个，甘草二钱半，每五分，姜枣煎服。不省人事者，保命丹；吐泻痰壅者，来复丹。

若是纯阴乌蝎星。

已传慢惊，外无八候，但吐泻不止者，**乌蝎散**：人参、白术、茯苓、甘草、川乌、全蝎、南星各一分，姜枣煎服。如再服，即去川乌。

厥冷回阳硫附进，

硫附丸：生附子尖二个，蝎梢七个，熟硫黄一钱，为末，生姜汁为丸，绿豆大。每十丸米饮下。兼治慢脾风，肢冷。或蝎梢饼、金液丹、灵砂丹，或四君子汤加附子助胃回阳。

身暖礞石与五灵；

风痰壅盛者，**古礞石丸**：青礞石捣碎一两，同焰硝五钱，入砂锅内炭火煅红，候冷为末，蒸饼丸，绿豆大。每二丸，急惊，薄荷、荆芥煎汤下；慢惊、慢脾，木香煎汤下。但礞、硝虽能利痰，非胃家所好，故以木香佐之。能裹痰随大便出，而无粪来，不动脏腑，始知药妙。痰搐忌下者，**灵脂丸**：五灵脂、白附子、木香、僵蚕各一分，全蝎半分，朱砂一钱，南星五钱，为末，醋煮生半夏糊丸麻子大。每三丸姜汤下。**安神散**：全蝎四个，塘水浸一宿，用南星一个，开一窍，入蝎在内，以南星末盖口，面包火煨赤色，埋土中一宿去火毒，取出去南星，用全蝎为末。每一字，磨刀水调服。亦治搐搦。昏迷有痰者，白玉饼。凡方中麝香开窍，龙脑、轻粉下涎，朱砂凉心，皆为纯阳实热者设，虚者全要斟酌用之。

慢脾风微搐眼全闭，

由慢惊后，吐泻损脾已极，故曰脾风。逐风则无风可逐，疗惊则无惊可疗，但脾间痰涎，虚热往来。眼合者，脾困神迷，痰涎凝滞难疗。亦有不由急、慢风传次而至者。

头低摇睡额汗多。舌短或吐频频呕，口噤咬牙身冷不和；以手摸人声又小，生胃回阳奈若何。

初传慢脾，阳气未甚脱者，**白僵蚕丸**：南星二钱，僵蚕、地龙、全蝎、五灵脂各一钱，为末，煮半夏曲为糊，丸如麻子大。每五丸姜汤下。风盛四肢厥冷者，**黑附汤**：附子三分，木香一分半，白附子一分，甘草半分，姜煎服，得手足温，苏省为度；次以四君子汤加附子，或异功散，以温中正气。脾困不食者，醒脾散；吐泻者，加味术附汤、硫附丸；重者，来复丹、金液丹。

马脾风因肺寒甚，痰嗽齁船证最危；

寒邪停留肺俞，寒化为热，亦生痰喘、呃逆上气、肺胀、齁船，俗云马脾风。若不速治，立危。宜抱龙丸，或**马脾风散**：辰砂二钱半，轻粉五分，甘遂一钱半，为末。每一字，用温浆少许，上滴香油一点，抄药在油花上沉下，却去浆水灌之，神效。

若只痰嗽将发搐，惺苏保命便能痊。

先宜惺惺散、参苏饮、人参羌活散；次服**保命丹**：全蝎十四个，防风、南星、蝉蜕、僵蚕、天麻、琥珀各二钱，白附子、辰砂各一钱，麝香五分。有热加牛黄、片脑，一方加羌活。为末，粳米饭捣丸，皂子大，金箔十片为衣。初生儿半丸，乳汁化下；十岁已上儿二丸，钩藤、灯心煎汤，或薄荷、金银煎汤化下。治初生脐风撮口、夜啼、胎惊、内钓、肚腹坚硬、目窜上视、手足搐掣、角弓反张、痰涎壅盛，一切急惊及慢惊，尚有阳证，常服安神化痰。如天钓，加犀角、天浆子，雄猪胆汁为丸，井水调化一丸，入鼻内令嚏；次以钩藤煎汤调服。凡外感夹惊，亦宜此法防之。

痫　　痓

惊风三发则为痫恶证，病关五脏似惊风；

心痫，面赤、目瞪、吐舌、心烦、惊悸，金箔镇心丸，或**镇心丸**：远志、雄黄、铁粉、琥珀各二钱，辰砂一钱，麝香五分，枣肉丸黄豆大，金银箔二十片为衣。每一丸，麦门冬煎汤化下。肝痫，面青、上窜、手足拳、抽掣、反折，**散风丹**：胆星二钱，羌活、独活、防风、天麻、人参、荆芥、川芎、细辛、柴胡各一钱，为末，蜜丸梧子大。每二丸，大者三四丸，紫苏煎汤化下。亦治刚痓。脾痫，面黄、直视、腹满、自利，**妙圣丹**：代赭石、雄黄、蝎梢、辰砂、杏仁各二钱，轻粉、麝香各一字，巴豆二粒，为末，枣肉丸梧子大。每一丸，杏仁煎汤下。肺痫，面白、反视、惊掣、吐沫潮涎，**天星丸**：胆星、全蝎、蝉蜕各二钱半，防风、白附子、天麻、僵蚕各一钱半，麝香五分，为末枣肉丸绿豆大。每三丸，荆芥、生姜煎汤下。肾痫，面黑晦、振目视人、口吐清沫、如尸不动，**肾痫汤**：独活、麻黄、川芎、大黄、甘草各六分，姜煎服。

体柔时醒与痓别，风惊食痫治不同。

小儿血气未敛，气骨不聚，为风邪所伤者，名风痫。屈指如数，有热生痰，宜先疏风，然后清痰散热，安神定搐，散风丹。因惊者名惊痫，骇怖积惊、啼叫恍惚，宜先治惊，然后清三焦，去热化痰，紫石散，或定魄丸，用青黛一钱为衣，金银、薄荷、川芎煎汤化下。因食者名食痫，或食时遇惊停乳，大便酸臭或结痞，先寒后热，宜先消积，然后治痫。又有痰火作痫者，宜吐痰泻火安惊，紫霜丸，用蝎梢煎汤下之，或醒脾散为丸服。诸痫通用：荆芥穗二两，白矾一两半生半枯，为末，面糊丸黍米大，朱砂为衣。每二十丸，姜汤下。急惊，**三痫丹**：蜈蚣一条，南星二钱，全蝎、防风、远志、白附子、芦荟、玄胡索、辰砂各一钱，麝香一字，金、银箔各三片，为末，糊丸梧子大。每一丸，紫苏、菖蒲煎汤下。慢惊，来复丹，薄荷泡汤化下一二丸，得利即愈。凡惊风对症用药已效，若觉未甚苏者，可再服数丸。凡痫证方萌起，耳后高骨间必有青纹，纷纷如线，见之急为爪破，须令血出，啼叫尤得气通。凡浣洗儿衣，不可夜露，恐为雌鸟落羽所污染，触其间，未有不为痫也。挟邪怪者，其色变易不常，见人羞怕。

阳痫身热阴痫冷，

阳痫身热抽掣，啼叫仰卧，面光脉浮，病在腑，易治；阴痫身冷，不掣不啼，伏卧，面黯脉沉，病在脏，难治。阳痫忌温药，阴痫忌凉药。古方治阴阳痫，用代赭石火煅，醋淬为末，每五分，金银煎汤，入金箔少许调下。

清心豁痰是上工；

血滞心窍，邪气在心，积惊成痫，故以调平心经气血、豁痰为要也。通用：猪心丸，或**竹沥丸**：白术蜜炒、厚朴、甘草水煮各二钱半，附子、犀角各一钱，全蝎七个，每个用薄荷叶裹，汤泡一时，炙黄为末，竹沥丸墨豆大。每一丸，金银、薄荷煎汤，随儿大小加减化服。痫后喑不能言者，用南星湿纸煨香为末，每一字，雄猪胆汁调服，效。痫愈后复作者，断痫丹。久痫气血不足者，活虎丹。

一身强硬为痓痉，终日不醒分刚柔；

先谵语而发者名刚痉，当发汗；先肢冷而发者名柔痉，当解肌。

柔痉理中刚麻葛，

柔痉理中汤、三生饮；刚痉麻黄葛根汤。

通用断痫续命投。

断痫丹、小续命汤，详杂病及伤寒门。

客忤

客忤异物暴触惊，

心气不足，遇人客或异物，则忤而惊，脾脏冷而痛，多夜啼。

状若痫风眼不窜；吐沫瘈疭喘腹疼，雄麝千金龙胆灌。

雄麝散：雄黄一钱，乳香五分，麝香一字，为末。每一字，刺鸡冠血调灌之，仍以母衣覆身即愈。或钩藤散、千金龙胆汤、保命丹。外用灶心土、蚯蚓等分为末，醋调为丸，摩儿头及五心，详前夜啼条。有中马汗气臭忤，或马鸣惊忤者，用马尾烧烟，频熏儿面，以瘥为度；或先用姜汤调下苏合香丸，次用豆豉水湿捣丸，鸡子大，摩儿囟上及足心各五六遍，次摩脐心及上下，良久擘开自有毛，即掷之。

天钓

天风外触内热痰，痰因乳母爱酸咸；

天钓属阳，由乳母酒食煎炒咸酸过度，毒气入乳，遂令芽儿心肺生热，痰郁气滞，加之外感，天风触动，卒然目直身强，如鱼上钩之状，故曰天钓。

搐热眼翻如邪祟，

壮热惊搐，手足抽掣，眼目翻腾，或啼或笑，喜怒不常，如邪祟状。

甚者爪甲亦青蓝；通用钩藤并保命，

钩藤散：人参、犀角各五分，全蝎、天麻各二分，甘草一分，水煎温服。风热胜者，保命丹；痰盛者，抱龙丸；热痰者，滚痰丸。

挟食疏通和胃兼。

挟积受惊，肚热胀硬，睡中腹内跳动，宜宽热饮，泄下恶臭，然后与调和脾胃之药治之。此等不可误作惊风。

内　　钓

内钓内脏抽掣痛即钓肠气，原因胎惊胎风动胎中风气壅结，兼惊而得；

眼有红筋血点身反张，唇黑偃啼外肾肿。吐泻方了外搐来，内外兼攻实可恐；谁知至宝钩藤膏，调气镇惊疏风内外共。

惊风内钓，腹中极痛，偃啼，面青肢冷，尿如米泔者，**钩藤膏**：乳香、没药各三钱，木香、姜黄各四钱，木鳖肉十一个，为末，蜜调成剂，收砂罐内。量儿大小加减，钩藤煎汤或四磨汤化下。次服**五味木香散**：川楝肉七个，用巴豆三十五粒去皮同炒豆黄，去巴豆，木香、使君子、玄胡索、茴香各一钱，为末。量儿大小加减，米饮调下。内钓冷痛者，古芎归汤加干姜、肉桂等分，丁香、沉香、青皮、小茴减半，水煎服。痛甚者，**魏术散**：莪术五钱，阿魏一钱，先用温水化阿魏浸莪术一昼夜，焙干为末。每一字，紫苏煎汤或米饮调下。内钓腹痛惊啼者，**乳香丸**：乳香五分，没药、沉香各一钱，蝎梢十四个，槟榔一钱半，为末，蜜丸梧子大。每一二丸，菖蒲、钩藤煎汤化下。内钓阴肿便秘者，归牛散。以上皆调气疏风之剂，若惊重者，宜定魄丸以镇之。

盘肠腰曲虫呕攻，

盘肠痛，因寒郁小肠，亦腹痛多啼，与内钓相似，但痛则曲腰、干啼、额汗为异。古方用白豆蔻、砂仁、青皮、陈皮、香附、莪术、甘草等分为末，紫苏煎汤下。虫证亦与内钓相似，但虫痛攻心，叫哭合眼，呕吐涎沫清水，四肢羸瘦，面青黄，或寒或热，沉默不知病处，发作有时为异，化虫丸主之。一切积痛、盘肠、虫痛者，通用**沉乳感应丸**：沉香、乳香、杏仁、木香、丁香各一钱，肉豆蔻一个，百草霜一分，巴豆十四粒，为末，酒煮过黄蜡和丸绿豆大。每四丸，姜汤或钩藤煎汤下。痢疾亦宜。

中风不语似三种。

盘肠、虫证、中风，三种俱似内钓，但中风不语为异，治与大人一同。小儿有中风后，喑不能言者，用木香、陈皮、甘草煎汤，吞肥儿丸，内有黄连，能去心窍恶血故也。有肺风喘促涎潮、窜视者，用阿胶、紫苏、乌梅、人参煎服。盖阿胶能育神，惊风后眼中瞳子不正者最宜。

疝　　气

疝气亦因胎患得，

有因父服热药，以致气滞于下者；有因孕妇伤啼哭，冷气入胎中而成此疾者；有久坐湿地而得者。

多啼冷气传肾经；

有因儿多啼不已，冷气吸入，小肠钓痛传流肾经而得者。又有木肾、有肾肿、有肾痈、有偏坠、有㿗疝、有奔豚、有疝瘕，与大科同。

面青吐沫阴囊肿，

甚则小便淋涩，阴囊肿痛者，用甘草汁调地龙粪涂之。风热外肾焮赤肿痛，日夜啼叫，不数日蜕皮如鸡卵壳，愈而复作者，用老杉木烧灰，入腻粉、精油调敷，神效。

小腹痛连腰背倾；

诸疝皆因肾虚，寒邪冷湿之气，侵入膀胱之经，留而不散，故阴核肿硬沉坠。治法：先宜疏利，次用逐寒温脏之药。按穴灸之。惟木肾、肾痈、疮毒之气入于肾经，久则成脓。治法：外用拔毒之药敷贴，内服消散痈毒、排脓、利水道等药。

先宜疏导**归牛散**，

肉桂、牵牛各五钱，当归、大黄、桃仁各二钱半，全蝎一钱。每一钱入蜜煎服。利后，以青皮、陈皮、茯苓、木香、砂仁、甘草、生姜煎服，和胃。唇青者，死。治疝气便闭，小腹阴囊牵引痛甚，夜啼。

次与和胃羡**金铃**散。

金铃肉一两，砂仁七钱半，荜澄茄、木香各五钱，为末。每一钱，大者二钱，盐汤或酒调服。治疝痛时，先曲腰干啼，脚冷唇干，额汗，或外肾钓上，阴囊偏大，通用钩藤膏、魏术散。

变　蒸

变则气升蒸则热，

变者，变生五脏；蒸者，蒸养六腑。故变则上气，蒸则体热。

八蒸十变长气血；

小儿初生，形体虽具，脏腑气血尚未成就，而精、神、志、意、魂、魄俱未生全，故三十二日一变，六十四日一蒸。凡遇一变，即觉性情有异于前，上唇中心有一点白者是也。初生至三十二日，一变生癸水，属足少阴肾主精；至六十四日，一蒸二变生壬水，属足太阳膀胱，其发耳与尻冷；至九十六日，三变生丁火，属手少阴心，主藏神，其性为喜；至一百二十八日，二蒸四变生丙火，属手太阳小肠，其发汗出而微惊；至一百六十日，五变生乙木，属足厥阴肝，主藏魂，喜笑；至一百九十二日，三蒸六变生甲木，属足少阳胆，其发两目不闭而赤；至二百二十四日，七变生辛金，属手太阴肺，主藏魄，生声；至二百五十六日，四蒸八变生庚金，属手阳明大肠，其发肤热而汗，或不汗；至二百八十八日，九变生己土，属足太阴脾，主藏意与智；至三百二十日，五蒸十变生戊土，属足阳明胃，其发不食肠痛而吐乳。又手厥阴心包络，与手少阳三焦，二经俱无形状，故不变而不蒸。十变五蒸者，天地之数以生成之。然后生意志、能言语、知喜怒，故云始全也。十变后六十四日为一大蒸，计三百八十四日，长其经脉手足，故手受血而能持物，足受血而能行立；又六十四日为二大蒸，计四百四十八日，则言语、意志有异于前；又六十四日为三大蒸，计五百一十二日，变蒸既毕，学语倚立，扶步能食，血脉筋骨皆牢。禀气盛者，暗合而无外证；禀气弱者，乃有蒸病。

轻则潮汗微似惊，

轻则发热微汗似惊，五日乃解。

重则壮热吐且渴；

重则壮热，脉乱而数，或吐或汗，或烦啼燥渴，七八日始解，与伤寒相似。亦有变蒸之后，续感寒邪者。如蒸于肝，则目昏微赤；蒸于肺，则嚏嗽毛耸，随证调治。

治贵平和汗下微，

不汗而热，微发其汗；若吐下者，微止之。不可妄治，宜**平和饮子**：白茯苓一钱半，人参、甘草各五分，升麻二分。禀受弱者，加白术一钱，水煎服。变蒸前后三日各进一服，可免百病，及百日内亦宜。吐泻不乳多啼者，**和气散**：木香、香附、厚朴、人参、陈皮、藿香、甘草各等分，姜枣前服。宿乳者，紫霜丸。痰热者，惺惺散。

柴胡当归寒热遏。

骨热心烦，啼叫不已者，**柴胡饮**：柴胡、人参、麦门冬、甘草各二分，龙胆草、防风各一分，水煎服。有寒无热者，**当归汤**：当归四分，木香、辣桂、人参、甘草各二分，姜枣煎服。蒸热甚者，紫阳黑散。积热寒热如疟者，梨浆饮。

龟胸龟背 附解颅、囟填、囟陷、滞颐

龟胸肺热百合丹，

妊孕及乳子时，多食五辛炙煿淹藏，生下婴孩，或胸前高起，形如龟状，此肺经受热也。行动喘乏，但遇风寒或多食，则痰嗽气急喘满，肢体瘦悴，久而不治，将成瘤痨之疾，

百合丹主之：大黄三分，天门冬、杏仁、百合、木通、桑白皮、甜葶苈、石膏各五钱，为末，炼蜜丸，如绿豆大。每服一十五丸，食后、临卧熟水化下。

龟背客风松蕊验。

婴儿生下不能护背，客风吹脊，入于骨髓所致。或小儿坐早，伛偻，背高如龟，多成痼疾。间有灸肺俞、膈俞，炷粟米大，灸三五壮收功。内服**松蕊丹**：松花、枳壳、防风、独活各一两，麻黄、前胡、大黄、桂心各五钱，为末炼蜜丸，如黍米大。每服十丸或二十丸，粥饮下，量儿大小加减用之。或外以乌龟尿点脊骨缝中，效。

解颅原是肾家虚，

小儿年大，头缝开解而不合，肾生髓，脑为髓海，肾气有亏，脑髓不足所致。凡脑髓欠少，如木无根，不过千日，终成废人，宜肾气丸，或八物汤加酒炒芩、连，外用南星、白蔹为末，醋调摊丝帛上，烘热贴之；或颅头骨烧灰，油调敷缝中，外作头布遮护。其父母宜服肾气丸、虎潜丸，俾精血充足，后育子女，无是患也。

风热囟填脾亏陷。

囟填者，囟门肿起也。脾主肌肉，乳哺不常，饥饱无度，或寒或热乘脾，以致脏腑不调，其气上冲填胀，囟高而突，毛发短黄，自汗。若寒气上冲则牢坚，宜温之；热气上冲则柔软，宜凉之。剂量轻重，兼与调气。又有肝盛，风热交攻，以致囟填突起者，泻青丸。如因惊热者，惊风即至。囟陷者，囟门成坑也。始因脏腑有热，渴饮水浆，致成泄利，久则气血虚弱，不能上充脑髓，故囟陷如坑，不得平满，宜黄狗头骨，炙黄为末，鸡子清调敷。

滞颐热者胃火炎，冷涎胃弱不收敛。

滞颐者，口涎流出而渍于颐间也。热涎稠粘者，乃胃火炎上也，宜通心饮，或泻黄散加减。冷涎自流者，乃胃虚不能收约也，宜**木香半夏丸**：木香、半夏、丁香各五钱，白姜、白术、青皮、陈皮各二钱半，为末，蒸饼丸，麻子大。一岁十丸，二岁倍之，米汤灌下。

五软、五硬

五软皆因禀受亏，行迟语迟齿发迟；

五软者，头项软、手软、脚软、身软、口软是也。头软，头不能正，详肾疳条。项软，天柱倒也。有吐泻久弱者，宜补脾胃；有伤寒不及发表成者，难治。有肝胆伏热，面红唇红肌热者，**羊角散**：羚羊角、白茯苓、虎胫骨、酸枣仁、桂心、熟地、防风、甘草各等分为末。每一钱，酒调服。或**凉肝丸**：防风三钱，人参、赤茯苓各一钱半，黄芩、茺蔚子、黑参、大黄、知母各一两，为末，蜜丸绿豆大。量儿大小，食后茶清下。兼治痘后目赤肿痛。有风气入肝，筋舒头项软者，**天柱丸**：蛇含石一块，火煅醋淬七次，郁金、麝香各少许，为末，饭丸龙眼核大。每一丸，荆芥煎汤，或金银薄荷煎汤化下。通用**健骨散**：单僵蚕炒为末。每三五分，薄荷泡酒调服。治久患疳疾，体虚不食，及诸病后天柱骨倒。外用**生筋散**：木鳖子六个，蓖麻子六十个，俱去壳捣烂，先抱起儿头，摩项上令热，后用津液调匀贴之，效。**贴项方**：生附子、南星等分为末，生姜自然汁调，敷颈项软处。手软，无力以动也，所受肝弱，两手筋缩不能舒伸，**薏苡丸**：薏苡仁、当归、秦艽、酸枣仁、防风、羌活各一两，为末，蜜丸芡实大。每一丸至二丸，麝香、荆芥煎汤化下。脚软行迟，乃骨髓不满，气血不充，筋弱不能束骨，宜肾气丸加牛膝、五加皮、鹿茸。五六岁不能行者，**羊角丸**：羚羊角、虎胫骨、生地、酸枣仁、白茯苓各五钱，桂心、防风、当归、黄芪各二钱半，为末，蜜丸皂子大。每一丸或三丸，温酒化下。三岁不能行者，用五加皮一两，牛膝、木瓜各五钱，为末。每二钱，米饮入酒少许调服。有脚指蜷缩无力，不能展伸者，**海桐散**：海桐皮、牡丹皮、当归、熟地、牛膝各二分，山茱萸、补骨脂各一分，葱煎服。有鹤节风，俗云鼓槌风，乃肾虚精髓内耗，为风邪所袭，皮肤不荣，日渐枯瘁，如鹤脚之节，宜肾气丸加五加皮、鹿茸、牛膝。身软肉少，皮肤自离，饮食不为肌肤，四君子汤、紧皮丸。遍身筋软者，鹿茸四斤丸加当归、青盐各等分。口软语迟，婴儿在胎，母卒有惊怖，惊气乘胞络之经，使生子心神不足，舌本不通，四五岁犹不能言，**菖蒲丸**：石菖蒲、人参、麦门冬、远志、川芎、当归各二钱，乳香、朱砂各一钱，为末，蜜丸麻子大。每十丸，米饮下。诸病后不能语者，**鸡头丸**：雄鸡头一个、鸣蝉三个俱炙焦，大黄、川芎、甘草各一两，人参、木通各五钱，当归、黄芪、远志、麦门冬各三分，为末，蜜丸小豆大。每五丸，空心米饮下，久服取效。齿迟，因禀气不足，则髓不能充骨，宜肾气丸，或十全大补汤加知母、黄柏。外用当归、川芎、芍药、山药、沉香、甘草各等分为末，掺齿龈上，仍用白汤调服。单方：雄鼠屎二十粒，每日用一粒揩齿龈上，至二十一日当生。发迟，乃血气不能上荣，**苁蓉丸**：肉苁蓉、川芎、当归、芍药、熟地各等分，胡粉减半，为末，蜜丸黍米大。每十丸，黑豆煎汤下。仍磨化抹头上。已上皆因禀受不足，或因吐泻后致者，可以补助脾胃。失治必成无辜笃疾。

五硬强直本风证，若兼腹硬兼积医。

五硬者，头项、四肢强直冰冷，乃肝受风邪也，宜小续命汤、乌药顺气散主之。腹大骨痛不宽者，五积散加乌药、僵蚕，积消气和则愈，若心腹俱硬，面青者，死。

丹　　毒 附胎疮

丹毒游行走遍身，病因湿热逼心君；

丹名不一，皆由母食五辛，及烘尿衣乘热，或不甚干即着，湿热侵淫，心火聚盛，以至毒与血搏而风乘之，所以赤肿游走，遍身不定。其始发于手足，或头面胸背，令人烦闷腹胀，其热如火，痛不可言；若入小腹，阴囊如青伤者，死。

拔毒凉肌审起处，

治法：先用针砭去血，外用拔毒凉肌之药敷。从头顶上起，用葱自然汁涂。从头顶上红肿痛，用赤小豆为末，鸡子清调涂。从面上赤肿，用灶心土末，鸡子清调涂。从背起，用桑白皮末，羊脂调涂。从两背赤肿，黄色柳木烧灰，水调涂。从两胁虚肿，用生铁锉末，入猪粪水调涂。从脐上肿起，用槟榔为末，米醋调涂。从两脚赤肿起，用乳香为末，羊脂调涂。从两脚赤白点起，用猪槽下土为末，清油调涂。从阴上起，用屋漏处土为末，羊脂调涂。钱氏通用朴硝、土朱为末，蓝叶、浮萍、水苔同研，绞汁调涂；或用朴硝一两，大黄五钱为末，新汲水调，时时涂扫。凡丹毒变易非轻，如经三日不治，攻入脏腑即死。

入里内消可救人。

毒气入里，腹胀则死，**红内消散**救之：红内消、当归、茄片或茄蒂亦好、甘草、羌活、黄芩各五钱，麝香五分，为末。每二钱，生地黄煎汤调服。通用五福化毒丹、犀角消毒饮、四顺清凉饮、人参败毒散加紫草，或升麻葛根汤加白术、茯苓、木香、枳壳。大抵以清心火、去湿热为主，勿令毒陷。有不可服凉药者，惺惺散妙。

胎疮必先化其毒，次用父便刷如神。

一二岁生疮遍身，先服五福化毒丹，或犀角消毒饮；外用父小便，鹅翎蘸刷。湿者，青黛末干掺。更与丹毒通用条参看。

内伤乳食类

吐　泻

吐泻初生怎可当，

脾虚则泻，胃虚则吐，脾胃俱虚，吐泻不止，久则变成慢惊与疳。初生恶物未下，但呕黄汁者，**木瓜丸**：木瓜、腻粉、木香、槟榔、麝香各等分，为末，面糊丸小豆大。每一二丸，甘草煎汤下。初生吐泻不止者，**朱砂丸**：朱砂、南星、巴霜各等分，为末，糊丸黍米大。每二丸，薄荷煎汤灌服下之。后以**朱沉煎**调之：朱砂二钱，藿香三钱，滑石五钱，丁香十四粒，为末，用新汲水一盏，麻油滴成花，抄药五分在上，须臾坠下，澄去水，别用温水下。初生吐泻，壮热不思乳食，大便色白，或不通者，停乳也，先宜紫霜丸下之，后用**香橘饼**：木香、橘皮、青皮各二钱半，厚朴、神曲、麦芽、砂仁各五钱，为末，蜜丸芡实大。每一丸，紫苏煎汤，米汤任化下；或加肉豆蔻、诃子。一切冷积、泄泻俱效。

治者先分身热凉；寒吐腥臊泻青白，热吐酸臭泻色黄。

初生及稍长婴儿吐泻，以身凉面黄、泻青白、吐腥臊者，为内伤寒乳，或外感风寒；以身热面赤、泻黄赤、吐酸臭者，为内伤热食，或外感暑热。古方：吐泻身凉者，观音散；吐泻身热作渴者，钱氏白术散；吐泻身温，或乍寒乍热，不思乳食，或食乳难化，大便青白，此上实下虚也，先宜益黄散，后宜四君子汤，随五脏见证加减。如吐泻肢厥囟陷，加藿香、丁香；脾虚生风多困，加半夏曲、没石子及冬瓜子少许；惊啼瘈疭，睡卧不安，加全蝎、钩藤、白附子；赤白痢，加归、芍、粟米；白痢，加干姜、粟米；泄泻，加陈皮、厚朴；伤风，加川芎、防风、羌活、细辛；发渴，加干葛、枇杷叶及木瓜少许。

挟风必定憎寒热，

伤风多作吐泻，风木好侵脾土故也。外证必憎寒壮热，时有头疼，咳嗽气促。大概热者，宜先服大青膏或钩藤散发散，后服益黄散补脾；冷者，先服益黄散补脾，后服大青膏或钩藤散发散。如吐骤或泻完谷者，乃伤风甚也，大半夏汤。

被湿腹胀溺不长；

湿多身重腹胀，小水不利，平胃散主之；虚者，异功散。吐泻作渴，溺涩者，五苓散。壮热体重，吐酸泻浊者，湿兼热也，羌活、黄芩、苍术、甘草等分，水煎温服。

寒多腹痛暑必渴，

寒月吐泻白色不渴者，益黄散；腹痛者，理中丸，肢冷加附子。久不止者，**没石子丸**：没石子一个，白豆蔻五个，诃子二个，木香、黄连各一钱，为末，饭丸麻子大。每十五丸，米饮下。兼治疳痢酿泻。暑月吐泻色黄引饮者，诱行丸，或**玉露丸**：石膏、寒水石各一两，甘草五钱，为末，糊丸黄豆大。每一丸，冷水下；吐不止，姜汤下。久不止者，**古连柏丸**：黄连、黄柏各一两，为末，入猪胆汁内煮丸，绿豆大。每二十丸，黄连、黄柏各一两，为末，入猪胆汁内煮丸，绿豆大。每二十丸，米饮下。抑论二证多见于夏秋，如立夏前后，湿热时行，暴吐泻者，苏葛汤；夏至后，吐泻身热，或伤乳食，泻深黄者，益元散合四苓散，加苍术为末，温水调服；大暑后，吐泻身温，或伤乳食，泻黄白者，食前服益黄散，食后服益元散；立秋后，吐泻身凉不食，多睡多哕不渴者，频服益黄散，少服益元散；秋分后，吐泻身冷不食，泻青褐水者，益黄散。

泻臭哯乳食必伤。

内伤乳食不化，面黄腹胀，泻如抱坏鸡卵臭者，**消乳食丹**：丁香、木香、青皮、肉豆蔻、三棱、莪术各等分，为末，糊丸麻子大。每五丸，米饮下。小便不清者，胃苓汤加肉豆蔻为丸，米饮下。腹痛吐乳者，平胃散合苏合香丸，蜜调米饮下。挟痰者，二陈汤加山楂、麦芽、白术、乌梅，热加黄连，寒加干姜。危甚者，**烧针丸**：黄丹一两，或加枯矾等分，为末，枣肉丸芡实大。每服一丸，用针挑于灯焰上烧存性，乳汁或米泔冷水任化下。此药清镇，专主吐逆及泻，大人亦宜。

内虚失音为肾怯，

吐泻五内俱虚，有失音者，乃肾怯也，肾气丸主之。凡大病后失音者同。

食少气陷损胃阳；

吐泻久不止者，乃清气下陷，胃口阳虚。饮食少进，四肢无力，升阳益胃汤主之，或异功散；虚渴者，钱氏白术散。

但食即吐先除积，

内伤乳食，面色青白，发热，四肢逆冷，腹胀，当先用消乳食丹取积消导，宽利胸膈。如呕甚者，只用白豆蔻、砂仁等分，甘草减半，为末，干掺芽儿口中。凡吃乳、吃物、饮水不下者宜，或烧针丸亦妙。冷气入胃，呕吐不已者，四君子汤加白豆蔻、砂仁、肉豆蔻、山药，为末或蜜丸，每一钱，木瓜、紫苏煎汤下。脾胃虚弱逆痰，含哭饮乳，食物停滞不散，腹满呕吐哯乳者，四君子汤加南星、砂仁、丁香、藿香、冬瓜子，姜煎服。或启脾丸。呕而不止，痰涎在喉有声，将作惊者，二陈汤加丁香、藿香；或抱龙丸主之。因惊气逆而吐者，大温惊丸。吐而汤水不纳者，五苓散。吐涎痰热者，白玉饼下之；冷者温之。有吐沫或白绿水者，胃冷也，理中丸，或半夏、陈粟米等分，姜煎服。吐稠涎及血者，肺热也；久则肺虚，阿胶散加减。吐沫水者，后必虫痛，**安虫丸**：干漆二分，雄黄、巴霜各一钱，为末，糊丸黍米大。每五七丸或二十丸，发时取东行石榴根煎汤；痛甚，苦楝根或芜荑煎汤下，量儿大小服之。经年吐乳，眼慢粪秽有筋膜者，乃父母交感时吃乳所致，宜益黄散、五疳保童丸。凡哯乳因惊、因积、因气滞、因外感，与治吐同。

泻滑青者慢惊防。

滑者，或出不知，或直射溅流，或谷食不化，或下之如桶瀓溃，四君子汤加诃子、木香、陈皮、肉豆蔻，姜煎服，兼进固肠丸，或真人养脏汤，或没石子丸加乳香、肉豆蔻选用。泻青色者，乃夹惊，木克土也，益黄散、大温惊丸主之。有初起黄变青，或泻药物直过者，尤为寒泻，三五次即困，急用附子理中汤；或肢冷，口鼻气亦冷，欲作慢惊、慢脾者，观音散加全蝎、天麻、防风、羌活；甚者，用金液丹为末，煎生姜，米饮调灌，多服乃效。候胃气已生，手足渐暖，瘈疭犹在者，却用金液丹，合青州白丸子等分服之，兼用异功散、理中丸、钩藤散、转惊丸调理，虽至危者，往往死中得生。金液丹，真小儿吐之妙剂也。盖小儿吐泻，皆当温补，若已虚损，尤当速生胃气。惟寻常时行泻证，不可遽投热药，泻止痢作无疑。若患疮泻青，乃毒去无害，不必服药。

五　疳

五疳由积虚而成，

疳者，干也，瘦瘁少血也。五疳病关五脏。二十岁以下曰疳，二十岁以上曰痨。始因乳食太过，或乳母喜怒房劳后，即与儿乳，或饭粥肉食太早，肥甘不节而成。间有伤寒病后，久吐久泻久渴，痞积疹痘杂证，妄施吐下，内亡津液而成者。要皆脾胃虚弱，血气枯滞，生积生热生痰，乘脏气之虚，传入为疳。间有热者，亦虚热耳。故治热不可妄表过凉，治虚不可峻温骤补。

内热中满病初萌；

《经》曰：数食肥，令人内热；数食甘，令人中满。言病之始也。凡婴儿乳食停滞，稍觉饱满，内烦不安，虚者必须扶胃而兼消导；实者必先疏利而后和胃，不可因循以致积久成疳。又有热满未甚，便施芦荟、胡连、龙胆苦寒伤胃，反致疳者。

内疳痞结渐黄瘦，外鼻赤烂疮痍生。

疳证初患中满，久则结痞；初患内热，久则外潮。令人肌肤黄瘦，或耳鼻生疮，或遍身生疮，爱吃泥炭土米、咸酸杂果，食不消化，小便不清，大便反利。大概热疳多见外证，冷疳多见内证。疳证鼻头有疮不着痂，渐绕耳生疮，宜用白及、轻粉各二分，乌贼鱼骨三分，为末，先以浆水洗拭，干掺。或鼻下赤烂自揉者，用兰香叶烧灰二分，铜青半分，轻粉少许，为末，干掺。疳证遍体生疮不歇，乃虫内耗精髓，外蚀皮肤，宜**连肚丸**：黄连七两，水湿透，纳雄猪肚内，用线紧缝，饭上蒸十分烂，取出，和少蒸饭捣丸，小豆大。每二三十丸，米饮下。仍以川芎、生地、茯苓、茯神与之，调血清心；或芦荟丸、肥儿丸、生犀散选用间服。外以大腹皮、苦参、白及煎汤洗，后却用诃子带皮、核烧灰，入麝香、轻粉少许，为末敷之。自幼小以至弱冠皆同。

热疳身热大便秘，

疳病初起，人未瘦怯，但脸赤口臭，唇焦烦渴，潮热如火，大便秘涩者，为热疳，宜**胡连丸**：胡黄连、川黄连各五钱，辰砂一钱半，为末，入猪胆内系定，虚悬于铫内，用淡浆煮一炊饭久，取出入芦荟末二钱，麝香少许，粳米饭丸麻子大。每五七丸，茶清下。一方有青黛、虾蟆灰各二钱。热疳黄瘦，雀目遇夜不见，或生疮者，五福化毒丹，陈粟米饮下。

冷疳身凉泻不停；

疳病久则目肿，面黧，体瘦，烦渴，多汗，腹胀，滑泻无常，或青或白，或如垢腻者，为冷疳，宜**至圣丸**：丁香、丁皮各一钱，木香、厚朴、使君子、陈皮、肉豆蔻各二钱，为末，神曲糊丸麻子大。每七丸，米饮下。

冷热相兼泄且秘，或时便血或潮蒸。

冷热二证交互，非新非久，不内外因者，宜消积和胃，滋血调气，淡薄饮食，久则自然坚牢，**如圣丸**主之：胡黄连、川黄连、芜荑、使君子各一两，麝香五分，为末，用虾蟆五个捣碎，酒熬成膏，和丸麻子大。每五七丸或二十丸，人参煎汤下。常服钱氏白术散，以生津液。盖疳本湿热，久则寒湿，全在临时会意。

惊疳面赤盗汗渴，安神退热滋卫荣；

惊疳即心疳。原因心虚血弱，神不守舍，更加乳食不调，心脏积热所致。外证脸赤唇红，口舌生疮，胸膈烦闷，小便赤涩，五心皆热，盗汗发渴，啮齿惊悸，宜**茯神丸**：茯神、芦荟、琥珀、黄连、赤茯苓各三钱，远志用黑豆水煮去骨，钩藤皮、虾蟆灰各二钱，菖蒲一钱，麝香少许，为末，粟米糊丸麻子大。每十丸，薄荷煎汤下。轻者，朱砂安神丸、大温惊丸。

风疳凉血与顺气，摇头揉目便多青，

风疳即肝疳。多因胎风，更加乳食不调，肝脏受热，或乳母外感内伤，邪气未散，遽与乳儿所致。外证摇头揉目，白膜遮睛，或赤肿眵泪，烂弦痛痒，雀目昏暗，甚至经月眼合，名曰疳眼，汗流合面而卧，肉色青黄，发立筋青，脑热羸瘦，宜生熟地黄丸，加当归煎服；或黄连肥儿丸，山栀煎汤下。疳眼壮热，体瘦胁痛便青，一切肝证，**风疳丸**：青黛、黄连、天麻、五灵脂、夜明砂、川芎、芦荟各二钱，龙胆草、防风、蝉蜕各一钱半，全蝎二枚，干蟾头三钱，为末，猪胆汁浸糕丸，麻子大。每十丸，薄荷煎汤下。如胁硬，眼角见黑气者，难治。

食疳痞胀多溏泄，磨积退黄脾渐宁；

食疳即脾疳。由乳食伤而复伤，脾气孤弱，或乳母恣食生冷肥腻，或酒饭后即与乳儿，久则变为乳癖，腹胁结块，名曰乳疳。外证黄瘦，腹胀气促，泻臭合睡，食减吃泥，宜益黄散、消乳食丸，或肥儿丸加莪术、青皮、陈皮。肚大青筋者，**小胡连丸**：胡黄连五分去果积，阿魏一钱半去肉积，神曲去食积、黄连去热积各二钱，麝香一粒，为末，猪胆汁和丸，黍米大。每三十丸，白术煎汤下。

气疳咳血或声哑，退热化痰肺自清。

气疳即肺疳。原因伤寒伤风，汗后劳复，更加乳食不调，以致肺气受伤。外证鼻下两旁疮痒不痛，或鼻流臭汁，内生息肉，或汁所流处随即成疮，名曰疳䘌。不时咳嗽气逆，寒热唾红，泄泻多啼，揉鼻咬甲，与痨证大同，宜先服**清肺汤**：黄芩、当归、麦门冬，连翘、防风、赤茯苓、桔梗、生地、紫苏、甘草、前胡各五分，桑白皮一钱，水煎服。次服**化䘌丸**：芜荑、芦荟、青黛、川芎、白芷、胡黄连、川黄连、虾蟆灰各等分，为末，猪胆汁浸糕丸麻子大。每二十丸，食后临卧杏仁煎汤下。其鼻常用熊胆泡汤，小笔蘸洗。俟前药各进数服，再用青黛、当归、赤小豆、瓜蒂、地榆、黄连、芦荟各等分，雄黄少许，为末，入鼻敛疮。疳哑不能发声者，用黄连肥儿丸十五粒，苏合香丸一粒，朱砂、五灵脂各少许，为末，菖蒲煎汤，乘热调服。

肾疳耳焦天柱倒，齿脱手足冷如冰。

肾疳又名急疳，言五疳惟肾为最急也。多因痘后余毒未净，更加乳食不调，甘味入脾而生虫，状似伤寒狐惑。上蚀齿龈，则口疮出血臭气，甚则齿龈溃烂，齿黑脱落，腮有穴者，名曰走马疳，言阳明热气上奔如马然。下蚀肠胃，则下痢肛烂，即后疳痢。外证脑热肌削，手足如冰，爪黑面黧，身多疮疥，寒热时作，甚者天柱骨倒。俱宜肾气丸，加使君子、川楝肉。走马疳并痘毒牙痛者，溺白散，或用白芷五钱，马牙硝一钱，铜青五分，麝香一字，为末，干敷口角，及擦齿上，妙。

又有诸般难治证，

曰疳干、疳渴、疳痨、疳泻、疳痢、疳肿，皆五疳之危证。曰蛔疳、脑疳、脊疳、无辜疳、丁奚疳、哺露疳，皆五疳死证。所以然者，五脏俱病故也。

疳干五脏俱不平；

心疳，舌干多啼；肝疳，干啼，眼不转睛；脾疳，搭口痴眼，口干作渴；肺疳，声焦皮燥，大便干结；肾疳，身热肢冷，小便干涩。古方通用**连胆丸**：黄连五钱，猪胆汁浸，瓜蒌根、乌梅、莲肉、杏仁各二钱，为末，牛胆汁浸糕丸，麻子大。每十五丸，乌梅、姜、蜜煎汤下。如五干俱见，身上粟生，色斑黑者，必死。

疳渴遇夜还稍止，

疳渴，脏中宿有疳气，加之乳母恣食五辛炙煿酒面，以致小儿心肺壅热，日则烦渴引饮，乳食不进，夜则渴止，宜连胆丸。如饮水不止，舌黑者即死。

疳痨潮汗咳泻成；

疳痨骨蒸，五心潮热，盗汗咳嗽，泄泻肚硬如石，面色如银，断不可治。古方八物汤去白术，加黄芪、柴胡、陈皮、半夏、使君子、虾蟆灰，鳖甲各等分，姜枣煎服。或连胆丸、香连猪肚丸加虾蟆灰救之。如气促者即死。

疳泻额上青纹见，

疳泻，毛干唇白，额上青纹，肚腹胀鸣，泻下糟粕，忌用热药止之，宜**香蔻丸**：黄连三钱，木香、肉豆蔻、诃子、砂仁、茯苓各一钱，为末，饭丸黍米大。每五丸，米饮下。如滑泻脱肛、呃逆者，死速。

疳痢五色湿邪萦；

疳痢，见有疳疾，加之伤食及感冷热不调，以致痢下五色，里急后重，宜**香砂丸**：黄连三钱，木香、厚朴、夜明砂、砂仁各二钱，诃子一钱，为末，粳饭丸麻子大。每十五丸，姜艾煎汤下。如人中平满者，必死。

疳肿中虚毒气并，

疳肿胀者，虚中有积，积毒与脾气相并，故令肚腹紧胀。由是脾复受湿，故令头面手足浮肿，宜退黄丸、肥儿丸。胀甚者，**褐丸子**：萝卜子一两，陈皮、青皮、槟榔、黑丑、五灵脂、赤茯苓、莪术各五钱，木香二钱半，为末，面糊丸绿豆大。每十五丸，桑白皮、紫苏煎汤，或萝卜煎汤下。治小儿乳食不消、心腹胀满、呕逆气急，或肠鸣泄泻、腹中冷痛、食癥乳癖、痃气痞结、积聚肠胃、或秘或利、头面浮肿，兼治五疳、八痢，肌瘦腹大者，如神。一方有胡椒、黄连、三棱、苦楝根各二钱半。疳胀腹皮紧者，大异香散加五灵脂为末，紫苏煎汤下，少吞紫霜丸。

蛔疳虫出难为情；

蛔疳，因缺乳，粥饭肉食太早，肠胃停蓄甜腻，化为蛔虫。多啼呕沫，腹痛唇紫，肠头及齿痒。蛔虽食虫，却不可动，动从口鼻出者难治。凡疳积久，莫不有虫，形状不一，黄白赤者可医，青黑者死。

脑疳囟肿发作穗，

脑疳，因胎中素挟风热，生下乳食越常，或临产犯房，以致满头饼疮，脑热如火，发结作穗，腮肿囟高，遍身多汗，宜**龙胆丸**：龙胆草、升麻、苦楝根、防风、赤茯苓、芦荟、油发灰、青黛、黄连各等分，为末，猪胆汁浸，糕丸麻子大。每二十丸，薄荷、紫苏煎汤下。食后仍以芦荟末入鼻。

疳脊蚀脊锯齿形。

脊疳，虫蚀脊膂骨如锯齿，拍背如鼓鸣，十指皆生疮，频咬爪甲，烦热黄瘦，下利，宜芦荟丸。

无辜项核虫如粉，或因乌羽古方评；

无辜疳，脑项边有核转动，软而不疼，中有虫如米粉，不速破之则虫随热气流散，淫蚀脏腑，以致肢体痈疮，便利脓血，壮热羸瘦，头露骨高。初起可用针破，膏药贴之。或因浣儿衣时，夜露檐下，为雌乌落羽所污，儿着此衣，虫入皮肤故也。其衣用火烘之，则无此恙。宜**月蟾丸**：用癞虾蟆一个，打杀置桶中，以尿浸之，却取粪蛆一杓入内，任蛆食一日夜，取出以布袋系于急流水中浸一宿，瓦上焙干，入麝香一字，为末，饭丸麻子大。每三十丸，米饮下。一服虚烦退，再服渴止，三服泻住。亦治诸疳。

丁奚腹大手足小，

丁，手足与项极小伶仃也；奚，腹大也。甚者尻高肉削，脐突号哭胸陷，或生谷癥，爱吃生米。

哺露翻食骨棱层。

哺露疳，虚热往来，头骨分开，翻食吐虫，烦渴呕哕，骨瘦棱层，露形者死。盖丁奚、哺露，皆因脾胃久虚，不能消化水谷，以致荣卫气弱，肌肉消烁，肾气不足，复为风冷所伤，形体瘦露；亦有胎中受毒，脏腑少血所致。尽皆无辜种类，难治。宜十全丹救之。

保童消食堪通用，

五疳保童丸：鳗鲡头、蟾头、熊胆、麝香、夜明砂、天浆子、黄连、龙胆草、青皮、五倍子、苦楝根、雄黄、青黛、芦荟、胡黄连各等分为末，糯米糊丸，麻子大。每一丸，米饮下。治五脏干疳。**五疳消食丸**：使君子、麦芽、陈皮、芜荑、神曲、草龙胆、黄连、山楂各等分为末，陈米饭丸，黍米大。每十丸，米饮下。消疳杀虫退热，磨积进食。

芦荟肥儿美且灵；

芦荟丸：胡黄连、雷丸、芦荟、芜荑、木香、青黛、鹤虱、黄连各一两，蝉蜕二十个，麝香一钱，为末，猪胆汁浸，糕丸麻子大。每二十丸，米饮下。消疳杀虫，和胃止泻。**肥儿丸**：黄连、神曲各一两，麦芽、肉豆蔻、使君子各五钱，槟榔、木香各二钱，为末，猪胆汁浸糕丸，麻子大。每三四十丸，米饮下。治身黄肚急、痞块、泄泻、瘦弱，一切疳证。一方去槟榔、豆蔻、木香，加芜荑、青皮，名黄连肥儿丸，治诸疳及疳眼。

坏证十全与布袋，

十全丹：陈皮、青皮、莪术、川芎、五灵脂、白蔻、槟榔、芦荟各五钱，木香、使君子、虾蟆灰各二钱，为末，猪胆汁浸，蒸饼丸麻子大。每二十丸，米饮下，热者薄荷煎汤下。治丁奚、哺露、无辜疳证。**布袋丸**：夜明砂、芜荑、使君子各二两，芦荟、人参、白术、茯苓、甘草各五钱，为末，汤浸蒸饼丸，弹子大。每一丸，用绢袋盛之，次用精猪肉二两同煮，候肉烂熟，提起药，挂风前阴干，只用肉和汁与儿食之。次日依前煮服，药尽为度。治诸疳腹大颈小，面黄虫痛，饮食不为肌肤。

佩服单方羡夜明。

单夜明砂炒为末，入诸饮食中服之，治诸疳。又有魃病者，因孕妇被恶祟导其腹中，令儿下利，寒热去来，毛发不泽；或因妇人有儿未能行时，复有孕，使儿饮乳亦成此疾，宜千金龙胆汤。仍以红纱袋夜明砂，与儿佩之。

诸　　积

诸积须分虚与实，虚者热微实热多；

诸积腹胀腹痛，甚结癖痞，浮肿黄疸，以至八痢等证，总皆积之为害。虚者浑身微热，或夜间有热，少食神倦，抱起如睡；实者壮热，肚热尤甚，便闭腮肿，喉塞，涎鸣壅盛，热毒发疮，俱宜木香丸主之。虚者少用，实者倍服。其或变证，面黑泻黑，久泻气促，手心生疮，瘦软者不治。

乳积吐泻极其臭，

吐乳泻乳，其气酸臭，皆因啼叫未已，饮乳停滞不化得之。虽未吃谷而有痞，是为乳积。

气积蟹渤叫啼过。

腹痛啼叫，利如蟹渤，或发热，肚膨体瘦，饮食不为肌肤，皆由触忤其气，荣卫不和，淹延日久得之。是为气积。

食积面黄肚腹硬，

腹硬，啼热，渴泻或呕，面黄，皆由饮食无度，食飧过饱后即睡得之。是为食积。

行气消乳食自磨；

行气丸：木香、槟榔、丁香、枳壳、甘松、使君子、神曲、麦芽各二钱半，三棱、莪术、青皮、陈皮、香附各五钱，胡黄连一钱，为末，蒸饼丸，黍米大。每二十丸，米饮下。治气积。如有汗者去青皮，或五味木香散亦好。**消乳食丸**：砂仁、陈皮、三棱、莪术、神曲、麦芽各五钱，香附一两，为末，糊丸麻子大。每二十丸，紫苏煎汤下。治乳积、食积。甚者消积丸、感应丸、红丸子下之。

要知小儿肠胃软，切戒猛峻伤元和。

小儿有积，肠胃脆软，忌用毒药攻击，久则脾虚食少，或吐或利，变生他证。取积之法，调脾和胃，缓急次序攻之，切勿伤其胃气。有因下积伤脾，反生潮热，变为慢惊者有之。

癖病不食但饮乳，

凡小儿不食但饮乳，饮乳而又咳嗽吐痰者，必腹中有癖。

寒热如疟因停水；

惟癖能发潮热或寒。原因乳食失调，以致中脘停水，不能宣行，为瘀为痰，冷气搏之，结而为癖，所以久疟多有之。

藏于隐僻胁腹疼，

即痞块，与大人积聚同，多藏胁腹隐僻之处，时时作痛。

取癖保安还是主。

轻者木香丸，重者**取癖丸**：甘遂、芫花、牵牛、辣桂、莪术、青皮、木香、桃仁、五灵脂各二钱，为末，入油巴豆一钱和匀，飞面糊丸，麻子大。每一二丸，姜、蜜煎汤下。泄后冷粥补，仍与和胃。**秘传保安丸**：白术土炒三两，神曲、木香、槟榔、茯苓、三棱、使君子、厚朴、荸荠、甘草各一钱，苍术二两，陈皮、枳实、人参、莪术各一两半，黄连猪胆汁浸、砂仁、麦芽、益智仁、肉豆蔻、藿香、白豆蔻各五钱，为末，蜜丸，龙眼大。每一丸，米饮化下；呕吐，姜汤下。治小儿五疳八痢、吐泻、肚大青筋、面黄肌瘦、疳积等疾。有肉积加山楂，喘加萝卜子，泻加泽泻、猪苓各一两。**化痞丸**：木香、人参、黄芪、当归、桔梗、黄连、三棱、莪术、鳖甲、夜明砂、绿矾、枳实、使君子、苦楝根、诃子各一两，虾蟆灰七钱半，为末，蜜丸绿豆大。每三十丸，米饮下。忌生冷、杂果发脾之物。大人癥瘕，去夜明砂、虾蟆、黄连，为丸梧子大服。治疳消癖进食，止泻和胃追虫。**挝脾散**：海蛤粉、黄丹、硫黄各等分，初伏日修合为末，用醋调成膏，摊瓦盆内晒干，再研为末。一岁儿服一分，空心米饮下，取下脾秽如蓝汁为效。**贴痞膏**：水红花子二钱，大黄、朴硝、山栀、石灰各一钱，酒酵一块鸡子大，共捣成膏，用布摊开贴痞块上，再用汤瓶熨，手帕勒之，三日后揭起，肉黑如墨是其效也。

腹胀由中虚气作，有积实者喘气恶；

有积闷乱喘满为实，宜紫霜丸、白玉饼、消积丸、褐丸子选用，以利其积。若气短喘急者，分气紫苏饮换苏子。

无积不喘虚宜温，

无积不喘为虚，可以温散，六君子汤加白芍、干姜、厚朴；或大异香散加五灵脂为末，紫苏煎汤下；或五苓散，俾上下分消其气。不可妄下，仍忌香燥热药。

误下面肿及手脚。

误下脾气内陷，虚气附肺外行，肺主面目胞腮，脾主四肢，故作浮肿。

肿胀通用**塌气丸**，

胡椒一两，蝎梢五钱，为末，面糊丸，粟米大。每五七丸，米饮下，如腹大，加萝卜子。

大喘气粗肾气索；

肾虚水气乘肺，大喘者危，益黄散、塌气丸救之。

阴肿多因地气抽，或啼怒伤小肠络。

阴核气结，肿大钓痛，谓之癫疝。有因坐石冷气凝之，或近地风湿伤之，俱宜五苓散。有风热囊肿便闭者，三白散。有因啼叫不止，致令阴气下结，水渎不行；或孕妇啼泣过伤，令儿生下，小肠气闭，血水凝聚，水上乘肺，故多先喘而后肿痛，有稀软者，有木硬者，宜行心气，逐肾邪，利二便，更无补法，宜**桃仁丸**：桃仁三钱，辣桂、大黄、牵牛、蒺藜、牡丹皮各二钱，为末，蜜丸麻子大。每五七丸，葱白、木通、青皮，入盐煎汤下；或煎流气饮子下青木香丸。外治肾囊肿大，茎物通明，用牡蛎为末，先以津唾涂肿处，次用干掺。坐地被风及虫蚁吹着囊肿，用蝉蜕煎汤频洗，或葱地蚯蚓粪为末，甘草汁调敷。风热外肾暴肿且硬，或生疮者，用生地黄为末，先以葱、椒煎汤，于避风处洗净，次用津唾调敷；外肾热者，鸡子清调敷，或加牡蛎少许。余详大科疝气。

胀久不通痞塞胸，芩连枳梗当斟酌；

痞结因热聚腹，不得宣通，上攻胸胁，按之则痛，时发壮热，宜**芩连枳梗汤**：枳壳、桔梗各五分，半夏、黄芩、瓜蒌仁、黄连各三分，生姜、麦门冬煎服，利去黄涎即安；热甚加大黄少许。虚气痞寒胸膈，留饮聚于腹胁，或加胀满手不可近，枳实理中丸去芩，渴加瓜蒌根，泻加牡蛎。

胀久虚湿热生黄，深黄为热淡黄胃弱。

胀久中虚，停湿生热，热生黄，名曰黄疸，治与大人一同。有热者，小柴胡汤加麦芽、枳实、山栀、茵陈；胃弱者，四君子汤或理中汤，加茵陈。通用**万金丸**：苍术二两，陈皮、厚朴、夜明砂各一两，为末，用绿矾二两化水，入醋少许煮面糊，或煮枣肉捣丸，绿豆大。每五十丸，米饮下，磨积去黄。一方加使君子一两，枳实、黄连、诃子各五钱，用巴豆十粒同炒令紫色，去巴豆不用，再入虾蟆灰五钱，苦楝根皮二钱半为丸。治疳消癖，进食止泻，和胃追虫。

腹痛面黄只是积，

腹痛面黄，口中气温，多睡畏食，大便臭者，消积丸；甚者，白玉饼下之，下后以钱氏白术散和胃。寻常轻者，只用平胃散加山楂、麦芽、砂仁、青皮、甘草为末，每一钱，米饮下。热加黄芩，寒加吴萸。

间有寒热邪相击；面赤为热面白寒，

感热作痛者，面赤壮热，四肢烦热，口中气热，宜四顺清凉饮，加青皮、枳壳，或黄芩芍药汤。感寒作痛者，面白或青，四肢冷甚，宜小建中汤，或大七气汤加肉桂调苏合香丸。

冷热不调多呕逆；

宜枳壳、桔梗、青皮、陈皮、当归、甘草各等分，木香减半，姜煎服。

心腹俱痛面　白光，口中吐沫虫攻的。

虫动心痛，与痫、钓相似，但目不斜而手不搐耳，化虫丸主之。

八痢本与大科同，惟有惊痢属幼童；

八痢：冷痢，白积；热痢，赤积；冷热不调，积下赤白；疳痢，黄白积，或见五色，下无时度；惊痢，青积不臭；休息痢，粪黑如鱼肠，愈而复作；瀼痢，停积又来，腹胀便臭，肛痛；蛊毒痢，下紫黑血，如猪肝。

白冷俟积温脾胃，

纯白者，积冷毒也，宜感应丸。俟去其毒，然后用参苓白术散之类温和脾胃。

赤白顺气与和中；

顺气则腹痛自止，和中则里急自除。纯赤者，积热毒也，宜导滞汤。或赤或白，冷热不调，腹痛后重，肠胃虚滑，食少困倦，宜**小驻车丸**：黄连六两，干姜一两，当归二两，阿胶三两，为末，醋糊丸，黍米大。每三十丸，米饮下。大人亦宜。久不止及瀼痢者，没石子丸，鸡子煎。

妄下肿胀渴随至，

脾虚有积，积化成痢，妄下脾胃重虚，变成浮肿胀满作渴，不可为矣。

误补脱肛色嫩红。

热者，黄连阿胶丸，薄荷煎。有服凉药过度，或久痢脏寒脱肛者，钓肠丸，木香煎汤下；或真人养脏汤。有痢频脱肛，黑色生壳者，用巴豆壳烧灰，芭蕉自然汁煮，入朴硝少许洗软，用清油点三滴，放三角白矾煅过，龙骨少许，为末干掺肛头，用芭蕉叶托上，勿令便去，出入令大儿抱定。

乳嗽百日内不宜，恋膈损胃肺孤危；

或因啼叫未定吃乳，或饮乳过度，以致停蓄胸膈胃口，上干于肺，故发咳嗽呃逆。肺胃俱病，百日内见者，为恶候。

热嗽面赤丸葶苈，

其有四时感冒嗽者，当用参苏饮、惺惺散之类微表。如挟热暴嗽，面赤壮热便闭者，宜葶牛丸下之。

虚者**阿胶散**可医。

阿胶七分半，白茯苓、马兜铃、糯米各二分半，杏仁十粒，甘草二分，水煎。治久嗽肺虚，气促有痰，恶心。

二三岁时欲断乳，夜静用药画儿眉。

画眉膏：山栀炒黑三个，雄黄、朱砂、轻粉各少许，为末，清油调匀，候儿睡着，浓抹画儿两眉上，醒来自不吃乳，未效再画。仍墨搽乳头。

喘因吃乳啼未定，或挟风冷肺家病。

或因啼叫未定，吃乳与咸酸，以致气逆不下，或因饮乳过度，内挟风冷伤肺而喘，或齁𪒯呃逆者，宜**紫苏子汤**：苏子、诃子、萝卜子、杏仁、木香、人参各等分，甘草、青皮各减半，姜煎温服。

呕吐不食胃家虚，痰壅发热火炎盛。

呕吐惊悸，困倦自汗者为虚，面赤气粗痰盛发热者为实。俱二陈汤主之，虚加参、术，热加芩、连。

尿白成疳积中热，

尿白如泔，脾经有积，久则成疳，亦兼心膈伏热得之，宜**茯苓散**：赤茯苓、三棱、莪术、砂仁各五钱，青皮、陈皮、滑石、甘草各二钱半，为末。每一钱，麦门冬、灯心煎汤调服。

淋沥有惊气下结。

十余岁因惊之候，心气下行，小便淋沥，日夕三四十次，渐觉黄瘦，宜**顺经散**：韭子、琥珀、益智仁、金毛狗脊、白茯苓、石燕各五钱，石韦一钱，为末。每一钱，韭汤调，日二服。

汗多胃怯兼惊惕，

胃怯出汗，上至颈，下至脐者，益黄散；有因惊惕心虚，以致脾弱少食，心腋汗多者，大温惊丸；惊热者，小凉惊丸，俱牡蛎、麻黄根煎汤下。全因惊惕盗汗者，古芷砂散；脾胃弱者，钱氏白术散。

或有气弱心血溢；

盗汗不止，气弱体瘦，乃心血溢盛为汗，非虚也，宜人参、当归各一钱半，猪心一大片，水煎服，以收敛心血。如手掌心汗多者，亦效。

额汗阳虚蒲扇灰，

头汗绕颈而上，本属阳虚，但小儿纯阳，或因厚衣被而额汗出，或睡中盗出者，用古蒲扇烧灰为末，每三钱，温酒调服。轻者，不药自止。如满口生疮及久病额汗如油者，不治。

遍体香瓜痰火熄。

遍身汗出者，痰火盛也，宜**香瓜丸**：胡黄连、大黄、柴胡、鳖甲、黄柏、黄连、芦荟、青皮各等分为末，用大黄瓜蒌一个去头，填入诸药至满，却盖口用柴插定，慢火内煨熟，取出捣烂，入面糊丸，绿豆大。每三丸或五七丸，食后冷浆水下。腋下、手足掌心、阴汗，煎地骨皮汤洗，白矾炉底末敷之。

外　感

小儿伤寒夹惊食，

治与大人无异，所异者，夹食、夹惊而已。杂病亦然。

阴阳表里大科同；伤寒左额青纹现，肢冷无汗惨颜容；

钱氏云：男子面黄体重，女人面赤喘急，其呵欠烦闷，手背热，人迎脉盛则一也。

若手足温又有汗，面光发热是伤风；

亦左额青纹，与人迎脉盛。

夹食肚热兼呕逆，右额角青似小葱；

右额角青筋，发热，头额肚腹热甚，或兼呕肚腹痛者，伤食也。如伤寒夹食者，人参羌活散加青皮、紫苏，或藿香正气散合败毒散，便闭加大黄。如内伤生冷，外感风寒，寒热如疟，恶心少食者，人参养胃汤。

夹惊手掌心有汗，青纹先见额当中。

额正中青纹，面色青红，手掌心有汗，时作惊惕，夜睡不安，手络脉微动，发热者，惊热也，脱甲散、红绵散、或人参羌活散，加僵蚕、蝉蜕、南星、全蝎、白附子、麻黄。便闭加大黄煎，调朱砂安神丸，或温惊丸。惊轻者，先发表而后安心神可也。

伤寒表初喜偎暖，

伤寒恶寒，初起未发热时，喜偎人，藏身密衣被；若发热者，昼夜不止，俱宜量体汗之。大概太阳证见，羌活冲和汤；阳明证见，葛根解肌汤；少阳证见，小柴胡汤。

里热掀衣便不通；

入里内热者，必扬手掷足，口中气粗，壮热作渴，大便不通，方敢与调胃承气汤，或大柴胡汤微下之。大概太阴证见，羌活冲和汤加枳实、厚朴；少阴证见，羌活冲和汤加桔梗、知、柏；厥阴证见，羌活冲和汤加川芎、柴胡。有表复有里，及惊风证见，双解散加羌活、天麻、僵蚕、白附子、蝉蜕。

额冷肢厥面色惨，泻青阴病里虚空。

理中汤、甘草干姜汤；甚者，四逆汤。

汗吐下温俱从缓，免动惊痰与蛔虫。

伤寒温补太过，以致生痰，变作惊风者有之；或汗下凉药太过，以致胃寒，变成慢惊及蛔虫上攻者有之，危哉！

伤风鼻塞气促乱，身热咳嗽忌大汗；

初起仍喜偎人引衣，恶风故也。凡伤风治与伤寒亦同，但伤风有汗，只宜解肌。身热咳嗽，声重气促，体弱者，惺惺散；咳热盛者，参苏饮；发热盛者，人参羌活散、天麻防风丸；壮热者，升麻葛根汤。此伤风表药，不可误用麻黄。

入里能食渴且烦，便闭大黄方可灌；

入里与伤寒亦同，但伤风能食为异。如烦渴，二便赤黄者，四顺清凉饮合小柴胡汤；二便闭者，大柴胡汤；风热内实者，大黄丸。风与滞血留蓄上焦，胸膈高起，大便不通者，**没药散**：没药、大黄、枳壳、桔梗各二分，木香、甘草各一分，姜煎服。

兼脾肢冷吐泻攻，益黄补后大青散。

风主肝，兼脾则必四肢清冷，吐泻不思乳食，不渴者，当先以益黄散或理中汤补脾，后以大青膏发散；如身热能食作渴者，当先以大青膏或钩藤散发散，后以益黄散补脾。如作喘胀者，兼用塌气丸；虚渴者，兼用钱氏白术散。

肺喘心惊肾畏明，各脏见证依此断；

兼肺则喘息，兼心则惊悸，兼肾则畏明，各随补母脏药选用。

寻常感冒必从轻，暑湿大科尤可玩。

《怀幼书》云：双解散能治风寒暑湿劳倦，然贵加减得宜耳。

诸　热

诸病发热辨其初，

有发热不歇，鼻塞声重者，为外感表热，属三阳经；有潮热者，似潮有信，为里热，属胃；有壮热者，遍身向热不已，合睡咬牙，甚则发惊，属心；有风热者，身热，口中气热，属肝；有痰热者，面赤或肿，身热喘咳，胸膈不利，属肺；有温热者，但温而不甚热，属脾；有肾热者，阴囊赤肿钓痛，大便闭涩，属肾。有惊热者，时间发热即退，来日依时发热，或面青狂叫；有积热者，五心发热，肚热，至夜则甚；有疳热者，骨蒸盗汗，咳，泻；有疟热者，寒热一日一发，或二三日一发；有血热者，昼静夜热；有变蒸热者，上唇微肿如卧蚕，或有珠泡子；有麻痘热者，耳、鼻、脚梢、中指冷，腮赤喷嚏，唇红，肌肤绷紧。发热种种相类，初起当先询问父母，已出痘未？如未患痘，仔细认证，盖麻痘误用下药必变，且真伤寒证，亦必表证已罢，日晡潮热方敢下之。

阳证为实阴证虚。

凡实热面赤，气粗口渴，唇肿便闭，暴啼掀揭露衣，似伤寒阳证，宜人参羌活散、参苏饮、通心饮、导赤散、泻白散、泻黄散、凉肝丸、连翘饮、甘露饮、生犀散、四顺清凉饮、八正散，随宜选用。凡虚热面色青白，神缓口冷，泄泻多尿，夜出虚汗，似伤寒阴证，宜惺惺散。虚烦自汗者，保元汤去术，加芍药、浮小麦，姜枣煎服。

又有乍清乍温证，上热下冷不自如。

上热惊惕怫郁，不得自如；下冷泄泻不常，败毒散加当归、木香。若升降阴阳，来复丹，薄荷煎汤化下三丸。

虚阳浮外热不退，和胃元气自归欤。

凡发热表里已解，忽阳浮于外，烦热大作者，当与和其胃气，使阳气敛而归元，身体自凉，参苓白术散、钱氏白术散、太乙丸选用。

骨蒸多因热有余，间有禀赋荣卫虚。

因大病后得者，荣卫虚弱，宜滋养血气；或禀赋弱者，宜谨避风寒以护其外，调饮食以养其内，俱生犀散，或四君子汤加减。

食积痰热湿火盛，

因饮食得者，腹有积痞，面色淡黄，潮热腹痛，宜磨积调脾，顺理三焦，其热自退，枳术丸、肥儿丸；成疳者，芦荟丸。因积生热、生痰者，二陈汤加升麻、葛根、白芍、人参、五味子，姜煎服；或枳术丸加陈皮、半夏、黄连、山楂、神曲，为丸服亦好。

通用梨浆饮最宜。

梨浆饮：青蒿童便浸一宿，晒干、柴胡、人参、黄芩、前胡、秦艽、甘草各一分，生梨或生藕各一片，薄荷二叶，地黄一寸。水煎服。治潮热、积热、疟热及脾积寒热。青蒿饮亦妙。

痘

痘证不过气血毒，

毒乃胎家淫火食秽，停蓄脏腑，生后啼声一发，悉归命门。遇岁火运，时行传染；或冬暖遇春夏而发；或因伤寒热病失汗、下而变成；或因外感风寒，内伤生冷而发；或因跌仆惊恐蓄血而发。发则命门火动，煎熬左肾，夹脊逆流，自头额而下克丙火，不聚于面，令散四肢，所禀气血实则胜毒，为顺；气血虚则毒胜，为逆；气血与毒相等则险。凡言顺者，不必药治；逆者，治之无效；险者，必用药救。

首尾一十二日间。

除初热三日不算，有热发三五日或十余日故也。自报痘至收靥，首尾一十二日，中间有不守禁戒，以致淹缠。又有气血和者，不及一十二日而愈。初不甚拘日数，以后分日，为初学较言耳。

证有初证并杂证，阴阳常变类伤寒；任他坏证并瘥证，无非邪与毒相残。

初热三日，类伤寒初证；自初热至报痘，类伤寒六经三阴三阳证；六日已后，谓之杂证；报痘次至收靥，常证也；异常，谓之变证；水痘、斑疹，谓之类证；不治，谓之坏证；余毒，谓之瘥证。其间机轴俨似伤寒，但痘毒自里出表，非若伤寒自表入里，所以治法微异。至于痘中百病，皆外感内伤，邪秽与毒相搏。大法痘未尽出，见三阳证，宜清肌解毒；痘已出齐，见三阴证，宜温中托里。太阳病恶寒身热，气急尿赤，出不快者，防风荆芥甘草汤，三味等分，水煎服。少阳病乍寒乍热，出不快者，连翘防风甘草汤，三味等分，水煎服。阳明病身热目赤，便秘，疮遍肌肉，出不快者，升麻葛根汤加紫草；四肢出不快者，防风芍药甘草汤，三味等分，水煎服。太阴病腹满自利，四肢厥逆，已出者，附子理中汤、木香散、理中丸。少阴病痘出黑陷，口舌腐烂，四物汤加紫草、红花。厥阴病舌卷囊缩，粪青目青，时发厥逆，异功散、十全大补汤加附子。凡阳证见于春夏及天晴则顺，阴证见于秋冬及阴雨则逆。

痘象豆形色豆色，惟有黑陷最惊人；

痘者，豆也，大小不一无防，惟欲圆满硬实，不宜陷。有皮嫩易破，他如茱萸者险；如麻子、如蚕种、如浮萍，不分个数者逆。故曰：顺其形则顺，逆其形则逆。色者，五脏精华，红、黄、绿者为佳。痘乃脾土及君相二火所主，黄绿乃脾胃正色，毒将出也；红亦深色，桃红三分，红中一分白，毒始出也；鲜红则为血热。初起紫者，大热；全白者，气虚毒未出也。初起白者，大虚；灰白者，血衰而气滞也；黑者，毒滞而血干也；焦褐者，气血结也。

形属气兮色属血，形贵充顶色润身；

顶形圆满者，天之象也。气，阳也，故形属乎气。晕色红润者，地之象也。血，阴也，故色属乎血。顶尖圆满而不皺陷，则气体天而常亲乎上；根窠红润而晕外明净，则气体地而常亲乎下，极其顺也。

形色得半要根活，根地圆晕显有神；交会不明形色反，灯影周旋眼法新。

气可盈而血不可盈，苟或形陷伏而不绽凸，则气不足以收毒，而反亲乎下；色泛溢而不凝敛，则血有余而反亲乎上。又有气多血少者，痘虽凸而四围无色；血多气少者，痘虽陷而四围红紫；毒有余而气血不足者，其痘不发不红，此气血之辨也。根即圆晕，痘疱曰窠，疱圈围晕曰根，圈晕外曰地皮，白无红是为交会。明白圆晕乃气血之会，形色之神也。盖包血而成圆者，气之形，然必气与血会，而后圆形周净；附气而成晕者，血之形，然必血与气交，而后晕色分明。虽然一元流行而已，自气血凝滞而言谓之形，自气血光华而言谓之色。形中有色，色中有形。运用鼓舞形色而言谓之神。灯影周旋者，痘形色虽险，若灯光影与痘根圆晕相为周旋，根窠红活，浆影深厚，虽陷伏灰紫，皆可调治。若根窠不红不起，血死不活，浆无影者，虽轻难治。故虽白日亦必用麻油纸捻照之。自始至终，全以根地为主，眼法新巧，全在于此。

证与痘亦恒相因，

痘善而证恶者，必外感寒暑；证善而痘恶者，必外触秽污。痘为主，证为辅，虽无他证，而痘恶者必死。

表实难出虚易出；

证以身热无汗为表实，痘以红突为表实；证以身凉汗多为表虚，痘以灰陷为表虚。盖无汗则肤腠闭密，所以痘稍难出，出则红活绽突；多汗则腠理空疏，所以痘反易出，出则灰陷顶平。有言表实易出者，必里实甚也，表虚难出者，必里亦虚也。

里实顺靥虚倒靥，

证以便秘能食为里实，吐泻少食为里虚。里实则正气收毒，自痘顶而下，渐次结痂者顺；里虚则气血不能收毒，而痘根先靥者逆。

不绽或淡表里坠。

证既吐泻汗多，痘又灰白陷伏，表里俱败。

轻者从头至足稀，能食便调不须治；重者不食二便乖或秘或溏，脚先头上或齐至；

凡出、靥从头至足为顺，从足至头为逆，头脚齐出、齐靥者险。所以轻者，靥出俱从头至足，痘亦稀少；重者稠密，头上未出未靥，脚上先出先靥。然痘以脾土为主，自始至终以能食者顺。胀贯时，宜食老鸡补气；收靥时，宜食雄鸭收毒，或猪精肉。肥者助痰滞气。始终忌鱼腥。二日一便者为顺，三四日不便者为秘，一日三四便者为利。

轻变重者非有妖，外感内伤犯污秽。

忌风寒，恐损表；忌暑，恐生烦躁；忌湿，恐脓不干；忌生冷与蜜，恐寒中；忌肥腻，恐泻；忌咸，恐渴；忌酒、葱、鱼、羊、盐等，恐痒。淡食为佳。忌煮鸡、鹅、鸭卵，病人闻气害目；忌柿、枣、砂糖，恐痘疮入眼；忌茶、醋、猪肝、猪血，恐瘢黑；忌烧香满室以燥血，只宜常烧苍术、猪甲、乳香以避恶气；忌酒色僧人洒净冷水，闭其皮肤；大忌父母房室、月水、乳母腋气、人畜粪污、房内炙煿、对梳扫地、生人往来、一切恶秽，以致气滞。盖气闻香则行，闻臭则止故也。自报痘至收靥，一有感伤秽污，便令当出不出，当靥不靥，或变黑陷作痛发痒一切杂证。大概外感，冬时，五积散去麻黄，加桂心、紫草；春时，不换金正气散，加芎、芷、防风，或为风邪所袭者，消风散加紫草；暑月，六一散、清暑益气汤，体薄清贵者，只用保元汤，随症加减；内伤乳食，气壅遏者，二陈汤加山楂、升麻、白术，四君子汤加砂仁、木香、川芎、紫草，或枳术丸。宿食重者，感应丸。伤生冷、凉药者，益黄散、治中汤。内伤兼外感者，调解散、加味四圣散。秽污触者，**避秽丹**：苍术、细辛、甘松、川芎、乳香、降真香各等分为末，烈火焚之。将出者，用胡荽泡酒喷帐帏，及悬胡荽于帐中，甚者，以胡荽泡汤，化下苏合香丸。但胡荽能通心窍，利大肠，惟便滑者忌之。秽毒入内黑陷者，**再苏丹**：白矾、生地龙炒，各等分为末。每五分，用小猪尾血调新汲水下，不拘时服。如体薄者，四物汤去地黄，加人参、黄芪梢、连翘、白芷、甘草梢、木香。

类证水痘热三日，出靥俱易眼光华；

水痘似正痘，仍身热二三日而出，初出即如赤小豆大，皮薄痂结，中心圆晕，更少、易出易靥，被湿则难结痂，亦不为害。外证两眼如水，宜**小麦汤**：滑石、甘草、地骨皮各一分，人参、麻黄、大黄、知母、羌活、葶苈各二分，小麦七粒，水煎服。如斑疮水痘，烦热溺涩，口舌生疮者，八正散。

斗热发斑成丹毒，

斑红痕如锦纹，或如蚊迹，与伤寒阳毒发斑同，热极则发，宜败毒散表之，汗后身凉，红痕自退。再越二日，或报痘反少。又有报痘时，热盛发斑者，透肌散加红花、黄芩、升麻。咽痛，加玄参、磨犀角和服，或玄参升麻汤加减。热盛者，解毒汤加芎、归、白芍、防风。若见黑斑即死，水疱、脓疱后发斑者亦死，斑少者可救。报痘时有红丹如云头突者，败毒散加紫草、红花、黄芩解之；如肿高红紫痕者，透肌散加黄芩、地骨皮、蝉蜕。

顶平有水是疹麻。

疹如粟米，微红，隐隐皮肤不出，作痒，全无肿痛；麻即如麻，顶平软，不碍指，即有清水。痘多夹疹同出，麻亦多夹疹同出，故曰痘疹、麻疹。但痘成脓疱后，出疹者反顺，水疱后出者逆。又有先发疹而后发斑者，亦无害。治疹宜消风热，用败毒散加葛根、升麻、白芷，表退肌热，则疹自无矣。又有报痘后，麻疹稠密如蚕种者，透肌散加柴胡、红花解之，若色好，不可过用凉药，必伤脾胃，易致陷伏也。

麻有夹痘同出者，麻没痘存色愈加；

麻夹痘出者，治痘为主，麻必先没而痘独存。盖痘属五脏为阴，难出难靥；麻属六腑为阳，易出易没。麻没后痘必起发，形色愈加者顺，如形色已亏者，四君子汤加芎、归、黄芪；黑陷者，去茯苓，更加紫草、木香、糯米、入酒煎服。

麻急理麻痘急理痘，麻痘源头共一家。

杂证热毒头亦痛，

凡杂证，皆因荣卫不和，以致毒不泄于肌肤，而反内攻脏腑，或上攻咽、膈、头面，多挟内外邪秽。头痛初起为风，以后多热毒上攻，毒甚则肿。

眼红舌苔唇咤怒；

眼角流红，或目黄，肝热；舌上白苔，心热；口唇咤啧欲怒，肺热。

口疮咽痛郁多啼，

口疮痛不能食，脾热，五福化毒丹，或蜜渍黄柏汁饮之。咽干涩痛，口烂齿肿，心胃热也，甘露饮，或甘桔汤加牛蒡子、麦门冬、竹叶煎服；水浆不入者，紫雪抱龙丸、消毒饮。如能食便溏者，又当清上温下，不可纯用凉药。多啼，当察外证、郁毒在表在里调之。如果因心热、痰热者，辰砂六一散，痘未出，葱白煎汤下；痘出盛，灯心煎汤下；黑陷者，加龙脑半厘，紫草煎汤下。

贯胀极忌咳与喘。

初热咳嗽气促，风寒在表故也。痘出时咳嗽胁痛，吐食不下者，半表里邪也，小柴胡汤加五味子、枳壳、桔梗；小便赤者，加山栀、赤茯苓。如服冷药太过，咳嗽、肢冷、呕吐者，甘草干姜汤。胀贯时，呵欠、喷嚏、打屁亦忌。如咳嗽气喘，乃毒攻肺胀，胸高声哑而死，果系外感者，亦必痘好乃吉。初起烦躁喘急者，麻黄汤加桑白皮及麝一厘，或黄芩汤加麻黄、桂枝；便秘者，前胡枳壳汤。凡无痰喘急，不能卧者，死。

大渴不止恐阴虚，

口渴，毒火炎上者，用甘草、瓜蒌根等分，水煎服，或黑豆、绿豆各二合，乌梅二个，水煎澄清服；饮水小便少者，恐湿渍脾土，后难收靥，宜六一散渗之；内虚津乏者，保元汤加麦门冬、五味子，或参苓白术散、黄芪六一汤。如虚阳偏盛好饮冷者，木香散，倍丁香、官桂；阴寒偏盛好饮热者，异功散加木香、当归。惟血虚痘黑，火动发渴者难治。凡虚证见渴者皆死。

胸紧烦躁安眠少；

胸膈紧满者，枳梗汤，或二陈汤加枳壳。烦躁动止不宁，初起报痘时躁者，表未解也，宜清内解肌，黄芩芍药汤和之；起胀时躁者，毒欲散未散也，宜生黑豆一味煎汤，徐徐冷饮，解毒散热，召复阴气，或抱龙丸、生犀角磨汁、单甘草煎汤，俱能解毒；贯脓时躁者，毒冲心膈也，宜利小便，大便不通者，宜润之；结痂后躁者，解其余毒可也。痘出及余毒烦躁，小便不利者，用灯心一把，鳖甲二两煎服。烦躁不得眠者，酸枣仁汤。

腹痛有块或坚硬，

初热时腹痛甚，手足稍冷，尻、阴冷，为痘毒作痛无疑。外感，宜藿香正气散、升麻葛根汤、参苏饮，俱加山楂；内伤生冷饮食，腹痛自利者，理中汤加陈皮、砂仁、木香。如痘出腹痛，便调者，无妨；便秘身热，痛甚，痘出不快，体冷甚发厥者，独圣散，或四磨汤，服之则毒气泄而四肢温，腹痛自止。已出，厥痛者亦宜。

腹胀初起尚可表。

发热腹胀，毒与邪搏，升麻葛根汤加山楂、牛蒡子，微汗即散。一切异证，随证加减由人。但此汤乃初起及结痂后，解毒凉肌之药，惟内虚胃弱，及红点见后无表证者忌之。如大小便难者，四圣散、紫草饮。

失血肺胃被热侵，毒并大肠便瘀了；

痘出阴分，极忌动血，口鼻失血，肺胃热甚，宜解毒汤加生地、大黄；轻者，黄芩汤；虚热者，单人中白为末，蜜水调服。便血粪黑，毒并大肠，犀角地黄汤，或小柴胡汤加生地。痘出下利黄赤脓血，身热作渴者，薤白汤、三黄熟艾汤，解其毒而痘自出。便血神昏不醒者，抱龙丸救之。盖痘虽内毒，运之者血，心主血藏神，今便血神昏，宜乎危矣。如大小便血及七孔流血者，即死。有因服凉药以致毒陷，泻血有如豆汁黑者，急用理中汤、胃风汤，得便闭、疮红活者生。若胀贯时便血而疮坏无脓者，胃烂必死。痘愈后便血，或下肠垢身热者，升麻葛根汤加黄连、生地；身热烦渴者，解毒汤；热势盛者，小承气汤；下利者，黄连阿胶丸，小驻车丸。

内外毒蕴便不通，烦胀汗渴言谵沓。

《活人》谓首尾不可下者，盖痘未出，有表无里；痘既出，表盛里虚，所以首尾忌下。奈其间有因外感里热，及内伤热食、热药，以致热毒蕴结，便秘烦躁，腹胀，手掌心并腋下有汗，作渴，谵语，实热里证悉具，肠胃壅塞，脉络凝滞，壅遏痘毒，不出不起不靨，必用下药，通其荣卫，而后毒得起发，从权以下利药中加以升提，俾邪热去而痘毒升。痘未出者，升麻葛根汤，消毒饮加大黄；热甚者，凉膈散，以其有连翘、薄荷轻清，亦上升发也。虽痘出不快，有此里邪实热者，亦宜。痘已出或将靨，有热毒便秘者，小柴胡汤加生地；或四顺清凉饮、犀角地黄汤，俱加大黄。寻常热轻，而无烦躁狂谵，痘未出者，只宜败毒散、连翘散、紫草饮、紫草木通汤；痘已出者，四物汤加芩、连、桃仁、麻仁，或麻子仁丸以润之。苟非外感邪入里深极，内伤湿热蕴结，与毒相拒，断不敢下，惟瘥后余毒，量体下之可也。故曰痘疹下之早，则为陷伏倒靨，犹伤寒下之早，则结胸也。又痘疮利药，忌用丸、丹及巴豆、水银、轻粉，此三味但能去脏中惊涎积热，非痘家所宜。

小便赤涩腹心膨，热微热甚有分晓；

小便赤涩，以致心腹膨满，由胃热心火不降，阴气不能升也。痘未出者，紫草饮发出其毒即愈；痘已出者，四圣散加黄芪。小便涩赤热，并大便亦秘，不敢下者，五苓散、导赤散、紫草木通汤、连翘散以渗之。如热微，又不敢渗小便，恐损真气者，只宜独圣散、紫草饮以解其毒。古云：大热利小便，小热和解是也。又回浆内脏化毒，溺多则顺，稍有闭者，宜善调之。

热甚狂喘或发惊，误投惊药祸非小；

痘已出，狂叫多怒喘呼者，肝热甚而无阴以敛之也，犀角地黄汤。痘毒惊搐，虽亦由于心热，肝风旺而脾土虚，则火炎为搐，宜泻肝则风自去，利小便则热不炎。若概用惊风凉药，如银粉、脑麝、青黛、朱砂、硝石，令心寒而毒气内伏，当出不出，已出不靨。如先惊后痘者轻，先痘后惊者逆。痘色粒分明，惊来即去者无害。痘未出，因外感与内热相搏发惊者，惺惺散、消毒饮、加减红绵散、大青膏、紫草膏，兼服匀气散，毒泄而心神自定，气匀而痘疮自出矣。又有暑搐昏冒者，六一散；痰盛神昏不醒者，抱龙丸；或睡中手足常缩，将发惊搐者，急用导赤散利小便，或四圣散以解毒。痘已出，虚者保元汤加芍药最妙；热者，五福化毒丹、泻青丸、古牛蚕散；热甚搐毒攻心，以致黑陷者，从权以凉惊丸，或猪尾膏暂服可也。抑考热证谵语妄言属心；搐搦惊痫属肝；肿胀便秘属脾；喘渴咳嗽属肺，尽皆四脏所发。虚证可以类推。

遍身作痛毒外行，

痛乃痘之善证，或遍身痛，或只几颗痛，有外邪所搏者，初见红点时，宜参苏饮加木香；轻者，消毒饮，或升麻葛根汤倍芍药；甚者，更加蝉蜕、山楂、羌活。有痘出身痛，肉皴痘密者，匀气散、小活血散。惟胀贯时作痛不忌。

热痒清内虚实表。

诸痛为实，诸痒为虚，虚实于形色上分之。色不灰陷，便难而痒者为实。有因风寒者，消毒饮；有因食毒及食盐者，四君子汤加酒芩、连，或大黄微润之。通用单蝉蜕汤，时时服之。痒甚者，水杨汤浴之，或用食盐和百草霜，水湿略炒过，置火内烧烟熏之，其痒立止，虚痒亦效。或用蜜水调滑石末涂之，且令疮痂易落无痕。色淡甚则倒靥，便溏而痒者为虚，宜保元汤倍加黄芪实表，少加芍药活血；痒甚遍身爪破，脓血淋沥，不能坐卧者，内托十宣散去桂，倍黄芪，加白芷止痒，当归和血，木香调气，气行血运，其痒自止，或小活血散合四君子汤，加黄芪、枳壳。有毒气陷内痒塌者，木香散加丁香攻里，官桂实表以救之。凡手足常摇动者，将发痒也。

虚证腹胀身必凉，

痘已出虚胀有二：有因内伤生冷、凉药，与内热毒相拒，不得发越，故令腹胀，宜萝卜子、紫苏梗、陈皮各一钱，干姜、甘草各五分，水煎服。食减者，加白术；甚者，发寒肢厥，疮白无血色，多致不救，急用木香散，温中逐冷，甚则异功散。有毒气陷伏作胀者，宜温中解毒，人齿散、小活血散。惟腹胀目闭口臭者死。

吐泻痘出最难当；

初起吐泻无妨，痘出脾胃冷者，胃爱散。因外感者，寒月，理中汤、五积散、异功散；暑月，六和汤、胃苓汤。因内伤者，四君子汤加砂仁、陈皮，理中汤去参，加厚朴；宿食重者，感应丸。痘出后极忌泄泻，起胀尤忌。有泻皆属虚冷，急用保元汤加桂、芍，或木香散。泄滑者，用肉豆蔻一个，乳香一豆大，为末，米饮下，或固肠丸。因泄顶陷者，内托十宣散、四圣散加减。如吐泻喘渴，蛔虫已出，目直便流，利肠垢者死。

自汗气弱难收靥，湿热熏蒸神术方；

痘出后，切忌汗多，以致气虚必难作浆收靥，急用保元汤止之。如初起湿热熏蒸者，用白术二钱，黄连一钱，浮小麦煎服；若伤风自汗，量用桂枝、防风可也。惟身寒，汗缀如珠，神昏者死。

痘出寒热内虚甚，寒战火郁必发痒。

已出痘而寒热者属内虚。七日前后独热者，气血与毒俱盛之过；七日前后独寒者，气血损而毒火内郁，难治。寒战咬牙，足膝冷如冰，尻、耳反热，胀贯靥时极忌，乃气血虚极，宜保元汤加桂；甚者，异功散。

变证冷秘热吐泻，

脏腑热则便秘，脾胃冷则吐泻，常也。有呕吐不食，面青瘦者为冷秘；久不大便，而无里急后重者为虚秘，俱宜内托十宣散。气虚者，四物汤、麻子仁丸。又有能食，结涩下如栗块者，为风秘；胸胁腰腹引痛者，为气秘。热毒攻胃吐泻，手掌心并腋下热而濈濈有汗，脸赤，渴欲饮乳，乳满胸膈不化则吐，吐了又喝，急欲饮乳，是热吐也；小便赤涩而渴者，热泻也。俱宜五苓散、竹叶石膏汤加陈皮。痰壅吐食者，二陈汤；湿热吐者，葛根竹茹汤加黄连；湿热泻下臭秽者，解毒汤加白术。大吐身热腹满，二便赤涩，面赤喘闷者，当利小便，四苓散、导赤散，不瘥者，宣风散下之。

热甚四肢仍发厥；

凡痘证身寒不治。但其间有患热证，而忽发厥肢冷者，犹伤寒伏热深而厥亦深也，宜随证用清内解毒药，毒出而身体自温矣。如痘未出，猪尾膏最妙。

大便不通小便血，遍身肌肉尽破裂。

初热误用热药，报痘又以胡荽、葡萄、人齿服之，虚者犹宜，实者令毒攻脏腑肢络，灌注耳、目、口、鼻，咽喉闭塞，大便不通，小便如血，或为痈疮肌肤破裂，皆阳盛无阴也。宜猪尾膏、犀角地黄汤、解毒汤、三黄丸。服后疮出红活者吉，倒靥者死。暑月痘烂生蛆，乃热毒盛也，内服清热之药，外以带叶柳枝铺地卧之，或水杨汤沃之亦好。

痘变倒靥与陷伏，

痘色初出淡红变白，白变黄者吉；初出鲜红变紫，紫变黑者逆。痘形陷伏倒靥，自其内伤气虚，而不能起发而言，谓之陷伏。宜温中托里，令脾胃暖而荣卫通也，甚至硫、附亦可暂服。自其外感及秽污而言，谓之倒靥。外感宜温散寒邪，而荣卫复行；犯秽，宜熏解之。凡当出不出，当胀不胀，当贯不贯，当靥不靥，俱以照原为气血旺，退减均谓之倒靥陷伏。

惟有黑陷当详究；

黑，乃北方寒水之色，然火热反兼水化，色亦能黑，故变黑当究寒热。寒证变黑者，因风寒归肾，宜温散；因内虚毒陷，宜温补。热证有毒盛火炎，宜凉心清解；有脏燥无阴，宜润血化痰。噫！痘变不过陷伏、倒靥、黑陷、斑烂四者，黑陷最危，可不究诸？

初出黑色状如蚊，秘躁皆因瘀血蓄。

初出状如蚊咬色黑者，因毒气暴出，瘀热搏之，故血凝不行，遂成黑陷。大小便闭，腹胀喘急，烦热，宜山栀仁汤、人齿散、加味四圣散、单蝉蜕汤加紫草；出不快者，宣毒膏、猪尾膏。

出不能快如炭焦，表分大热还宜透；

表热如炭，焦黑陷伏，见热证者，透肌散加红花、地骨皮，或单犀角磨水服之，或独圣散、小活血散。腹痛者，单蝉蜕汤。干枯倒陷甚者，单麻黄五钱，用蜜水拌炒，水煎去沫再煎，乘热服之，其痘复起。

青干紫黑身热微，便秘急下去陈垢；

痘出不快，已出者青干紫黑，身不大热，大小便闭，是热滞于内，毒气无由发泄，宜宣风散；气怯者，木香槟榔丸，俱令先下黑粪，次下褐粪，后以四君子汤，加厚朴、木香、陈米和胃，良久粪黄，疮自出透。若表大热者，不可大下。如青干紫黑、睡昏、汗出不止、烦躁热渴、腹胀啼喘，二便闭者危。

入里热极身紫黄，喜泻脓痂恶毒臭。

毒气入里，心神昏闷，或出不快，或难结痂，乃毒火燥盛，以致黑陷者，猪尾膏，凉心通窍则气和神清，而痂自结矣。痘出黑陷，反当结痂不结痂，便闭腹胀身黄，紫肿变黑，湿热最重者，急以单大戟丸，利去膀胱邪水，犹伤寒木贼土败，急下之，可保五死一生。如所下水谷不消，身冷战振多汗，尻、耳热者，为水溢土崩，必死；若下后身热气温饮水，尻、耳冷，或泻脓血，疮痂者，为毒气尽去，胃气犹强。泻后仍宜四君子汤，加厚朴、木香温脾为妙。

脏燥至极已亡阴，痰盛发惊狂叫吼；

毒郁脏燥，无阴以守，狂叫喘呼，痰盛欲发惊风者，四齿散加蝉蜕，古牛蚕散以解毒；遂成黑陷者，犀角地黄汤以养阴，抱龙丸以降痰。若发惊狂谵语者，辰砂六一散，用紫草、灯心煎汤，磨犀角、玳瑁汁调服，或护心散。盖凉血则不致红紫，解毒则免黑陷。失治，不日声哑而死。

果系虚寒二便清，脾肾兼补加诃蔻；

痘出里虚，心烦恶热，以致黑陷者，八物汤去地黄，恐滞血；去芍药，恐伐胃；加木香和脾胃，大补气血。盖脾胃畅而不致内陷，气血盛而不致痒塌。寒冷多因乳母忍饥受冷。以致芽儿寒冷归肾，痘变黑陷。寒月，木香散、异功散发之；天温时，内托十宣散，去桂、木香，加紫草、蝉蜕。

带紫为热带白虚，黑如乌羽犹可救；

带紫者为血热，四物汤加芩、连、红花；带白者为气虚，保元汤去甘草，加紫草。通用灵砂三五粒，磨酒服，能起黑陷。凡痘变黑如乌羽光润，不发寒而尻、耳冷者，为血活可救，紫草饮合小活血散。

外黑里白赤者轻，

凡痘外黑里白者轻，外黑里赤者微重，外白里黑者太重，疮顶陷黑，中有眼如针孔紫黑者死。

轻甚一个大黑痘。

头面上忽生三五个，或只一个高大紫黑，俨似疔痘者，名曰飞痘。有此痘出最轻，或只此一痘，再不出痘。是知黑痘生死轻重迥殊，可不详辨深究之乎！

遍身斑烂脓不干，

痘当发散不发散，则毒气闭塞，胸满喘促闷乱；不当发散而强发散，则痘毒出盛，表虚难靥，以致肌肉如烂，故曰烂斑，治宜调脾进食，令大便不秘不利，养荣卫以生肌解毒，则无目赤咽痛、口疮、吐衄等症。如大便不通，脓水不干者，牛黄丹；斑烂脓汁不干作痛者，败草散，或干黄土为末干掺。轻者，用猪胆汁调芒硝末敷之，勿令动着，直候疮痂自落。疮烂成片，欲不成瘢痕者，用干牛粪火煅过，取白心入乳香为末藉之，甚者，麦麸衬卧；暑月热盛，当藉之以芭蕉叶。有因过汗内虚脏腑，自利斑烂，或因饮水多者，俱保元汤加防风、白芷，外敷败草散。**败草散**：用盖屋及墙背上远年腐草，洗净，焙或晒干为末，帛裹扑之。甚者，铺床席，令儿卧之，甚妙。此草经霜露久，善解痘毒。

作痛有如刀刻镂；

秽污触犯而然，治见秽污。

要知痘变顶不变，阳存生意必然复。

报痘自顶上阳位起，且稠者固凶，如痘遍身变坏，独顶额上不变则吉。贯脓时变成水疱无脓，皮薄如纸，遍身擦之即破，惟额上不破者可治。若阳位与心胸先破者死速。收靥时，败证悉见，惟额上、太阳、方广、顶上未靥如旧者可生。

疔痘头面胸背危，四肢点破毒可泄；

起胀时，有痘长大而紫黑者，名曰疔痘。疔者，钉也，把住痘疮不起，盖气血弱以致毒聚而成形。如气血胜而痘变制，结于四肢，或小或个数少而穿筋骨者易治；结于头面、腹背，逼近于内者，热必穿脏腑，难治，急以保元汤加牛蒡子、荆芥、芩、连，助气逐毒。外以银簪挑破疔头，令父母吮去恶血，或绵裹指甲掐去恶血，展去亦可，盖痘破而毒气得发故也。或用珍珠五粒，铁器上炙黄色，豌豆四十九粒，头发一团，俱烧存性为末，油胭脂调成膏、将儿在温暖处，忌风寒秽气，先用银簪挑开疔口、将药点入疔内，即时变为红白色，余疮皆起。又有黑痘独大，顶心黑，拨之如绵筋有臭者，保元汤加芎、桂、糯米，补提其气，如变黄色者，可保。

痘痈手足先肿疼，血引毒注三阴穴；

凡痘痈，必先手足及脉络之处或有红肿，或手腕鲜红一块，或手足有硬痛处，或足痛不止，或足上痘肿如瓜，皆发痈之兆也。因其肿痛深浅，而知其痈之大小。原因痘出，复被风寒郁其热毒，或痘出服热药、热食过多所致。又有痘变坏，而毒并一处发者，反吉，治法见后瘥证。盖痘未愈时，虽痈发亦不宜治痈。若初起胸前脑上有一块红肿，及遍身有块者死；贯脓时，足肿青红流水，痘不好者亦死。

胀贯收靥或不齐，发疔发痈反可悦；

凡痘当胀贯不胀贯，当靥不靥，得发疔与痈者反吉。凡痈毒、疔痘生于胸前、腰肾之间至重，红小者生，黑大者死。

阳毒凡疮每乘虚，湿润为实干枯乏。

七日前阳毒，凡疮即黄疱、血风、绵花、杨梅疮之类。痘疮未痊及初结瘢处，肉分必虚，毒趋虚处而出，阳疮阴毒，混杂一党，反胜诸毒而名之也。其疮湿润者，为气血俱盛，而诸毒易成浆也，宜解毒汤主之；其疮枯燥干红者，为气血俱弱，毒与诸疮相拒，而俱不成浆也，宜保元汤加芎、桂、糯米，更以水杨汤沃之，则枯转润，白变红，其浆自溢矣。水杨汤：杨柳五斤，春冬用枝，秋夏用叶，洗净捣碎，取长流水一大釜，煎六七沸，去渣。将三分之一注盆中，宜先服汤药，然后乘热洗浴，久许乃以油纸捻点灯照之，累累然有起势，陷处有圆晕红丝，此浆影也。浆必满足，如不满，又如前浴法。弱者只浴头面手足，勿浴背，灯照如无起势，则气血败而津液枯。盖痘不成浆，乃气涩血滞，腠理固密，药气力缓，颇难顿尔达其头面手足，惟服药后以此沃之，其药藉此升提开豁万窍。洗法必添汤久浴，使其缓透肌肉，疏通内外，斯毒气随暖气而发。凡报痘起胀、行浆贯满、痘疮顶陷、浆滞不行或为风寒久克者，皆效。

坏证头低肢软脆，

初起表证，足冷无害。惟足冷头低，四肢软弱，始终大忌。痘出后，头温足冷者亦死。

面色青肿抆鼻屎；

痘以心血为主，面赤者顺，面青必生风，主下利厥逆。报痘误服热药，发而不透，以致身体头面两目皆肿，风搐身强者，人参羌活散救之。如当胀之时，头额肿如瓜，或面肿，或颐项亦肿而疮不肿者死，宜消肿毒、补中气以救之。若痘色与皮一般肿，根窠红者无害，或一边面肿，形色顺者吉。鼻燥有黑气，或以手抆鼻孔者死。

露睛耳焦唇紫崩，

两目闭而露睛无魂，如鱼眼、猫眼者死，或两眼不封而光烁者亦死。耳内焦黄，唇紫燥裂，甚则唇崩溃烂，乃见标之时，复感风寒，使热毒攻内，不治。

口烂舌卷戛牙齿；

口内臭烂，舌上白苔或黑，舌卷囊缩，身必战动，肚腹急痛不止，痘变紫黑者，谓之内溃胃烂，原因七日前被风寒所中，腠理周密，壅塞其毒，反攻脏腑之内，宜量与清胃消毒豁痰，解散风寒之剂救之。咬牙作渴身热者，心胃热也，宜甘露饮。如寒战咬牙，则为肾毒上攻，内托十宣散，去防风、白芷，加茯苓救之。

声哑饮食便锉喉，

声出肺与心，或感风寒失声，或饮食毒壅，或多啼气噎。不问已出未出，失声身温者，解毒防风汤；便秘者，甘桔汤加当归、黄连、大黄；身凉者，内托十宣散倍桔梗。如浆满声哑者，肺气绝也，不治；痘出不好，声哑者亦死。又有呃逆胃寒，冷气上升也，宜盐炒吴萸一钱，丁香五分，水煎服。咽喉有毒，饮食如锯锉喉，水浆不入，或吐出，或常干呕者，危；若贯脓时见此证，二便闭者，反吉。

腰痛如咬囊缩死；

腰痛如咬，不能起立，胸高足冷者，肾绝。若微痛者，风寒所伤。败毒散解之，外以麻油揉按。囊缩者，肝绝，不治。

身温为实身凉虚，温补解毒法尽矣。

不问初证、杂证、变证、坏证，俱以身温为顺，身凉为逆。譬之种豆，晴暖则易生。且人无非常之热，亦无非常之冷，惟身温，温则为气血和也。大概热证身温，俱宜解毒；虚证身凉，俱宜温补。虚证有热者，温补中兼解毒；热证有虚者，解毒中兼温补。解毒：初出，消毒饮、连翘散。解毒中略兼温补，解毒防风汤、鼠粘汤。温补：血虚，四物汤，或古芎归汤；气虚，四君子汤，或保元汤为主。泄者暂加白术、茯苓；烦渴加麦门冬、五味子；虚热加黄连；湿痰加陈皮；气郁不通加山楂；消毒加鼠粘子；退痈肿加荆芥穗；扶胃气加陈黄米；助阳发表加生姜；色紫血热加连翘。要知连翘、鼠粘、山楂、甘草，始终必用；官桂、川芎、紫草、芍药，五七日后慎用。气血俱虚者，内托十宣散、托里散，或保元汤加当归、芍药以活血，或合匀气散以和气。温补中略兼解毒，八物汤加酒炒芩、连各一钱或保元汤，加牛蒡子、黄芩、黄连、玄参、丝瓜灰、连翘、白芍各五分，姜、葱煎服。七日后势重毒深者，气虚，保元汤加大黄；血虚，古芎归汤加大黄、芒硝下之。又有虚寒变证，木香散、异功散、古姜附汤、四逆汤，皆救危妙剂。但虚寒常迟十数日方死，热毒者死速。已上总论初热以致收靥。

初热俨似太阳病，所异腮赤中指冷；

初起发热恶寒，类伤寒太阳表证。但伤寒男面黄，女面赤，麻痘则腮赤也；伤寒中指热，惊风男左女右五指俱冷，麻痘中指与耳、鼻尖及尻、足俱冷。又察其耳后，有红筋赤缕为真，无筋者非痘。筋红赤易愈，紫者难治，黑者死。

太阳正病不须医，感伤传变用药整。

初热见太阳表证，乃痘家正病，不必服药。惟内伤外感，挟瘀挟惊，及四脏见证，热轻者，匀气令其自出；热重者，清肌解毒，甚则渗泄。但误下则伤脾，误温则损目，慎之。外感表郁热盛，痘难出、难作浆，宜表托以助其欲发之势。兼心证者，惺惺散，消毒饮；兼肝证者，人参羌活散；兼脾证，虚者，惺惺散，或保元汤加地骨皮、黄芩、荆芥，热者，升麻葛根汤、如圣汤；兼肺证者，参苏饮加葱白、山楂根。通用：无汗者，羌活冲和汤；有汗者，防风冲和汤。邪传半表半里，见胸紧呕吐，烦躁不眠等症，小柴胡加生地；虚者，二参汤。邪传入里，二便俱秘，或溺中见血者，凉膈散、防风通圣散下之。有不敢下者，蜜导法。轻者，四圣散合败毒散，或合辰砂六一散，或解毒汤微微渗利，不可尽去其热，恐痘难发。内伤饮食生冷，见呕泻者，寒月，理中汤、胃爱散、不换金正气散；暑月，六和汤、二陈汤、胃苓汤。如伤饮食，俱加山楂、麦芽消导之药。挟惊者，加减红绵散。挟瘀见血者，犀角地黄汤合小柴胡汤。抑论痘证，始终必兼四脏，如热冲于心，时作惊悸，甚则狂谵，宜朱砂、参、苓之类；热蒸于肝，呵欠烦闷，甚则发搐，宜防风、羌活、天麻、全蝎、南星之类；热蒸于脾，乍凉乍热，肢冷多睡，甚则目肿腹胀，便秘作渴，宜枳壳、陈皮、神曲、山楂、地黄之类；热蒸于肺，面赤喷嚏，甚则喘渴咳嗽，鼻干，宜桑白皮、半夏、马兜铃之类。惟肾无证，所以尻、耳宜冷。

若先如疟，后发渴，其疮色黯，乃肾证，不治。然四脏又以脾肺为主，盖肺主皮毛，脾主肌肉故也。

初热为根痘为标，根少标多生不永；

痘未出，非大热不能发；痘已出，非微热不能成。如潮三四日后，温温次第出，根多标少者生；潮一二日，即涌出鲜红，根少标多者，七日后死。若全不发热，痘少而又无杂证者轻。

欲防眼患药宜清，

痘出太盛，恐入眼为患，宜消毒饮，或气血药中加酒炒芩、连，或桑白皮，或草龙胆、钩藤以清肝肺。如痘已落眼，听其自然，深治反至损目。

护眼朱砂亦简省。

护眼膏：黄柏一两，红花二两，绿豆粉一两半，甘草四两，为末。痘疮正发之时，用清油调，涂两眼四畔，则面上痘亦稀少。或用朱砂为末，水调，涂眼眶，或只用干胭脂末，蜜调，涂眼眶，则痘不入眼。古方用如米细朱砂为末，蜜调少许，每五分，作三次，量儿大小加减，温水送下。不拘痘疮出未，首尾可服，密者可稀，稀者可无，黑陷者可起，痘痈焮肿可消，兼治壮热烦渴微喘。但性亦微寒，不可多服。

报痘三朝毒居中，忌汗忌下和为上；

报痘，毒居半表半里，寒药伤胃滞毒，热药愈助火邪。忌汗者，痘点在肌，无俟于汗也；忌下者，痘在肌而反空肠胃，无是理也。纵有外邪，亦但于宜服药中，加以陈皮、生姜之类和之而已。

热未彻者犹有邪，半清表兮半温养。

热彻出痘为安，如热犹未彻者，必感伤邪未尽净，此时热毒内熏，恐后滞为痈毒，宜半清表半温里之剂调之，四圣散、解毒防风汤、紫草木香汤。如报痘干燥，腹痛腰痛不止者死。

一日母痘初见形，几点淡红间架明；

痘先出者为母，后出者为子孙。母好子孙多，则自然有不如者，亦无害。如红点先见于口鼻上下、腮颧、年寿之间，眼中全无，大小形状不一，作三四次出，或单或双，间架明白，淡红色润者顺。

稠密干红宜渐补，

三五相连，圆晕成个，干红少润，未可遽施补药，俟其气血交合，方可保元汤加官桂，助阳令其红润。

但嫌枯黑参天庭。

先见于天庭、方广、印堂、两耳、太阳、太阴以及结咽、心胸之处，或头尚无而脚先有，或心胸稠多，腰密缠过如蚕种者，急用消毒饮加山楂、黄芩、紫草。虚加入参，或升麻葛根汤加连翘一分，或败毒散、犀角地黄汤，以清内解肌。如初发便见腰痛、疮稠干枯、几点紫黑者，死。或问紫黑归肾，阳位不宜，何也？诸阳聚顶，诸毒聚顶，顶稠枯黑，毒胜气血明矣！尝考痘毒一发，出于四脏而肾不留邪为吉。如申酉戌时发热属肺，发为脓疱，如涕色白而大；巳午未时发热属心，发为血疱，色赤而小多兼斑；亥子丑时发热属脾，色黄微赤多兼疹；寅卯辰时发热属肝，发为水疱，如泪色微青而小。此皆初发之状，不同如此，若报痘三日，当悉成血疱；起胀三日后，血疱成脓疱；贯脓三日后，脓结痂而疮愈矣。盖贯脓脓疱色黄充满，与初出色白，淡淡如脓者，名同实不同也。

二日如粟根圆混，顶满光明碍指佳；

二日红点如粟，如黍，如绿豆，如真珠，如水晶，顶满色光，根脚圆晕，混合不散，以手摸之觉得碍指者顺。如根窠虽圆而顶陷者，气弱不能领血也，保元汤加芎、桂助阳，但川芎暂用以为参、芪之使，有汗者忌之。若顶陷色枯，或鲜红连肉亦红，又无根脚者，必死。

出速且多毒太盛，

出速且密，胸背尤多，身热者，恐毒盛不能收成，必变青干紫陷，宜消毒饮、鼠粘汤、解毒防风汤以防之。出盛面黄便黑，烦躁腹胀，或见血者，犀角地黄汤。出盛内外热壅血聚，以致能食腹胀便秘烦渴，喘急狂谵者，毒气与心贯注，无阴以敛也，宜猪尾膏；毒盛壅遏，出不快者，亦宜。若出不快，而更被外邪入里，遂至胃烂便血而死。

出迟内虚必挟邪。

红点数日不出而复陷者逆，惟出迟隐隐在皮肤，似出不出，其症不一，若概用发散，阳气外出，令疮色白，纵出亦有忽然而毙者矣。有荣卫虚不能出者，必面青，肌软恶寒，宜小活血散、八物汤；中气下陷而不起发者，保元汤、补中益气汤、人齿散。有脾胃冷，因服凉药损伤，以致吐利者，须益气温中，中温则气不消削，而自充发于肌肤矣，宜益黄散，理中汤、丸，木香散；甚者，古姜附汤，或大断下丸去姜、附、榴、蛎，加砂仁、木香。痘出而复不出，或泄或秘，烦渴者，乃痘出误服凉药，逼毒在肺中，痘带白脓者轻，紫黑者重，鼻有黑气者死。外盛里虚，毒气发越不透，半成血疱，半是红点，不能乳食，大便如常，小便清白，宜半温里半助表，四圣散、紫草饮、解毒防风汤、万金散、紫草木香汤、蟾肝丸，或丝瓜连皮烧灰，沸汤调服，或葡萄研酒饮之，选用。

有气实痰郁滞发不出者，二陈汤、疏气饮。啼吐不已，神不安舍，不能主行荣卫而发不出者，匀气散、小活血散、大温惊丸。外感羁绊胃气，而出不快者，便清自调，知其在表，方可量体微微发散。因天寒不能出者，熟料五积散、正气散，或参苏饮、紫草膏。四肢出不快者，防风、芍药、甘草等分，水煎服。痘疮不出，伤寒不语者，单烧人屎为末，蜜调服。瘟毒既发，痘疮不发者，黑膏。因炎暑烦渴，昏冒，不能发出者，辰砂五苓散，用生地、麦门冬煎汤下；身热甚者，小柴胡汤加生地；烦渴，便实者，白虎加参汤；轻者，竹叶石膏汤加生地。外感邪入里不散，大小便秘，气滞壅遏而出不快者，紫草木通汤；痘发出者，紫草饮。如痘出干黑，身不大热，大小便秘者，毒滞于内也，宜宣风散，用大黄煎汤下；若表大热者，不可妄下。或已出稠密，喘渴者，当归丸、黑膏；轻者，消毒饮加大黄、山栀。

已出复被风寒拒，青紫如痣遍身遮；

痘出被风复入者，加味四圣散，或快斑散去木通，加穿山甲；或痘已出，外被风寒与内热相拒，不能发出，以致发热狂搐，遍身或青、或紫，如痣黗，如瘾疹，俗云鬼捻青，年壮皮厚者多有之，宜却寒温肌透里之剂。危甚者，用经霜紫背荷叶旧者亦好，入僵蚕等份为末，胡荽煎酒调服；或丝瓜连皮烧灰为末，沸汤调服，发痘最妙。见风寒表证者，惺惺散、古牛蚕散；见热毒证多者，透肌散。

出不匀遍色不润，

痘已出未能匀遍，色不红润者，乃毒盛以致气血壅塞故也，宜紫草饮。外用芥子为末，白汤调如膏，涂儿脚心，干即再涂，其毒渐渐复出，痘疮依前红活。

但要照原不减些。

凡痘出不快，而先出之痘，形色照原者，乃毒未发也；如形色渐退者，乃内虚，毒入必死。若痘出喜笑如常，饮食进，精神爽，无诸杂证，则痘本少也，不可再发。

壮年皮厚多劳役，

旧以饮乳婴儿脏腑娇嫩，服药但宜酿乳，与能食童子可以服药治有不同。然年壮与年幼者，又有不同。若年壮外实皮厚，痘毒难以快出，或被风寒相搏，则身痛甚，宜透肌散主之；或劳役汗多，气弱发热，耳目皆昏，脉大者，当用补中益气汤去升、柴，自始至终服之。有虚无寒，不可用丁香、姜、附，反致热耗元气。又有男子破阳已多、女子通经以后乃患痘者，尤宜谨慎。常服保元汤以固脾胃；八物汤调理气血。肾虚者，肾气丸以滋水，使肾气旺而毒不下陷也。

孕妇胎动生摘瓜；

孕妇以命门系胎，痘毒又发自命门，自初热至收靥，全以安胎饮加黄芩、白术为主。天寒有表证者，间用五积散去麻黄、半夏、厚朴、姜、桂，换白术、赤茯苓、赤芍，加柴胡、黄芩、阿胶、人参、糯米等分，水煎服。身热咳嗽者，暂用参苏饮；

烦躁者，古苓术汤加白芍、麦门冬，或小活血散；痘稠密者，鼠粘汤；痘出太盛或便秘者，犀角地黄汤、紫草饮；痘出不快者，消毒饮；痘出后血虚者，古芎归汤加芍药；气虚者，保元汤加芍药；气血俱虚者，内托十宣散去桂倍归、芍，加乌梅、香附；热盛恐堕胎者，罩胎散；胎动者，安胎饮连进，或单砂仁炒为末，酒调服，服后觉胎热则安。凡胎前患痘，倘用峻药动胎，去血泄气者，孕妇必死，如生摘瓜，必动其蒂也。患麻亦与痘同。若无孕妇人，麻痘初热，煎熬血海，必然经来，小柴胡汤加生地主之。产后麻痘，但忌芍药，以黄芪代之。

三日出齐至胫股，

三日放标至足三阴为出齐，正宜观形色以察气血强弱。形尖圆光泽者顺。或顶起而色惨不明者，保元汤加官桂助阳，芍药敛阴，糯米温中。若一日出齐，干红紫疱者死。

上胀下无亦可取。

上身先有起胀，而下身还未出，或出未尽者，无妨。

淡白顶软气全虚，

淡白顶不坚实，不碍指者，气虚也，内托十宣散去防风、白芷。自汗，倍黄芪；声不出，倍桔梗。

白光带红决不愈；

痘白色薄，根全无红色，或根带一点红，三五日后如绿豆样者，决不能贯脓而死。

淡红摸过又转白，血衰气滞宜大补。

根窠不红或略红，手摸过即转白者，气血虚也，十全大补汤；或但淡红不转白者，血虚也，小活血散。

口角有粒如疥形，将来变黑归肾腑；

口角此时有粒如疥，不日必变焦黑归肾而死。

鼻有余疮妨睡息，

痘出后，有余疮塞鼻中，不得卧者，用木笔花为末，入麝少许，葱白蘸药入鼻中，数次即通。

紫疱刺黑无生路。

痘稠密中有紫疱，刺开血红，乃血协热毒，化斑汤救之；血黑者死。又有白疱者，乃气协热毒，仍以化斑汤解之。

起胀三朝毒尽浮于表，最怕中虚入里了；

痘出三日后，当潮起胀，先报者先起，后报者后起，至五六日毒尽发于表，宜内托不致内攻。观痘气血壮弱，变毒深浅，全在此关。诸虚证见，而痘形色反者皆死。

虽然气血有盈亏，平陷仍分痘多少。

气盈血亏，则顶虽平而色光润，痘多者亦自无害。血盈气亏，则顶平而色又干枯，恐变陷伏，不论痘多少，俱内托十宣散救之。

四日血疱已分明，

四日，水疱当成血疱，淡红色润根活，个数分明者顺。

不喜胸背颧尚平；

额上红者，终不起胀。颧脸一身之主，若颧上先胀者，四肢必顺；颧上不胀，必遍体皆然。若手足、下身、肚腹等处皆胀，惟胸背不起胀则不宜。

上胀下缓固无害，

上体已胀，下体缓慢者，无害；若下体已胀，上体缓慢者，逆。

陆续出者反长生。

有出不快，直待起胀时陆续出如粟米，于痘空隙圆净者亦吉。

五日顶尖欲碍指，

五日，顶尖满起，如鼓丁碍指，光活明润者顺。

额项皮红擦破死；

痘起满顶红紫，连皮肉红，或绕项红，后必擦破而死。

贼痘软大气血衰，

报痘虽稀，根窠全白无血，三四日便起胀，痘大按之虚软者，此名贼痘，气血大衰也，保元汤加紫草救之。额上见之尤凶，必贯脓时变成水疱擦破而死。

毒陷腹上多青紫。

毒入胃，则腹上痘多青红紫色，外证口角流涎者必死。

六日圆满光明美，

六日，气血荣盛，发扬于外，顶形尖圆，肥满红活者顺。

血热紫红尚不起；

火盛血热，色红紫不起胀者，内托十宣散去桂，加紫草、红花；热盛加黄芩。痘紫黑陷者，独圣散。

中陷黑白皆气虚，

有中黑陷而外白起，或外黑赤而内白陷者，气虚而血热也，宜免血丸。如原不起顶，灰白陷者，气虚也，宜单人参汤，或保元汤加川芎助阳，当归和血，木香行滞。如顶陷浆滞不行，或风寒久克者，水杨汤沃之。惟腹胀不食、神昏者死。

水疱变痒一定死。

顶陷灰白紫黑，必变为水疱发痒而死。

贯脓三朝胃气升，自肌从渐至充盈；

痘以胃气为本，胃气升腾，化毒成脓，自肌肉上贯起，渐至顶尖，充满光润者顺。

切忌寒凉与疏泄，伤脾损胃浆难成。

贯脓，九窍俱宜封闭，极忌寒凉解毒及疏发淡渗之剂，伤脾损胃，清气下陷，不能贯脓，或吐利不止，或二便下血，声哑腹胀，乳食不化，寒战咬牙，痘烂无脓，肌肉黑者，不治。

七日浆行疱里黄，淡红软大非真浆；

浆行，疱里肥满黄光，或苍腊色，或黄绿色者吉。色淡者虚。血虚，四物汤去地黄，加红花少许；气虚，保元汤加桂、米。若淡红疏大如脓者，必变焦黑，其间紫者，血热；灰白，气虚。如前法治。

水疱皮薄有根活，

纯是清水，皮白而薄，与水疱相似者死。若略有清水，或根窠起胀，血红而活，犹有生意者，内托十宣散倍芪、当归，又将人乳汁和酒各半温服。又有痘中生水疱，乃气盛津液有余，随毫孔生出，小如圆眼核者，保元汤加山楂、白术；大如鸡卵者死。

皮破流脓去湿方；

有湿，痘内如水渍。皮未破者，宜温中药内加防风、白芷，以泻肌表间湿气；如皮破流脓不干者，用白螺壳火煅为末，干掺，或用苦参、滑石、蚌粉、轻粉、白芷等分为末，干掺疮口。余详前斑烂条。

中空干燥血枯朽，火盛天水义悠长。

中空干燥，全无脓水，血分枯朽剥极，宜小活血散加当归。火盛者，六一散加荆芥、干葛、升麻，轻清之剂以散其火。服后犹无脓水者死。

八日浆成喜饱满，不满只是气血缓；

八日，气血大振，毒浆已满，将欲收敛之时，圆满光润者吉。其有化浆不满者，乃气血因寒少缓也，宜保元汤加姜、桂、糯米，助其成浆。

满而又陷或不齐，

痘暂满而又陷者，内托十宣散去防风、白芷，倍用人参、黄芪，水、酒各半煎服，人弱不食者，入人乳。痘皆贯脓，中间几颗不贯者，终变虚寒痒塌，宜内托十宣散，或托里温中汤，倍加补药。

不齐有热亦难贯。

当结脓窠不结，此由毒气内外灌注，血热相搏，必复入心，急宜猪尾膏凉心血，使阴气感之，随时结痂回浆。自面至项，或至胸不回，靥而住者死。

九日回浆喜自巅，

头面上先回浆，四肢方才起胀者吉。如七日前，唇上有痘几颗，脓黄熟，乃毒内攻，胃烂必死。

背先肚上无浆涎；

肚上未收，背上先收者，必外驳碎，内非真实有浆涎脓液完结也。

摸过皮皱难收靥，

凡贯脓肥满，庶易结靥。虽胀满光泽可观，然摸过软而皮皱，纵横如橙子皮者，中虽有脓，不甚满足，必不能收靥。

脓清收者亦徒然。

脓清，或半脓半水者，必变痒塌而死。若四肢脉络处发痈毒者，可生。

收靥三日如果熟，

如果熟蒂落，气收血平，光色如敛。黄黑色光者轻，黄灰者重。

虚寒有脓难结壳；

有脓红者轻，无脓白者重，寒战咬牙者死。

收成大半热宜清，

收靥将半，或见作渴、惊狂等症，乃气血不能收敛，宜清解其内，免毒遗于脏腑，以生余症。

口眼流脓防齿目。

口角流涎带血者，必患牙疳齿落；眼角出脓太甚者，必损双目。俱宜清解内毒以预防之。有浆回眼肿不能开者，以水润湿绢帕，拭去脓屎，略用指攀开睑皮，透一点风，不致有翳攻睛。

十日苍蜡似葡萄，按之坚硬不灰焦；

十日收靥脓满回浆，痘赢苍蜡色，或似紫红葡萄色者佳。自上而下，按之坚硬，全无灰陷焦黑者生；自上而上，倒靥者死。

靥快有痈疔可保，

靥亦忌快。快而发痈、疔者生；快而失声者死。

靥慢有黑反可调。

当靥不靥，谓之慢。凡痘不收靥、气急痰上、声哑、目闭无神者死。间有黑者反吉，保元汤加苓、术，助其收敛结痂。

慢亦有热触秽者，无阴以敛生微潮；

有内外热极，毒气散漫而无阴气以敛者，宜风散加犀角磨汁以解之，或调砂糖水吃，即结痂矣。但七日前最忌砂糖。有触秽胃寒，黑陷不收靥者，异功散调四屎散最妙。有毒盛不结痂者，猪尾膏换猪心血为丸服。

靥不能齐因饮过，

原因初出之时，烦渴引饮太过，以致靥不能齐者，六一散以解其标；若不因饮水者，保元汤加苓、术主之。

将靥全白泻难熬；

将靥时全白色，如豆壳者，仍因初时饮水过多，故靥不能齐，亦曰倒靥。大便秘则通大便，小便秘则通小便，连翘散、小柴胡汤加枳壳、四顺清凉饮。如泄泻者，危。

伤冷疮陷伤热烂，

凡痘疮解毒已清，至收靥时，或因触冒以致陷伏、斑烂、痒塌、不靥者，异功散。如寒战咬牙，手足颤掉，及腹胀、足冷过膝者危，亦宜此救之。凡痘过服寒热表药，以致痘烂不结痂者，小柴胡汤、猪尾膏，麦门冬煎汤下，外用败草散敷之。有臭烂深坑不收口者，用猪胆汁调芒硝末敷。如遍身臭烂如饼搭不可近，目中无神者死。

阴囊靥起命三朝。

阴囊及足上先靥起者，死。

十一日浆老痂已结，

或有杂证一二，保元汤随证加减。忌用峻寒、峻热，恐致内损之患。

脚根紫者还是热；

将成熟之际，脚根色红紫者属热，用凉药解其毒，升麻葛根汤，或犀角地黄汤加酒炒芩、连、连翘之类，盖犀角、升麻，善解热毒。

气衰顶陷浆湿干，

收靥如粟，尖圆结实佳。如顶陷若茱萸，浆湿盈盈不敛者危，保元汤加苓、术以救之。如痂结剥干不润，内无血者亦危，八物汤加黄芪救之。

遍身靥尽留一节。

遍身皆靥，惟数颗不靥，亦能杀人，犹蛇蜕皮，虽一节被伤不能脱者亦死。若原贯脓充满，毒气尽出，不出异症者，无妨。

十二日痂落从头妙，

从头上至胸膈、手、腹、腰、足，节节缓缓靥下者妙。

痂未易落色宜耀；

痂难脱，外见热证，疮色红紫，因原贯脓不满，浑身臭烂，脓血不干，所以难脱。根脚未散，饮食壮健者，连翘饮。身上痂不落者，加地骨皮；头面痂不落者，加白芷，外剪去头发，以乌桕油搽之。若见诸虚证，及有潮热者，必危。

靥瘢迭凸红色佳，若无血色还堪吊；

靥后瘢红者吉，白无血色者过后亦死。须养脾胃气血药以预防之。痂落瘢黯，或凹或凸者，用韶粉一两，轻粉一字，研匀，猪油调涂瘢上。

痂落不宜早见风，好事瘢痕需药疗。

痂剥之后，见风太早，以致成瘢痕者，用密陀僧为末水调；或炒白蒺藜为末，鸡子清调敷；或马齿苋绞汁，熬膏涂之；或用人精调鹰屎白敷之，其痕自灭。如欲不作瘢痕者，须于才结痂后，即以真酥润之，用手抓破，或剥去又润之。稍迟则干硬深入肌肉，经久方脱，遂成瘢痕。凡痘后肌肉尚嫩，不可洗浴，亦不宜食炙煿、五辛、五味并有毒之物，恐热毒熏于肝膈，眼目多生翳障。必过百日，乃可万全。

瘥证无非是余毒，毒盛痘再发如初；

痘疹愈而再发者亦轻，因愈后失于解利，毒气未尽，治宜保元汤加解毒药，量体增减。

余毒仍当分虚实，虚证坐立仗人扶。

瘥后杂证，热多虚少。但亦有禀弱及服凉药，以致愈后坐立振摇，须人扶策，宜双和散、保元汤。

吐泻热渴补脾胃，

中气暴虚不食者，参苓白术散、胃爱散；虚热口渴不食者，四君子汤加陈皮、山楂、黄连。吐泻，理中汤、丸，益黄散，异功散，久不止者危。身热自汗者，补中益气汤；壮热经日者，二参汤。

饮食调和渐自如；

轻者，但以饮食调和，久则气血自复。纯阳之体，痘毒之余，慎不可服峻药。

实证能食何须药，能食便秘当预图。

痘愈能食便调者，脾实无害。惟胃中蕴热，善消谷食，大便秘硬，将来必口齿、咽喉、吐衄、惊风之证，或发为疮疽痈毒，宜量体清解。如曾服热药过多者，必用三黄丸利之；便秘口渴身热者，大黄散；胃热呕吐，口舌生疮，下部亦有疮，而下利脓血，单黄连汤；烦渴溺少者，五苓散；作烦渴者，单黄连汤，或灯心一把，鳖甲二两，水煎服。温壮齿疼或肿者，甘露饮；口牙出血者，五福化毒丹；咽痛者，抱龙丸，或甘桔汤加牛蒡子、麦门冬、竹叶。肝热多怒，叫不得眠者，柴胡清肝汤。下血疼痛者，薤白汤、三黄熟艾汤。心痛不可忍者，用乳香二钱，或加没药、当归、赤芍，水煎服。身热不退者，小柴胡汤、竹叶石膏汤。

中风身青实可骇，

愈后忽遍身青色，或黑色，手足厥冷，口噤涎流，声如拽锯，甚则手足微搐，此因里虚被外风所吹，名曰中风，宜消风散二钱，入蝉蜕末一钱，分三服。入生姜、薄荷汁及酒少许，温汤浸之，连进二三服。当随时少进，或作瘾疹，或作肤疹而愈。或小续命汤去桂、附，加荆芥亦可。

发搐咳血更难除；

愈后非时发搐，目窜面赤，饮食居处喜冷，乃心热有痰，宜导赤散、抱龙丸，或小柴胡汤加生地。又有病后胃弱，食积发搐，潮热，大便酸臭不调，或呕吐腹疼，宜紫霜丸、小承气汤选用。证恶者死。咳嗽有触冒风寒者，参苏饮加减；喘满者，前胡枳壳汤。若毒攻肺，喘急咳臭脓血者死。

入眼翳膜皆忌点，

愈后目翳，但宜活血解毒，则五脏和而疼痛自止，翳膜自去，则不致凹凸损陷。不宜点者，毒气自脏达外，点药攻逼，反以为害。但翳膜已成者，只用生鳝鱼刺血点入翳上，更服兔屎汤最妙。若无翳，但眼目无光者，过百日后，气血复，自明。但曾过服热药、热食，风毒盛者，须内服药清解，或曾过服利药，及所禀怯弱，以致痘愈眼昏不明，仍当量补肝肾脾胃。热眼，**丹溪方**：山栀、决明、赤芍、当归、黄连、防风、连翘、升麻、桔梗，作小剂，煎服。治痘疮伤眼。热翳，**地黄散**：生地、熟地、当归各一分，防风、羌活、犀角、蝉蜕、木贼、谷精草、白蒺藜、大黄各一钱，玄参五分，木通、甘草各一钱半，一方有黄连。为末。每五分，量儿大小，用羊肝煮汁调服，忌口将息。治痘疮入眼，心肝壅热，目赤肿痛，或生赤脉，或白膜遮睛。四边散漫者易治，若暴遮黑暗，多致失明，宜速用此。大人亦宜。风肿翳膜者，**蝉壳散**：蝉蜕、地骨皮、牡丹皮、黄连、白术、菊花、苍术各一两，龙胆草五钱。甜瓜子半盏，为末。每一钱半，荆芥煎汤调下，食后、临卧各一服。兼治时疾后余毒上攻眼目，甚效。忌油、面、煎炒、醋、酱等物。热极生风，上攻眼痛，红丝遮睛，便秘者，洗肝散加芩、连、芒硝下之。昏暗，加石膏、羌活、石决明、谷精草、菊花、绿豆；翳膜，加蝉蜕，倍石决明、白蒺藜。若未靥前，痘疮入眼者，洗肝散去大黄。瘾涩多泪，生翳者，柴胡散、拨云散，或神翳散加黑豆皮。虚眼，熟地黄丸、滋阴地黄丸、益气聪明汤。如肝肾俱虚者，**羚虎丸**：羚羊角、虎胫骨、生地、酸枣仁各五钱，肉桂、防风、当归、黄芪各五分，为末蜜丸，皂子大。每一丸，温水化下。虚翳，用羊肝煮汁，入蝉蜕末二钱服之。通用，眼痛不可忍者，**浮萍散**：浮萍为末，每二钱，用羊肝半斤，以竹挟刺破，投水半盏绞汁调服。伤者亦效。眼睛翻白，气虚危证，保元汤加陈黄米救之；神昏不醒者死。食毒物眼睛凸出者，

二仙散：仙灵脾、威灵仙等分，水煎服。久不愈者，**古蝉猪散**：猪悬蹄甲二两，瓦罐内盛，泥固济，烧存性。蝉蜕二两，羚羊角一分，为末。每一字或五分，或二钱，量儿大小，温水调服。治痘疮入眼，半年已过者，一月取效。惟过一年者，难治。外治肿突如桃者，护眼膏；如肿不开者，用黄连为末，鸡子清调，涂两太阳穴及两足心。风毒肿痛，痒涩眵泪，昏暗羞明者，**秦皮散**：滑石、黄连三味等分，水煎乘热洗。受风流泪者，用田中豆荚捣汁，滴入眼中。已成翳膜者，**塞耳丹**：水银一钱，黄丹五钱，捣匀作六丸，入砂锅内，圆瓦盖定，湿纸封固，以香炉盛炭火烧一日取出，以薄绵裹之，痘疮在左塞左耳，在右塞右耳，立见逐下。一方用轻粉、黄丹等分为末，竹筒吹入耳内，左眼有翳吹右耳，右眼有翳吹左耳，即退。

牙疳杀人鼻若朱。

余毒攻齿龈，腐烂生疳，杀人最速。牙龈肿痛动摇者，甘露饮，外以韭根、茶叶浓煎，洗去腐肉见血，以溺白散敷之，日三次。如烂至喉中者，用竹管吹入，红白黄水出者，可治；鼻梁发红点如朱者，不治。其色似干酱，一日烂一分，二日烂一寸，故名曰走马疳，宜与前五疳条参治之。

痘痈四体脾经毒，

血热引毒流传经络，故于肌肉虚处，或关节动摇处偏盛而成痈。又有愈后，余毒不攻脏腑、皮肤而为诸杂病，乃注脉络而为痈。轻者，结核肿痛疮疖而已，甚者头顶、胸胁、手足肢节焮肿而作痛。毒气流于脾经，痈发四肢、手腕并膝膑肿痛，宜清毒饮、升麻葛根汤；虚则十六味流气饮加附子。外用马齿苋捣汁，入猪脂、蜂蜜熬膏，涂肿处，或用活蚬子，不拘多少，以水养五日，旋取此水洗手面，渐生肌肉无痕。

肺经手臑内穴俞；

毒气流于肺经，则臑内并手腕肿，流为赤痈毒，宜消毒饮、如圣汤、五福化毒丹，或用郁金、雄黄各一钱半，巴霜四十粒，为末，醋糊丸，绿豆大。每二三丸，量儿大小，热茶清下，以利之。如气血虚者，内托十宣散加枳、梗、犀角；咽喉不利，或肿痛者，甘桔汤加麦门冬、牛蒡子、薄荷；口齿流涎血臭气者，用生地黄自然汁化五福化毒丹一丸，以鸡翎刷入口中。如肺毒流入大肠，秘结或便脓血，见前杂证便血条下。

三阳背腮项结核，

毒气流于三阳经，则背，腮、项结核肿痛，宜小柴胡汤加生地最妙。热盛肿痛者，败毒散加荆、防；肿甚者，消毒饮加忍冬藤；虚者，内托十宣散减肉桂。通用赤芍、连翘为君，桔梗、甘草为臣，贝母、忍冬藤、白芷、瓜蒌根为佐，上用升麻、葛根为使，下用槟榔、牛膝为使。大便闭，加大黄；发寒热，加芩、柏。不问脓已成未成，体实者宜服。虚者通用保元汤加酒炒芩、连少许。久者，上体宜保元汤加引经药；下体宜独活寄生汤，或内托十宣散，加减三豆饮，不拘虚热常服。

外护筋骨免偏枯。

凡痘痈不问发于何经，初起红肿时，却用黑豆、绿豆、赤豆等分，酸醋研浆，时时以鹅翎刷之，一切痈痘疖毒，不用针刀自溃。如脓已熟者，用铍针烧红刺之，内服消毒饮，在腮项，加金银花。若不早治，必至溃烂筋骨。**金华散**：黄丹、黄柏、黄连、大黄、黄芪、轻粉、麝香，为末，干掺。疮干，猪油调涂。治痘后肥疮、疳疮、癣疥，收水凉肌解毒，**敛肌散**：地骨皮、黄连、五倍子、黄柏、甘草，为末，干掺。兼治疳蚀不敛，并痘后脓血杂渗不收等疮。**矾茧散**：用白矾为末，塞入蚕茧内，令满，以炭火烧，令矾汁尽，取出为末，干掺。治痘后身上及肢节上生疳蚀疮，脓水不绝。

逃痘方是后人巧，信者纵出亦稀疏；

太古无痘疹，周末秦初乃有之。初生，用生地黄自然汁服三蚬壳许，利下恶污，亦可稀痘。每遇冬月温暖，恐春发痘，宜预服**三豆饮**：黑豆、赤豆、绿豆各等分，甘草减半，水煮熟，任意饮之。凡天行痘疮，乡邻盛发，宜先服七日，痘永不出。小儿阳盛，无阴以制，令头发竖直，饮食减少，此伏热之兆，便宜服**油剂**：麻油一盏，逐日饮尽，永不出痘。更服升麻葛根汤、三豆饮以预防之。**消毒保婴丹**：缠豆藤即毛豆梗上缠绕细红藤，八月间采，阴干一两半，黑豆三十粒，赤豆七十粒，山楂肉、牛蒡子、生地、辰砂各一两，升麻、连翘各七钱半，荆芥、防风、独活、甘草、当归、赤芍、黄连、桔梗各五钱，经霜丝瓜长五寸者二个烧存性。前药须预办精料。遇春分、秋分、上元、七夕，忌妇人、猫、犬，诚心修制，为末和匀，净砂糖为丸，李核大。每一丸，浓煎甘草汤化下。凡小儿未出痘者，每遇春分、秋分时，各服一丸，其痘毒能渐消化。若只服一二次，亦得减少；若服三年六次，其毒尽能消化，必无虞矣。

钱刘陈魏皆堪法，得要还美丹溪书。

钱、刘以痘本胎毒，毒解而气血自伸；陈、魏以痘虽内毒，毒出则虚。丹溪随表里虚实，温补解毒兼用。但见热证，便用清肌解毒，甚则硝、黄；但见虚证，便用温中托里，甚则姜、附。噫！法无不善，用贵得宜。痘本外科伤寒之一，兼内伤杂病、妇女胎产、小儿惊积，痘非医之统要矣乎！

麻

麻毒原来只肺胃，红斑五六日方出；

六腑肠胃之热，蒸于肺，外感内伤并发，与痘证表似同而里实异。初热三日，出、胀共三日，出而又没，没而又出，出没一周时许。重者，遍身绷胀，眼亦封闭。有赤、白、微黄不同，仍要红活，最嫌黑陷及面目胸腹稠密。咽喉缵缠者逆，发不出而喘者即死。与大科瘾疹相似，又与发斑相似。但发斑如锦纹，有空缺处如云头状；麻即如麻，遍身无空，但疏密不同耳。仍有夹斑、夹丹、夹疮同出者。

初起寒热咳嚏衄，

初起呵欠，发热恶寒，咳嗽喷嚏，流涕头眩，宜升麻葛根汤加紫苏、葱白以解肌，切忌大汗。斑不红者亦宜。乃麻证初起之神方。潮热盛，加芩、连、地骨皮；谵语，调辰砂六一散；

咳多，加麻黄、杏仁、麦门冬、石膏；咳甚另用凉膈散加桔梗、地骨皮；泄泻，合四苓散；便血，合犀角地黄汤；吐衄血，加炒栀子；小便赤，加木通。寒热似疟，小柴胡汤。

面赤全不思食味。

初起全类伤寒，但面赤、中指冷为异耳。

烦喘便秘谵如狂，

已出，烦躁作渴者，解毒汤合白虎汤；喘满便秘者，**前胡枳壳汤**：赤茯苓、大黄，甘草，五味水煎服。便秘三四日者，小承气汤、防风通圣散；谵语溺秘者，导赤散，如泔者，四苓散加车前、木通；谵语如狂者，解毒汤调辰砂六一散。

或时便血并吐衄；

大便血，或小便亦见血者，犀角地黄汤合解毒汤；吐血、衄血，解毒汤加炒山栀、童便。轻者，黄芩汤加生地、山栀；重者，凉膈散加生地、山栀、童便。

又或泄泻与呕干，

泄泻，解毒汤合四苓散。喘兼泄泻、溺涩者，柴苓汤；烦渴作泻者，白虎加苍汤、猪苓汤。热盛干呕，解毒汤；伤食呕吐，四君子汤；夏月因暑作呕，四苓散加人参，忌用豆蔻、木香、姜、桂热药。

始终杂证皆热炽；

麻证初起，已出已没及一切杂证，与痘毒大同，但始终药宜清凉。虽然麻爱清凉，痘爱温，不易常道；虚则补，实则泻，医家活法。故治麻，亦有血虚而用四物汤，气虚而用四君子汤，天寒伤冷，则温中理中之药，一时之权也。

没后余毒内攻钻，循衣妄语昏神智。

没后余热内攻，循衣摸床，谵语神昏丧智者死。如热轻余毒未除，必先见诸气色，须预防之，始终以升麻葛根汤为主，或消毒饮、解毒汤，随证选用。仍忌鱼、腥、葱、蒜。

外　科

痈疽总论

痈疽毒要气血胜，内外因皆湿热凝。

痈者，壅也，为阳，属六腑。毒腾于外，其发暴而所患浮浅，不伤筋骨。疽，沮也，为阴，属五脏。毒攻于内，其发缓而所患沉深，伤筋蚀骨。凡年壮，气血胜毒则顺；年老，毒胜气血则险。有内因饮食积毒者，《经》曰：膏粱之变，足生大疔。荣气不从，逆于肉理。荣气即胃气，胃和则荣卫顺，而滋养皮肤。膏粱金石，厚衣烘被，以致蕴热脏腑，湿热聚下，烧烁肾水，阴火炽盛，八脉沸腾，经隧凝滞，故水谷精微不能上行阳道，反逆聚肉之腠理而成痈。有外感风寒湿蕴毒者，《经》曰：地之湿气，感则害人皮肉。又曰：诸痈肿筋挛骨痛者，此寒气之肿，八风之变也。盖风湿外侵，郁久为热，自膀胱左迁，移热小肠，小肠移热于胆。风性上冲，疮形高，色赤作痛，小则为疖，大则为痈而已，非若疽之自里也。有因心气郁结，饥饱劳役，房室过度，水竭火炎，痰凝气滞而成。所谓相火能为疮疡，诸痛痒疮疡，皆属心火是也。因火有君相，疮分微甚，或郁痛而不甚肿，或虚肿而不甚痛，虽然病赅三因，总皆湿热。丹溪云：人身血行脉中，气行脉外，气血周流不息。惟寒湿搏之，则凝滞而行迟；火热搏之，则沸腾而行速。气为邪郁，津液为痰为饮，积久渗入脉中，血为之浊，此阴滞于阳而为痈；血为邪郁，隧道或溢或结，积久溢出脉外，气为之乱，此阳滞于阴而为疽；盖阳气无形，阴血有质，必湿热沍血，而后发为痈疽。故《局方》曰：痈疽皆热胜血也。又曰：二热相搏，热化为脓。盖热非湿，则不能腐坏肌肉为脓，譬如夏热诸物皆不坏烂，坏烂者，交秋湿热大行之际，此理甚明。

纯阳焮赤溃敛易，纯阴色黯全不疼。半阴半阳肿痛慢，用药回阳乃可生。

痈疽有大而愈者，有微如豆而死者。阳发，初起皮薄作热，色赤焮肿疼痛，溃后肉色红活，此为外发。更加身健能食，发热便秘，脉数有力，为纯阳，易治。阴发，初起皮厚不热，色黯微肿，硬如牛皮，不痛陷软，不作脓，不溃，微开阔，破后肉色紫黑，此为内发。未溃脏腑已前坏烂，更加身倦少食，不热便利，脉软无力，为纯阴，不治。又有半阴半阳，似肿非肿，似痛非痛，似赤非赤，似溃非溃，脉数无力。如阳多阴少，用药托里变阳者生；阴多阳少，用药托亦不起，投阴必死。就中尤以有热无热，为死生妙诀。盖阳证有热，则气血行而生肌；阴证无热，则气血滞而不敛。遇有热者，切不可退热，但宜温药清渗。些小疖毒，无热亦不妨。

风则多痒气则痛，湿肿食则热寒增；

痈疽虽止发于一经，或兼二经，多有挟风、挟湿、挟痰、挟气、挟血、挟阴虚等证。大较风、气、食三种，俱以不换金正气散加川芎、木香为主。兼风多痒，加祛风药；兼气多痛，加调气药；兼食多发寒热，加消积药；兼湿多肿，加渗湿药。又云，热疮焮痛，虚疮淡白，风寒疮口带白。古方，外因四气，单用大黄半生半熟、甘草节等分为末，每空心，酒下一匙，以利为度。内因七情，单用远志为末，酒调二钱，澄清服，以渣敷患处，不内外因，金石、炙煿、房劳，国老膏。一切热毒，槐花酒。

药毒坚硬有如石，

金石药毒，则坚硬如石不痛，宜甘草、黑豆煎汤解之。

虚瘦重着怕潮蒸；

虚劳瘦弱，荣卫否涩，患处重着，如负石然，因其有骨蒸潮也，治宜滋补，故不可用赛命丹等香燥疏泄之药，亦不可过用降火滞脾之药，惟肾气丸、托里散甚得其宜。且古方谓，药毒劳蒸，痈疽极重。

近骨生虫近虚漏，

近骨者多冷，久则化血为虫，多痒少痛；近虚者多热，久则传气成漏，多痛少痒。

细认穴道属何经。

脑发，属督脉、足太阳经；鬓发，手足少阳经；眉发，手足太阳、少阳经；颐发、髭发，足阳明经；腮发，手阳明经，背发，中属督脉，余皆足太阳经；腋发，手太阴经；乳痈，内阳明，外少阳经，乳头足厥阴经。肾痈，足太阳经，外肾痈，足厥阴经；腿发，外足三阳，内足三阴经；喉痈、脐痈，任脉、足阳明经；穿裆发，督、冲、任三脉；胯马痈、囊痈，足厥阴经。内疽：肺痈，手太阴经；肠痈，手太阳、阳明经；胃脘痈，足阳明经。惟少阳、少阴、太阴多气少血；厥阴、太阳多血少气，肉皆难平。惟手足阳明，气血俱多。分经用药，则不犯经禁、病禁，以致妄下、妄汗。且疮属肾经者最重，脾肺二经者次之，他经者又次之。脑乃诸阳所在，咽喉饮食所通，肾俞命根所系，皆至险之地，又不可多着艾灸。俗方专图人形疮样，而忽经络，谬哉！

外因寒热宜表散，

毒因外感发者，内无便溺阻隔，外有六经形证，肿痛虽甚，饮食如常，脉浮数，邪在表也，宜托里微汗以表散之。如发脑项背分，黄连消毒散；尻臀分，内托羌活汤；臂上，白芷升麻汤；乳胸，内托升麻汤；两胁，十味中和汤；腿外侧，内托酒煎汤；腿内近膝股，内托芪柴汤。通用：败毒散、九味羌活汤。辛热，手足太阴经分，自汗浮肿，流注四肢，附子六物汤。辛温发热，十六味流气饮、赛命丹。暑月，内托复煎散；寒月，内托十宣散，或不换金正气散。丹溪治形实脉浮数，冬月背生红肿，及胛骨下痛者，用桂麻各半汤加生附、酒柏、瓜蒌仁、甘草节、羌活、青皮、人参、黄芩、半夏，姜煎服，六贴而愈。此正内托法也。有谓疮家身痛不可汗，汗之则发痓者，邪不在表而误汗也。

内热痛秘急疏行；

内伤饮食积毒者，肿痛异常，外无六经形证，内有便溺阻隔，口渴烦躁，脉沉实，为邪在里，急与寒凉攻里，内疏黄连汤、泻心汤、活命饮、四顺清凉饮。轻者，清热消毒饮加紫草，或清心散渗之。内积热毒，外又感邪者，宜发表攻里，五香连翘汤、防风通圣散。毒盛者，解毒汤下神芎丸；湿盛者，除湿丹。

劳伤气郁无表里，邪在经中和卫荣；

毒因内伤虚损，房劳郁怒而发者，形虽肿痛，外无六经之形证，内无便溺之阻隔，知邪在经也，不可妄施汗下，只宜补形气，调经脉，和荣卫，或专补脾胃可也。郁怒者，十六味流气饮；虚劳者，托里消毒散、内托复煎散、补中益气汤。古人治痈以寒药者，正治法也；治疽以热药者，从治法也。盖药性热则开行，寒则疏泄，疽乃有形之物，非热药从治，岂能行之乎？此内托、内疏、正治、从治之义也。

溃后托里排脓毒，脓尽肌肉自然平。

溃后气血大虚，惟恐毒陷，托里之法，一日不可缺也。古方托里散、托里清中汤、托里温中汤、托里和中汤、托里建中汤、托里抑青汤、托里益黄汤、托里益气汤，选用。盖托里则气血壮而脾胃盛，脓秽自排，毒气自解，死肉自溃，新肉自生，疮口自敛。若不务补托，而误用寒凉，反助邪火，脓多臭秽，甚则脉洪、大渴，真气虚而死矣。丹溪云：但见肿痛，参之脉症虚弱，更与滋补，乃可万全。又不必泥气质素实，乃参、芪满中滞痰也。但初溃时，间有热毒盛者，量加消毒清剂。如发背、搭肩，膜破穿心必死，尤宜托里，免致毒陷，托里即护心也。若毒气上攻，心神昏闷欲呕者，间服护心散以救之。如带表邪面赤等症，势未甚起者，内托复煎散，或内托十宣散，暂服。若无热毒表邪，但见秽气触犯，虚热少食不睡者，便进人参黄芪汤；但见脓多心烦少睡者，便进圣愈汤，但见脾亏气弱，不能生肌收敛者，便进补中益气汤；但见肾虚不能消溃收敛，或晡热作渴者，便进八味丸，或肾气丸。紧急不及作丸，大料煎服，预防救危，始终妙剂。若不务本根，而专用敷围生肌之药，则敛口太速，毒反内攻，或旁边再发一痈者有之，或愈后而恶证顿起，大命随去者有之。惟务内治而不贵外治者为高。

外治初起灸最妙，

形伤则痛，气伤则肿。或先痛后肿伤乎血；先肿后痛伤乎气；肿痛并攻，气血俱伤，皆因脏腑不知，而非外治能调。古法，隔蒜灸法、豆豉饼，惟外伤成疮者不宜。自内发者，痛则灸至不痛，不痛则灸至痛时方住，早觉早灸为佳。一日二日，十灸十活；三日四日，十灸七活；五日六日，十灸四活；过七日，则不可灸矣。其余点割敷透，间有毒盛者，量用之则可。

热痈半软针相当；

痈疽毒气已成，宜托里以速其脓。脓成者，当验其生熟浅深而针之。若肿高而软者，发于血脉；肿下而坚者，发于筋脉；肉色不变者，附于骨也。按之热者有脓，不热者无脓；按之便痛者脓浅，大按方痛者脓深；按之陷而不起者脓未成，按之而复起者脓已成；按之都软者无脓，不痛者血瘤，痛者气瘤；按之一边软者有脓。若脓生而用针，气血既泄，脓反难成；若脓熟而不针，腐溃益深，疮口难敛。若疮深而针浅，内脓不出，外血反泄；疮浅而针深，内脓虽出，良肉受伤。元气虚者，必先补而后针其脓，诸症自退。若疮毒炽盛，只有肉黯者，宜内壮脾胃，外涂单巴豆膏，令其黯处渐低，赤处渐高，六七日间，赤黯之处自有裂纹如刀划状，黯肉渐溃，当用铍针利剪，徐徐引去。若脓出肉腐，肿痛仍作，必内有筋间隔，宜再引之，急补脾胃，不痛者纯用补药，庶可收敛。若妄施针刀，伤肉出血，断之不止者立危。其铍针用马衔铁为之。

敷围点瘀非得已，

人身气血遇温则散，遇寒则凝。概敷寒凉，闭塞腠理，气凝血瘀，旧肉不溃，新肉不生，则毒反内攻，难以溃敛，甚则不起。必内分阴阳用药，外分阴阳敷围，内外夹攻，药气相通为妙。纯阳证，内服内疏黄连汤、清热消毒饮之类，外敷抑阳散；半阴半阳证，内服托里消毒散，外敷阴阳散；纯阴证，内服补中益气汤加姜、附，入酒煎，外敷抑阴散、点瘀炉灰膏以去恶肉，药线三品锭子以透脓管，皆欲败腐尽除，不致侵蚀筋骨，非得已而用也。

止痛敛口免开张。

痈疽不可不痛，不可大痛。未溃前痛者为热毒，便秘，宜内疏黄连汤、解毒汤。作脓痛者，排之；脓胀痛者，针之。已溃脓出反痛者，虚也。气虚，四君子汤加归、芪；血虚，四物汤加参、芪；气血俱虚，托里益气汤；脾虚者，托里和中汤；肾虚者，肾气丸。因登厕犯秽气触者，药中加乳香、芷、芍之类和之；风寒逼者，加防风、桂枝之类温散之。燥者，润之；湿者，导之。果系瘀血恶肉凝滞者，方可乳香止痛散和之。疮口不敛由于肌肉不生，肌肉不生由于腐肉不去，腐肉不去由于脾胃不壮、气血不旺。必以补托为主，而佐以行经活血之药，则肌肉受毒者自生，死者自溃，又何待于点割耶！大要：气虚体倦食少者，补中益气汤；血虚晡热内热者，四君子加归、地、牡丹皮；脓水清稀者，气血俱虚，十全大补汤。或不痛，或大痛，或不赤，或内脓不溃，或外肉不腐者，气血虚败，桑枝灸法，十全大补汤加姜、桂，壮其阳气，则四畔即消，疮头即腐。若脾胃虚弱，漫肿不赤者，六君子汤倍白术。若初起肿痛，或因克伐及入房，以致色黯而不痛者，乃阳脱变阴，急用古参附汤以救之。间有血分虚热者，疮口肉色必赤，四物汤加山栀、连翘；气分虚热烦渴者，竹叶黄芪汤。要知疮口难敛，或渐大渐开出血者危。俗皆以肿痕所至为晕，非真晕也。晕生于疮口之畔，状如红筋三晕，三晕尚可，四晕、五晕者死。

洗能疏毒活血气，

洗药疏通气血，脓血焮聚之时，所赖朝夕暖醋蘸洗败肉，或洗毒散，肉汁汤。风冷疮口白者，干艾煎汤亦好。

贴膏不被风寒伤。

膏药多热，轻小疮疖贴之即消，发表不远热之意也。若大毒初起用之，迷塞凝滞，为祸不小。惟溃后只用白蜡膏、太乙膏，或水粉膏外护，不致破伤风寒。

妇幼患此无他异，妇宜调血幼宜清。

妇人调血开郁为主。值经闭及溃后月水又发，所患坚硬，不破不肿不疼者凶。小儿主去胎毒。或有饮食积热者，药稍宜清凉。如素禀受体薄，及稍长而久病者，仍以补托气血脾胃为主治之。

杂证仍以疮为主，溃未清心要酌量。

脉证俱热者，未溃前内消解毒，已溃后托里消毒；脉证俱虚者，未溃前托里消毒，已溃后托里补中。治其疮而诸证自退。疮为本，病为标，若病急而元气实，暂治其标，病缓而元气虚，只治其本。心通诸窍，脏腑所包者一膜耳。若忧惊入心，膜破必死，药中常加茯神、远志为妙。

五善能食便调顺，脓鲜不臭声音长；

五善：动息自宁，饮食知味，一也；便利调匀，二也；脓溃肿消，水鲜不臭，三也；神彩精明，语音清朗，四也；体气和平，五也。此属腑证，病微邪浅，若能慎节，勿药自愈。

七恶皆因真气损，

七恶，乃五脏亏损之证，外似有余，而内实不足。法当纯补胃气，多有可生。不可因其恶而遂弃不治。大抵元气虚弱，或脓水出多，气血亏损；或汗下失宜，荣卫消烁；或寒凉克伐，气血不足；或峻厉猛剂，胃气受伤，以致真气虚而邪气实矣。

烦躁口干渴非常。或泄或闭或淋沥，

大渴发热，或泄泻淋闭者，邪火内淫，一恶也。凡疮肿发热潮烦，或失血过多，或溃脓大泄，或汗多亡阳，或下多亡阴，以致阴血耗散，阳无所附，浮于肌表而非火也。若发热不寝，虚热也，圣愈汤；兼汗不止，气虚也，单人参汤；发热烦躁，肉瞤筋惕，气血俱虚也，八物汤；大渴面赤，脉洪大而虚，阴虚发热也，古归芪汤；微热烦躁，面赤脉沉而微，阴盛发躁也，四君子汤加姜、附。凡渴不可专泥于火。若焮痛发热，便利调和者，竹叶石膏汤；肿痛发热，大便秘涩者，四顺清凉饮；焮痈炽盛者，活命饮；脓水多者，圣愈汤；胃伤内亡津液者，钱氏白术散；肾水干涸者，八味丸。有先作渴，小便频数，而后患疽者，或愈后作渴，或舌黄干硬，小便频数，而后患疽者，尤其恶也，宜预服八味丸、补中益气汤，以滋化源，可免是患。盖痈疽未有不因肾虚而作，切忌知母、黄柏损阳，则阴气无由而生。泄泻因寒凉伤脾者，六君子汤加砂仁，或托里建中汤、托里温中汤；脾虚下陷者，补中益气汤吞二神丸；命门火衰者，八味丸料煎吞四神丸；肾虚不固者，古姜附汤加吴萸、五味子；大孔痛者，附子理中汤、四逆汤。凡痈疽呕泻，肾脉虚者死。便秘因热毒入脏，呕哕心逆，发热肿硬秘结，固宜通之。又有伏热，阳气怫郁，面赤便秘者，为邪火在经，宜汗以发之。溃后气虚血涸便秘者，十全大补汤，或因入房伤肾便秘者，加姜、附以回阳气，则大便自润。凡便秘能食，而肚腹不胀者，切不可下。若腹痞胀而秘者，**猪胆法**：用猪胆一枚，剪去头，入盐、醋少许，以鹅管插入胆中，灌谷道内，须臾自通。小便淋沥，频数短少，或茎中涩痛，皆肾虚恶证，详卷四“杂病分类·淋”。

溃后肿痛臭难当；

脓血既泄，肿痛尤甚，脓色臭败者，胃虚火盛，二恶也，人参黄芪汤，或十全大补汤加麦门冬、五味子。

黑睛紧小白青赤，

目视不正，黑睛紧小，白睛青赤，瞳人上视者，肝肾阴虚而目系急，三恶也，肾气丸料，或八物汤，俱加炒山栀、麦门冬、五味子。

喘急恍惚喜卧床；

喘粗短气，恍惚嗜卧者，脾肺虚火，四恶也，六君子汤加姜、枣，或补中益气汤加麦门冬、五味子。心火克肺金，人参平肺散；阴火伤肺，肾气丸料加五味子煎服。

虚恶肩背四肢重，

肩背不便，四肢沉重者，脾肾亏损，五恶也，补中益气汤、十全大补汤，俱加山药、山茱萸、五味子。

食少呕药伤寒凉；

不能下食，服药而呕，食不知味者，胃气虚弱，六恶也，六君子汤加木香、砂仁；甚加附子。挟痰者，托里清中汤；挟火者，托里益黄汤。抑论疮肿时作呕，热毒攻心；溃时作呕，阴虚；溃后作呕，脾虚。如热盛焮痛，活命饮、护心散；作脓焮痛，托里消毒散；脓熟胀痛，托里散，或针以泄之。焮痛便秘者，内疏黄连汤。寒凉伤胃者，六君子汤加干姜、木香。木乘土位加芍药、柴胡；胃脘停痰，加桔梗；脾虚自病，或水侮土，加益智仁、砂仁；郁结伤脾，加川芎，山栀、苍术、香附；湿气侵胃，倍白术。白术，生肌敛口妙剂。又有登厕触秽作呕者，仍宜补胃。

声嘶唇鼻变青色，面目四肢肿且黄；

脾肺俱虚，七恶也，补中益气汤加姜、枣，或六君子汤加炮姜，甚加附子，或十全大补汤加炮姜。

阳虚寒战腹疼甚，自汗呃逆雷鸣肠；

阳虚皆因误服寒凉，或溃后劳役，或吐泻之后，或误入房、梦遗，或外邪所乘。初则虚火假证，仍发热头疼；良久寒战咬牙、腹痛雷鸣、泄泻呃逆、自汗盗汗，阳虚寒气所乘之证，八恶也。急用托里温中汤，后用六君子汤加附子，或加姜、桂；甚者用大剂参、芪、归、术，倍加姜、附，以手足温为度。

虚极发躁欲坐井，蓦然变痉身反张；

溃后发热恶寒，作渴怔忡，睡卧不宁，阳衰阴盛，发躁，脉洪大，按之微细或无，此阳虚极。蓦然牙关紧急，腰背反张，变为痓痉，阴缩，或无汗恶寒，或有汗不恶寒，九恶也。俱宜八味丸料加参、芪、归、术，大剂煎服。

阴虚晡热夜不寐，消渴便污血难藏；

原禀瘦怯，或房欲竭精，或疮出脓多，或误汗下，以致日晡潮热、口干作渴、夜寐不着、疮出紫血，四物汤、托里益气汤、肾气丸主之。便污黑者，不治；便血瘀滞者，犀角地黄汤救之。疮疡时或愈后，口鼻吐衄，牙宣龈露，皆因疮疡出血，为火动而错经妄行，当求经审其因而治之。肝热则血妄行，四物汤加山栀、牡丹皮、黄芩、白术；肝虚则不能藏血，肾气丸；心火不能生血，四物汤加炒黄连、牡丹皮、苓、术；脾虚热不能统血，四君子汤加炒山栀、牡丹皮；脾经郁结者，归脾汤加五味子；脾肺气虚者，补中益气汤加五味子；气血俱虚者，十全大补汤；阴火动者，肾气丸加五味子。大凡失血过多，而见烦热发渴等症，勿论其脉，急用单人参汤补之。《经》云：血生于气。苟非甘温参、芪、归、术之类以生心肝之血，决不能愈。若发热脉大者死。

五善见三容易治，七恶见四真恶疮。

《正传》以善为顺，恶为逆。疮疡仍忌倒陷，又增为九逆，殊为有理。

又有一般无名肿，

非痈、非疽、非疮、非癣，状如恶疮，或瘥或剧，名曰无名肿毒。随其见症，在表在里在经用药，外以槐枝煎汤洗净，后以赤小豆、吴萸、白胶香、黄连、黄柏、贝母、硫黄、糯米、黄丹、轻粉为末，麻油调搽。一切恶疮，人所不识者皆同。

疖癌瘭瘤也同方。

阔一寸至二寸为疖；一寸至五寸为痈；五寸至一尺为疽；一尺至二尺为竟体疽。未溃色紫黑坚硬，已溃深陷如岩为癌。四畔生如牛唇黑硬，为瘭。无头而色淡红为瘤。四轮肿起为痈；沉溃为疽。发出于外者，为外疽；隐伏肠胃者，为内疽。疖比痈、疽更轻，癌、瘭、瘤多难治。癌多生乳、胁、臀、胯，全宜大补气血脾胃，及蜡矾丸护膜生肌，冀其万一。瘭、瘤见后周身部。

脑　颈　部

脑发五种　头疮　风屑　白秃　软疖　大头肿　鬓疽　耳疮（附浸淫疮）　月蚀疮　内痔疮　痄腮　瘰疬　痰核　瘿瘤

脑后颈后顶心发，六腑阳毒好上蒸；

六腑阳毒聚顶，惟太阳膀胱主之。久积痰火湿热，上蒸于脑，古谓发脑、发鬓、发眉、发颐、发背，谓之五发，至险。凡眼不见疮，皆恶。有生于两边发际穴者，如有核，宜取核以去病根。有生于脑心者，四边肿赤连耳项，不急治，脓水从头中而出，血逆痰起不治。有生于颈后者，疮头向上，疮尾向下，形如蜂窠，乃反证也。焮肿者，急宜托里散加升麻、赤芍、桔梗，防毒攻心。如痰发，或流入两肩者，不治。有生脑后对口者，名曰天疽。其状大而色紫黑，不急治，热入渊腋，前伤任脉，内熏肝肺，十余日而死。有生耳后一寸三分至命之处，名曰发颐，又曰锐毒。凡头上痈疽，宜服降火化痰、消肿托里之药，不可针灸，惟初起隔蒜灸之则可，但艾炷宜小而少。势成者，外敷南星膏，或阴阳散，敛口古香榔散。若热上蒸，连颐而穿口，必主穿喉而死。

焮肿纳冷真热证，

焮肿作痛，烦渴好饮冷水，宜解毒汤加天花粉，以除痰火湿热，或黄连消毒散、当归羌活汤、清热消毒饮、活命饮，选用。

口干饮热肾虚情。

肿痛口干作渴，好饮热汤，为肾阳虚火炽，宜托里消毒散、托里益气汤、肾气丸、八味丸。漫肿微痛、少食者，补中益气汤；痰多者，托里清中汤。若色黯，不溃不敛，为阴精消涸，名脑烁，不治。

头疮风屑秃软疖，总是湿热证稍轻。

头疮，宜内服酒归饮，外用雄黄、水银各等分为末，以腊月猪脂（半生半熟）和匀，洗净敷之；湿烂者，用燕窠土、黄柏为末，干掺；痂高者，用黄蜡、沥清同熬，敷之。头上风屑、白屑极痒，宜内服单苦参丸；下虚者，薄荷茶。外用藜芦煎汤，避风洗头，候稍干，分开头发，仍以藜芦末掺头皮上，绢帕紧缚两日夜，头风亦效。秃疮，初起白团斑剥如癣，上有白皮，久则成痂，遂至满头生疮，中有脓孔细虫入里，不痛微痒，经久不瘥，宜内用通圣散酒拌，除大黄另用酒炒，共为末，再用酒拌令干。每一钱，水煎服。外用红炭淬长流水，洗去疮痂，再用淡豆豉一合，炒令烟起色焦，屋尘一团，饭饮调剂，炭火煅令灰烬，等分为末，入轻粉少许，麻油调搽。如有热，加黄连、寒水石；有水，加枯矾；有虫，加川椒、麝香少许；肿厚，加消皮、烟洞烟胶、香炉盖上香胶。如久不愈，有虫者，摩风膏加黄柏、黄丹、烟胶各一两。一方用盐乌鱼头烧灰，麻油调搽。软疖，用抱鸡卵壳，烧存性，入轻粉、黄连减半为末，清油调敷。外肾生疮亦效。愈而再作者，用野蜂房二个，烧存性，为末，以巴豆二十粒去壳，煎清油二三沸，去豆，以清油调敷，或枯矾亦好。多年不愈者，用猪颈上毛、猫颈上毛各一握，烧存性，鼠屎一粒，为末，清油调敷，或加轻粉尤妙。如暑月生疖，用木槿花捣烂敷之，最妙。

大头肿痛又名雷头风时行毒，

湿在高巅之上，故头面痛肿疙瘩，甚则咽嗌堵塞，害人最速。冬温后多病此证，似伤寒寒热身痛。

治分表里三阳属；

连两目、鼻、面肿者，阳明也；发耳前后，并头角者，少阳也；脑后项下肿起者，太阳也。脉浮表证多者，清震汤，或败毒散加荆、防；脉沉里证见者，宜羌活、黄芩，俱酒炒，大黄酒蒸为主。阳明加干葛、升麻、芍药、石膏；少阳加瓜蒌仁、牛蒡子；太阳加荆芥、防风。水煎，时时呷之。取大便，邪气去则止。甚者，加芒硝，或防风通圣散加牛蒡子、玄参，俱用酒炒，微微下之。咽喉肿痛者，用僵蚕一两，大黄二两，蜜丸如弹，井水化服。凶荒劳役，宜普济消毒饮以安里。虚者，加参、归；便秘加大黄，或人中黄丸亦妙。服后俱仰卧，使药气上行，故非便秘热盛，忌用降下之药。

表里证罢肿不消，磁锋去血通关搐。

表里俱解，肿不消者，砭去血，外用通关散倍羊踯躅及藜芦少许。搐鼻，嚏以泄其毒。久不愈，欲作脓者，内服托里消毒散；体倦食少恶寒者，补中益气汤加桔梗。溃后肿赤不消，脓清色白者，六君子汤加桔梗、芎、归。元气素弱，脉微者，用参、术、芎、归、陈皮、柴胡、升麻、甘草各等分，以升举阳气；用牛蒡子、玄参、连翘、桔梗减半，以解热毒。肿赤便属纯阳，脉微便属纯阴，慎之。

鬓疽肝胆之怒火，或因风热药同裹；

怒火、风热，俱宜柴胡清肝汤。肿痛甚者，活命饮。

肾虚血燥日晡潮，

肾水不能生木，以致肝胆火盛血燥，鬓及头目肿痛者，四物汤加玄参、柴胡、桔梗、甘草。风热，连头面、咽、牙痛者，犀角升麻汤；血虚者，四物汤加参、芪。

汗多喘渴脾劳过。

因劳役，肿痛、寒热、喘渴、自汗者，补中益气汤去升、柴，加五味子、麦门冬、炮姜。

耳疮三焦肝风热，

耳疮发热焮痛，属三焦、厥阴，风热者，柴胡清肝汤、栀子清肝汤；中气素虚者，补中益气汤加酒炒山栀、黄芩、牛蒡子。寒热作痛，属肝风热者，小柴胡汤加山栀、川芎。

痒痛出脓兼养血；

内热痒痛出脓，寒热溺数，牵引胸胁胀痛，属肝火血虚者，八味逍遥散。

出水贪冷属肾虚，火动切忌风药劫。

耳内痒痛出水，喜冷银簪探入，属肾经虚火挟怒，忌用风药燥筋，宜肾气丸。耳边浸淫疮，出黄水者，用羖羊须、荆芥、枣肉等分烧灰，入腻粉为末，麻油调搽。月蚀疮，生耳、鼻、面间及下部诸窍，随月盛衰，用胡粉炒黄、枯矾、黄丹、黄连、轻粉各二钱，胭脂烧灰一钱，麝少许，为末，先用盐水洗净，掺之，或麻油调搽。

内痈疮生于口上腭，治以钩刀并铁烙；敷以雄粉支其牙，最是虚劳元气薄。

初发如莲花，根蒂小而下垂乃大。治法以钩刀决其根，烧铁烙以止其血；次以雄黄、轻粉、粉霜、白芷、白蔹为末，敷之；以槐枝作枕，支其牙颊间，毋使口合。一两时许，疮瘢定合，口自便。次日出脓，以生肌散敷之。上腭多骨疽，见后。

痄腮髭发同风热犯其胃，表分寒热里不利；

外因风热肿痛，在表寒热者，升麻胃风汤；在里二便不利者，四顺清凉饮。如表里俱解，肿痛又不消，欲作脓也，托里消毒散，治同大头肿。

积热肿痛颇难当，

膏粱厚味，胃经积热，腮肿作痛，或发寒热者，用升麻、黄连、连翘、牛蒡子、白芷等分，水煎服。连耳上太阳部分肿，属风热，加羌活、防风；连耳下少阳部分肿，属怒火，加柴胡、山栀、牡丹皮；连耳后少阴部分肿，属相火，加知母，黄柏。头面齿牙俱肿，内热口干者，犀角升麻汤；齿牙唇口俱肿，出血者，清胃散加石膏。

内寒不溃宜补剂。

内伤生冷、凉药，不能消溃，食少体倦者，补中益气汤；内伤气血俱虚者，八物汤加麦门冬、五味子。伤七情有寒热者，八味逍遥散；伤色欲，连颐及耳后肿者，肾气丸、八味丸、十全大补汤。不可误用风药克伐之剂。

瘰疬马刀属少阳，风热痰气结核囊；

生颈前项侧，结核如大豆，如银杏，曰瘰疬；生胸胁腋下，坚硬如石，形如马刀虫，曰马刀，多气少血之病，总皆手足少阳相火所主。盖耳前后与缺盆、肩上、胛下，属足少阳部分；延及颏、项、颊车与颈，属足阳明部分；延及胸中、中府、云门肺经部分者死。风疬尖而小；热疬焮肿赤色，又名血疬；痰疬推动滑软；气疬圆而动。又有鼠残疬，大小不一。

实者化痰通经脉，清肝养血是上方。

无痰不成核，诸瘰初起，实者皆以化痰为主，通用二陈汤加防风、桔梗、黄芩、竹沥。胸紧者，以此探吐尤妙。通经脉，必用斑蝥。疏渗小便以泻心火，古方必效散、立应散是也。但此二药甚峻，服后宜量体调治：体实风热盛者，继以宣热丹服之；体虚者，托里益气汤，或八物汤合二陈汤多服，疮口自敛。又有虚甚者，宜先服健脾药，而后服二散；轻者，只用斑鸡丸。便坚胃盛者，白蚕丸，或追脓化毒散、软硬皂子丸。少阳分者，柴胡通经汤；阳明分者，升麻调经汤；少阳、阳明二经，二汤合服调之。误下则犯经禁、病禁。清肝者，胆与肝合病，则筋累累如贯珠，寒热焮痛，乃肝气动而为病也，当清肝火为主，佐以养血。若寒热止而疮不愈者，乃肝血燥而为病也，当养血为主，佐以清肝，清肝益荣汤、栀子清肝汤、柴胡清肝汤，选用。

虚久滋润肺脾肾，

疮如豆粒附筋，肉色不变，内热口干，精神倦怠，久不消溃，及肝脉弦紧，肾脉洪数，乃肾水不能生木，以致肝血火动筋挛，忌用风药燥肝。经久烂破，脓血大泄者，脾肾愈亏，火炎于肺，皆宜肾气丸、补中胜毒饼为主，兼服逍遥散加桔梗、麦门冬、玄参以清肺火。多怒有肝火者，清肝解郁汤；有寒热者，单夏枯草散。肝火旺甚，或近骨处生虫作痒者，芦荟丸。通用猫头丸、海藻散坚丸。外治：银右散、蚕茧散、猫蝠散。虚弱者，单夏枯草膏内服，外贴加麻油。

成瘘泻水补且防；

瘘，即漏也。经年成漏者，与痔漏之漏相同。但在颈则曰瘰漏，在痔则曰痔漏，治法则一。初起者，宜温散风冷，及行肾经湿热邪水；久则大补气血，兼用熏洗平肌塞窍之药。古方白蛇散，治瘰疬成漏，以其有牵牛能利肾经恶水，免至淋漓穿穴。但利后当量体调治，痛节酒色财气。凡漏，治详漏条。

女人经闭有潮死，

经调及经闭无潮者，可治，经闭有潮，或咳者，死。古方用玉烛散治瘰疬，和血通经，服之自消。日进一服，七八日见效。便不闭者，柴胡通经汤、升麻调经汤。久闭者，加味逍遥散、清肝益荣汤，或用二陈汤合四物汤加牡蛎、柴胡、黄芩、玄参、神曲为末，以桑椹膏捣丸，绿豆大。每五十丸，温酒下。或肾气丸尤妙。

男子潮咳是真伤，

瘰疬，伤证之标也。故痨瘵类有曰腹中有块、颈上有核，最为难治。况成溃漏，而不清金降火、滋肾健脾，病人又不清心淡口，则潮汗咳泻，恶证蜂起，其可生乎？但视其目内赤脉，贯瞳人有几条，则知其几年死。面色㿠白，金克木；脉洪大，为元气虚败，俱为不治。故曰：实者可治，虚者可虑。

痰核在颈全不痛，

颈项生核，不红不痛，不作脓，推之则动，乃痰聚不散也。不可误用瘰疬药治，宜二陈汤加大黄、连翘、柴胡、桔梗。体薄者，二陈汤加桔梗、黄芩、玄参、麦门冬及防风少许，入竹沥，多服自消。如耳后与项间各有一块者，含化丹。

在臂或痛亦不红。

臂核或作微痛者，以内无脓，故外虽肿不红，或生背膊皆然，宜陈皮、半夏、茯苓、防风、酒芩各一钱，连翘二钱，皂角刺一钱半，川芎、苍术各五分，甘草三分，水煎服。

遍身结块多痰注，湿痰下体却宜通。

凡遍身有块，多是痰注，但在上体多兼风热，在下体多兼湿热，宜加味小胃丹、竹沥达痰丸，量体虚实服之，通用海带丸。

瘿瘤有五应五脏，

旧分五瘿六瘤，惟薛立斋止言五瘤。盖瘿、瘤本共一种，皆痰气结成，惟形有大小，及生颈项、遍身之殊耳。立斋云：肝统筋，怒动肝火，血燥筋挛，曰筋瘤；心主血，劳役火动，阴火沸腾，外邪所搏而为肿，曰血瘤；脾主肉，郁结伤脾，肌肉消薄，外邪搏而为肿，曰肉瘤；肺主气，劳动元气，腠理不密，外邪搏而为肿，曰气瘤；肾主骨，劳伤肾水，不能荣骨而为肿，曰骨瘤。瘤之名有五者，此也。仁斋云：筋脉呈露曰筋瘿，赤脉交络曰血瘿，皮色不变曰肉瘿，随忧愁消长曰气瘿，坚硬不可移曰石瘿，瘿之名有五者，此也。瘿、瘤俱内应五脏，药治相同。

瘤走遍身瘿颈项；

瘿、瘤所以两名者，以瘿形似樱桃，一边纵大亦似之，槌槌而垂，皮宽不急。原因忧恚所生，故又曰瘿气，今之所谓影囊者是也。瘤初起如梅、李，皮嫩而光，渐如石榴、瓜瓠之状。原因七情劳欲，复被外邪，生痰聚瘀，随气留注，故又曰瘤赘，总皆气血凝滞结成。惟忧恚耗伤心肺，故瘿多着颈项及肩，劳欲邪气乘经之虚而住，故瘤随处有之。

虽无痛痒有虚实，散坚行气不可妄。

瘿瘤或软或硬，无痛无痒，体实者，海藻散坚丸、海带丸；痰火盛者，舐掌散、神效开结散。此皆化痰行气破坚之剂，久虚者不可妄服。虚者：筋瘤，肾气丸，或八物汤加山栀、木瓜、炒黑龙胆草，肝火盛者，间以芦荟丸暂服；血瘤，四物汤加茯苓、远志；肉瘤，归脾汤、补中益气汤；气瘤，补中益气汤；骨瘤，肾气丸、补中益气汤。通用：初起者，十六味流气饮、单蜘蛛方；稍久者，蜡矾丸，常服自然缩小消磨。外敷南星膏。切不可轻用针刀决破，破则脓血崩溃，渗漏无已，必至杀人。但有一种脂瘤红粉色，全是痰结，用利刀破去脂粉则愈。或有如茄垂下，根甚小者，用药点其蒂，俟茄落，即用生肌敛口药敷之，防其出血。

手　部

疣　甲疽　代指　天蛇头　鹅掌风　红丝疮

疣属肝胆小肠经，

多患于手背及指间，或如黄豆大，或如聚粟，或如熟椹，拔之则丝长三四寸许，又曰手背发。

风热怒火或亡精；

风热血燥筋缩者，八味逍遥散加黄连，或清肝益荣汤；怒火者，柴胡清肝汤；亡精，肾枯筋缩者，肾气丸。

切忌寒凉系与灸，误犯出血必伤生。

误用寒凉降火之药，及螳螂蚀、蛛丝缠、芫花浆线系、着艾灸等法，轻者反剧，重者大溃，肿痛发热、出血而死。慎之。

甲疽恶代虽害事，不似鹅掌风难平。

甲疽，乃毒气攻于手足指，努肉裹上，指甲疼痛出血，疮中有虫。或因剔甲伤肌，或因甲长侵肌，遂成肿痛。俱用绿矾五两，置铁板上，以炭火封之，吹令火炽，其矾即溶，流出赤汁者是真。俟流汁尽，去火待冷，取为末，色似黄丹收之。先以盐汤洗拭，后用绿矾为君，入乳香少许敷之。重者用绿矾五钱，芦荟一钱半，麝香一字，为末，以绢袋盛药，纳所患指于袋中，线扎定，以瘥为度。代指，指头先肿，焮热掣痛，然后于爪甲边结脓，甚者爪甲俱脱。先用芒硝煎汤淋洗，然后用乌梅核中仁为末，米醋调成膏，入指渍之自愈。或用猪脂和蚯蚓捣烂敷之。天蛇头疮，生手指上或足，疮旁一块开口肿痛，用鸡母杨根炆醋，浸一宿即消。或以雄黄入鸡子内，以患指浸其中一宿，次早更以蜈蚣烧烟，熏病指一二次即消。如痛甚流血不止者，用雄黄、蜈蚣、全蝎为末，擦在疮上，却以少油抹帛上扎之。鹅掌风癣，用猪前蹄爪，破开，入菊花、苍耳末，以线缚定，炆烂食之。次日，用白鲜皮、皂角、雄黄各五分，铅制水银三分，为末，临夜用鹅脂、姜汁调搽。次早，以沙擦去，然后量体服去风之药。此癣乃杨梅疮类，如多年不愈者，先用磁锋磨刮，次以蓖麻子一两，枯矾二钱，为末，桐油调擦，火烘极热；再以枣肉三两，水银五钱，枯矾三钱，捣烂如泥，每日擦手千余下；次以肥皂、酒糟洗净，十次神效。更灸劳宫，或内关一穴断根。又方：桐油调密陀僧末，搽掌；外用水龙骨，火烧烟熏之。治手足掌风及绵花癣，更以樟叶煎汤洗之。

红丝疮最害人速，或生于手或生足，发疱初黄变紫青，丝迤入心毒入腹。

红丝疮，因喜怒不常，血气逆行，而生于手足间。有黄疱，其中忽紫黑色，即有一条红丝，迢遆血上而生，若至心腹，则使人昏乱不救。或有生两三条红丝者，急以针横截红丝所到之处刺之，令其出血，以膏药贴，或嚼萍草根敷之，立愈。

胸　腹　部

乳痈　肺痈、痿　心疸（附胁痈）　胃痈　肠痈　腹痈

乳房胆胃乳头肝，

妇人之乳，男子之肾，皆性命根也。

病初呕渴憎热寒；

烦渴呕吐者，胆胃风热也。甚则毒气上冲，咽膈妨碍。寒热者，肝邪也，此皆表证，宜不换金正气散加天花粉，能止渴呕，定寒热；咽膈有碍者，甘桔汤加生姜，或护心散。如溃后见此四证，为虚。

妇人胃厚多忧郁，火化汁浊塞窍端。结核有儿吹热气，

饮食厚味，忿怒忧郁，以致胃火上蒸乳房，汁化为浊脓，肝经气滞，乳头窍塞不通，致令结核不散，痛不可忍。初起便宜隔蒜灸法，切忌针刀。能饮者，一醉膏加芎、归各一分、一服两服即效；不能饮者，瓜蒌散。结核亦有气血虚弱，略被外感内伤，以致痰瘀凝滞，俱以古芷贝散为主。血虚合四物汤，更加参、术、柴胡、升麻；气虚合四君子汤，更加芎、归、柴胡、升麻。忧思伤脾者，归脾汤加瓜蒌根、贝母、白芷、连翘、甘草节，水、酒各半煎服。有肝火，结核肿痛甚者，清肝解郁汤。吹乳，因乳子膈有痰滞，口气焮热，含乳而睡，风热吹入乳房，凝注不散作痛。初起须忍痛揉令稍软，吸令汁透，自可消散。不散，宜益元散，冷姜汤或井水调，一日一夜服三五十次自解。重者，解毒汤顿服之。挟气者，古芷贝散、单青皮汤。外用漏芦为末，水调敷。又有乳汁不行，积乳胀痛者，涌泉散。

核久成痈硬肿漫；

核久内胀作痛，外肿坚硬，手不可近，谓之乳痈。未溃者，

仍服瓜蒌散、内托升麻汤，或复元通圣散加藜芦；虚者，托里消毒散。将溃，两乳间出黑头，疮顶下作黑眼者，内托升麻汤。已溃，寒热者，内托十宣散；少食口干者，补中益气汤；晡热内热者，八物汤加五味子；胃虚呕者，六君子汤加香附、砂仁；胃寒呕吐或泻者，六君子汤加干姜、藿香；遇劳肿痛者，八物汤倍参、芪、归、术；遇怒肿痛者，八物汤加山栀。

又有核小全不痛，久则溃漏疗益难。

郁怒有伤肝脾，结核如鳖，棋子大，不痛不痒，五七年后，外肿紫黑，内渐溃烂，名曰乳癌，滴尽气血方死，急用十六味流气饮，及单青皮汤兼服。虚者，只用清肝解郁汤，或十全大补汤，更加清心静养，庶可苟延岁月。经年以后，必于乳下溃一穴出脓，及中年无夫妇人死尤速。故曰：夫者妻之天。惟初起不分属何经络，急用葱白寸许，生半夏一枚，捣烂为丸，芡实大，以绵裹之，如患左塞右鼻，患右塞左鼻，一宿而消。

男儿乳疾何须怪，怒欲损伤精血干。

男子乳疾，治与妇人微异者，女损肝胃，男损肝肾。盖怒火房欲过度，以致肝虚血燥，肾虚精怯，不得上行，痰瘀凝滞，亦能结核；妇人胎产后，亦有肝虚者。大概男子两乳肿者，瓜蒌散、十六味流气饮。左乳者，足三阴虚，郁怒所致，八物汤加山栀、牡丹皮，或清肝解郁汤；火盛风热者，更加炒黑草龙胆五分；肾虚者，肾气丸；食少作呕，胸胁作痛，日晡头痛、溺涩者，六君子汤加芎、归、柴胡、山栀；溃烂作痛者，十全大补汤、肾气丸；因劳怒则痛，并发寒热者，补中益气汤加炒黑山栀，不可轻用清热败毒之剂。

肺痈因痿火益炎，

经年久咳，热极叶焦而为痿，犹草木亢甚，则枝叶痿落也。火燥甚，则腐胀为脓血成痈。病因汗、吐、下后亡津，或肾虚火炎，或厚味熏蒸而成。其候恶风咳嗽，鼻塞流涕，项强不能转侧，皮肤不泽，胸胁胀满，呼吸不利，吐痰血腥秽。

痈口干燥痿涎粘；脓成胸痛或开窍，调和金水胃脾兼。

肺痿脉数而实，寒热往来，自汗咳唾，口中涎多，知母茯苓汤主之。如咯血将变痈者，紫菀散；火盛者，人参平肺散，为丸含化；虚损者，劫劳散；虚冷不渴者，炙甘草汤加干姜；喘急有寒邪者，小青龙汤；喘急面浮、鼻塞胸胀者，古葶苈散。是知肺痿有寒有热，而以清金降火豁痰为主也。肺痈脉数而虚，口燥咽干，胸胁隐痛，二便赤涩，咳唾脓血腥臭，置之水中则沉，桔梗汤主之。如吐脓者，消脓饮；咽痛者，甘桔汤；便秘者，太乙膏为丸，白汤下。又有胸胁间开一窍，口中所咳脓血，与窍相应而出者，宜大补气血。血多者，梅豆汤；冷热不调者，云母膏为丸，甘桔汤下；痰多少食者，托里清中汤；咳喘短气溺少者，参芪补肺汤；脾虚少食者，参术补脾汤；七情、饥饱、劳力伤脾肺者，团参饮子；咳唾痰壅者，肾虚也，肾气丸；口干燥者，虚火也，八味丸去附子，加五味子。有吐脓血如肺痈，口臭，诸般药不效者，消风散加发灰，米饮下。大概面赤当补脾肾，面白当补脾肺，盖补脾以生肺金，补肺以生肾水也。如阴火发热，咳吐脓血，痰如糯米粥，脉浮大者死；若脓血自止，脉浮短涩者生。

心痈胸发名井疽，

胸乳间生蜂窠痈发，名井疽。状如豆大，三四日起，不早治，入于腹，十日死。

外发可治内伤殂；降火清心为要药，

心热盛极，急用疏导心火之药，迟则不救。小便涩者，清心散，或凉膈散去硝、黄，加白芷、天花粉、瞿麦、木通；大便秘者，内固清心散，或凉膈散去硝，加白芷、天花、生地。

胁痈一样忌补虚。

初起，神效瓜蒌汤，或柴胡清肝汤。盖胸胁肝心火盛，虚中有热，决不敢投阳药。溃后方敢清热托里，兼滋肾水。误投热药，易伤骨膜，慎之。胁痈，用鸡屎粘捣烂，入盐少许，醋和敷之，消肿止痛，脓成者敷之即安。

胃痈胃热咳脓血，人迎反盛胃脉沉；

胃脘痈，因饮食、七情火郁，复被外感寒气所隔，使热浊之气填塞胃脘，胃中清气下陷，故胃脉沉细，惟寒气所隔，故人迎紧盛，有此二脉者，胃痈真也。

寒热如疟皮毛纵，先宜疏利次补升。

外证寒热如疟，胃浊则肺金失养，故身皮错纵，或咳或呕，或唾脓血，俱大射干汤主之。胃火盛者，清胃散；痰壅者，甘桔汤；大便不利者，太乙膏为丸服；小便不利者，三仁汤；内痛者，失笑散；虚而痛者，牡丹散；脓出食少者，补中益气汤，升提胃气，或佐以前药调之。不可专治其疮。

肠痈小腹痛若淋，湿热痰瘀注内膜，甚者腹胀有水声，便脓脐疮皆败恶。

湿热郁积成痈。痰火盛者，脉数而滑；挟瘀血多者，脉数而芤。外证小腹肿，强按之则痛，小便若淋，俨似奔豚，发热恶寒。脉迟紧者，未有脓也，大黄汤或五香连翘汤下之，不敢下者，败毒散加秦艽、连翘；脉芤涩者，四物汤加桃仁、红花、玄胡索、木香；脉洪数者，已有脓也，三仁汤、神效瓜蒌汤；小腹疼痛、小便不利者，脓壅滞也，牡丹散。若腹胀大，转侧闻有水声，或绕脐生疮出脓，大便屡下脓血者，不治。

间有虚冷皮甲错，腹皮似肿按软弱；中无积聚外无潮，脉数还宜用温药；

脉数，外无潮热，内无积聚，身皮甲错，腹急如肿，按之却软，乃内虚阴冷，凝痰成痈，牡丹散，或内托十宣散加茯苓，甚者败酱散，以小便利为验。

又有冷热相交并，消瘀和中后补托。

肠痈冷热证，用云母膏为丸，牛胶煎酒下，利去瘀脓则愈。其间有痛甚，大便从小便出者，亦宜。如下脓过多者，梅豆汤合甘桔汤和之，蜡矾丸尤妙。脓止后，内托十宣散，或八物汤、补中益气汤以固本元。愈后却宜静养，若动作躁暴，或被惊恐，则肠断而死。凡痈生小肠分尤可，大肠分近肛门者难治，肛门破者即死。

腹痛腹痛关脉数，饮食七情火滞着；

腹痛生于肚腹，皮里膜外，左关脉洪数，而腹痛甚者是也。膏粱、七情火郁，以致脾虚气滞而成；小儿多因惊、积亏损而成。食积、疝气相类，不可误治。

无脓肿硬色如常，

漫肿坚硬，肉色不变，未有脓也，四君子汤加芎、归、白芷、枳壳，或托里散。若焮肿痛甚者，邪气实也，先用活命饮，隔蒜灸以杀其毒，后用托里散以补其气。

脓成肿软色赭若。

肿起而软，色赭赤者，脓成也，托里消毒散。若脓成而不外溃者，气血虚也，卧针刺之。

溃未皆宜壮胃元，行经活血忌凉药；

不问初起、已溃、未溃，俱宜壮胃元气，而佐以行经活血；若误用克伐及利、下、凉药，则肿不能溃，溃不能敛，壮者难治，老弱立死；若曾经误下，及服降火、破气、消瘀之药，大剂参、芪、姜、附或十全大补汤救之。

吁嗟九疽认亦难，按穴方知审经络。

中府属肺，巨阙属心，期门属肝，章门属脾，中脘属胃，京门属肾，天枢属大肠，丹田属三焦，关元属小肠，每穴内隐隐痛者为疽，肉上微起者为痈。假如中府隐痛者，肺疽也；上肉微起者，肺痈也。各穴仿此。十六味流气饮，或托里散加当归、山栀、黄芩、杏仁。

背　腰　部

背发七种　腰发二种

发背五脏毒蕴成，七情六郁外邪并。

背虽膀胱、督脉所主，然五脏所系于背。或醇酒厚味，或郁怒房劳，以致水枯火炎，痰凝气滞；或被外邪与毒相搏，随处发生。

肩下脊上脾家毒，

发在肩下脊上，乃因饮食感毒。广一尺，深一寸，虽溃在骨，不穿膜不死，急治脾肚中之毒，内服护心散，外用敷药，恐毒奔心，大要服药截住。如通脊背肿者，不可救。

偏右莲蓬子内生。

莲子发，生于右胛中，外如莲蓬，内有子孔，恐其毒奔入心，大要用托里散加芩、连、黄柏、荷盖散之，不令攻心，渐消可治。通背肿者危。

偏左初起汗即散，

胛发，生于左膊间，初起可用灯火点破，内服追疔汤，汗之即散。

左搭右搭肺肝情。

左搭肩发，骨上生者，以动之处可治，若串左肩难治；左搭肩发，骨上生者，以动之处可治，若串右肩难治。二证内服托里散加升麻、桔梗，外用去恶散，或绵絮烧灰为末掺之，干者麻油调搽。

脊中蜂窠防膜透，

蜂窠发，正当脊心，形如蜂窠，有孔在上者不宜，最为反证，宜托里散加菊花，生肌定痛，防毒攻心，难治，因心火未发故也。

对心火毒太相凌。

对心发，极重。因心火盛而热气会生于此，其毒壮盛走暴，急用疏导心火之药解之。

散走流注风热盛，

散走流注发，毒气乘风热而走，急宜疏风定热治之，则气自息。若流注于手、脚、腿者，必死无疑。

气食阴虚龟见形。

此发头尾俱尖，四边散大，如龟之形。因饮食所致，而气食相关，合阴虚而成之。气虚而散者，所以开口而阔，急服托里补药。

肾俞湿热单生发，房怒兼之双发平；

肾俞发，因受湿并怒气、饮热酒，伤于内肾，流毒肾俞生疽，急用药解内肾之毒。若肾经见有湿热，更加房劳、郁怒过度，则两肾俞穴生发。阳发于外者，可治；阴发、痰发伤肾膜及脓稀者，死。又有肾俞一发，胛骨上一发，肩膊上又生一发，亦谓之双发。

漫肿难治焮肿易，

焮肿发热，疼痛色赤，作渴，脉滑数有力，先服活命饮，后用托里消毒散；漫肿不热，微疼色黯，作渴，脉数无力者，肾虚也，托里散。少食者，六君子汤加姜；晡热阴虚者，四物汤加参、术，或肾气丸；恶寒热，四边渐大者，阳气虚也，单人参汤、十全大补汤；小便频数者，八味丸。初起食少者，邪盛脾亏也，急用补中益气汤救之。今俗专用赛命丹、一捻金，施于因怒、因饮食毒及肥人则可，若瘦人及因欲火者，反烁阴作渴致泄，或血涩毒气不行。惟初起或一服之则可。凡焮肿，气血胜毒易治；漫肿，服托药不应者，乃毒胜气血，死在旬日。或已发出而不腐溃者，须急用托里药，兼补脾胃，不应，死在二旬，若已溃而色不红活者，用托里散加参、芪、肉桂及补脾之药，却不能生肌，疮口黯，晕大而不敛，乃脾崩也，死在月余。

总论中间法可凭。

表证内托发汗，里证内疏通，在经和解。体虚者，未溃托里消毒；已溃托里温补。详前总论。

臀腿部

臀痈（附臀蛆疮） 便毒 路歧 悬痈（附谷道中疮） 痔漏 阴疮 阴囊痈（附小儿阴囊生疮） 妇人阴疮（附交接出血） 附骨疽（附腿上寒湿疮） 杖疮

臀痈太阳部位奥，虽然多血气罕到；

臀居小腹之后，部位僻奥，虽曰多血，然气既罕到，血亦罕来。中年患此，诚为可虑。

阴虚湿热是病根，内托固里性无躁。

初起未成脓者，隔蒜灸，再用葱熨法；欲作脓者，内托羌活汤；痛甚者，活命饮；肿硬痛者，托里消毒散，微肿痛者，托里散；脾虚不能消散，或食少不作脓者，六君子汤加芎、归、黄芪，偏右臀腿者尤宜；肾虚不能消散，或作渴、溺淋者，肾气丸。有脾虚误服消导药，以致气陷下，肿痛甚者，补中益气汤，或十全大补汤。溃后尤宜进此二药，以固其里。兼节酒色，戒躁暴，乃可万全。臀蛆疮痛痒者，摩风膏。只痒甚有虫者，用硫黄一两，人言一钱，为末，用醋调匀，慢火熬干，复熬化，如火起，将醋洒数次，倾地下待冷成饼，用麻油磨浓，候疮痒，抓破擦上，三日即愈。

便痈属足厥阴肝，

欲云便毒，实血疝也。生于腿胯小腹之间，乃厥阴肝经及冲、任、督三脉隧道，乃精气出入之路也。

房欲强精只一端；

或入房忍精，或思色不遂，或当泄不泄，败精凝滞为瘀，肿痛在胯腹之间，先用五苓散利去败精，便秘加大黄，有寒热者，小柴胡汤加山栀、泽泻，后用肾气丸以补精，兼逐瘀血。

湿热因劳或被冷，补泻方询便易难。

内有湿热，外被寒邪相拒，败瘀不得散，治宜清肝火，活瘀血，渗利肾经邪水。体实二便难者，两解汤、八正散；挟郁怒者，流气饮子，或复元通气散加天花粉、白芷、青木香；肿痛甚者，活命饮；湿热壅滞者，龙胆泻肝汤；体薄大便易，而小便涩者，小柴胡汤加芎、归、知、柏、泽泻，或神效瓜蒌汤加柴胡、山栀；痛甚者，活命饮去大黄。湿热因劳倦气滞者，补中益气汤。溃后俱宜托里散、八物汤加柴胡，或十全大补汤。久欲成漏者，蜡矾丸。单方：用紫花地丁擂酒服最妙。

骑马两边异名尔，

便毒左右两边俱发，或先有疳疮而发，或卒然起核疼痛而发，用药同前。古方：初起宜国老膏，入皂角炭少许主之。外用凤尾草煎汤洗净，以明松香为末，日三次干掺自愈。愈后仍戒房室行动。

路歧些小胯裆间。

肿痛者，内服单蜘蛛方；外用炒葱熨三五次，后以消毒消肿药加大黄、木鳖子、南星、草乌敷之；破者，用生肌散。此证小儿患之，多因食积痰滞。

悬痈足三阴亏损，

生谷道前、阴囊之间，初发甚痒，状如松子，渐如莲子，日久如桃李，加以赤肿，若破则大小便从此中而出，不可救也。

轻则漏沥重即殒；

轻则沥尽气血而亡，重则内溃即死。

初起量与清湿热，

初起湿热壅滞作痛，溺涩者，活命饮去大黄，或龙胆泻肝汤。

大补气血犹恐晚。

不成脓，不溃者，八物汤；脓已成者，急针之。欲其生肌收敛，肾虚者，肾气丸；血虚者，四物汤加参、术；气虚者，四君子汤加芎、归；脾虚者，补中益气汤；久成漏者，十全大补汤、蜡矾丸。此疾首尾常服国老膏，虽患亦轻，虽溃亦浅。误用寒凉，则不可救。谷道中生疮，用水中荇叶细捣，绵裹纳下部，日三次即愈。

五痔原因食色伤，

《经》曰：因而饱食，筋脉横解，肠澼为痔。盖饱食则脾不能运，食积停聚大肠，脾土一虚，肺金失养，则肝木寡畏，风邪乘虚下流，轻则肠风下血，重则变为痔漏。或醉饱入房，精气脱泄，热毒乘虚下注；或淫极入房，过甚伤筋，忍精停毒，甚则以男交男，致伤膀胱与肾肝筋脉。盖膀胱筋脉抵腰络肾，贯臀走肝，环前后二阴，故痔乃筋脉病，发则面青痛甚，肝苦急也。五痔：牡痔，肛边如鼠乳；牝痔，肛边一枚，生疮陷入；肠痔，结核肠内，脱肛出血；血痔，大便清血，随下如射线；

脉痔，肠口频频发瘟，出血且痛且痒，五痔散主之。又有气痔，肛门肿痛便难，强力则肛出不收，加味香苏散；酒痔，饮酒则发，干葛汤；虫痔，侵淫湿烂，岁积月累，蚀肠穿穴，猬皮丸、黑玉丹。凡毒深者，大如鸡冠、莲花、核桃；毒浅者，小如松子、牛乳、鸡心、鼠乳、樱桃，虽种种不同，皆三阴虚也。

湿热风燥毒归肠；

痔非外邪，乃脏内湿热风燥，四气相合，蕴久流入大肠而成毒。有肠头肿块者，湿也；肛肿后坠，湿兼热也；出脓血水者，热胜血也；痛极者，火热也；痛痒者，风热也；大便秘者，燥热也；小便涩者，肝火湿热也。又疮头向上或硬者，热多；向下或软者，湿多。

凉血和气清湿热，润燥疏风止痛痒；

痔以凉血为主。盖热则伤血，血滞则气亦不运，而大肠下坠作痛。大要以槐花、槐角、生地凉血；芎、归、桃仁和血生血；枳壳行气宽肠；芩、连、山栀清热；黄柏、防已、泽泻行湿；麻仁、大黄润燥；秦艽、荆芥疏风。风邪陷下久者，防风、升麻提之；气弱者，人参、黄芪补之；气不顺者，木香、槟榔和之。古方：热痔，黄连阿胶丸、清心丸、槐角丸、槐胆丹；湿热，加味连壳丸，或四物汤合败毒散；风湿、秦羌汤；燥痔，四顺清凉饮；下血者，芎归丸、苦参丸；痛者，止痛丸；痒者，黑玉丹；肿硬者，豚胃丸。

外法割剔终有害，

刀割线剔，损脏伤命；药点药敷，闭毒变漏。初起只宜蒜灸，已成者，防风、荆芥、槐花、木鳖、朴硝煎汤熏洗，滑脱加文蛤、莲蓬，洗后用古熊冰膏、蜈蚣油涂之。内痔，宜内生肌丸，忌搽药。

断根滋补忌寒凉。

体实属肺与大肠风热者，加味槐角丸、加味地黄丸、三神丸，断根更易；体薄属肝脾肾三经阴精损者，肾气丸、补中益气汤、十全大补汤，以滋化源，更节嗜欲、谨起居，方可断根。

又有兼下疳疮者；有茎中出白津者，有兼疝者，皆肝肾不足变出，勿专服寒凉泻火。**蜈蚣油**：端午取大蜈蚣一条，竹签阴干，临发剪一寸，煅存性，桐油调涂，轻则不发，重则次年对周日又发，再煎一寸，煅涂断根。又法：用生蜈蚣数条，浸麻油内，俟生霉，略熬化，涂痔及诸疮、癣。

九漏须知初与久，

凡痈疽久则宿脓腐肉，停蓄其间，穿孔必深，风冷外侵，涓涓秽脓流出，如缸瓮之有漏孔。九漏：肝主狼漏，胃主鼠漏，大肠主蝼蝈漏，脾主蜂漏，肺主蚍蜉漏，心主蛴螬漏，胆主浮蛆漏，肾主瘰疬漏，小肠主转筋漏。原因气血壅滞，染触蠢动含灵之毒而名，其因治则一也。在痔则有穿肠、穿臀、穿阴者。又有无痔，肛门左右别生一窍，流出脓血，名为笮漏，窍在皮肤者易愈，脏腑损者难治。又有原有痔漏，肛边别生一块，作脓就在痔孔出者，乃食积注下也，宜连魏散。

初湿热兮久湿寒，

痔止出血，始终是热；漏流脓血，初是湿热，久是湿寒。初起淡红，微肿小核，宜凉血清热燥湿，牵牛酒、加味槐角丸、脏头丸、古枳巴丸、连归丸。久则内如缟白，外如黑腐，淫虫恶臭，宜涩窍、杀虫、温补，黑玉丹、钓肠丸、芎归丸、苦参丸、蜡矾丸。又有初起因风冷者，久则虚而挟湿热者。

大补气血兼艾灸，熏洗平肌塞窍端。

十全大补汤、补中益气汤、黄芪六一汤主之。丹溪用参、术、黄芪、芎、归为君，佐以猬皮、蛇蜕、牛角腮、蜂房之类服之；外用津唾调附子末作饼，如钱厚，放疮上，漏大炷大，漏小炷小，灸令微热，不可令痛。干则易新饼，再灸。如倦，暂止，次日又灸，直至肉平为度。外用云母膏贴之。畏灸者，内生肌丸最妙。他如熏洗方、齿发散、蜂房散，平肌塞窍，取脓取虫诸方，粗实者酌用，清贵者慎之。

阴疮三等属肾肝，湿疮风湿痒如癣；

湿阴疮，由肾虚风湿相搏，邪气乘之，瘙痒成疮，浸淫汁出，状如疥癣。

妒精作臼肿痛痒，

妒精疮，因久旷房室，思色动欲，以致败精流入茎内。初发如粟，赤肿溃烂作臼，痛痒妨闷。

阴蚀茎丸肿相缠。

阴蚀疮，因妇人子宫有败精带浊，或月水未净，与之交合房室，后又未洗浴，男子肾虚，邪秽滞气，遂令阴茎连睾丸肿痛，小便如淋。

甚久溃烂成下疳，

经久溃烂，侵蚀肌肉，血出不止，以成下疳疮。久不愈，必成杨梅疮，宜服仙遗粮汤预防之。

寒热烦渴宜详辨，非虚便是湿热侵，

身体烦热，壮热恶寒，宜急治之。阴血虚而有热者，小柴胡汤加参、术、芎、归；肿痛发热者，四物汤加柴胡、山栀；湿热肿痛、茎裂寒热者，小柴胡汤加龙胆草、黄连、青皮；热胜二便秘者，八正散。湿热甚则肿痛溺涩，及茎缩纵痒痛，或出白津者，龙胆泻肝汤。如气虚者，补中益气汤加龙胆草、山栀；烦渴不止者，竹叶黄芪汤。肿溃后，气血虚而有火者，八物汤加柴胡、山栀；无火大便软者，托里散、内托十宣散。大要，此证肝经阴虚为本，肿痛寒热为标，宜常服肾气丸，若专治肝则误矣。

茎痒津出多脾软。

茎中痒，出白津，多因脾土软弱，不能滋生金水，以致肝经血虚火燥，宜补中益气汤，与清心莲子饮间服。盖脾胃为肝肾之源，心实主之。外治：湿阴疮，柏蛤散、铜绿散；妒精疮，津调散、芦脑散；阴蚀疮，凤衣散；下疳疮，旱螺散；玉茎破裂肿痛者，鹅管散；烂臭成瘘者，截疳散，或用洗药；肾茎上生疮，久不合口者，用经布烧灰，蜜调涂上即愈。有阴毛间生虫作痒者，捣桃仁泥涂之。

阴囊痈属肝肾经，都缘阴虚湿热并；

丹溪云：但以湿热入肝施治，而佐以补阴，虽溃脱可愈。

溺涩清肝利湿毒，

初起肿赤胀痛，小便涩滞，寒热作渴，当清肝火，分消湿热以泄，宜黑龙汤吞滋肾丸。如全因入房，囊肿大如斗许，小腹胀闷，溺涩，发热，口干痰壅，命在反掌，宜肾气丸料加车前子、牛膝，煎吞滋肾丸渗利湿热。后仍肿痛者，宜补阴托里，以速其脓而针之。若脓焮而便秘者，热毒壅滞也，宜托里消毒散；或又不减者，热毒未解也，宜清肝益荣汤。脓已成者，活命饮。

溃后托里补阴精。

脓溃皮脱，睾丸悬挂，或内见筋一条不消，阴囊悉腐，玉茎下面贴囊者亦腐，如半边笔管，只宜托里散加故纸、黄芪、五味子、菟丝子，或四物汤加参、术，吞肾气丸，兼服补中益气汤倍参、芪、归、术，大补气血脾胃，切忌寒凉攻伐及淡渗损阴之药。外涂白蜡膏，囊茎旬日可复，虽曾去阴子亦无害。又有因水肿囊肿溃者，见内科。阴囊两旁生疮，湿痒甚者，牡矾丹；或连两腿上生风湿疮者，硫槟散。小儿阴囊生疮，及阴股间汁出，先痒后痛，愈后复发，先以火灸疮，抓去痂令干，以蜜敷之，却搜面作饼，炙熟，乘热熨之。冷则再炙再熨，以愈为度。

妇人阴疮郁火致，损伤肝脾湿热注；如蛇如菌如鸡冠，生虫肿痛痒脱坠。

阴户生疮，乃七情郁火，伤损肝脾，湿热下注。阴中挺出一条，尺许如蛇，痛坠出水，溺涩者，朝服补中益气汤，晚服龙胆泻肝汤，外涂藜芦膏而收。阴中突出如菌、如鸡冠，四围肿痛者，乃肝郁脾虚下陷，先以补中益气汤加山栀、茯苓、车前子、青皮以清肝火，兼升脾气渐愈。更以归脾汤加山栀、茯苓、川芎调理，外涂藜芦膏。阴户突，因劳力者，血虚，四物汤加龙骨；气虚，补中益气汤。阴中生虫 如小蛆者，乃湿热甚而心气又郁，气血凝滞而生，宜藿香养胃汤、补心汤、古硫鲤丸。外用生艾汁调雄黄末，烧烟熏之，更用雄黄锐散纳阴中。阴中生细虫，痒不可忍，食入脏腑即死，令人发寒热，与痨证相似。先以蛇床子煎汤，洗净拭干，后用梓树皮焙干为末，入枯矾四分之一，麝香少许，敷之立效。阴户两旁肿痛，手足不能舒伸者，用四季葱入乳香末，同捣成饼，安阴中立效。阴肿痛极，便秘欲死者，枳橘熨；但肿痛者，四物汤加柴胡、山栀、牡丹皮、龙胆草。如时常阴痛者，四物汤加藁本、防风。阴户肿痛不闭者，逍遥散、十全大补汤；肿消不闭者，补中益气汤；肿坠者加山栀、牡丹皮。湿痒出水又痛者，忧思过也，归脾汤加柴胡、山栀、牡丹皮、芍药、生甘草。溃烂者，逍遥散。

内证热倦经不调，食少胸满尿涩滞；

阴户肿痛不闭，寒热溺涩，体倦少食者，补中益气汤加升麻、柴胡至一钱，量入茯苓、山栀。阴户不闭，小便淋沥，腹中一物攻动，胀痛者，逍遥散加柴胡、山栀、车前子。

又有交接血即来，凉药房劳当禁忌。

交接出血，乃房室有伤肝脾，虚不藏血，补中益气汤；外用热艾帛裹，入阴中，或用乱发、青皮烧灰敷之。若出血过多，见杂证者，调补肝脾自愈。

附骨疽毒深着骨，贼风石缓不可忽；贼风得热痛少宽，

贼风因风邪搏于骨髓，故其痛亦彻骨，遇寒则甚。外证恶寒有汗，痛处常欲热熨。失治变为挛曲、偏枯，宜越婢汤主之。

缓慢色黯石硬矶。

缓疽、石疽，皆寒气伏于骨髓。但缓疽其势缓慢，色紫黯，久则皮肉俱烂；石疽肿与皮肉相似，疼痛坚硬如石。二者初起，便宜温热托里补虚，次乃随证调治。

附疽内痛真如锥，外肉全无赤肿突，粗人多因冷露侵，湿热痰火虚家发。

外感因露卧风冷，寒湿袭深者，初起痛不能转，寒热无汗，经久寒郁为热，便秘者，漏芦饮子主之。有不敢下者，须分经内托、汗散。在尻臀者，内托羌活汤；腿内近膝股漫肿木硬者，

内托芪柴汤；腿外者，内托酒煎汤；左腿外侧，漫肿长阔，行步作痛，以手按至骨大痛者，黄连消毒散。通用槟苏散、败毒散。内伤厚味及劳役与酒后乘凉浴水，邪入髀枢、环跳穴左右，积痰瘀血搏成，宜青草苍柏汤微汗。服此不愈，恐疽将成者，急掘地坑，用火烧红，沃以小便，令患者赤体坐其上，以被席围抱下截，使热气熏蒸，腠理开、气血畅而愈。内伤生冷饮食、寒凉药物，血凝于内，饮食如常，活命饮；食少体倦者，六君子汤加当归、藿香。如因劳役伤食，右腿偏肿者，补中益气汤。内伤郁怒，肿痛如锥，赤晕散漫，先用活命饮，次用八物汤加柴胡、牡丹皮、山栀。内伤劳役，两腿肿痛，寒热食少，此湿痰下注也，补中益气汤加半夏、茯苓、芍药。内伤房室，两臀肿硬，二便不能者，肾气丸料加车前子、牛膝煎服，兼用十全大补汤；有寒热者，逍遥散。抑考附疽初起，宜青皮、甘草节二味煎服，以行其气，或灸熨患处。若脓已成，即用火针，使毒不得内溃；带生用亦无妨，且不痛，又易敛口。附骨疽漫肿光色者，用蜂房、蛇蜕、头发灰各等分为末，每三钱，酒调服；或神应膏为丸，梧子大，每三十丸温酒下，外仍贴之。已溃者，用平肌散，或狗头骨烧烟熏之，鱼眼疮亦妙。腿上一切寒湿疮，用鸽子粪煅过为末，干掺；如燥痛，加黄丹少许，桐油调敷。凡痈疽生伏兔穴者，不治。

杖疮破瘀止其疼，定心补益是后节。

杖疮于法本不当治。据古方破瘀去血为先，一杖毕，即饮童便和酒，不可吃茶，免血攻心。待神气定后，体盛者，用鸡鸣散下之；体薄者，疮攻寒热，恶心少食，宜当归须散加柴胡、羌活。气郁加木香；心腹胀痛，加童便；心下胀满，气不通畅，加木香、槟榔。外用热豆腐，铺在杖处，其气如蒸，其腐即紫，复以热豆腐铺之，以紫肉散尽，淡红为度。出脓血溃烂者亦宜。甚者内服乳香定痛散，随以热酒尽量而饮。虚者，溃后宜大补气血脾胃，兼吞紫河车丹，最易平复，外贴黄蜡膏、马齿膏。凡杖疮忽干，毒攻腹内，恍惚烦闷、呕吐者，难治。

足　膝　部

鹤膝风　人面疮　肾脏风疮　臁疮　脚跟疮（附脚肚疮及袴口疮）　脚发　嵌甲疮　脚脂丫疮　脚背发

鹤膝风如鹤之膝，三阴亏损风邪入；

足三阴亏损，风邪乘之，以致内热，减食肌瘦，肢体挛痛，久则膝愈大而腿愈细，有如鹤之膝然。初起宜用葱熨法，以内消之；寒热者，五积交加散，加乌药、僵蚕；已溃者，独活寄生汤、大防风汤。

亦有虚火阴血枯，所以痢后多此疾。

阳虚热来复去者，无根虚火也，十全大补汤、大防风汤；脐腹疼痛，溺频头晕吐痰者，八味丸；发热大渴，面赤脉大，血虚甚也，古归芪汤。阴虚形瘦发热者，肾气丸；挟湿热者，苍龟丸、二炒苍柏散；食少面黄者，六君子汤；津干中气不足者，补中益气汤加五味子；脓清肌肉不生者，八物汤。妇人月经不调，发热口渴，两膝肿痛者，肾气丸、苍龟丸、逍遥散加牛膝、杜仲、黄柏。

人面相传积业冤，贝母一施泪便出。

疮象人面，眼、口、鼻全，多生膝上，亦有臂患之者。据方书皆云冤业所至，须清心悔过，内服十六味流气饮。久者，大苦参丸、肾气丸；外用贝母为末敷之，乃聚眉、闭口，仍用生肌敛口而愈。

肾脏风疮有如癣，初起胫上遍身攻；

此非臁疮，亦非外肾风疮，乃肾虚有火血燥，或思色精不出而内败。初起两足时热，脚跟作痛，多于内胫或臁上痒极，抓破成疮，久则能渐延开，失治延及腿股、遍身者有之。

外证瘙痒滴脓水，内证潮汗痰倦如。

内证晡热盗汗、口燥咽干、吐痰体瘦、腰脚倦怠，治以肾气丸为主，佐以四生散。若脾胃虚者，补中益气汤为主，佐以肾气丸、四生散。又有遍身生疮，脓水淋沥，两腿尤甚，体倦作痒，经年不愈，乃肾虚火也，八味丸主之。外治谢传伤手疮方、白胶香散。

臁疮肿痛湿热甚，

生两臁上。初起焮肿作痛，寒热者，属外邪湿热，槟苏散、败毒散主之。毒盛发寒热者，活命饮。

漫肿寒热阴分亏；

漫肿作痛，或不肿不痛，属三阴虚也，或发寒热，俱宜八物汤、十全大补汤。脾虚挟表邪者，补中益气汤加桔梗、白芷；脾虚湿热流脓，口干少食者，补中益气汤加茯苓、芍药；晡热加炒黑黄柏、熟地；挟怒气，加山栀、川芎；有郁者，归脾汤加山栀、柴胡。若患处黑黯，肢体恶寒，饮食少思者，属肝肾虚败，宜八味丸；内热口干者，肾气丸；久不愈者，大苦参丸。肾脏虚风，四生散、黄芪丸。

外足三阳需外治，内足三阴更难医。

外治：外臁疮，因风湿者，洗以葱汤，次用龙骨膏贴之；风热者，马齿膏；湿热者，窑土膏；因血气凝滞者，小驻车丸加乳香少许掺之。内臁疮，初起洗以盐汤，次以蜡矾纸贴之。重者，桐油膏；痒甚者，蕲艾膏；久不愈者，内、外通用炉灰膏点去瘀肉，后贴黄蜡膏。然内必量体服药，若误用攻伐伤胃者，亦能杀人。

脚跟疮乃督肾部，内因亏损足三阴；

脚跟乃督脉发源，肾经过脉。内因饮食起居，亏损足三阴所致。或外被犬、兔所咬而成。

初必脚软并跟痛，一味滋补免侵寻。

漫肿食少者，补中益气汤；晡热头昏者，逍遥散、肾气丸；咳嗽吐痰者，十全大补汤、八味丸。久不敛口，滴尽气血而死。脚肚上生疮，初如粟渐大，抓搔不已，成片包脚相交，黄水流出，痒不可忍，久成痼疾难愈。先用贯众煎汤淋洗，后用百药煎为末，津唾调，逐旋涂敷，自外而入。袴口疮生于脚胫，或因物打扑而成。其疮口狭，皮内极阔，皮薄如竹膜，极痒痛，终日黄水流，延蔓而生，甚者数十年不愈，又易于染人。患者须忌房室则易愈。用韭菜地干地龙屎为末，入轻粉、清油，或白犬血调敷。内、外臁疮亦治。

脚发足心或缝间，三阳易治三阴难；

生足掌，或足指缝间，色赤肿痛，脓稠者，属足三阳湿热下注，易治；微赤微肿，脓清者，属足三阴亏损，难治；若黑黯不肿痛，不溃脓，烦热作渴，小便淋沥者，阴败末传恶证，不治。

涌泉发热乃其兆，灸熨滋降可保安。

治法：湿热下注者，先用隔蒜灸，及活命饮以解蕴毒，次服补中益气汤、肾气丸以补精气。三阴虚者，初起托里消毒散，或托里散加牛膝、槟榔、杜仲，或托里消毒散；溃后大防风汤、十全大补汤、八味丸。阴虚足心热者，四物汤加知母、黄柏，脾亏者，补中益气汤。若专治疮者，死。

又有嵌甲不能行，五指湿烂如汤泼。

嵌甲因靴窄研损，爪甲陷入，四边肿焮，黄水流出，侵淫相染，五指湿烂，渐渐引上脚趺，疱浆四起，如汤泼火烧，日夜倍增，不能行动。以陈皮浓煎汤浸，良久，甲肉自相离开，轻手剪去肉中爪甲，外用蛇蜕一条烧灰，雄黄四钱为末，干掺。干者，香油调敷。与甲疽条参治。脚指丫疮湿烂，及足指角急，为甲所入肉，便刺作疮湿烂，用枯矾三钱，黄丹五分，为末掺之。或鹅掌黄皮烧灰掺之。又方：用细茶嚼烂敷之。因暑手抓，两脚烂疮亦宜，能解热燥故也。指缝瘙痒成疮，血出不止，用多年粪桶箍篾，烧灰敷之。脚上及指缝中沙疮，用燕窠泥略炒，黄柏二味为末，香油调敷，痛者加乳香。

脚背发必兼消渴，轻者赤痛犹可活；重溃色黑名脱疽，甚重筋骨宁斩割。

脚背发，又名脱疽疔，以其能溃脱也，亦有患于手背及手指者。原因膏粱房室，损伤脾肾，或先渴而后发，或先发而后渴。轻者，色赤作痛自溃，可治。先用隔蒜灸，内服活命饮，或败毒散加金银花、白芷、大黄；痛止乃与托里散，或内托十宣散去桂，加天花粉、金银花。挟气者，十六味流气饮；下虚者，十全大补汤、八味丸、大苦参丸。重者，色黯不痛，先用隔蒜灸、桑枝灸，更服补药固内，则恶肉不致上侵，庶可保生。又有内修手足、口咬等伤，或外涂生肌凉药，内服克伐，兼犯房室，患处不溃不痛，色黯上延，亦多致殒。重者须用利刀解去其筋，则筋骨出而毒得泄。又甚在指，则斩去其指；在肉则割去其肉。外治：用桐油及无名异煎一沸，入花椒一勺，看疮大小剪蓼叶在内，同煎浸一七后，单以此叶贴疮上即安。

遍　身　部

五疥　五癣　血风疮　癞风　杨梅疮　疔疮　多骨疽　翻花疮　流注　瘭　痼　暑热疮　痱痤疮　寒冷疮　冻疮　手足皲　蜗疮　疹疮　浸淫疮　白蛇缠　汤火疮　肥疮　疣疮　漆疮　竹木刺　折伤　破伤风

五疥干湿虫砂脓，

五疥由五脏蕴毒而发，属足三阴者尤多。

便秘为实利虚风；

疮有遍体难分经络，必凭外证以断虚实。焮肿作痛，便秘硬，发热者，为风毒湿热；漫肿痒痛，晡热，或时寒热，体倦少食，便顺利者，为血虚风热。

干疥瘙痒肺燥甚，

干疥瘙痒，皮枯屑起，便秘者，为心肝火郁于肺，四顺清凉饮、古荆黄汤、搜风顺气丸；久者，天门冬膏。便利者，为相火郁于肺，活血润燥生津饮，或四物汤加黄芩、连翘、天门冬；久者，肾气丸；久虚，古乌荆丸。如素有肺风，面上多粉刺者，桦皮散。

湿毒焮肿脾胃攻。

湿疥焮肿作痛，久则水流如黑豆汁，便秘者，为脾郁湿热毒，防风通圣散俱酒蒸或炒，大黄另用酒煨炒三次加木鳖子，或升麻葛根汤加天麻、蝉蜕。气滞，复元通气散；湿胜者，除湿丹。便利者，为脾虚湿热，补中益气汤量加芩、连清热，芎、芷燥湿；胃火作渴者，竹叶黄芪汤；脾郁盗汗不寝者，归脾汤；溺涩腹胀者，胃苓汤加黄连；久者，二炒苍柏丸；湿胜，单苍术膏；脾肺风毒者，何首乌散。

砂细作疼心血滞，

砂疥，如砂子细小，或痛或痒，抓之有水，焮赤，乃心血凝滞。便秘者，当归丸，或凉膈散合四物汤；久者，酒蒸黄连丸；胸烦多痰者，牛黄清心丸；心烦口干，小便小利者，连翘饮。便利者，活血四物汤；久者，当归饮。

虫疮如癣肝火冲；

火盛生虫，即腐草为萤意也。虫疥，痒不知痛，延蔓易于传染。便秘者，肝风热甚，芦荟丸，或败毒散，磨羚羊角汁刺之；久不愈者，古苦皂丸。便利者，肝经火郁，逍遥散，磨羚羊角汁刺之；久不愈者，胡麻散。但诸疮久则生虫，须兼外治敷洗。

脓窠焮痛脾壅热，痛慢虚火肾不充；

含浆稠脓色厚，焮痛便秘者，为湿热，五香连翘汤、升麻和气饮，或竹叶石膏汤合四物汤；含浆脓清色淡，不痛便利者，为肾虚火，八味逍遥散，或八物汤加知母、黄柏，或四生散、肾气丸。

更分上下与肥瘦，

上体多兼风热，下体多兼风湿；肥人多风湿，瘦人多血热。瘦弱虚损，肾枯火炎，纵有便秘、发热、作渴等症，只宜滋阴降火，略加秦艽、苍耳、连翘之类，决不可纯用风药凉血伤胃，因皮肤之疾而坏脏腑者有之。通用连归汤，气虚合四君子汤，血虚合四物汤，风合消毒饮，湿合平胃散。

开郁退热杀其虫。

开毒郁，须辛温，吴萸、白芷之类；退肌热，须苦寒，芩、连、大黄之类；杀虫，须水银之类。此丹溪外治三法也。干疥，吴茱萸散，或黄连、大黄为末，猪胆汁调搽；湿疥，一上散；砂疥，剪草散；虫疥，硫黄饼；脓窠，三黄散。通用摩风膏。洗药：用荆芥、黄柏、苦参等分煎汤，痒加蛇床子、川椒，肿加葱白。

五癣湿顽风马牛，总皆血热肺邪留；

疥癣皆血分热燥，以致风毒充于皮肤，浮浅者为疥，深沉者为癣。疥多挟热，癣多挟湿；疥发手足遍身，癣则肌肉瘾疹，或圆或斜，或如苔霉走散。风癣即干癣，搔之则有白屑；湿癣如虫行，搔之则有汁出；顽癣全然不知痛痒；牛癣如牛颈皮，厚且坚；马癣微痒，白点相连，又曰狗癣。

清热杀虫祛风湿，久则补肾自然收。

诸风湿虫癣，与疥疮大同。初起有可下者，打脓散去黄连、金银花、穿山甲、芒硝，加赤芍、白芍，水、酒各半煎，临熟入大黄，露一宿，五更服；有可汗者，四物汤加荆芥、麻黄各五钱，浮萍一两，葱、豉煎服，取汗。一切癞癣皆效。经久不敢汗下者，只用防风通圣散去硝、黄，加浮萍、皂刺，水煎服。久年不愈，体盛者，兼吞顽癣丸，或古龙虎丹，用何首乌、白芷、苏木等分，入猪油及盐少许，浸酒送下。体虚者，不可妄用风药。气虚者，何首乌散、消风散；血燥者，四圣不老丹，或肾气丸，久服自效；有虫者，俱宜间服蜡矾丸。外治：干癣，用狼毒、草乌各二钱半，斑蝥七枚，生为末，津唾调搽。湿癣，用枯矾、黄连各五钱，胡粉、黄丹、水银各二钱，为末，用猪脂油一两夹研，令水银星散尽，瓷罐收贮，搽之。牛癣，用旧皮鞋底，烧存性，入轻粉少许，为末，麻油调敷。马疥癣，用马鞭草不犯铁器捣自然汁半盏，饮尽，十日即愈。通用麻油二两，入巴豆、蓖麻子各十四粒，斑蝥七粒，熬煎三味枯黑去渣，却入白蜡五钱，芦荟末三钱，搅匀，瓷罐收贮，括破涂之；或用川槿皮、浙剪草、木鳖子等分为末，醋调敷。洗药：用紫苏、樟脑、苍耳、浮萍煎汤。

血风血燥风热郁，初发疙瘩或如丹；瘙痒抓破痛有水，妄投风药血益悭。

血风疮，乃三阴经风热、郁火、血燥所致。瘙痒不常，抓破成疮，脓水淋沥，内证晡热盗汗，恶寒，少食体倦，所以不敢妄用风药。大概肝风血燥，寒热作痛者，当归饮加柴胡、山栀；痛痒寒热者，小柴胡汤加山栀、黄连；夜热谵语者，小柴胡汤加生地；肝脾郁火，食少寒热者，八味逍遥散；脾虚晡热盗汗，不寐者，归脾汤加山栀、熟地；肾虚有热，作渴咳痰者，肾气丸。通用：遍身者，四物汤加浮萍、黄芩等分，甚者，紫云风丸、换骨丸、三蛇丹；两足痛痒者，当归拈痛汤。如因饮酒后，遍身痒如风疮，抓至出血又痛者，用蝉蜕、薄荷等分为末，每二钱，水酒调服。凡身发痒者，通用外治：摩风膏、大马齿膏。

癞风审因分上下，

癞，即《内经》疠风。受天地间肃杀风气，酷烈暴悍，最为可畏。一因风毒，或汗出解衣入水，或酒后当风；二因湿毒，或坐卧湿地，或冒雨露；三因传染。然未必皆由外也，内伤饮食，热毒过甚，大寒大热，房劳秽污，以致火动血热，更加外感风寒、冷湿而发。初起身上虚痒，或起白屑、紫云如癜风然，或发紫疱疙瘩流脓。上先见者，气分受病，上体必多；下先见者，血分受病，下体必多；上下俱见者，气血俱病。从上而下者，为顺风；从下而上者，为逆风。但从上、从下，以渐来者可治，顿发者难愈。治失其法，以致皮死，麻木不仁；脉死，血溃成脓；肉死，割切不痛；筋死，手足缓纵；骨死，鼻梁崩塌，与夫眉落、眼昏、唇翻、声噎，甚则蚀伤眼目、腐烂玉茎、挛拳肢体，病至于此，天刑难解。

总是阳明血热化；热甚痰瘀腐为虫，追虫取涎药必伯；

胃与大肠，无物不受，脾主肌肉，肺主皮毛。然疮痂虽见于皮肉，而热毒必归于肠胃，故法必先治阳明。初起宜防风通圣散，在上用麻黄，以去外毒；在下用硝、黄，以去内毒；上下俱见者，用正料防风通圣散，以解表攻里。三五日后，即服醉仙散，以吐恶涎。服后，又服防风通圣散去硝、黄、麻黄，多服久服。待胃气稍定，用再造散以下其虫。又有宜先下虫而后吐涎者。吐、下后，仍以防风通圣散量加参、芪、熟地以固气血；或脾胃弱者，白术当倍用。

虫已蚀脏坏五形，清肝凉血火须泻。

虫因火盛，气血沸腾，充满经络，外疮延蔓，内虫攻注，蚀肝眉脱，蚀心足底穿，蚀脾声哑，蚀肺鼻崩，蚀肾耳鸣如雷，宜先服泻青丸以泻肝火，次随症救治。虚痒者，四物汤加酒芩，调浮萍末；痒甚加荆芥、蝉蜕；瘙痒皮皴白屑者，白花蛇丸；眉发落者，三蛇丹，或柏叶煎；眉脱鼻崩者，换肌散、补气泻荣汤；蚀眼者，芦荟丸；肢节废者，蠲痹散。通用：凌霄花散、胡麻散、加味苦参丸、大枫丸、换骨丸、大麻风丸、紫云风丸、活神丹、肾气丸、四圣不老丹、八味汤。外治：摩风膏、浴癞方。发落不生者，先用生姜擦三次，后用半夏为末，麻油调搽。更与卷四末须发条参看。

杨梅疮因风湿热，或伤气分或伤血；

杨梅疮，因、治与癞大同。多由肝肾脾内风湿热之毒，间有天行湿毒传染，但各俗呼名不一，有呼杨梅为天疱者，有呼杨梅为大麻风者。以理推之，形如杨梅，焮红湿烂痒痛属心，多生乳胁；形如鼓钉、黄豆者属脾，多生满面，谓之大风痘；形如绵花属肺，多生毛发；形如紫葡萄，按之紧痛者属肝肾，多丛生胯臀及筋骨之处；形如鱼疱，内多白水，按之不紧者，谓之天疱疮，乃此类之轻者。如发于鬓、额、口、鼻、谷道边者，属阳明及少阳、太阳。如发于足胫、阴茎、胁肋者，属肝肾及太阴。大抵上先见者，气分受病，上体必多；下先见者，血分受病，下体必多；上下俱见者，气血俱病。

初宜疏泻久补虚，免成痈癖与漏缺。

初起即服防风通圣散一帖，去麻黄，用硝、黄以去内毒，待胃气稍定，再以一帖，去硝、黄，用麻黄发汗以去外毒。以后用加减通圣散、丸多服。此方内通脏腑，外发经络，为首尾要药。轻者服此一剂，更加搽洗足矣；重者十帖后，宜服化毒散三日，却用吹药三日，疮干痂欲脱落，再服化毒散三日，后量用防风通圣散加减。上体多者，兼服败毒散加荆、防、钩藤；下体多者，兼服龙胆泻肝汤。从鼻准肿起，遍身生疮，面上尤多者，桦皮散；便燥者，搜风顺气丸，以此调理断根。失治久则风毒深入经络，挟湿而成顽癣，或气血虚败而成漏，或误服轻粉、水银及不遵禁戒，而成风堆肿烂，流脓出汁，谓之痈。病至于此，亦有蚀伤眼鼻、腐烂玉茎、拳挛肢体，与癞无异，治宜消毒，兼以补虚。消毒：顽癣者，皂根丸；筋骨痛者，皂刺丸、换骨丸；成漏者，象牙丸；肿块者，仙遗粮丸。通用加味苦参丸、大枫丸、蜡矾丸、单苦参酒。消毒补虚，仙遗粮汤加钩藤，或补气泻营汤、胡麻散。补虚；气虚者，单人参汤、补中益气汤；血虚者，四物汤加山栀、钩藤、金银花、甘草节，或肾气丸、四圣不老丹；气血俱虚者，八物汤、八味丸、单仙遗粮丸。外贴：太乙膏、白蜡膏。

疔疮全是饮食毒，发因灾畜暴沴伤；

《经》曰：膏粱之变，足生大疔。恣食辛辣厚味，炙煿腥荤，及误食自死禽兽，蕴毒于中而即发者有之；或卒遇大风、大雾、大暑、大寒天地暴沴之气，袭注经络，触动其毒而发者；或因感死畜蛇虫毒气而发者，其死尤速。初发或因衣物触着而疼痛忽生，或因发疹抓破而成疱，仅一小疮，杀人一二日间，比之痈疽尤毒。

生于四肢及头面，

疔发无定处，或肩、背、腰尤缓，在头面、耳、鼻、口、目、舌根、唇上及手足骨节间者最急。如生两足，多有红丝至脐；生两手，多有红丝至心；生唇、面、口内，多有红丝入喉者，俱难治。须急看，以针挑拨其丝，出血以泄其毒气，方可保生。

顶硬根突近寸长。变黑肿烂透深孔，形色不一极痛痒；

疮头黑硬如钉，四畔带赤如火，盘根突起寸余，随变焦黑，未几肿大而光，转为湿烂，深孔透肌，如大针穿之状。其形初起大小不一，或如水泡，如吴萸，如豆，如石榴子，其色有五，《内经》分应五脏，各有所属部位。《局方》别一十三种：一麻子疔。状如黍米稍黑。忌麻仁、麻衣。二石疔。如黑豆甚硬。忌瓦砾、砖石。三雄疔。四畔仰，疱浆起，色黄，大如钱孔。四雌疔。四面疱浆起，心凹，色稍黄，如钱孔。俱忌房室。五火疔。状如汤火烧，四畔有烟焰。忌火烧烙。六烂疔。色稍黑，脓水流出。忌沸汤、热食、烂物。七三十六疔。状如黑豆，今日生一，明日生二，及满三十六数即死。忌嗔怒。八蛇眼疔。状如蛇眼。忌恶眼人及嫉妒人见。九盐肤疔。状大如匙，面色赤，中有黑粒。忌食盐。十水洗疔。状大如钱，头白里黑，汁出中硬。忌饮浆水、水洗、渡河。十一刀镰疔。状如薤叶大，长一寸，肉黑如烧烙。忌刺及刀镰切割。十二浮沤疔。其状曲圆，少许不合，大如薤叶，内黄外黑，黑处刺之不痛，黄处刺之痛。十三牛狗疔。色赤，疱起掐不破。已上皆宜依法将护，若或触犯，则脊强、疮痛不可忍。惟浮沤、牛狗无忌，不治自愈。又有一种鱼脐疔，疮头黑深，形如鱼脐，破之黄水渗出，四畔浮浆，其毒尤甚。用丝瓜叶、连须葱、韭叶，捣烂以酒和服。其渣贴腋下，如病在左手，贴左腋下，在左足，贴左胯下；右手足同；在中贴心脐，并用布缚住。候肉下红丝处皆白则安。有潮热者亦宜。却令人抱住，恐其颤倒，倒则难治。或用蛇蜕烧灰，鸡子清调敷。一种水疔疮，用黄荆叶十四片，独头蒜三个，百草霜二钱，擂酒服，取汗，大效。

或不痛痒只麻木，寒热眼中流火光。牙关急紧时惊惕，甚则呕吐毒陷肠；

诸症惟呕吐最危。

治分虚实豁心火，

实者，初服赛命丹三丸，以葱酒发汗。表证多者，追疔汤，或败毒散加蝉蜕、僵蚕、金银花；里证多者，活命饮、五圣汤；便利溺涩者，黄连消毒散，此散初起服之内消；欲作脓者，托里消毒散。虚者，初服保生锭子以解毒，或蟾肝丸。有表邪不敢汗者，补中益气汤加防风、白芷；里证不敢下者，蜂蛇散。肿痛欲作脓者，托里散、内托十宣散；不能溃者，大料参、芪、归、术补之，或补中益气汤合生脉散，以防毒陷。豁心气者，疔毒入心则神昏，口干烦闷，恍惚似醉，呕吐不定，危证也。实者，用万病解毒丹，以黄连、当归煎汤化下；虚者，用古芎归汤加茯苓、茯神、远志、莲肉补之。毒上攻心，呕者，护心散。有因服赛命丹吐者，亦宜此解之。恍惚闷乱、坐卧不宁、烦渴身痛、便秘者，漏芦饮子；烦躁作渴者，竹叶黄芪汤。外治：轻者，单蟾酥为末，以白面和黄丹搜作丸，如麦米大。用针挑破疔头，以一粒纳入效；重者，赛金丹；危笃者，提疔锭子。

暴死灸法可回阳。

凡暴死者，多是疔毒，急用灯照遍身，若有小疮，宜急灸之，并服赛命丹，亦有复醒者。如偏僻之处，药难导达，惟灸有回生之功。若专疏利、表散者危。

多骨疽由疮久溃，气血不能营患处；久则腐烂骨脱出，只补脾胃壮元气。

十全大补汤、肾气丸主之。外以附子饼灸，或葱熨法，祛散寒邪，补接荣气，则骨自脱，疮自敛。若肾气亏损，其骨渐肿，荏苒岁月，溃脓出骨，亦当用葱熨法。若投以克伐，则真气益虚，邪气益甚，鲜不有误。有上腭肿硬，年余方溃，半载未愈，内热体倦作渴，用补中益气汤、肾气丸，元气渐复，出骨一块，仍服前药而愈。有足背肿落一骨者，有手背肿落一骨者。

翻花疮因疮将敛，

元气虚弱，肝火血燥生风。

翻出一肉突如菌；

大小长短不一，或如蛇形，长数寸者，用雄黄末敷之。

内服补养脾胃药，

十全大补汤，或八物汤倍参、芪、归、术。出血，乃肝不能藏、脾不能约也，补中益气汤加五味子、麦门冬，或肾气丸。有怒火者，八味逍遥散。若用风药，速其亡也，汗多必然发痓，危哉！

外涂藜芦膏要匀。

藜芦一味为末，猪油调涂，周日一易。须候元气渐复，脓毒将尽时涂之，则胬肉自入，不然，虽入复出。若误用针刀蚀灸，其势益甚，或出血如注、寒热呕吐等症，急补脾胃为善。

流注肿块非等闲，内伤外感湿痰干；跌扑闪挫并产后，气流血注四肢关。

流者，行也；注者，住也。或结块，或漫肿，皆因素有痰火，或外感风寒，邪气流行，至其痰注之处而发；或内伤郁怒，以致痰火骤发；或内伤房室，阴虚阳气凑袭，逆于肉理而成；或内伤劳役、饮食搏动而发；或跌扑闪挫，一时气逆血凝而成；或产后恶露未净，复被感伤凝注。多生四肢，或胸、腹、腰、臀关节之处。初起宜葱熨法；实者，十六味流气饮、败毒散；痰痛便秘者，古半硝丸；虚者，二陈四物汤、托里益气汤、不换金正气散、六君子汤加芎、归，补中益气汤加木香、枳壳，选用。令其自溃、自消。若溃久不敛者，纵有表邪，只托里为主，十全大补汤、人参养荣汤、补中益气汤、托里抑青汤、托里益气汤、八味丸，更佐以豆豉饼、琥珀膏，祛散寒邪，补接阳气。脓成，以火针破之；内有脓管，以药线腐之。若过用寒凉者，不治。

瘭大如梅小如粟，多生手指及臀足；色变不常深入肌，串筋见骨痛至极；

瘭疽，一名蛇瘴，烟瘴地面多有之。先作点而后露肉，四畔若牛唇黑硬，小者如粟如豆，剧者如梅如李。发无定处，或臂或臀，或口齿，或肚脐，多见手、足指间。赤、黑、青、白，色变不常。根深入肌，走臂游肿，毒血流注，贯串筋脉，烂肉见骨，出血极多，令人串痛、狂言。痛入于心即死，突出于外肾者亦死。

恶风积毒血热成，烦躁嗳闷入心腹。

原因感受恶风，入于脉理，或烟瘴地面，伤寒疟后，及感触蛇毒所致。二十已后，四十以前者，皆积伤之毒入胃，壅聚而成；四十已后，六十以前，乃血闭不行，壅热积血得之。治宜宣毒行血，用瓜蒌根酒煎，入乳香、没药、五灵脂、皂刺等分，以下其毒，次用清心行血之剂。如系蛇毒，赤足蜈蚣最妙，雄黄、白芷次之；或蜡矾丸，冷酒入麝香送下。外用荆芥、白芷、川椒、葱白煎汤，入盐，俟汤温，自手臂上烫下，日三次。瘭疽毒气走肿所至处，宜紧系之。自手发者，毒走至心；自足发者，毒走至肾，不救。各有小红筋，寻其筋之住处，灸三炷即瘥。《经》云在指则截，在肉则割。恐毒气入心入腹，令人烦躁、呕嗳、昏闷，或疮出清水秽汁者，肾虚极也，死人至速。此疮极虑引风。凡痈疽开一寸，则一寸引风，非必风入于其中。风邪袭虚，则肉烂透骨，恶血横流，宜南星、半夏、白芷梢，最能去风，可以频敷。其诸疗理，推广痈疽法度行之。

瘑发手足或掌心，或腰或臀毒何深；无头无面愈又发，色带淡红防泻侵。

凡疮气血相搏，有头有面；风邪内作，无头无面。瘑无头面，瞰里开疮，低贴肌肉，走注牵连，生于手足，或掌心，或腰腿，或臀下伸缩之处。初起浑身壮热，手足不遂，憎寒头痛，虚渴多汗，呕逆，四肢沉重，较之诸发，烦渴为甚。或肿毒已平，数月后，复于他处大发，但作肉色微带淡红，终不能救。大要：培养内气以防滑泻，治与痈疽类推。外用神应膏贴之。如疮出米泔汁者，必死。

小小诸疮风毒滞，

诸般小疮，皆因心肾不交，饮食不节，肠胃停留，以致风热寒湿之毒，与气血相搏，凝滞肌肉之间而发露也。

暑痱冻裂手足皲。

夏暑心神郁躁，热逼汗渍成疮，遍身或出脓血，赤烂如火，用南星、半夏、黄连、黄柏各一钱，五倍子、黄丹各五分，为末干掺。如痒加枯矾、雄黄。常服黄连阿胶丸以清心。热汗浸渍成疮，痒痛不止，用黄芪、当归、防风、荆芥穗、地骨皮、木通各二钱，白矾一两。为末，每药一两，水三大碗，煎五六沸，滤去渣，稍热淋洗患处，拭干避风，少时立效。轻者，只用腊雪水和蛤粉敷之。痱痤疮，因汗出见湿而生，轻者状如撒粟，用青蒿煎汤洗之，或枣叶亦好；重者热汗浸渍，匝匝成疮，用绿豆、滑石各五钱为末，绵蘸扑之，摩破成疮，加黄柏、枣叶各五钱，片脑少许。冬月下虚，身触寒冷，血涩生疮，顽滞不知痛痒，内服升麻和气饮去大黄，外用木香、槟榔、硫黄、吴萸、姜黄、麝香为末，麻油调搽。冻疮先痒后痛，然后肿破出血，黄水不止，用雄雉鸡脑一枚，捣烂，黄蜡各等分，清油减半，同于慢火上熬成膏，去渣涂之，久不愈者亦效。又方：用生附子为末，面调涂之。手足折裂作痛，用清油五钱，慢火煎沸，入黄蜡一块，再熬溶，入水粉、五倍末各少许，熬紫色为度。先以热水泡手足，火上烘干，后用药敷，以纸贴之。其痛立止，入水亦不落。或桐油膏涂之亦好。手足皲，先用百沸汤泡洗，皮软拭干，然后用沥清二两，黄蜡一两，共熬匀敷之，或用五倍子为末，牛骨髓调，瓷罐收贮，埋地中七日，取出填皲中即愈。或黄蜡膏、云母膏，俱好补塞。

蜗疹浸淫白蛇缠，

蜗疮，生手足间，相对如新茱萸，痒痛折裂，搔则黄汁淋沥，有孔如蜗，久而生虫。用杏仁、乳香各三钱，硫黄、轻粉各一钱半，为末，用麻油三钱，入黄蜡五钱溶化，入前末煎搅成膏，去火毒，瓷器收用。又方：用燕窠取抱子处土，为末干掺。先用白芷、大腹皮煎汤洗净，然后敷药。走皮疹疮，生满颊项，发如豆梅，痒而多汁，延蔓两耳内外湿烂，如浸淫疮之状。先用桑寄生、桑根皮各一握，白芷、黄连各少许，煎汤以绵蘸洗，候恶血出尽拭干，次用皂荚、麻竹箨，俱烧存性，黄柏、黄连、樟叶、白芷各等分为末，麻油调搽，神效。忌醋。

手疹疮，用皂角、枯矾、轻粉、黄柏、黄连为末敷之。小儿胎疹，头生红饼疮，先用生艾、白芷、大腹皮、葱白煎汤洗净拭干，次用生蓝叶、生艾叶，入蜜捣膏敷之。亦治恶疮。浸淫疮，初生甚小，先痒后痛，汁出浸淫，湿烂肌肉，延至遍身。若从口发出，流散四肢者轻；从四肢发生，然后入口者重。用苦楝根晒干，烧存性为末，猪脂调敷；湿则干掺。先用苦参、大腹皮煎汤洗之。白蛇缠疮，有头尾，俨似蛇形。初起宜隔蒜于七寸上灸之；仍用雄黄为末，醋调敷之；仍以酒调服之。或万病解毒丹、蜡矾丸，外涂内服。

汤火肥疣漆刺身。

汤泡火烧疮，初时宜强忍痛，急向火炙，慎勿以冷物熨之，使热不能出，烂入筋骨。后用寒水石七两，黄柏、黄连、黄芩、山栀、大黄、赤石脂各一两，甚者加冰片少许，为末，酒调或鸭子清调敷，或阵王丹亦好。小儿肥疮，用松香为末，以纸卷成条，香油浸燃之，滴油搽，或用猪爪烧灰，麻油调搽。疣疮，如鱼鳞痣、千日疮一样，多生手足，又名悔气疮。宜艾灸初起者，则余者皆落，神效。漆疮，因见生漆中毒，面痒而肿，绕眼微赤，痒处搔之随起痞瘟，重者遍身如豆如杏，脓焮作痛。用生蟹取黄，随疮大小遍敷之，或腊茶为末，麻油调搽，或柳叶冬用皮煎汤洗之。竹木刺入肉不出，单糯米膏贴之，或头垢，或蛴螬虫捣烂敷之效。或象牙为末掺之。

折伤先问出血否，

折伤有损身体，或坠跌打扑、倒压闪挫，气血郁逆而皮不破，或金刃伤皮出血。外损筋骨者，可治；内损脏腑里膜及破阴子、耳后者，不治。

未出攻之出则守；

未出血者，宜苏木去瘀，黄连降火，白术和中，三味用童便入酒煎服。在上者，宜韭汁和粥吃，在下者，可下。血冷则凝，不可饮冷水，引血入心即死。消瘀，鸡鸣散、花蕊石散。顺气，木香匀气散加童便、红曲或红酒。已出血者，急用阵王丹止血，先服补托药，而后消瘀，虚甚者亦不敢下。血虚者，四物汤加穿山甲；气虚者，用苏木、参、芪、当归、陈皮、甘草服半月，脉散渐收，方敢以煎药调下自然铜末一味，空心服之。如骨不碎折者，忌用。素虚损甚者，紫河车丹去麝香。但损伤妙在补气血，或被寒冷者，先宜起寒。

腹胁胀痛憎热寒，

折伤专主血论，非如六淫、七情，有在气在血之分。然肝主血，不问何经所伤，恶血必归于肝，流于胁，郁于腹而作胀痛，或憎寒热。实者，下之；虚者，当归须散、复元活血汤调之，或十全大补汤加香附、陈皮、贝母等分，水煎服。

最嫌呕吐血出口；

凡损伤疮口忽干，毒攻腹内，恍惚烦闷，呕吐及已出血多，而又呕血不止者，难治。初起呕吐者，用平胃散为末内服，外用姜汁调敷。破伤风浮肿者亦宜。初起吐血，用苏木煎汤，调古乌附汤，或古蚌霜散。如恶血入肠胃，下血浊如瘀血者，用百草霜为末，酒调服。如伤外肾，小便出血不通者，五苓散。

贴敷定痛脉须和，

如命门脉和缓，关脉实者，纵伤重不死；命门虚促而脱者，虽伤浅难治。凡血未出者，脉宜洪大，已出血者，脉忌洪大，此折伤脉要也。敷药：单糯米膏、小曲散。定痛：乳香定痛散、夹骨法。折伤后，为四气所侵，手足疼痛者，应痛丸。

接骨何人是妙手？

接骨须经络穴法，骨髓明透，而又有传授，故古以危氏为善。接骨紫荆丹、接骨丹。

破伤症似中风有四因，

四因，百病皆然。不因气动者二：卒暴损破风袭；或诸疮汤洗艾灸，逼毒妄行。有因气动者二：疮口不合，贴膏留孔风袭；或热郁遍身白痂，疮口闭塞，气难通泄，传播经络，烧烁真气，是以寒热间作，甚则发痉，口㖞噤，角弓反张，须臾欲死。用蝎梢饼，或三生饮加天麻为末，每一钱，用黑豆淋酒调服，化痰开关。风盛者，二乌丸；风痰俱盛者，古星风散；风痰虚者，乌蛇散；血凝心神，昏闷者，单鹅翎烧灰存性，为末，酒调服一钱。服后，饮酒一二盏，以助药势。如血多痛甚者，如圣散；手足战掉者，朱砂指甲散、蛴螬酒。如头目青黑，额汗不流，眼小目瞪，身汗如油者，四逆不治。

治同伤寒表里法；

风热燥甚，怫郁在表，善伸数欠，筋脉拘急，或时恶寒，或筋惕搐搦，宜辛热治风，佐以辛寒，如伤寒麻桂加黄芩、石膏、知母是也。若表不已，渐传入里在肌肉者，宜退风热，开结滞，辛寒之药或佐以辛热调之，犹伤寒半表里而用小柴胡也。若里热已甚，而舌强口噤，项背反张，惊搐惕搦，涎唾稠粘，胸腹满塞，便溺秘结，或时汗出，宜祛风散结，寒药下之，后复以清热开结之药调之。又云，破伤风同伤寒坏证，治看在何经，而用本经药祛之。

太阳宜汗少阳和，

表证，古防风汤去甘草，加川芎、独活等分，水煎服，或调蜈蚣散；或九味羌活汤，少用细辛，加归、芍等分，水煎服。便秘加大黄，缓缓通之。或用古龙虎丹发汗亦妙。半表里证，羌麻汤。

阳明下之工中甲。

若服表药过多，脏腑和而自汗者，白术防风汤；大汗不止，搐搦者，升麻葛根汤加白术、黄芩。如脏腑闭，小便赤，自汗者，先用小芎黄汤二三服，后用大芎黄汤速下之；或江鳔丸。气弱者只用蜜导法。

本是血疾易入阴，

或始而出血过多，或疮口早合，瘀血停滞，俱是血分受病。血属阴，五脏所主，始虽在表，随即入里，故多死也。宜养血当归地黄汤、活神丹、托里散、内托十宣散，以防毒陷。外用鱼胶散，或用鼠头骨为末，腊月猪脂调敷，亦治狗咬。又有破伤水湿，口噤强直者，用牡蛎为末敷之，仍以甘草煎汤，调服二钱。

病痉又恐气亦乏；任是风邪不可攻，只宜大补令浃洽。

或病已十分安痊，而忽有口噤、反张、筋搐、痰壅，似破伤风证，又似痓证，其实乃气血俱虚也。凡痈疽溃后，脓血大泄，阳随阴散变证，只宜大补气血。果系风痓，亦不宜以风药治之。血虚者，四物汤加参、术；气虚者，补中益气汤去升、柴、陈皮，加酒炒黑黄柏、五味子、麦门冬、肉桂，大剂服之；气血俱虚，汗多作渴，寒热者，十全大补汤加桂、附、麦门冬、五味子；呃逆者，托里温中汤。若妄投风药者死。

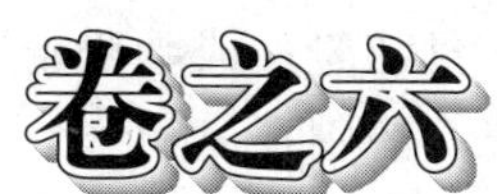

卷之六

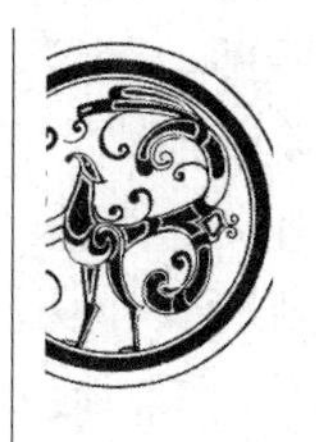

杂病用药赋 制法俱见本草

风

风飘浩荡之气，无处不中；头面诸阳之会，有风先入。防风省风，莫要于顺气导痰；

古防风汤 防风、羌活各三钱，甘草一分。水煎，入麝一厘，调服。治卒中口眼㖞斜，言语謇涩，四肢如故，别无所苦。

大省风汤 防风、生半夏各一两，甘草、生川乌、生南星、生白附子、木香各五钱，全蝎二两。每五钱，姜十片煎服。治中风痰涎壅盛，口眼歪斜，半身不遂。

小省风汤 防风、南星各四两，半夏、甘草、黄芩各二两。每一两，姜十片煎服。与导痰汤相合，煎服尤妙。治卒中风，口噤，口眼㖞斜，筋脉挛急，抽掣疼痛，风盛痰实，旋晕僵仆，头目眩重，胸膈烦满，左瘫右痪，手足麻痹，骨节烦疼，步履艰辛，恍惚不定，神志昏愦，一切风证。此方散风、豁痰、降火，可谓标本兼治者也。气逆加木香；气虚加附子、沉香；胸满加人参；头晕加天麻、全蝎，煎熟入麝少许。

八味顺气散 即四君子汤加青皮、陈皮、白芷、乌药各等分。姜煎服，仍以酒化苏合香丸兼服妙。治中风、中气之人，先宜服此顺气，后进风药，及曾服疏风、散火、豁痰等药不开者，用此行气甚捷。一方去茯、陈，加天麻、沉香、紫苏、木瓜，治中风不语，口眼㖞斜，半身不遂，腰腿疼痛，手足挛拳。

导痰汤 半夏四两，茯苓、陈皮、南星、枳实各一两，甘草五钱。每四钱，姜煎服。治痰饮语涩，头目眩晕；或胸膈留饮，痞塞不通。加香附、乌药、沉香、木香，磨刺，名顺气导痰汤；加芩、连，名清热导痰汤；加羌、防、白术，名祛风导痰汤；加远志、菖蒲、芩、连、朱砂，名宁神导痰汤。

御风搜风，不过乎清心换骨。

御风丹 川芎、白芍、桔梗、细辛、僵蚕、羌活、南星各五钱，麻黄、防风、白芷各一两半，干生姜、甘草各七钱半。为末，蜜丸弹子大，朱砂二钱半为衣。每一丸，热酒化下，日三服，神昏有涎者倍朱砂。治中风半身不遂，神昏语涩，口眼㖞斜，及妇人头风血风，暗风倒仆，呕哕痰涎，手足麻痹。

搜风顺气丸 车前子、郁李仁、白槟榔、火麻仁、菟丝子、牛膝、山药、山茱萸各二两，枳壳、防风、独活各一两，酒大黄五两。为末，蜜丸梧子大。每二十丸，早晨、临卧茶酒米饮任下。久觉大肠微动，以羊肚、肺煮羹补之，常服百病皆除。如食色纵欲及老人大便结燥者，最宜；孕妇忌服。治肠胃积热，胸膈痞闷，二便燥涩，肠风痔漏，腰膝酸疼，肢节顽麻，手足瘫痪，言语謇涩，一切诸风诸气，并皆治之。

牛黄清心丸 牛黄、柴胡、川芎、桔梗、白茯、杏仁各一两二钱半，犀角二两，白芍、防风、白术、当归、麦门冬、黄芩各一两半，羚羊角、脑麝各一两，人参、神曲、蒲黄各二两半，阿胶一两七钱，干姜、白蔹各七钱半，雄黄八钱，甘草五两，山药七两，大豆芽、肉桂各一两七钱半。为末，炼蜜和枣肉百枚捣丸，每两分作十丸，金箔为衣。每一丸，食后温水化下；小儿惊痫，竹叶煎汤或酒下。治诸风缓纵，语言謇涩，怔忡健忘，喜怒无常，悲忧少睡，头目眩冒，胸中烦郁，痰涎壅塞，精神昏愦，癫狂，乃通关透肌骨之剂也。

换骨丹 苍术、槐角、桑白皮、川芎、白芷、威灵仙、人参、防风、何首乌、蔓荆子各一两，苦参、五味子、木香各五钱，脑麝少许。为末，用麻黄煎膏和捣，每两分作十丸，朱砂为衣。每捣烂一丸，用温酒半盏浸之，以物盖定，不可透气，食后临卧一呷咽之，衣覆取汗，后调补脾胃及避风寒。治中风瘫痪，口眼㖞斜，半身不遂，及一切风痫、暗风并宜。

风虚多下注，四生万宝回春；

四生散 黄芪、独活、白蒺藜、白附子各等分为末。每二钱，薄荷酒调服。治男妇肝肾风毒上攻，眼赤痛痒，昏花羞明多泪；下注脚腿生疮，浸淫不愈，遍身风癣血风等及两耳内痒。如肾脏风疮，用猪腰劈开，将前末二钱入内，合定煨熟，空心细嚼，盐汤下。

万宝回春汤 甘草、麻黄、黄芩、防己、杏仁、生地、熟地、川芎、当归、人参、防风、肉桂、干姜、陈皮、黑附子、香附子各一分，白芍五分，黄芪三分，沉香、乌药、川乌各半分，半夏、茯神各一分半，白术二分。姜煎服。八味祛风，八味活血，八味和气。治一切虚风胃弱，气血凝滞，脉络拘急挛拳，瘫痪疼痛，痰涎壅盛，不可专用风药。

古硫附丸 用附子一枚，重一两，以童便入粉草五钱，煮一日，附子中心无白点为度，取出挖空，入矾制硫黄五钱，以木盖之；又用面包入火内，煨熟去面，取硫、附同捣丸，梧子大。每七分或五分，量虚实大小，温酒送下。治虚风瘫痪神效。

加味乌荆丸 荆芥二两，天麻、附子、白附子、乌药、当归、川芎各一两。为末，蜜丸弹子大，朱砂为衣。食后细嚼一丸，茶下。治因形寒伤风头疼，鼻塞声重；或老人头风宿疾，发而又感风寒；一切虚风上攻，头目咽膈不利。

风热宜上清，四神至宝曝日。

上清丸 百药煎、薄荷各四两，砂仁一两，片脑一钱，玄明粉、甘松、桔梗、诃子、硼砂各五钱，寒水石三钱。日干为末，用甘草煎膏为丸，梧子大。每噙化一丸，或三五丸，茶汤下。治虚火上冲，口舌生疮，咽喉肿痛，咳嗽烦热。又能清声润肺，宽膈化痰，爽气宁神。

四神丹 天麻、南星、防风各一两，薄荷五钱。为末，酒糊丸，绿豆大。每二十丸，荆芥、生姜煎汤下。治手足顽麻，痰涎壅盛，头目昏眩，肩背拘急。

至宝丹 即防风通圣散加熟地、天麻、人参、羌活、黄连、黄柏、全蝎。为末，蜜丸弹子大。每一丸，临卧细嚼茶酒任下。治风邪中脏，痰涎昏冒及诸风热。

愈风丹 即防风通圣散合四物汤、解毒汤各一料，加羌活、何首乌、细辛、菊花、天麻、独活、薄荷各一两。为末，蜜丸弹子大。每一丸，细嚼茶酒任下。治诸般风证，偏正头痛，常宜服此调理。

羌活丸 甘菊花、羌活、麻黄、川芎、防风、石膏、前胡、黄芩、细辛、甘草、枳壳、茯苓、蔓荆子各一两。为末，水糊丸，梧子大，朱砂一两半为衣。每四十丸，食后姜汤下。治风气不调，头目昏痛，鼻塞声重，痰涎壅滞，遍身拘急，骨节烦疼，天阴先觉不安。

风旋头眩，君白芷而为散为丸；

单白芷散 凡风痰上攻者宜。有汗者，用萝卜捣汁浸晒，为末，食后沸汤调服；或以少许吹入鼻，左吹右，右吹左，治头面诸风。

单白芷丸 为末，蜜丸弹子大。每一丸细嚼，荆芥汤下。治风证头目昏眩，脑痛及血证产后伤风，眩晕头痛。

气厥头疼，用川芎而兼乌兼术。

古芎乌散 川芎、乌药各等分为末。每二钱，茶清调服。治因气触头疼，妇人气盛头疼及产后头疼，并宜服之。

芎术汤 川芎、白术、半夏各二钱，甘草五分。姜七片，煎服。治冒雨中湿，眩晕头重，呕逆不食。

芎术除眩汤 川芎、白术、生附子各一钱，官桂、甘草各五分。姜七片，枣一枚，水煎服。治感寒湿，眩晕头重痛极。

芎辛汤 川芎二钱，细辛、白术各一钱，甘草五分。生姜五片，细茶少许，水煎温服。治风寒在脑，或感湿邪，头重痛，眩晕呕吐不定。

头风清上泻火，青空玉液，半夏白术天麻汤，或搐鼻以吐其涎；

清上泻火汤 柴胡一钱，羌活八分，酒黄芩、酒知母各七分，酒黄柏、炙甘草、黄芪各五分，酒黄连、生地、藁本各四分，升麻、防风各三分半，归身、苍术各三分，荆芥穗、蔓荆子、川芎、生甘草、细辛各二分，酒红花少许，水煎热服。治少时灸火过多，至老年热厥头痛，虽冬月亦喜风寒畏暖。

青空膏 酒黄芩三两半生半炒，甘草一两半，防风、羌活、黄连各一两，柴胡七钱，川芎五钱。为末，每二钱，茶清调成膏，临卧白汤下。治年久偏正头痛，及风湿热上壅头目，脑痛不止，惟血虚者不宜。苦头痛加细辛少许；痰厥头痛，去羌、防、芎、甘，加半夏曲一两半；偏正头痛服之不愈，减羌、防、芎一半，加柴胡一倍。

彻清膏 藁本一两，生甘草、炙甘草各五钱，薄荷、川芎各三钱。蔓荆子、细辛各一钱。为末，每二钱，茶清调服。治诸风上攻，头目不清。

玉液汤 半夏四钱，生姜十片，水煎，入沉香水一呷温服。治七情气郁，生痰上逆，头目眩晕，心嘈怔悸，眉棱骨痛。

葫芦芭散 葫芦芭、三棱、干姜各等分为末。每二钱，生姜汤或酒调服。治气攻头痛，及瘴疟瘥后头痛如破。

三生丸 半夏、南星、白附子各等分为末，姜汁蒸饼为丸，绿豆大。每四十丸，姜汤下。治痰厥头痛。

半夏白术天麻汤 以二陈汤为主，半夏治痰厥头痛，陈皮益气调中升阳，麦芽宽中助胃，各一钱半；茯苓化痰，天麻治风虚头旋眼黑，黄芪泻火补气止汗，人参泻火补中益气，泽泻利溺导湿，苍术除湿，各五分；白术补中，神曲消食荡滞，各一钱；干姜温中，三分；黄柏泻火，二分。姜煎热服。治痰厥头痛，眼黑头旋，恶心烦闷，气促上喘，无力以言，心神颠倒，目不敢开，如在风云中，及头痛如破，身重如山，四肢厥冷，不得安卧。

玉壶丸 南星、半夏、天麻、白术各二钱，雄黄一钱。为末，姜汁蒸饼为丸服。治风湿头痛，亦治痰患。

搐鼻药 荜拨末一两半，用猪胆汁拌，再入胆内，候干，入川芎、白芷、藁本、青黛、玄胡索各一两，为末，水丸。每水化一丸，送入鼻中，觉药味至喉少酸，令病人坐定，口咬铜钱一个，当见涎出成盆，即愈。治头痛及偏头风。

头风，补虚安神，金枣玉真，南星皂角白梅散，或点眼以救其失。

补虚饮 人参、麦门冬、山药各一钱，茯苓、茯神各八分，半夏、黄芪各七分，前胡、熟地各五分，枳壳、远志、甘草各一分。姜五片，秫米一撮，水煎服。治七情郁涎，随气上留阳经，心中怔悸，四肢缓弱，翕然面热，头目眩冒，如欲摇动，一切风虚眩晕。

安神汤 黄芪二钱半，羌活、黄柏各一钱，柴胡、升麻、生地、知母各五分，防风二分半，生甘草、炙甘草各二分。水煎，入川芎、蔓荆子各三分，再煎，食后临卧热服。治头痛头旋眼黑。

金枣丹 川乌、防风、两头尖、白芷、独活、荆芥、蔓荆子各四两，白术、羌活、细辛各五钱，全蝎、威灵仙、天麻、僵蚕各二两，木香、乳香、雄黄各一两，苍术八两，川芎五两，何首乌一两八钱，没药、草乌各一两半，藁本二两半，当归三两。为末，糯米糊丸如枣大，金箔为衣，每服一丸。诸般头风，茶清或薄荷煎汤下；雷头风、洗头风并干癣麻痹，温酒下；偏正头疼及夹脑风，为末吹鼻中，吐涎，再用姜汁调涂两太阳穴，仍茶清化服；中风不语，瘫痪及白虎风，姜汤下；破伤风昏倒，牙关紧急，温酒下，仍敷伤处；喘嗽，桑白皮煎汤下；痔漏，口漱浆水，洗过敷之；恶疮久不合口，口漱盐水，洗过敷之；红丝鱼眼、袴脚、脑疽、发背、疔疮、臁疮，用自己小便洗过，井水调敷，薄纸贴住，外又敷之；丹瘤，井水调敷二三次；灸疮不发及疯犬、蜈蚣咬伤，口噙水洗净敷之；蛇咬，入白矾少许，津液调敷；蝎咬，津液调敷。

玉真丸 生硫黄二两，生石膏、半夏、硝石各一两。为末，姜汁糊丸，梧子大。每四十丸，姜汤或米饮下。虚寒甚者，去石膏换钟乳粉。治肾厥头痛不可忍。

南星皂角白梅散 南星七片，皂角十四枚半生半煨，白梅一个，生姜三片，茶芽一撮，葱白二寸。用木器捣碎，水煎温服。治风痰头痛。

点头散 川芎二两，香附四两。为末，茶清调服二钱。治偏正头痛，常服除根。

谢传点眼丹 牙硝一钱，麝香、朱砂、雄黄各五分。为极细末，瓷罐收贮，临病用银簪蘸药点两眼角内，立时取效。治一切急头风头痛，心腹绞痛；又治搅肠砂、闪气痛、盘肠气痛、小肠疝气及牙痛、猪风、羊风等证。凡言谢传者，盱南岗氏，讳维文，福医而有德者也，尝服其药，传其方，悉刻识之。

升麻胃风汤，理面肿似浮；

升麻二钱，白芷、当归、葛根、苍术各一钱，甘草一钱半，柴胡、藁本、羌活、黄柏、草豆蔻各三分，麻黄不去节五分，蔓荆子二分。姜、枣煎服。治虚风能食麻木，牙关急搐，目内蠕瞤，胃风面肿。

升麻顺气汤，整面容如漆。

升麻一钱半，干葛、防风、白芷、黄芪、人参各一钱，白芍六分，甘草、苍术各五分。姜、枣煎服。治忧思饮食失节，面色黧黑，心悬如饥不欲食，气短而促。

洗面药 皂角三斤，升麻八两，楮实子五两，绿豆、白及、白芷、天花粉各一两，甘松、砂仁、白丁香各五钱，山柰三钱。为末，糯饭捣丸如弹子大。量用洗面，去垢润肌。治生皯䵳，或生小疮，或生痱痤粉刺，皮肤燥痒。

面浮腹痛胫寒者，补胃有功；

补胃汤 柏子仁、防风、细辛、桂心、陈皮各一钱，川芎、吴萸、人参各一钱半，甘草五分。水煎服。治胃虚胫寒不得卧，腹痛虚鸣，时寒时热，唇干面目浮肿，少气口苦，身体无泽。

面浮身枯骨痛者，干姜效急。

干姜散 干姜二两，人参、甘草、细辛各一两半，麦门冬、桂心、当归各一两七钱半，远志一两，吴萸五钱，蜀胡椒七钱半。为末。每二钱，温酒调服。治胃虚胫寒，面浮身枯绝，诸骨节皆痛。

眼分左火右水阴阳之殊，

左阳右阴，故人之手足左不及右，耳目右不及左。左眼病则阳经病，右眼病则阴经病。阳邪日疼，阴邪夜疼。

方治风虚气热之疾。气眼**羌活石膏**散，

羌活治热脑头风，石膏、黄芩洗心退热，藁本治偏头痛，密蒙花治羞明，木贼退翳障，白芷清头目，萝卜子、细辛起倒睫，麻仁起拳毛，川芎治头风，苍术开郁行气，菊花明目去风，荆芥治目中生疮，甘草和药。各等分为末。每二钱，日三次，蜜汤调服。或加当归、枸杞、山栀、连翘、柴胡、薄荷、防风、天麻、桔梗，等分为丸服尤妙。治远年近日，内外翳障，风热昏暗，拳毛倒睫，一切眼疾，兼治头风。

风眼甘菊白蒺。

菊花散 甘菊花六钱，蝉蜕、木贼、白蒺藜各三钱。一方有荆芥、甘草各二钱。为末。每二钱，茶清下。治肝受风毒，眼目赤肿，昏暗羞明，多泪涩痛，渐生翳障。

白蒺藜散 南星用黑豆二合，青盐五钱，同水煮透，去豆焙干、菊花各一两半，白蒺藜、防风、僵蚕、甘草各一两。为末。每二钱，沸盐汤下。治肾受风毒攻眼，昏泪涩痒。

白僵蚕散 黄桑叶一两，木贼、旋覆花、僵蚕、荊芥、粉草各三钱，细辛五钱。每三钱，水煎服。治肺虚遇风冷泪出，冬月尤甚，或暴伤风热，白睛遮覆黑珠，睑肿痛痒。

防风一字散 川乌五钱，川芎、荆芥各三钱，羌活、防风各二钱半。为末。每二钱，薄荷煎汤下。治胆受风热，瞳人连

眦头痒极，不能收睑。

犀角饮 犀角二钱，黄芩、车前子、羌活各五分，白附子、麦门冬各二分半。水煎服。治脾胃受风食毒，从下睑生黄膜上冲黑睛，痛涩难开；或小眦中生赤脉，渐渐冲睛。

热则清心为主，凉胆通肝而肿突消；

凉胆丸 防风、芦荟各一两，黄连、荆芥、黄芩、龙胆草各五钱，黄柏、地肤子各二钱半。为末，蜜丸梧子大。每三十丸，薄荷煎汤下。治胆受风寒，生翳青色，两眦涩痛下泪，口苦不喜食。

泻肝散 大黄、甘草各二钱半，山栀、荆芥各五分。水煎服。治肝实热，眼昏痒痛，全无翳障，头亦不旋，或五脏风毒，突起睛高，倒睫拳毛及时行暴赤。

通肝散 山栀、蒺藜、枳壳、荆芥、甘草各五钱，车前子、牛蒡子各一钱。为末。每二钱，苦竹叶煎汤下。治胆气攻肝而生水翳透瞳人，疼而泪出，阴处日中看之，其形一同，或睑红坚硬，或赤膜自上垂下遮睛，名垂帘膜。

石决明散 石决明、草决明各一两，羌活、山栀、木贼各五钱，青葙子、芍药各五分，大黄、荆芥各一分。为末。每二钱，麦门冬煎汤下。治肝热因劳用力，眼赤肿痛，忽生翳膜，或初患一目，后两目齐患，或伤寒后热眼，食毒上壅，或脾热睑内如鸡冠蚬肉，或蟹睛疼痛，或旋螺尖起，或神祟太阳穴掣痛，或被物撞打。

经效散 柴胡五钱，大黄、当归、芍药、粉草、连翘各二钱半，犀角五分。每三钱，水煎服。治因撞刺生翳，经久复被物撞，兼为风热所攻，昏痛不见。

拨云散 羌活、防风、柴胡、甘草各一两，为末。每二钱，菊花苗或薄荷茶清下，忌一切热毒发风之物。治男妇风毒上攻，眼目昏暗，翳膜遮睛，羞明热泪，涩痒痛烂，瘀肉侵睛。如暴赤肿，加芩、连；白睛红加白豆蔻；便闭加大黄；烦躁不眠加山栀；肥人眼痛加风热药；瘦人眼痛加芎、归、玄参；久病昏暗加归、地为君，甘菊为佐。

蔓荆散 蔓荆子、荆芥、苦竹叶、甘草各五钱，山栀一分。每三钱，入薄荷七叶煎服。治五脏风热，黑水内横深虾盘青色痛甚。

天门冬饮子 天门冬、茺蔚子、知母各一钱，人参、茯苓、羌活各七分半，五味子、防风各五分。水煎服。治眼睛不能归中，名曰辘轳转关。

羚羊角散 家菊花、防风、川芎、羌活、车前子、川乌各五钱，半夏、羚羊角、薄荷各一分，细辛一两。每二钱，姜煎服；或半为末，荆芥茶清下。治肝肺风热眼患，头旋两额角相牵，瞳人连鼻隔皆痛，时起红白花。或左右轮病，或左右齐病，宜此与还睛散间服。

加味荆黄汤 荆芥、大黄各五钱，牛蒡子、甘草各一分。每三钱，水煎服。治肝壅瘀血，两睑上下生如粟米，或赤或白，不甚疼痛坚硬者。

白薇丸 白薇五钱，防风、白蒺藜、石榴皮、羌活各二钱半。为末，糊丸梧子大。每二十丸，白汤下。治心气不宁，风热停留睑中，眦头生疮，流脓粘睛，上下不痛，仍无翳膜。

五退散 蝉蜕、蛇蜕醋煮、猪蹄退炒、荆芥各一分，穿山甲、川乌、粉草各五钱，蚕蜕二钱半。为末。每二钱，盐汤下。治脾受风毒，倒睫拳毛刺痛及上下睑赤；或翻出一睑在外及脾受风热，两睑如朱，生疮；或小儿睑中生赘子，初如麻仁，渐如豆大。一方只用蝉蜕、蛇蜕、蚕蜕、乌鸡卵壳、男子发各等分，烧存性，为末，猪肝煮汤下一钱，治内障。

归葵汤 升麻一钱，黄芪、酒芩、防风、羌活各七分半，生甘草、蔓荆子、连翘、生地、当归、红葵花、人参各四分半，柴胡三分。水煎服。治目中留火，恶日与火光，小眦紧急，隐涩难开，视物昏花，迎风有泪。

古木贼散 木耳、木贼各等分。烧存性，为末，每二钱，热米泔下。治眼有冷泪。

虚则滋肾为先，补阳育神而睛明实。

滋阴肾气丸 生地四两，熟地三两，牡丹皮、山药、五味子、柴胡、山茱萸、归尾各五钱，泽泻、茯苓各二钱半。为末，蜜丸梧子大，朱砂为衣。每五七十丸，空心盐汤下。此壮水之主，以镇阳光。

滋阴地黄丸 熟地一两，生地一两半，柴胡八钱，天门冬、甘草、枳壳、黄连、五味子各三钱，人参、地骨皮各二钱，黄芩、当归各五钱。为末，蜜丸梧子大。每七十丸，茶清下，忌辛热生冷。治左肾虚，血少神劳，眼目昏黑，瞳人散大，视物昏花；或卒然见非常异处，偏头肿闷，宜此养血凉血活血，驱风散火。

熟地黄丸 生地、熟地各五钱，川芎、赤茯、枳壳、杏仁、黄连、半夏曲、天麻、地骨皮、甘草各二钱半，黑豆四十五粒。为末，蜜丸梧子大。每三十丸，空心临卧白汤下。治同上，兼治小儿疳，眼闭合不开，内有蒙雾。

生熟地黄丸 生地、熟地、玄参、石斛各一两。为末，蜜丸梧子大。每五十丸，空心茶清下。治血虚眼目昏花。

地芝丸 生地、天门冬各四两，枳壳、甘菊花各二两。为末，蜜丸梧子大。每百丸，温酒茶清任下。治不能远视能近视，或亦妨近视，以此除风热。

杞苓丸 枸杞二两，茯苓四两，当归、菟丝子各一两，青盐五钱。为末，蜜丸梧子大。每七十丸，空心热汤下。治肾脏虚耗，水不上升，眼目昏暗，远视不明，渐成内障。

菊睛丸 甘菊花四两，枸杞三两，苁蓉、巴戟各一两。为末，蜜丸梧子大。每五十丸，温酒盐汤任下。治右肾及肝不足，眼目昏暗，瞻视茫漠，黑花冷泪。常服补不足，强目力。

补肾丸 巴戟、山药、故纸、小茴、牡丹皮各五钱，苁蓉、枸杞各一两，青盐二钱半。为末，蜜丸梧子大。空心盐汤下五十丸。治两肾虚圆翳，或头眩耳鸣，起坐生花，视物不真。

又方 磁石、菟丝子各二两，五味子、熟地黄、枸杞子、楮实、覆盆子、车前子、肉苁蓉、石斛各三两，沉香、青盐各五钱。为末，炼蜜为丸，如梧桐子大。每服五七十丸，空心盐汤送下。治两肾虚，眼昏暗，瞳人不分，渐成内障。

明目地黄丸 生地、熟地各一两，牛膝三两，防风、枳壳、杏仁各四两。为末，蜜丸梧子大。每三十丸，空心温酒盐汤下。治男妇肝胆积热，肝虚目暗，膜入水轮，漏暗眵泪，眼见黑花，混睛冷泪翳膜，及肝肾俱虚，远年近日暴热赤眼，风毒气眼。兼治干湿脚气，消中消渴，诸风气等疾。

驻景丸 菟丝子五两，熟地、车前子各三两。为末，蜜丸梧子大。每五十丸，盐汤下，或茯苓、菖蒲煎汤下。治肝肾俱虚，眼常昏暗，多见黑花，或生翳障，迎风有泪，或加枸杞子尤妙。

养肝丸 当归、车前子、防风、白芍、蕤仁、熟地、川芎、楮实各等分。为末，蜜丸梧子大。每七十丸，白汤下。治肝血不足，眼目昏花，或生眵泪，久视无力。

补肝散 熟地黄、白茯苓、家菊花、细辛各一钱八分，芍药二钱七分，柏子仁、防风、甘草各九分，柴胡三钱六分。作二帖，水煎温服。治肝肾俱虚，黑珠上一点圆翳，日中见之差小，阴处见之则大。

羊肝丸 黄连末一两，用白羊子肝一具去膜，同于砂锅内研极烂，众手急丸梧子大。每三十丸，温水下，忌猪肉冷水。治肝热目赤睛痛，视物昏涩，兼治远年近日内外气障，拳毛倒睫，一切眼疾。一方加甘菊、防风、薄荷、荆芥、羌活、芎、归。

活命羊肝丸 白羯羊子肝一片，新瓦上焙干，熟地一两半，菟丝子、车前子、决明子、地肤子、五味子、枸杞子、茺蔚子、青葙子、麦门冬、蕤仁、泽泻、防风、黄芩、茯苓、杏仁、细辛、葶苈、桂心各一两。为末，蜜丸梧子大。每三十丸，温酒下。治肝经蕴热，毒气上攻，眼目赤肿，多泪昏暗，及年久丧明内障，诸药、灸火无效者最妙。

通血丸 川芎、归尾、防风、荆芥各一两，生地、赤芍、甘草各五钱。为末，蜜丸弹子大。每一丸嚼烂，薄荷、荆芥煎汤下。治血灌瞳人刺痛，无翳障视物不明，宜此引血归肝，血既散而又恐眼生花，宜再服还睛散。

大志丸 人参、茯神、芦荟、琥珀、蔓荆子各五钱，川芎、生地、熟地、茺蔚子、蝉蜕各一两，车前子、细辛、白蒺藜、远志各七钱半，全蝎五枚。为末，蜜丸梧子大。每五十丸，空心粥饮下，临卧菖蒲煎汤下。清心益肝，明目退翳。

定心丸 石菖蒲、甘菊花、枸杞子各五钱，辰砂二钱，远志一钱，麦门冬一两。为末，蜜丸如梧子大。每三十丸，熟水下。治肝风热，或用力作劳，或心气不宁，两眦胬肉攀睛。

盐术散 苍术四两，米泔浸七日，切细，入青盐一两同炒黄，去盐；木贼二两，童便浸一宿，晒为末。每一钱温米饮下，或掺入饮食中服。治湿伤脾胃，内外障。

磁砂丸 磁石二两，辰砂一两，神曲四两。为末，蜜丸梧子大。每五十丸，食前米饮下，日三服。常服益眼力。一方有夜明砂。夫丹砂之畏磁石，犹火之畏水，今合而用之，丹砂法火入心，磁石法水入肾，心肾各得其养，则目自然明净。盖目疾多因脾胃有痰饮渍浸于肝，久则昏眩，神曲倍于二味者，用以健脾胃、消痰饮，极有奇效。

椒目丸 苍术二两，椒目炒微汗一两。为末，醋煮米糊丸，如梧桐子大。每二十丸，茶清送下。治久年眼生黑花不愈。

补阳汤 羌活、独活、甘草、人参、熟地、白术、黄芪各五分，柴胡一钱半，泽泻、陈皮、防风、白芍各二分半，生地、白茯、知母、当归各一分半，肉桂半分。空心水煎服。治阴盛阳虚，九窍不通，青白翳见大眦，及膀胱肝肾经中郁遏不通于目。《经》云阴盛阳虚，当先补其阳，后泻其阴是也。每早服补阳汤，临卧服益阴肾气丸。若天色变，饮食不调，俱不得服。

育神夜光丸 熟地、远志、牛膝、菟丝子、枳壳、地骨皮、当归一方有生地、枸杞、甘菊各等分。为末，蜜丸梧子大。每五十丸，酒下。养神益精，益智聪心，补血不壅燥，润颜色，调脏腑，常服目光炯然，神宇泰定，语音清彻，步履轻快，就灯永夜不倦。

还睛丸 人参、桔梗、黄芩、熟地、防风、茺蔚子、车前子、知母各二两，细辛、五味子各二两半，玄参五钱。为末，蜜丸梧子大。每二十丸，空心茶清下。治肝经积热，肺受风邪，眼内赤涩生花，或黑或红或白。

益气聪明汤 人参、黄芪、甘草各五分，芍药、黄柏各一分，蔓荆子一分半，升麻、葛根各三分。水煎临卧热服，近五更再服，得肿更妙。治饮食劳役，脾胃不足，内障耳鸣，或多年昏暗。服此令目无内外翳障，及耳无鸣聋之患。如烦闷有热者，渐加黄柏，盛夏倍之。

牛黄丸，惊睛复常；

牛黄一两，犀角二两，金、银箔各五十片，甘草一钱二分。为末，蜜丸绿豆大。每七丸，薄荷煎汤下。治小儿肝受惊风，两眼睛通，欲观东边，则见西畔，若振掉头脑，则睛方转。

柴胡散 柴胡、黄芩、芍药各五钱，甘草一分。每三钱，水煎服。治小儿眼胞患斑疮，热气冲透，睛疼泪出，翳如银片，肿涩难开。

菟屎汤，斑疮若失。

单兔屎焙为末。每二钱，茶清下即安，须待疹疮安后服之。治疹疮入眼及昏暗翳障尤妙。

坠翳必假神医，

坠翳丸 青羊胆、青鱼胆、鲤鱼胆各七枚，熊胆一分，牛胆五钱，石决明一两，麝香少许。为末，面糊丸，梧子大。每十丸，空心茶清下。

花草膏 腊月羯羊胆一枚，以蜜灌满，入朱砂末少许，挂起阴干。用时取一粒入瓷器内，水化点眼。治火眼，烂弦风眼，痛痒羞明，及眼胞皮肉有似胶凝，肿如桃李，时出热泪。或取少许含化。以蜜乃百花之英，羊胆乃百草之精，故名。

退翳丸 瓜蒌根、枳实、甘草、草决明、蔓荆子、薄荷各五钱，川芎、木贼、密蒙花、荆芥穗、甘菊花、白蒺藜各一两，蛇蜕、蝉蜕、黄连各三钱，当归一两半，川椒七钱半。或去蔓荆、甘草、川椒，加生地一两，犀角五钱。为末，蜜丸弹子大，每细嚼一丸。有翳障，米饮下；昏暗及妇人，当归煎汤下；内障有气者，磨木香汤下。治一切目疾皆效。

神翳散 真蛤粉、谷精草各一两。为末。每二钱，用生猪肝一片，三手指大，批开掺药在上，卷定，以线缚之，用浓米泔一碗，煮熟为度，取出稍冷，细嚼煮肝，米泔送下，或加石燕、槟榔、磨刺尤妙。忌炙煿毒物。治目内翳障，及疹疮后余毒不散，目生翳膜，隐涩多泪。如小儿疳眼，加夜明砂等分。

治雀目能早视不能晚视方 用猜猪肝煮熟，和夜明砂作丸服之，外取白犬初生时乳汁点眼，小犬眼开，而人眼亦见。

搐鼻也须妙质。

搐鼻散 雄黄、朱砂各二钱，细辛五钱，脑、麝各少许。为末。令病人口含水，以少许吹入鼻中。治风热肿赤难开。

贴眼地黄膏 生地一合，黄连一两，黄柏、寒水石各五钱。用地黄捣自然汁，和成饼子，用时衬纸贴眼上。治被物撞打，及风热暴赤肿痛，目热泪出等眼病，皆治之，以其性凉，能逐去热毒故耳。如火烧汤泼，再加黄芩、山栀、大黄等分，为末，酒调敷。

洗既多方，

五行汤 洗暴赤眼及时行肿毒疼痛，用黄柏一味为末，以湿纸裹黄泥包煨，候泥干取出。每用一弹子大，绢包浸水内，饭上蒸熟，乘热熏洗极效。此方有金木水火土制过，故名。一丸可用二三次。

洗暴赤眼 当归、黄连各一钱，赤芍、防风各五分，杏仁四枚。用水半盏，入人乳汁少许，浸药蒸过，澄清点洗。

洗冷眼及伤寒者 防风、荆芥、菊花叶梗、薄荷、当归、干姜少许，煎汤洗。

洗冷泪 当归、槟榔、陈艾、荆芥、防风、菊花、木贼、五倍子，煎汤温洗。

洗红烂眼 当归、黄连、杏仁、铜青、皮硝、净礞各五分。为末。每三分，用井水小半盏调，隔纸洗。

洗风毒赤肿痒痛眼 黄连、蔓荆子、苦参各五钱，五倍子三钱，分作四次，煎汤澄清洗。热甚加芩、柏，风甚加荆，防、薄荷。

洗胬肉侵睛 归尾、黄连、荆芥、防风、朴硝、硼砂、薄荷。煎汤温洗。翳加木贼，痛加乳香，虫痒加生姜。

洗眼睛突出 用新汲水沃眼中，频洗换水，其眼自入。仍以麦门冬、桑白皮、山栀子水煎，通口服之。

点岂无术？

春雪膏 于春天雪冻时取净朴硝三四斤为末，用黄连、防风、赤芍、归尾各五钱，牙皂三片，各锉碎与硝拌和，入雪三四斤，同拌匀为水，过一宿绢滤去渣，以瓦盆盛于露天，受霜露之气，次早结成砂子，却用盆一个，以纸筋铺盆底内，用皮纸盛砂于盆内纸筋上，使砂中水气尽渗于纸内，候砂干爽，以瓷器收贮封固。如用，每硝砂一两，入硼砂五钱，片脑一钱或三钱，研细点眼，有翳加蕤仁五钱。治眼赤翳障羞明，但点愈即止，不可常点，令眼皮软缩，倒睫拳毛。

治胬肉瘀突 用硼砂一钱，片脑半分或一分，为末，以灯心蘸点其上。

治风眼流泪不止 用绿甘石、乌贼骨各等分为末，入片脑少许，点目井口，其泪即止。一方用白炉甘石八钱，片脑二分半，为末，点眼；或用少许，以白汤泡化，时时洗之，治一切眼疾。

光明丹 白炉甘一两，辰砂一钱，硼砂二钱，轻粉五分，片脑三分，多至五分，麝香一分。如赤眼肿痛，加乳、没各五分，内外翳障加珍珠五分，胆矾、熊胆各二分，烂弦风眼，加铜青、黄丹各五分。为极细末，另放，临时加减和匀，再研一二日，瓷器收贮，密封口，不可泄气。诸般眼疾皆效。

八宝丹 炉甘石、黄丹、生明矾各一两，乳香、脑、麝各三钱，珍珠用蚌蛤盛之，以铁线缚合，火中煅过、朱砂各五钱。各为末，用蜜一两半，以铜锅熬去膜，系绵滤过，先下珠、麝、砂、矾、丹，次下脑、石，搅匀，乘热为丸，黄豆大，朱砂为衣，瓷罐收贮多年，愈坚愈好，临用以井水磨化，点眼神效。

蕤仁膏 净蕤仁一两，硼砂一钱二分，片脑五分，熊胆三钱。为末，用生蜜四两调匀，瓷罐收贮。点眼，去翳障如神。

金露膏 先将蜜六两溶化，下黄丹一两，长流水四盏，用嫩柳枝六七茎搅匀，次下蕤仁末一两，候滚十数沸，又下黄连末五钱，不住手搅，熬至一盏七八分，纸衬绢滤过收之。有瘀肉加硇砂一钱，火上慢开和入。除昏退翳，截赤定痛。

立消散 白生盐少许，研末，用灯心蘸盐，轻手指定浮翳就点，凡三次，不疼痛，勿惊恐。治浮翳、粟翳、雾膜遮睛，屡效。

姜液膏 生姜母一块，以银簪插入，即拔出点眼头尾。治风痒冷泪，烂弦有虫。

治烂弦眼 薄荷、荆芥、细辛为末，如烧香状烧之，以碗涂蜜少许于内，覆烟上，取烟尽后，以瓷罐收之。凡眼有风热多泪者，皆可点之。

明上膏 黄丹四两，硇砂、乳香、青盐、轻粉、硼砂、生脑各二钱，麝五分，金星石、银星石、井泉石、云母石各一两，黄连、乌贼骨各五钱，另为末。先将黄丹于锅内炒令紫色，次下白蜜一斤，候熬至沫散，其色皆紫，次入腊月雪水三盏，再熬二十余沸，入余药同熬，令滴于指甲上成珠为度，用厚纸三重铺在筲箕上，将前药倾于纸上滤过，瓷罐收贮，放水内浸三日夜去火毒，其水一日一换。看眼轻重，临晚用箸蘸药点大眦头，以眼涩为度。若治内外障，用面调成圈子，临卧置眼上，倾药入内，一月见效。此方大治远年近日内外厚障，瘀肉攀睛，眼眶赤烂，隐涩羞明，目眵有泪，视物茫茫，时见黑花，或睑生风粟，或翳膜侵睛，时发痒痛。如口疮，涂之立愈。

拨风云膏 硇砂、硼砂、珍珠、琥珀火煅、珊瑚、玛瑙、移璨各火煅三钱，熊胆、石燕火煅醋淬三个，自然铜、乳香、没药、当归各二钱，轻粉、青盐、胆矾、铜青、血竭、海螵蛸、麝香、黄连、黄芩、黄柏、白丁香、石蟹、牛黄各二两，炉甘石半斤，黄丹四两。各另为末，用蜜一斤绢滤，入水二盏于铜锅内，熬至滴水成珠，方入黄丹搅匀，次入诸药和匀，捏成锭子，油纸摊放地上，盆覆出汗为度，次日用笋箬包裹收之。用时以井水或梨汁化开，银簪点入，将目紧闭仰卧，切不可走泪，使药随泪出无效。但有攀睛云翳，每日点三次，点三日，歇三日，看障翳俱尽，方研冰片三厘和膏半分，再点一次，光即复矣。忌牛、羊、鱼、肉、葱、蒜、韭、房事及酒。空心点眼。如火眼加冰片；胬肉攀睛，眼绊红丝加蕤仁、熊胆，与药等分，亦用水化开前药，将冰片等药研加之。

取虫法 用覆盆子叶洗净，捣自然汁，以皂纱蒙眼上，将笔蘸药汁，画两眸于纱上，然后以汁滴眼中，当有虫细如丝，赤色，出于纱上。或着药于纱上亦可。治烂弦风痒及眼暗不见，冷泪侵淫不止。如青盲眼，取汁阴干，入人乳汁化开点目，即仰卧，更入片脑少许尤妙，三四日间视物如少年。

耳聋桂香芎芷，可清神以宣风；

桂香散 辣桂、川芎、当归、细辛、菖蒲、木香、木通、白蒺藜、麻黄、甘草各二分半，南星、白芷各四分，紫苏一分，葱二茎。水煎服。治风虚耳聋。

芎芷散 白芷、菖蒲、苍术、陈皮、细辛、厚朴、半夏、甘草、木通、紫苏、辣桂各二分半，川芎一分。姜、葱煎服。治风入耳虚鸣。

清神散 僵蚕、菊花各一两，荆芥、羌活、木通、川芎、香附、防风、菖蒲、甘草各三钱。为末，每三钱，食后临卧茶清下。治风气壅上，头目不清，耳常重听。

虚聋磁石骨脂，能益肾以通郁。

磁石羊肾丸 磁石三两煅，再用葱白、木通各三两，同水煮一日夜，取净末二两；川芎、白术、川椒、枣肉、防风、茯苓、细辛、山药、远志、川乌、木香、当归、鹿茸、菟丝子、黄芪各一两，肉桂六钱半，熟地二两，菖蒲一两半。为末，用羊腰子两对，去皮膜，酒煮烂，和酒糊丸梧子大。每五十丸，空心温酒盐汤任下。治诸般耳聋，补虚开窍，行郁散风去湿。

磁石汤 磁石、五味子、杜仲、白术、白石英各二钱，黄芪、茯苓各一钱。水煎服。治肾虚耳聋，面黑，饥不欲食，腰胁背痛。

补骨脂丸 熟地、当归、川芎、辣桂、菟丝子、川椒、故纸、白蒺藜、胡芦巴、杜仲、白芷、菖蒲各二钱半，磁石一钱二分半。为末，蜜丸梧子大。每五十丸，葱白温酒下。治劳损耳聋。

益肾散 磁石、巴戟、沉香、菖蒲、川椒各一两。为末，每二钱，用猪肾一枚细切，和以葱、盐并药，用湿纸十重，包裹煨令熟，空心细嚼酒下。治肾虚耳聋。

柴胡犀角，消耳核脓流；

柴胡聪耳汤 连翘四钱，柴胡三钱，甘草三钱，当归、人参各一钱。生姜三片，水二盏，煎至一盏，去渣，入水蛭五分，虻虫三枚，麝香少许，煎二沸，食远服。治耳中干结，耳鸣而聋。

犀角饮子 犀角、菖蒲、木通、玄参、赤芍、赤小豆、甘菊各五分，甘草二分半。姜煎温服。治风热上壅，两耳聋闭，外内肿痛，脓水流出。如左甚加蔓荆子、生地，右甚加桑白皮、麦门冬。

鼠粘子汤，止耳痛血出。

昆布、苏木、黄连、蒲黄、草龙胆各二分，鼠粘子、连翘、生地、归尾、黄芩、生甘草、炙甘草各三分，黄芪、柴胡各四分，桔梗一钱半，桃仁三个，红花少许。水煎服。忌寒凉，利大便。治耳痛生疮。

鼻病御寒，通气防乌天南；

御寒汤 黄连、黄柏降火、羌活各二分，黄芪一钱，人参五分补肺、甘草、款冬花、佛耳草消痰、白芷、防风各三分，陈皮、升麻各五分，苍术七分。通寒气之壅塞，水煎热服。治寒伤皮毛，鼻塞咳嗽，上气喘急。

通气汤 羌活、独活、苍术、防风、升麻、葛根各六分，白芷、甘草、川椒各二分，冬月加麻黄二分。姜、枣、葱白煎服。忌冷物、风寒。治鼻塞不闻香臭。

防风散 防风五分，黄芩、人参、甘草、川芎、麦门冬各二分。为末，食后沸汤调服。治鼻渊脑热，渗下浊涕不止。

川乌散 防风 白附子、川乌、甘草节、川芎、白芷、细辛、干姜、菖蒲、茯苓各等分。为末。每三钱，葱汤下。

单南星饮 南星为末，每二钱，用枣七枚，甘草少许同煎，食后服。三四服后，其硬物自出，脑气流转，浊涕自收。外用荜拨饼。治风邪入脑，宿冷不消，鼻内结物，窒塞脑气，遂流浊髓。

澄茄丸 荜澄茄五钱，薄荷三钱，荆芥穗一钱半。为末，蜜丸芡实大。每一丸，噙化津咽下，或薄荷煎汤磨服。治大人、小儿鼻塞不通。

芷夷散 白芷一两，辛夷五钱，苍耳子三钱半，薄荷五分。为末。每二钱，葱茶清调服。治鼻流浊涕不止。

鼻病外治，通草细辛香荜。

通草丸 通草、细辛、附子各等分，蜜丸，绵裹塞鼻中。治鼻齆有息肉，不闻香臭。

细辛膏 黑附子、川椒、川芎、细辛、吴萸、干姜各一钱半，桂心三钱半，皂角二钱。俱用醋浸一宿取出，以猪油二两同煎附子，色黄为度，绵蘸膏塞鼻中。治鼻寒脑流清涕。

荜拨饼 荜拨、香附，大蒜杵作饼，纱衬炙热贴囟门，上用熨斗火熨透，其涕自止。

硫粉消酒齄之红，

硫粉散 生硫黄、轻粉各一钱，杏仁五分。为末，用饼药调，临卧时涂，次早洗去，兼治妇人鼻上黑粉刺。

瓜矾去鼻痔之疾。

瓜矾散 瓜蒂四钱，甘遂一钱，白矾枯、螺壳煅、草乌尖各五分。为末，用真麻油调令软硬得所，旋丸如鼻孔大。每日一次，以药入鼻内。令达痔肉上，其痔化为水，肉皆烂下，即愈。

口舌之本，五福琥犀黑参丸；

五福化毒丹 玄参、桔梗各三两，茯苓二两半，人参、牙硝、青黛各一两，甘草七钱半，麝香一分。为末，蜜丸芡实大，金、银箔各四十片为衣。每一丸或半丸，小儿一丸分作四服，俱薄荷煎汤化下。治积热惊惕，狂谵烦渴，颊赤咽干，唇口肿破生疮，夜卧不宁，头面遍体多生疮疖，及小儿惊风痰热潮搐等症。如大人口臭，及小儿疮疹上攻，口齿涎血臭气，用生地自然汁化一丸，以鸡翎刷口内；热疳黄瘦雀目者，陈粟米泔下，食后临卧服。

琥珀犀角膏 琥珀、犀角、辰砂各一钱，茯神、人参、酸枣仁各二钱，片脑一字。各另为极细末，秤净和匀，用炼蜜搜成膏子，以瓦罐收贮，密封。俟其疾作，每取一弹子大，以麦门冬浓煎汤化下，一日五服。治咽喉口舌生疮菌，其效如神。

黑参丸 玄参、天门冬、麦门冬各等分。为末，蜜丸弹子大。每一丸，绵裹噙化，津液下。治口舌生疮，经久不愈。

口舌之标，四般冰柏薄荷蜜。

冰柏丸 黄柏、薄荷、硼砂各等分，冰片减半。为末，蜜丸弹子大。每噙化一丸，治口舌生疮。

薄荷蜜 白蜜、薄荷自然汁等分。先以生姜蘸水揩净，然后敷之。治舌上生疮，或苔干涩，语言不真。

薄荷煎 薄荷二两半，川芎二钱，甘草、砂仁各二钱半，片脑五分。各另为末，和匀，蜜调成膏。任意嚼咽。一方去片脑加桔梗。治口舌生疮，咽喉肿痛，痰涎壅塞。

霜盐舌肿渐消，

古霜盐散 百草霜、青盐各等分。为末，井水调涂舌上。

治舌忽肿硬塞闷。

泻白口疮难立。

泻白汤 橘皮、竹茹、黄芩、山栀、黄柏各五分，芒硝、茯苓各一钱，生地三钱。姜枣煎服。治大肠实热，腹胀不通，侠脐痛，食不化，喘不能久立，口舌生疮。一方有白术、桂心。

唇肿泻胃薏苡汤，

泻胃汤 大黄二钱半，葛根一钱，桔梗、枳壳、前胡、杏仁各五分。姜煎服。治胃气实热，唇口干裂，便秘烦渴，睡流口涎。

薏苡汤 薏苡仁、防己、赤小豆、甘草。姜煎服。治风热在脾，唇口瞤动，或结核，或为浮肿。

唇茧治标黄柏密。

黄柏散 黄柏二两，五倍子、密陀僧各二钱，甘草二分。为末，水调涂黄柏上，炙干再涂，药尽为度，然后将柏作薄片，贴茧唇上。含口，治口疮。

舌膏莫去信方言，齿污必漱铭儒室。

擦牙方 荆芥、薄荷、细辛、梧桐泪等分，麝香少许。为末擦牙。热牙怕冷水，加牙硝、姜黄，内服败毒散；冷牙怕热水，加干姜、川椒，内服黑锡丹；不怕冷热乃风牙，加白蒺藜、皂角、僵蚕、蜂房、草乌；毒痰加南星、皂角；虫牙加雄黄、石膏、芦荟、白胶香，塞蛀孔中；气郁加香附、龙胆草；肾虚加青盐、羊胫骨；痛加乳、没；瘀血加五灵脂、血竭。

当归龙胆散 麻黄、升麻、黄连、龙胆草、草豆蔻各一钱，白芷、羊胫骨灰、归尾、生地各五分。为末。先用温水漱口擦之妙，或煎服亦可。治寒热相停，口齿痛不可忍。

白芷汤 麻黄、草豆蔻各一钱半，吴萸、升麻、黄芪、白芷各四钱，羌活八分，当归、熟地各五分，藁本三分，桂枝二分半。为末，先用温水漱净，以药擦之，或水煎服亦可。治大寒犯脑，牙齿疼痛。

谢传笑去散 乳香、没药、雄黄、胡椒、乌药、两头尖各等分。为末，擦牙患处，初时甚痛，良久吐出涎来即愈。

青白散 青盐二两，白盐四两。用川椒四两煎汁拌炒二盐，为末。擦一切牙疼，及漱水洗目尤妙。一方去川椒，用槐枝煎浓汁炒二盐，为末擦牙，甚者更以五倍子煎汤漱之。治食甘过多牙疼。

香盐散 香附三两，青盐五钱。为末，擦牙。去风热，治虫牙及肾虚宣露，一切齿疾。

单蒺藜散 一味生为末。擦牙，或煎水入盐一捻，带热时时漱之，久则大效。治风虚牙齿疼痛，龈肿动摇，常用擦漱，大能固齿。

治肾虚胃热牙疼方 用羊胫骨烧灰存性四两，石膏五两，升麻、生地黄各五钱，黄连一钱，梧桐泪三钱，龙胆草少许。为末，擦牙，以水漱去。

治风虫牙疼方 用芫花、浮小麦、细辛、花椒、蜂房、青盐各一钱。用水煎浓汁漱牙，良久吐去勿咽。

治饮酒过牙疼方 临卧以井水频频含之且漱，或用百药煎泡汤俟冷含咽，或用砂仁嚼敷亦好。

延平方 槐枝、柳枝、桃枝、榔机草、地杨梅各一把。锉碎，注水一锅，熬至半锅，去渣，入盐一斤，煎至水干，取盐入细辛、杨梅皮、荆芥各五钱，黄连、石膏各三钱，当归、硼砂、白芷、龙骨各二钱，川乌一钱半，紫荆皮六钱。共为末，瓷罐收贮。每用二两，入烧枯糯米一两，研匀，逐日擦牙，或咽，又可防喉风。

乌须固齿补肾方 川芎、当归、熟地、芍药、香附、荆芥、枸杞、青盐、牛膝各三两。为末，用糯米饭一升半拌匀，阴干，竹筒固济，置桑柴火中烧存性，为末，铅盒收贮。每早擦牙二次，药与水咽下，令牙不疼不落妙。又方，用旱莲根一斤，酒洗，将青盐四两淹三宿，锅内炒存性，炒时将原汁旋倾入炒，为末，每早用一钱擦牙咽之。

消齿𧏾法 生地黄捣汁一钟，以牙皂数片，火上炙热，淬地黄汁内，再炙，令汁尽为度，晒为末，敷之即缩。又有牙齿日长渐胀，开口难为饮食者，单白术煎汤，灌漱即愈。

劫痛方　樟脑一钱，冰片三分，用蟾酥调匀，以簪头挑入痛处，即愈。

溺白散　用妇人溺桶中白垢五钱火煅，白矾枯过、白霜梅存性各二钱，为末。先用韭根、陈茶煎浓汁，以鸡翎蘸热汁刷去腐肉，洗见鲜血，然后敷药，日三次。烂至喉者，以小竹管吹入。治走马疳疮，虽遍口齿落、唇穿者亦效。忌油腻、鸡、鱼，但山根发红点者难治。一方用溺垢一钱，铜绿三分，麝香一分半，为末敷之，亦好。

取牙不犯手方　风化石灰、白山楂根各五钱，玉簪花、南星各三钱，荜拨二钱，蟾酥五分。为末，每取少许于患处点三次，其牙自落。

取虫法　蟾酥五分，牡丹皮二钱，黄荆子、皂角各三钱，麝香二分。为末，用龟尿一钟，蜗牛四十九枚，同捣成饼，用纸包印颊上，闭口一时，开口看有虫，即挑去。

客寒羌附，温风起而冷齿易安；

羌活黑附汤　麻黄、黑附子、僵蚕、黄柏各三分，羌活、苍术各五分，防风、甘草、升麻、白芷各二分，黄芪一钱。食后水煎服。治冬月大寒犯脑，令人脑痛齿亦痛。

温风散　当归、川芎、细辛、白芷、荜拨、藁本、蜂房各等分。水煎服，仍含漱。治风冷齿痛。

神功兰藿，玉池润而风牙自逸。

神功丸　兰叶、藿香、当归、木香、升麻各一钱，生地、甘草各三钱，黄连、砂仁各五钱。为末，蒸饼丸，绿豆大。每百丸或二百丸，食远白汤下。治多食肉人，口臭不可近，及牙齿疳蚀，龈肉将脱，牙落血出不止；兼治血痢，血崩下血，麻木，血气上冲，妄闻妄见者，皆效。

玉池散　地骨皮、白芷、细辛、防风、升麻、川芎、当归、槐花、藁本、甘草各等分。水煎服。痛甚加生姜、黑豆，煎汤热漱冷吐，或为末擦牙亦妙。治风蛀牙疼，肿痒动摇，牙龈溃烂，宣露口气，一方去地骨皮加独活，治牙流血脓，变骨槽风及骨已出者，尤宜。

痛风，麻赤甜瓜并四妙，龙虎黑虎捉虎，而飞步若仙；

痛风丸　南星、苍术、黄柏各二两，川芎、神曲各一两，白芷、桃仁各五钱，威灵仙、羌活、桂枝各三钱，红花一钱半，防己、草龙胆各四钱。曲糊丸，梧子大。每百丸，空心白汤下。治上、中、下疼痛。

麻黄赤芍汤　麻黄、赤芍各一钱，防风、荆芥、羌活、独活、白芷、苍术、威灵仙、片芩、枳实、桔梗、葛根、川芎各五分，甘草、归尾、升麻各三分。下焦加酒柏，妇人加酒炒红花，肿多加槟榔、泽泻，痛加乳、没，瘀血加桃仁、大黄。水煎服。治湿热流注，肢节肿痛。

甜瓜子丸　甜瓜子炒二两，木瓜一两半，威灵仙一两，川乌五钱。为末，酒糊丸，梧子大。每三十丸，酒下。避风汗出，忌热及相反药，上下皆同。治风湿相搏，腰脚疼痛。

四妙散　威灵仙酒蒸五钱，羊角灰三钱，苍术一钱半，白芥子一钱。为末。每一钱，姜汤下。治痛风走注。

捉虎丸　麝香二钱半，京墨煅一钱半，乳香、没药、当归各七钱半，白胶香、草乌、地龙、木鳖子、五灵脂各一两半。糯米糊丸芡实大。每一丸，酒化下。治一切痛风走注，手足瘫痪，麻木不仁，白虎历节等症。如远年近月寒湿脚气，临发时空心服，取脚面黑汗出为效。

乳香黑虎丹　草乌、苍术、生姜各一斤，连须葱半斤。同捣匀盦，春五、夏三、秋七、冬十日。每日拌一次，晒干，入五灵脂、乳香、没药各五钱，穿山甲二两，自然铜一两。为末，醋糊丸，梧子大。每三十丸，空心热酒下，间日服尤妙。妇人血海虚冷，肚腹疼痛，临卧醋汤下，止服三十丸，不可过多。忌生冷物，但觉麻木为效，孕妇勿服。治男妇虚冷，血气衰败，筋骨寒冷及外感风湿传于经络，手足麻木，腰腿疼痛，久则偏枯瘫痪，口眼㖞斜，及诸中风不能行者，并宜。

龙虎丹 草乌、苍术、白芷各一两，用童便、姜、葱汁拌，盦热，入乳、没各三钱，当归、牛膝各一钱。为末，酒糊丸，弹子大。每一丸，酒化下。治痛风走注，或麻木不遂，或半身痛。

神仙飞步丹 草乌四两不去皮尖，苍术半斤，川芎、白芷各一两。为末，用生姜、连须葱各四两，和前药捣烂，以瓷器筑药于内，令实，纸封瓶口，勿令泄气，春三、夏二、秋五、冬七日取出，晒或焙干，与姜、葱同为末，醋糊为丸，如梧桐子大。每服十五丸，空心温酒茶任下。忌发热物，孕妇勿服。治男子诸风湿痹瘫痪等证。

古龙虎丹 苍术半斤用生姜十二两捣汁，或入童便，同拌成饼，草乌四两或半斤用生葱四两，捣汁拌成饼，俱摊壁上阴干，脚疾加黄柏半斤。为末，面糊丸，梧子大。治一切痰火瘫痪，痛风，咳喘胀满。用酒下五十丸即吐，如欲下行用姜汤下，吐下后俱宜姜汤和胃。又苍术烧灰，草乌为末，各等分，每二钱，热酒调服，温覆可发痛风、破伤风汗。又草乌一两豆腐煮过，为末，每二分，体盛者三五分，酒调服之发汗，死去一时久，忌风，密室中睡苏，服姜汤解之，痛风即愈。或加胡蜂窠烧存性一两，生川乌五钱，为末，每三分或五分，诸风通用，冷风湿气姜汤下，麻木麻痹葱煎汤下，四肢痛风酒下。

古乌龙丹 川乌、五灵脂各五两。为末，入脑麝研匀，水丸梧子大。每一丸，先以生姜汁研化，次暖酒调，空心日二服。治瘫痪风，手足亸曳，口眼㖞斜，语言謇涩，步履不能。

血风，犀角麝香与乌头，趁痛应痛定痛，而活络不屈。

血风丸 秦艽、羌活、防风、白芷、川芎、当归、地黄、白芍、白术、白茯、半夏、黄芪各等分。为末，蜜丸梧子大。每五十丸，空心酒下，或水煎服亦可。兼治产后血风筋挛，痿弱无力。

犀角汤 犀角、玄参各一钱，连翘、柴胡各六分，升麻、木通各八分，沉香、射干、甘草各五分，芒硝、麦门冬各四分。水煎服。治结阳肢肿便闭。

麝香丸 川芎三枚，全蝎二十一枚，地龙五条，黑豆二钱半，俱生用，麝香半字。为末，糯米糊丸，绿豆大。每七丸，甚者十丸，夜卧令膈空温酒下，微出冷汗便瘥。治痛风走注，痒如虫啮。

乌头汤 川乌一枚，用蜜二盏，煎至一盏二分；麻黄、芍药、黄芪各二钱，甘草一钱。先用水四盏，煎至二盏，去渣，入前蜜和，煎至一盏六分，作两次温服。治历节疼痛，不可屈伸。

趁痛散 牛膝、当归、官桂、白术、黄芪、独活、生姜各五分，韭白一钱二分半。水煎，食远服，或加桑寄生尤妙。治产后走动，气血升降失常，留滞关节，筋脉引急，遍身疼痛，甚则腰背不能俯仰，手足不能屈伸，兼治男子痛风。

活血应痛丸 苍术六两，草乌二两，金毛狗脊四两，香附七两，陈皮五两，没药、威灵仙各一两。为末，酒糊丸，梧子大。每十五丸至二十丸，温酒下，忌桃李、雀鸽、诸血。治风湿入骨，血脉凝滞，遍身麻木，上攻头面虚肿，耳鸣，项强背急，下注腰腿重痛，脚膝拘挛，及痢久不止，痢后鼓槌风证。常服活血气，壮筋骨。

定痛散 苍耳子、骨碎补、自然铜、血竭、白附子、赤芍、当归、肉桂、白芷、没药、防风、牛膝各三两，五加皮、天麻、槟榔、羌活各一两，虎胫骨、龟板各二两。为末。每一钱，温酒调服。治风毒邪气，乘虚攻注皮肤骨髓之间，与血气相搏，痛无常处，游走不定，昼静夜甚，不得睡卧，筋脉拘急，不得屈伸。

活络丹 川乌、草乌、乳香、没药、地龙、南星各六两。为末，酒糊丸，梧子大。每二十丸，空心冷酒、荆芥煎汤任下。治诸风湿毒留滞经络，注于脚间，筋脉拘挛，腰腿沉重，腹胁膨胀，不思饮食，一切痛风走注，或脚筋吊痛，上冲心腹，及男子元脏气虚，妇人脾血久冷。

加减虎骨散 虎胫骨三两，没药五钱。为末，每二钱，温酒调服。治白虎历节诸风，骨节疼痛，昼夜不可忍者。

虎骨散 虎骨四钱，芍药一两六钱，生地八两。以清酒一升浸，曝干，复入酒中，取酒尽为度，捣末。每二钱，酒调日三服。治骨髓中酸疼。一方无生地，有乳香二钱。

潜行散 黄柏一味，好酒浸，晒干，为末。每一钱，煎四物汤调服。治血虚阴火痛风，及腰半已下湿热注痛，多服取效。

古半硝丸 半夏二两，风化硝一两。为末，生姜自然汁打糊丸，梧子大。每五十丸，姜汤下。治痰饮流注疼痛。一方加茯苓一两，枳壳五钱，治中脘停伏痰饮，以致臂痛不能举，左右时复转移。

济生防风茯苓，五痹俱蠲；

济生防风汤 当归、赤茯、独活、赤芍、黄芩、秦艽各五分，甘草、桂心、杏仁各二分半，防风一钱。姜煎温服。治血痹、肌痹、皮痹。

济生茯苓汤 半夏、赤茯、陈皮各一钱，甘草、桔梗，枳实各五分。姜煎温服。治停蓄支饮及筋痹、脉痹。

川芎茯苓汤 赤茯、桑白皮、防风、官桂、川芎、麻黄、芍药、当归、甘草各五分。枣煎温服。如欲汗，以粥助之。治着痹留注不去，四肢麻木，拘挛浮肿。

宣明升麻汤 升麻一钱半，茯神、人参、防风、犀角、羚羊角、羌活、官桂各二分半。姜煎，入竹沥少许调服。治热痹，兼治诸风。

蠲痹汤 当归、赤芍、黄芪、防风、姜黄、羌活各一钱半，甘草五分。姜枣煎温服。治手足冷痹，腰腿沉重及身体烦疼，背项拘急。

川附丸 川乌、附子、官桂、川椒、菖蒲、甘草各一两，骨碎补、天麻、白术各五钱。为末，蜜丸梧子大。每三十丸，食前温酒下，日三服。治气痹。

续断丸　当归、续断、萆薢、天麻、防风、附子各一两，川芎七钱半，乳香、没药各五钱。为末，蜜丸梧子大。每四十丸，温酒米饮任下。治风湿流注，四肢浮肿，肌肉麻痹。

导气天麻黄芪，三妙可必。

导气汤　黄芪二钱，甘草一钱半，青皮一钱，升麻、柴胡、归尾、泽泻、陈皮各五分，五味子二十粒，红花少许。水煎温服，乃清燥汤加减。治两腿麻木。

行湿流气散　苍术、羌活、防风、川乌各一两，薏苡仁二两，白茯苓一两半。为末。每二钱，温酒或葱汤下。治风寒湿气痹证，身如板夹，麻木不仁，或手足酸软。

天麻黄芪汤　天麻、白芍、神曲、羌活、茯苓各三分，人参、黄连各四分，当归五分，黄芪、甘草、升麻、干葛、黄柏、苍术各六分，泽泻七分，柴胡九分。水煎温服。治手足麻木，兼有风证。

三妙丸　苍术六两，黄柏四两，牛膝二两。为末，酒糊为丸，如梧桐子大。每服七十丸至一百丸，空心姜汤或盐汤送下。治三阴血虚，足心如火热渐烘腰胯，及湿热麻痹，疼痛痿软等症，皆效。一方加当归、防己、虎胫骨、龟板各一两，名加味三妙丸。血虚加血药，气虚加气药。

九蒸单**豨莶**丸服之良，

端午、七夕、重阳日，收采洗去土，摘其叶，晒干铺入甑中，用好酒和蜜层层匀洒，蒸之复晒，晒之复蒸，如此者九次，为末，蜜丸梧子大。每四十丸，空心酒下。治中风口眼㖞斜，时吐痰涎，语言謇涩，四肢缓弱，骨节疼痛，腰膝无力。又能行大肠气及诸风痹。

千金单**蓖麻**汤擦之吉。

秋夏用叶，春冬用子，一二十斤，入甑内置大锅上，蒸半熟取起，先将绵布数尺双摺浸入蒸汤内，取出乘热敷患处，却将前蒸热铺布上一层，候温再换热药一层，如此蒸换，必以患者汗出为度，重者蒸五次，轻者蒸三次即愈，内服疏风活血之剂。专治风湿瘫痪，手足不仁，半身不遂，周身麻木酸疼，口眼歪斜皆效。

擦痹法 蓖麻子三两，活地龙七条，甘草、甘遂各一两，麝香一钱。捣烂，于瓷器内筑实勿泄气，临用先将姜葱各一两，捣烂包患处，次用姜汁化此药一鸡子黄大，擦半时久，一日三次。二三年者效，妇人尤神。

游风翻看紫浮萍；

单浮萍丸 用紫背浮萍摊于竹筛内，下着水晒干，为末，蜜丸弹子大。每一丸用黑豆淋酒化下。治一切风疾、瘾疹、紫癜、白癜，痛痒顽麻，兼治脚气打扑伤损，浑身麻痹。

单苍耳丸 端午日，取苍耳草叶洗净，晒干，为末，蜜丸梧子大。每十丸，日三次酒下。治诸风及诸风疮瘾疹，紫癜白癜，最消食积。若身体有风处，或为麻豆粒者，此为风毒出也，急用针刺，令黄水出尽乃已。

古苦皂丸 苦参末一斤，用皂荚二斤，以水一斗，浸揉取浓汁，去渣熬成膏，和丸梧子大。每三十丸，荆芥、薄荷酒下，或只用酒调下。治肺风，皮肤瘙痒，或生瘾癣及遍身风热，细疹痛痒，连胸、颈、脐、腹及近阴处皆然，涎痰亦多，夜多不睡。

斑疹细捣胡麻虱。

胡麻散 胡麻一两二钱，荆芥、苦参各八钱，何首乌一两，甘草、威灵仙各一钱。为末。每二钱，薄荷煎汤，或茶酒蜜汤下。服药后频频浴身，得汗出立效。治脾肺风毒攻冲，遍身瘙痒，或生疮疥瘾疹，浸淫不愈，及面上游风，或如虫行，紫白癜风顽麻，或肾脏风攻注，脚膝生疮等症。

调中疏邪汤 苍术一钱半，陈皮、砂仁、藿香、芍药、甘草、桔梗、半夏、白芷、羌活、枳壳各一钱，川芎、麻黄、桂枝各五分。姜煎温服，治内伤外感而发阴斑。

土朱散 土朱、青黛各二钱，滑石、荆芥各一钱。为末。蜜水调搽，服之亦可。治丹毒。

浮萍汤 干浮萍四两，汉防己五钱。浓煎热汤，先蒸后洗。治赤白癜风，一切斑疹、疥癣神效。

治面鼻生紫赤刺瘾疹方 硫黄、白矾等分，黄丹少许。为末，津液调敷，临卧再敷。

又方 黄丹二钱，硇砂五分，巴豆十枚，饼药一钱半。为末，同入罐中，以水酒和匀，慢火熬三四沸取出，入石灰三钱，和匀，用鹅毛蘸药搽红处，日一次，才见微肿，便洗去。鼻上赘肉、雀斑、粉刺皆效。

治面生雀子斑方 霜梅肉、樱桃枝、猪牙皂角、紫背浮萍各等分为末，如常洗面，其斑自去。

治汗斑方 牙皂、雄黄、半夏、川椒、荜澄茄、白附子各等分，硫黄、信石各少许。为末，醋调绢包擦。又水粉、硫黄等分，生姜汁调擦，三次效。

噫！处方同类相求，用药惟天阴骘。

寒

伤寒古法特详，暴寒亦肾所属，外则先入皮毛，内则直凝胃腹。

常用冲寒散 香附、陈皮、草果各一两半，砂仁、白姜、肉豆蔻各七钱，藿香、白茯、木通、吴萸各三钱。夏月去吴萸，加扁豆，换赤茯。为末。每一匙，温酒、姜汤、米饮任下。治感寒腹痛作泄，或无泄而饮食少，胃弱怕吃肥腻等症。

诸咳因风寒，华盖三奇或熏；

诸咳丸 陈皮、百药煎、枳壳、半夏曲、诃子、知母各等分，姜汁入蜜为丸，白汤下。诸咳通用，伤风咳甚发表后，以此断根尤妙。

华盖散 苏子、赤茯苓、陈皮、桑白皮、麻黄、杏仁各一钱，甘草五分。水煎温服。治肺感风邪，咳嗽上气，胸膈烦满，项背拘急，头目昏眩，鼻塞声重，痰气不利。

加减三奇汤 桔梗、陈皮、青皮、人参、紫苏、桑白皮、甘草各五分，半夏七分，杏仁三分，五味子四分。姜煎。治咳喘胸满。

单生姜丸 一味焙干为末，糯米糊丸，芥子大。每三十丸，空心米饮下。治寒嗽。

熏药 佛耳草、款冬花各一钱半，鹅管石、雄黄各二分半。为末。用熟艾铺纸上，以前药分作二帖，卷作筒子，烧烟吸入口中，以温茶常呷一二口，每一筒作三四夜吸，嗽止即住。治风入肺，久嗽不止。

久咳多热郁，芩半百花可掬。

古芩半丸 黄芩、半夏各一两，为末，姜汁糊丸，梧子大。每七十丸，姜汤下。治热嗽生痰。

古百花膏 紫菀、款冬花各等分。为末，蜜丸龙眼大。每一丸，食后临卧细嚼姜汤下。噙化尤佳。治喘咳不已，或痰有血，若虚弱人最易服之。

加味百花膏 紫菀、款冬花各一两，百部五钱。为末。每三钱，姜三片，乌梅一个，煎汤调，食后临卧各一服，或蜜丸服亦好。治久嗽不愈。

葶苈散 葶苈、瓜蒌仁、薏苡仁、桑白皮、升麻、葛根、桔梗各一钱，甘草五分。姜煎温服。治过食煎炒及酒，以致喘急不得卧及肺痈等证。

食嗽知贝矾及兮，诃黎蜂姜解劳蒸；

古二母散 知母、贝母各一两，巴霜十粒。为末。每服一字，姜三片，临卧细嚼白汤下，便合口睡，其嗽即定，自胸膈必利下寒痰，粥补之。治远年近日诸般咳嗽，兼治痰证。

加味二母丸 知母、贝母，用巴豆同炒黄色，去巴入白矾、白及各等分。为末，姜汁和蜜为丸，含化。或加麦门冬、陈皮、阿胶等分亦好。治久嗽、痨嗽、食积嗽。

诃黎丸 诃子皮五钱，海石、瓜蒌仁、青黛、杏仁、贝母、便制香附各二钱半。为末，姜汁和蜜为丸，含化，徐徐咽下。

治肺胀喘满，气急身重及劳嗽干咳无痰等症。

蜂僵丸 茜根、僵蚕、海粉、瓜蒌仁、杏仁、蜂房、神曲各等分。为末，姜汁、竹沥为丸，含化。治酒痰嗽，积久如胶及牙宣肿痛。

痰嗽橘甘瓜连兮，团参橘姜医气促。

古橘甘散 橘皮去白四两，甘草炙一两。为末。每服二钱，白汤调下。治痰嗽，极有效验。

瓜连丸 瓜蒌仁、黄连各等分。为末，竹沥、韭汁为丸，如梧桐子大。每服三五十丸，紫苏煎汤送下。治伤酒，痰嗽喘急。

半瓜丸 半夏、瓜蒌仁各五两，贝母、桔梗各二两，枳壳一两半，知母一两。为末，生姜汁浸，蒸饼糊丸，如梧桐子大。每服三五十丸，姜汤下。治痰嗽。

团参饮子 人参、半夏、紫菀、阿胶、百合、款冬花、杏仁、天门冬、经霜桑叶各五分，五味子、细辛、甘草各二分半。食后姜煎温服。治七情饥饱损伤脾肺，咳嗽脓血，渐成痨瘵。如因气加木香，咳唾血有热加生地，有寒加钟乳粉，疲极而咳加黄芪，损而唾血加没药、藕节，呕逆腹满不食加白术，倍生姜，小便多加益智仁，大便溏去杏仁，加钟乳粉，面浮气逆加沉香、陈皮。加减同煎服。

古橘姜丸 陈皮、生姜同捣焙干各二两。为末，用神曲末二两打糊为丸，如梧桐子大。每服三五十丸，食后临卧米饮送下。治久患气嗽圣药。凡火嗽忌用人参、半夏、陈皮等燥药，气嗽忌用粟壳、豆蔻等涩药。

霍乱回生，加味半硫祛冷痰；

回生散 陈皮、藿香各五钱。水煎温服。治霍乱吐泻。但一点胃气存者，服之回生。

加味半硫丸 硫黄一两，入猪脏内缚定，以米泔、童便、水酒各一碗，煮干一半，取出洗净晒干，入半夏、人参、白茯各一两，石膏一分。为末，姜汁浸，蒸饼丸，梧子大。每五十丸至百丸，空心米汤下。治忧思过度，脾肺气闭，结聚痰饮，留滞肠胃，吐利交作，四肢厥冷，头目眩晕，或复发热。

九君子汤 陈皮、半夏、麦门冬、白茯、白术各一钱，人参、小麦、甘草各五分，乌梅一个。姜煎温服。治霍乱已愈，烦热多渴，有痰，小便不利。

吐利交作，正料红丸消食蓄。

红丸子 莪术、三棱各二两，醋煮青皮、陈皮各五两，干姜、胡椒各二两，阿魏一分。为末，陈米粉糊丸梧子大，矾红为衣。每百丸，生姜、甘草煎汤下。治脾胃虚冷，饮食失节，聚留肠胃，或因饮食不调，冲冒寒湿，吐利并作，心腹绞痛。

筋转难当，木萸加以炒盐；

木萸散 吴萸五钱，木瓜一钱，食盐五钱。同炒焦，先用瓦瓶炆水百沸，却入前药煎服。治霍乱吐泻，或因饮冷，或胃寒失饥，或大怒，或乘舟车，伤动胃气，令人上吐下泻不止，头旋眼花，手足转筋，四肢逆冷者最效。一方用枯矾为末，每一钱，百沸汤点服，亦好。

渴不能药，椒豆必须冷服。

古椒豆散 胡椒、绿豆各四十九粒，研烂，水煎服。如渴甚，新汲水调服。治霍乱吐泻而不能服药者，效。

劫九般心痛，

九痛丸 附子三两，巴豆、人参、干姜、吴萸各一两，狼毒二钱半。为末，蜜丸梧子大。每三丸，空心温酒下。治九种心痛及中恶胀痛，口不能言，连年积冷，流在心胸，肿痛上气，落马坠车等疾。

通灵散 蒲黄、五灵脂各一两，木通、赤芍各五钱。每四钱，水煎临熟入盐少许，通口服。治九种心痛。

散痛丸 陈茶一两，乳香五钱。为末，腊月兔血丸，芡实大。每一丸，淡醋汤下。治心气痛不可忍。

灵槟散 五灵脂、槟榔等分为末。每三钱，菖蒲煎汤下。隔夜先将猪肉盐酱煮熟，令患人细嚼，吐出勿吞，却将前药空心服之。治心脾虫痛。此方用肉味引虫头向上，用药杀虫也。

烧一种脾疼。

烧脾散 干姜、草果、厚朴、砂仁、神曲、麦芽、陈皮、良姜、甘草各等分。为末。每三钱，淡盐汤点服。治饮食生冷，停留中焦，心脾冷痛。

心腹 痛，玄椒散后香良；

古二胡散 玄胡索、胡椒各等分为末，每二钱，酒调服。

二炒香良散 香附、良姜各等分，各炒为末，每二钱，入盐少许，米饮调服，若同炒则不效。二方俱治心腹 痛。

心脾刺痛，乌沉汤加神曲。

四味乌沉汤 乌药、香附、砂仁、沉香等分，姜煎服。治心脾刺痛。

乌药沉香汤 乌药一两，沉香五钱，人参三分，甘草四分。为末，每五分，入盐少许，姜煎服。或加香附、砂仁、陈皮、半夏，或加枳壳、神曲、麦芽、莪术、青皮、木香，随宜加入。治一切气，除一切冷，调中补五脏，益精壮阳，暖腰膝。治呕泻，疗癥癖疼痛，风水毒肿，冷风麻痹，及中恶心腹痛，蛊毒鬼气，宿食不消，天行瘴疫，膀肾冷气攻冲背膂，俯仰不利，及妇人血气攻心，胃腹撮痛。

寒痛草蔻抽刀，热则连附莎芎；

草蔻丸 草豆蔻一钱四分，泽泻小便数者减之、麦芽各一钱半，半夏一钱，吴萸、益智仁、陈皮、僵蚕、人参、黄芪各八分，桃仁七枚，生甘草、炙甘草各三分，当归、青皮、神曲、姜黄、柴胡各四分。为末，蒸饼丸，梧子大。每三十丸，白汤下，食远斟酌多少用之。治客寒犯胃作痛，得热即止，热痛亦可暂服。

小草丸 小草、桂心、川椒、干姜、细辛各三两，附子二分。为末，蜜丸梧子大。每三丸，米饮下，忌荤腻生冷。治胸痹心痛，逆气膈中，饮食不下。

抽刀散 白姜五两，用巴霜一钱同炒赤，去巴；菖蒲五两，半生半炒；良姜五两，用斑蝥二十五枚同炒黑，去蝥；糯米六两一分炒黄。为末，每二钱，空心温酒下。昔一人醉卧星夜，天明脾疼攻刺，百药罔效，后服之顿愈，乃知风露入脾，故用二姜、菖蒲散邪，巴豆、斑蝥借气伐根，继以养脾之剂调之，更不复作。

连附六一汤 黄连六钱，附子一钱。姜枣煎热服。治胃脘痛甚，诸药不效者，热因热用也。

莎芎散 香附、川芎各一两，黄连、山栀各五钱，木香、干生姜各三钱，槟榔、酒黄芩、芒硝各二钱。为末。每二钱，用姜汁同滚白汤调，痛时呷下。治曾服香燥热药，以致病根深固者，宜用。

实痛煮黄藁苍，虚则归术二六。

煮黄丸 雄黄一两，巴豆五钱，白面二两，研匀，水丸梧子大。取十二丸，用浆水煮熟，漉入冷浆水内沉冷，每一时冷浆水下一丸，一日尽十二丸。如得利不可再服，宜古藁苍以去余邪。治大实心痛。

古藁苍汤 藁本五钱，苍术一两。水煎服。服煮黄丸后，宜此断根。治大实心痛，及心头迭痛者亦好。

古归术散 当归八两，白术一两。为末。每二钱，沸汤点服。治心脾疼痛。

二六丸 白术五钱，白芍、砂仁、半夏、当归各三钱，桃仁、黄连、神曲、陈皮各二钱，吴萸一钱半，人参、甘草各一钱。为末，蒸饼为丸服。治气血俱虚，挟食积痰火心痛。

痰火栀姜海石，白螺必煅成灰；

栀姜饮 山栀仁十五枚炒焦，水一盏，煎至六分，入生姜自然汁三匙令辣，再煎少沸热饮，或入川芎一钱尤妙。治胃热作痛。如用此及劫痛药不止者，须用玄明粉一钱服之，立效。

栀萸丸 山栀仁炒焦三两，吴萸、香附各五钱。为末，蒸饼丸，如花椒大。每二十丸，生地黄酒洗，同生姜煎汤服。治气实心痛。

萸连栀石丸 吴萸、黄连、山栀、滑石各五钱，荔枝核存性三钱。为末，姜汁糊丸服。治湿热心痛，引小腹欲作疝者。

海石散 海石二钱，香附一钱，为末。川芎、山栀煎汤，入姜汁令辣调服。治脾痛、疝痛。实者可煅牡蛎粉二钱，酒调服。

白螺壳丸 白螺蛳壳火煅、南星、滑石、苍术、山栀、香附各一两，枳壳、青皮、木香、半夏、砂仁各五钱。春加川芎，夏加黄连，秋冬加吴萸。为末，姜汁浸，蒸饼为丸，绿豆大。每五十丸，姜汤下。治痰积胃脘作痛。

血积失笑干漆，玄胡须醋炒熟。

失笑散 蒲黄、五灵脂各等分为末。每二钱，先以醋调成膏，入水一盏煎，空心热服。治心气痛及小肠气痛不可忍。

单干漆丸 炒烟尽为末，醋糊丸，梧子大。每五七丸，热酒或醋调下。治九种心痛，恶心吐水，腹胁积聚滞气，妇人瘀血作痛尤效。

玄胡索丸 玄胡索一两半，桂心、红花、滑石、红曲各五钱，桃仁三十枚。为末，蒸饼为丸服。治死血作痛神效。

腹痛痰滞，**姜调芎术散**当先；

川芎、苍术、香附、白芷各等分为末，木香、姜汁点热汤调服。治痰积作痛，脉滑，小便不利。

腹痛血寒，**酒煮当归丸**最速。

当归一两，黑附子、良姜各七钱，茴香五钱。四味用酒一碗煮干，再焙，入甘草、苦楝、丁香各五钱，玄胡索四钱，炒黄盐、全蝎各三钱，柴胡二钱，木香、升麻各一钱。为末，酒糊丸，梧子大。每五七十丸，空心淡醋汤下。忌油、面、酒、腻、生冷。治小腹寒痛及妇人癞疝，下注脚气，腰以下如有冰雪，以火焙衣盖犹寒冷之极，小便不止，与白带长流不禁，目睛宲宲无所见，身重如山，腿膝枯细，大便难，虚乏极甚。

吁！是病起于伤寒，却病无如寡欲。

暑

盛暑酷热，流火烁金，正宜生脉为主，

生脉散 人参、五味子各一钱，麦门冬二钱。水煎服。生津止渴。加黄芪、黄柏，令人气力涌出。古云：夏月必服五味子，以补五脏，服参与五味子不得者，白术、乌梅代之。

清肺生脉饮 黄芪二钱，当归、生地黄、人参、麦门冬各五分，五味子十粒。水煎服。治暑入肺咳嗽，脾胃虚弱，气喘气促。

反治**大顺**散难禁。

先将甘草四两，用蜜炒熟，次入干姜炒过，却入杏仁炒不作声为度，取起，后入肉桂各五钱三分，为末。每二钱，水煎服，烦躁冷水调服。治冒暑伏热，引饮伤脾，霍乱吐泻。

诱行丸百药自卫，

百药煎、麦门冬、乌梅、葛根、人参、甘草。蜜丸，含化一丸。免吃冷水膨腹，兼止吐泻作渴。

无忧万病相侵。

谢传万病无忧散 草果、黄连、滑石、泽泻各一两二钱，枳壳、木通、厚朴、陈皮、赤茯苓、车前子、猪苓、砂仁各八钱，香薷、扁豆各二两，白术、小茴各五钱六分，木香、甘草各二钱半。为末。每二钱，滚水调服，素虚者温酒或茶清下。忌米饮，孕妇禁服。如不善服末者，煎三沸服，或摊冷服，不尔则吐。专治夏月霍乱吐泻，烦渴尿赤，似疟非痢，不服水土等证，常服可防疟痢。

正气虚疟四兽七枣，痰火露姜宜早服；

四兽饮 人参、白术、茯苓、陈皮、半夏、草果、乌梅、生姜、枣子各等分，甘草减半。共用盐少许淹食顷，以皮纸包裹，将水浸湿，慢火煨一时，令香熟，焙干，每五钱水煎，未发前并进数服。治七情聚痰发疟，及五脏气虚，疟久不已。

古枣附汤 附子半枚，盐水浸泡七次，枣子七枚，生姜七片。水煎，当发日早温服，仍吃枣子三五枚。治五脏气虚发疟，不问寒热先后及独作、叠作、间作并治。

古果附汤 草果、附子各二钱半，姜、枣煎，温服。治脾寒疟疾不愈，振寒少热，面青不食，大便溏泻，小便反多。

露姜饮 用生姜四两，和皮捣汁一碗，夜露至晓，空心冷服。大治脾胃聚痰，发为寒热。凡中风、中气、中暑、中毒、干霍乱，一应卒暴之证，与童便合用，立可解散。盖姜能开痰，童便能降火故也。

邪外邪疟常山槟榔，痞块鳖甲消年深。

祛邪丸 麻黄四两，常山、大黄、知母、甘草各二两。为末，蜜丸梧子大。每面东服十五丸。欲汗，冷水下；欲下，露姜饮下；欲吐，甘草煎汤露过下。治新疟脉浮大，寒热往来。

胜金丹 常山四两，酒蒸晒干，槟榔一两。为末，醋糊丸，绿豆大。每三十丸，隔夜临卧冷酒下，次早再进一服。血虚，当归煎汤下；气虚，人参煎汤下；痰多，贝母煎汤下。治诸疟，日久不愈。

老疟丸 常山、草果各二两，用酒、醋各一碗，入砂锅内浸一宿，再入青皮、陈皮、半夏、乌梅、三棱、莪术、砂仁、槟榔各一两，同浸半日，煮干，晒为末，半酒半醋打糊为丸，梧子大。每三十丸，白汤下，服至半斤除根。治久疟不瘥，腹痛有母。凡积聚及行瘴湿地方尤宜。

老疟饮 苍术、草果、桔梗、青皮、陈皮、良姜各五分，白芷、茯苓、半夏、甘草、枳壳、桂心、干姜各三分，苏叶、川芎各二分。水煎，入盐少许，空心温服。治久疟结成癥瘕、痃癖在腹，诸药不愈。

鳖甲丸 鳖甲二两，香附、三棱、莪术、海粉、青皮、红花、桃仁、神曲、麦芽各五钱，并用醋煮晒干，随症加减。为末，醋糊丸，梧子大。每五十丸，白汤下。善消导疟母。一方加芎、归、赤芍等分，名阴疟丸，治夜疟及血虚。

痢疾导滞主方，香连阿胶六神可辅；

导滞汤　芍药一钱，当归、黄芩、黄连各五分，大黄三分，肉桂二分半，木香、槟榔、甘草各二分。水煎服。一方无肉桂、甘草，有枳壳。治下痢脓血，里急后重，腹痛作渴，日夜无度。大要以芍药、甘草和中止腹痛，恶热痛加黄芩，恶寒痛加姜、桂；以木香、槟榔行气除后重，气分加枳壳、滑石宽肠，血分加当归、桃仁和血；以秦艽、皂子祛肠风；黄芩、黄连清热毒；白术、陈皮调胃；茯苓、泽泻渗湿；山栀、枳实消积。呕吐加石膏、陈皮、山栀、姜汁；痢已后重不解，去槟、枳，换条芩，加升麻提之；虚者减芩、连、大黄；气虚加白术、黄芪、砂仁；血虚加芎、归、阿胶、侧柏叶、炒干姜。此方行血和气，深合经旨。

香连丸　黄连五两，粉草二两，同用蜜水略拌湿，置锅中重汤蒸良久，取出晒干，如此者九次；后入木香一两。为末，糊丸梧子大。每五十丸，空心温酒米饮任下。治一切痢疾。

加味香连丸　黄连四两，用吴萸水炒过，木香一两，阿芙蓉二钱。为末，陈米糊丸，绿豆大。每二三十丸。此方临危便泄不收，诸方不效，急将莲肉煎汤送下，被盖取睡，效奏神矣。

四味香连丸　黄连炒十两，大黄酒煨四两，木香二两，槟榔一两。为末，糊丸如绿豆大。每七十丸，空心米饮下。治痢初起，不问赤白，每日二服，有积自行，无积自止。如下痢，色黑大黄，色紫地榆，色红黄芩，色淡生姜，色白肉桂，色黄山楂，水泄粟壳，痛甚木香、山栀，各煎汤送下，如神。

黄连阿胶丸　黄连三两，赤茯苓二两。为末，水调，阿胶一两和丸，梧子大。每三十丸，食后米饮下。治热泻血痢及肺热咯血。此方抑心火，清肺脏故也。

六神丸　黄连解暑毒，清脏腑，厚肠胃，赤痢倍之；木香温脾胃，逐邪气，止下痛，白痢倍之；枳壳宽肠胃；茯苓利水；神曲、麦芽消积滞。已上六味各等分为末，神曲打糊为丸，梧子大。每五十丸，赤痢，甘草煎汤下；白痢，干姜煎汤下；赤、白痢，甘草、干姜煎汤下。真调痢要药。

加味清六丸 滑石六钱，乳香、没药、桃仁、木香、槟榔、大黄各一钱。为末，神曲糊丸，绿豆大。每百丸，米饮下，以利尽秽物为度。治痢久不愈，下如清涕，有紫黑血丝。原因饱食疾走，或极力叫号呕跌，多受疼痛，大怒不泄，补塞太过，大酒大肉，皆令血瘀所致。

古姜墨丸 干姜炒、京墨煅，各等分为末，醋煮，面糊为丸，如梧子大。每服三五十丸，米饮下。治赤白痢。

休息感应神效，养脏补肠百中可寻。

感应丸 百草霜、丁香、干姜各一两，木香二两，杏仁四十九粒，肉豆蔻二十一枚，巴霜七十二枚。一方有黄丹、乳香。为末。用黄蜡滤去渣；又用酒煮溶，取浮者四两，如春夏用清油一两，秋冬一两半，熬熟，入前蜡溶化，候温入前末和匀，油纸包裹，旋丸梧子大，小儿麻子大。每二十丸，空心米汤或姜汤下。治男妇小儿停积宿食冷物，不能克化，有伤脾胃，与泄泻臭秽，或下痢脓血，肚热心腹疼痛。

神效丸 当归、乌梅、黄连各等分。一方有阿胶。为末，蜜丸，甚者蜡丸梧子大，焙干。每三十丸，加至五十丸，空心厚朴煎汤下。治休息痢脓血不止，疼痛困弱。

养脏汤、丸 粟壳蜜炒一两，陈皮、枳壳、黄连、木香、乌梅、杏仁、厚朴、甘草各五钱。黑豆、枣子煎服。红痢，生地、甘草节、春茶煎。久不效，加龙骨、赤石脂、人参、芍药各一两，为末，蜜丸梧子大。每三十丸，乌梅、甘草煎汤，或粟米饮下。治五色痢神效。

黄连补肠汤 黄连四钱，茯苓、川芎各三钱，酸石榴皮五片，地榆五钱，伏龙肝二钱。每八钱，水煎服。治大肠虚冷，痢下青白，肠中雷鸣。

百中散 粟壳去粗皮，用姜汁浸一宿，炒干为末。每二钱，米饮调服。忌生冷、油腻、鱼鲊、毒物三日。治一切痢，不问赤白，或日百行，一服便疏，再服即愈。

气痢丸 诃子、橘皮、厚朴各三两。为末，蜜丸梧子大。

每三十丸，米饮下。

苍榆汤 苍术二钱，卷柏、芍药各一钱半，地榆、阿胶各一钱，水煎服。治泄痢脱肛。阿胶，大肠要药也。

姜茶煎，可防疫；

老生姜、春茶叶各等分，新水煎服。盖姜助阳，茶助阴，二者皆能消散，又且调平阴阳，况于暑毒、酒食毒皆能解之乎！不问赤白冷热，疫痢腹痛通用。

梅蜜饮，能抑心。

治热痢，用陈白梅、好茶、蜜水各半煎服；冷痢，用生梅汁、蜜水各半煎服。仍将木香、生肉豆蔻为佐。蜜最治痢。

蛊毒，茜根犀角；

茜根丸 茜根、犀角、升麻、地榆、当归、黄连、枳壳、白芍等分。为末，醋糊为丸，梧子大。每七十丸，空心米饮下。治蛊疰痢及一切毒痢，心腹烦痛等症。

愈后，苍龟柏芩。

苍龟丸 苍术、龟板、白芍各二两半，黄柏五钱。为末，粥丸。四物汤加陈皮、甘草煎汤下。治痢后脚弱渐小。一方加黄芩五钱。

噫！人情好饮贪凉以避暑，至理淡口节欲以养阴。

湿

惟湿易于伤脾，惟脾难于调燮。下虚，则浊流于内，而为泻为肿为疼；上郁，则色蒸于外，而为痞为嗳为噎。

退黄老少男妇俱宜，

退黄丸 青矾二两，锅内溶化，入陈黄米四升，用醋拌匀，慢火炒令烟尽为度，加入平胃散六两，同炒少顷，去火毒；水肿合四苓散一料同炒，为末，醋糊丸，梧子大。每七十丸，空心临卧陈米饮下。忌糯米、油、面、生冷、硬物。一方只用青矾、苍术等分，炒丸亦好。治黄肿，水肿腹胀，溏泻等症。此方即周益公阴骘丸。挟气肿者，加樟树皮五钱、木香二钱、香附二两；挟血肿及产后肿者，加四物汤一料。盖青矾乃铜之精液，用醋制以平肝，逾于针铁。如服针铁，必忌盐而后复发，青矾不忌不发，亦不须服紧皮药丸。

红矾丸 青矾半斤，用纸包定，装入旧蒲鞋头内，又以一只上下合住，缚定，于炭火内煅通红为度，候冷取出，名曰红矾。香附各四两，猪苓、泽泻各二两，艾线一两，用醋一碗，罐内煮，取焙为末，陈米饭捣丸梧子大。用四物汤料各一两，加木香三钱，研末为衣。每五十丸，加至八九十丸，酒下。治妇人黄肿如神。

肾着青娥可悦。

肾着汤 干姜、茯苓各二钱，甘草、白术各一钱。空心水煎服。治肾虚伤湿，身重腰冷，如坐水中，不渴，小便自利。

青娥丸 故纸四两，胡桃肉八两，杜仲四两，腰膝疼者倍之，一方加黄柏、牛膝各四两，知母三两，萆薢四两。用盐水、童便、米泔、酒各浸一两，过一宿，晒干为末，春夏用糯米粥，秋冬用蜜同胡桃捣烂，和药杵丸梧子大。每五十丸至八十丸，空心温酒、盐汤任下，以干物压之。专滋肾水，秘精壮阳益筋，治腰膝痛神效。

茯苓苍术导水，胜似舟车；

茯苓汤 赤茯、泽泻、香附、陈皮、桑白皮、大腹皮、干姜各等分。水煎服。或加葶苈、防己、枣肉丸服亦好。治脾虚浮肿，喘急尿滞。

单苍术丸 苍术一斤，用童便、酒各浸半斤，过一宿，晒为末。每一钱，空心酒调服，能治风湿。或加白茯六两，神曲糊丸，绿豆大，每七十丸服亦好。健脾燥湿，壮筋明目。或单白术一两，酒煎服。二术补脾，生附行经，治湿要药。

导水丸 大黄、枯芩各二两，牵牛、滑石各四两。湿热腰痛及水湿肿痛。久雨加甘遂；遍身走注肿痛加白芥子；热毒肿痛、久旱加朴硝；气血结滞，关节不通，肠胃干燥加郁李仁；腰腿沉重加樟、柳根各一两。为末，水丸或蜜丸，小豆大。始自十丸，每服加十丸，日三服，温水下，以利为度。治带、暑湿热及久病热郁，一切热证；兼除痰饮，消酒食，清头目，利咽膈，通结滞，强神健体；并妇人经病，产后血滞，腰脚重痛；小儿积热，惊风潮搐。一方加黄连、薄荷、川芎各五钱，名神芎丸，兼治鼻衄、口舌生疮、牙疳齿蚀，遍身湿疮、干疥，睡语咬牙，惊惕怔忡，二便涩滞，惟孕妇忌用。

舟车丸　大黄二两，甘遂、大戟、芫花、青皮、陈皮各一两，牵牛四两，木香五钱。为末，水丸梧子大。每六七十丸，白汤下，随症加减。

四制三精除湿，兼医疮疖。

四制苍柏丸　黄柏四斤，用乳汁、童便、米泔各浸一斤，酥炙一斤，浸炙各宜十三次；苍术一斤，用川椒、故纸、五味子、川芎各炒四两，去各炒药。用苍、柏为末，蜜丸梧子大。每三十丸，早酒、午茶、晚白汤下。滋阴降火，开胃进食，除周身之湿。

三精丸　苍术天精、地骨皮地精各净末一斤，用黑桑椹人精二十斤揉碎，入绢袋内压去渣，将前药投于汁内调匀，倾入瓷罐内，密封罐口，搁于栏上，昼采日精，夜采月华，直待日月自然煎干，方取为末，蜜丸小豆大。每十丸，酒汤任下。健脾去湿，息火消痰，久服轻身，发白转黑，面如童子。

除湿丹　槟榔、甘遂、威灵仙、赤芍、葶苈、乳香、没药各一两，牵牛、大戟各三两，陈皮四两。一方去葶苈，加泽泻、青皮。为末，曲糊丸，梧子大。每五十丸至八十丸，食前温水下。服药前后忌酒、面二三日，宜淡粥补胃尤佳。治诸湿客搏，腰膝重痛，足胫浮肿，筋脉紧急，津液凝涩，便溺不利，目赤瘾疹，痈疽发背，疥癣疮疖及走注脚气。

膈满不利，黄芩枳术可舒；

黄芩利膈丸　生黄芩、炒黄芩各一两，半夏、黄连、泽泻各五钱，南星、枳壳、陈皮各三钱，白术二钱，白矾一钱。或加萝卜子五钱，牙皂一钱。为末，蒸饼丸，梧子大。每五十丸，白汤下，忌酒、面、鱼腥、热毒物。除胸中热，利膈上痰。

枳实消痞丸 枳实、黄连各五钱，厚朴四钱，半夏曲、人参、白术各三钱，干生姜、茯苓、麦芽、甘草各二钱。为末，蒸饼为丸，梧子大。每三五十丸，空心温水下。治右关脉弦，心下虚痞，恶食懒倦，开胃进食。

平补枳术丸 古庵用白术三两补脾气，白芍一两半补脾血，陈皮和胃、枳实消痞、黄连清热各一两，人参补元气、木香调诸气各五钱。为末，荷叶煎浓汁煮糊丸，梧子大。每五七十丸，食远米饮下。调中健脾，去痰火，通气道。

痞久不消，黄连厚朴堪活。

黄连消痞丸 白术、姜黄各一两，黄连、黄芩俱土炒各六钱，枳实五钱，半夏、陈皮、人参各四钱，泽泻、厚朴、砂仁各三钱，猪苓二钱半，干生姜、神曲、甘草各二钱。一方有茯苓。为末，蒸饼糊丸，梧子大。每五十丸至百丸，空心白汤下。治一切心下痞满壅滞，烦热喘促，积年不愈。

厚朴温中汤 厚朴、陈皮各一钱，干生姜二钱，茯苓、草豆蔻、木香、甘草各五分。姜、枣煎服。治脾胃虚弱，心腹胀满疼痛，及秋冬客寒犯胃作痛。

泻必启脾平胃，二白曲芎以调中；

启脾丸 人参、白术、茯苓、山药、莲肉各一两，陈皮、泽泻、山楂、甘草各五钱。为末，蜜丸弹子大。每一丸，空心米饮化下。治大人、小儿脾积五更泻，消痟黄胀，定腹痛，常服生肌健脾益胃。或为散服亦好。

平胃蒜肚丸 獖猪肚一具，去脂膜，入大蒜装满，以线缝住，用冷水、热水各七碗，先将水烧滚，入肚，煮至水干为度，取出捣烂，入苍术、陈皮、厚朴各五两，川椒少许，再捣至肚无丝，方可为丸，梧子大。每二钱，白汤下。治脾泻水泻，便红下血等症。久痢先行，后以此补之，神效。

二白丸 白术二两，山楂、神曲各一两半，白芍、半夏、黄芩各五钱。为末，荷叶包饭煨熟，捣丸梧子大。空心白汤下。

治奉养太过，饮食伤脾，常泻或痢。

白术茯苓汤　白术、茯苓各五钱，水煎温服。治食泻湿热。

白术芍药汤　白术、芍药各四钱，甘草二钱。水煎服。治脾湿水泻，体重腹满，困弱不食，暴泻无数，水谷不化。二方和中、除湿、利水，三白之妙用如此，凡泻之要药也。

曲芎丸　神曲、川芎、白术、附子各等分，为末，面糊丸，梧子大。每三五十丸，米饮下。治脏腑受风湿，泄泻不止及食积作痢，兼治飧泻。

调中健脾丸　白术、破故纸、诃子、肉果各一两，茯苓、陈皮各八钱，黄连、吴萸水炒过七钱，神曲六钱，木香、厚朴、小茴、砂仁、山药、莲子各五钱。为末，粥丸梧子大。每七十丸，莲子煎汤下。治脾肾气虚，早晚溏泻，及脏寒久泻亦宜。

久利断下固肠，万全诃蔻止脱滑。

大断下丸　龙骨、附子、枯矾、肉豆蔻、牡蛎、诃子、酸石榴皮各二两，良姜、干姜、赤石脂各一两半，细辛七钱半。为末，醋糊丸，梧子大。每三十丸，粟米饮下。治脾胃虚耗及脏腑停寒，脐腹　痛，下利滑数，肌肉消瘦，饮食不入，气弱时发虚热。一方去干姜、肉蔻、牡蛎、榴皮、细辛，加丁香一两，木香五钱，白豆蔻、砂仁各六钱半，名固肠丸。

万全丸　赤石脂、干姜各一两，胡椒五钱。为末，醋糊丸，梧子大。每五七丸，米饮下。治大肠寒滑，小便精出，诸热药未效者。

诃子散　诃子一两，半生半熟，木香五钱，甘草、黄连各三钱。为末。每二钱，白术、芍药煎汤下。治泻痢久不止者。

古蔻附丸　肉豆蔻二两，附子一两半。为末，粥丸梧子大。每八十丸，莲子煎汤下。治脏寒脾泻，及老人中气不足，久泻不止。

二神丸　破故纸四两，肉豆蔻二两。为末，用大枣四十九枚，生姜四两同煮，枣烂去姜，取枣肉和药，捣丸梧子大。每五十丸，空心盐汤下。治脾胃虚弱，泄泻不止，全不思食。一方加小茴一两，木香五钱，名四神丸，治脾肾晨泻。

治痛苍防芩芍，卫生海青敛痰火；

治痛泻方 白术三钱，白芍二钱，陈皮一钱半，防风一钱。水煎或为丸服。如久泻加升麻六分。

古苍防汤 苍术四钱，防风二钱。一方加麻黄一钱，姜七片。煎服。治挟风泻痢，脉弦，头微痛者，宜此微汗之。

苍芍汤 苍术四钱，芍药二钱，黄芩一钱，或加淡桂少许。水煎服。治下痢痛甚，能散上中焦食积湿热。

卫生汤 人参、白术、茯苓、陈皮、甘草、山药、薏苡仁、泽泻、黄连各等分，水煎服。

海青丸 海粉一两，青黛三钱，黄芩二钱，神曲一两，留半煮丸梧子大。每二三十丸，白汤下。治痰积泻。

已寒归朴味萸，升阴香茸补虚慑。

大已寒丸 荜拨、肉桂各四两，干姜、良姜各六两，为末，面糊丸，梧子大。每三十丸，米饮下。治沉寒痼冷，脏腑虚惫，心腹　痛，胁肋胀满，肠鸣泄泻，自利自汗。

当归厚朴汤 良姜二钱，官桂一钱二分，当归、厚朴各八分。水煎服。治肝经受寒，面色青惨，厥而下利。

小白术汤 白术二钱，当归、厚朴各一钱，龙骨、艾叶各五分。姜五片，煎服。治飧泻腹痛，此风入中也。

古味萸散 五味子四两，吴茱萸一两。同炒香熟，为末。每二钱，陈米饮下。治肾虚五鼓洞泻。一方加故纸、肉豆蔻，捣蒜膏为丸，服之亦妙。

升阴丸 熟地黄五钱，白芍、知母各三钱，升麻、干姜各二钱，甘草一钱。为末，粥丸服。治久病大肠气泻。

香茸丸 乳香三钱，鹿茸五钱，肉豆蔻一两，每个切作两片，入乳香在内，面包煨，麝香少许，为末，陈米饭丸，梧子大。每五十丸，米饮下。治日久冷泻及酒泄。

吞酸清痰降火，九味四味萸连；

清痰丸 苍术二两，香附一两半，瓜蒌仁、半夏各一两，黄连、黄芩各五钱。为末，面糊丸，梧子大。每五十丸，食远茶清下。治吞酸嘈杂。

九味萸连丸 吴茱萸、陈皮、苍术、黄连土炒、黄芩土炒、桔梗、茯苓、半夏各一两。为末，神曲糊丸，绿豆大。每二三十丸，时时津液下。治郁积酸证。

四味萸连丸 黄连一两，吴萸一钱，桃仁二十四枚，陈皮五钱，半夏一两半。为末，神曲糊丸，绿豆大。每百丸，姜汤下。治痰火挟瘀。

吐酸消食透膈，曲术芒黄殊别。

透膈汤 木香、白豆蔻、槟榔、砂仁、枳壳、厚朴、半夏、青皮、陈皮、甘草、大黄、芒硝各八分。姜枣煎，食后通口服。治脾胃不和，中脘气滞，胸膈满闷，噎塞不通，噫气吞酸，胁肋刺痛，呕逆痰涎，饮水不下。

曲术丸 神曲三两，苍术一两半，陈皮一两。为末，姜汁煮神曲糊丸，梧子大。每七十丸，姜汤下。治中脘宿食留饮，酸蜇心痛，牙齿亦酸，或吐清水。

五疸有汗桂芪，无汗矾石硝石颇灵；

桂枝苦酒汤 黄芪三钱，芍药、桂心各八分。水煎，入苦酒三匙，初服当心烦，以苦酒阻故也，至六七日稍愈。治黄汗身肿发热。如经久腰以下无汗，强痛不食，烦躁小便不利者，本方用桂枝，加甘草四分，姜煎微汗，未汗再服。

芪陈汤 黄芪、赤芍、茵陈各一钱，石膏二钱，麦门冬、豆豉各五分。姜煎温服。治黄汗。

古矾硝散 矾石、硝石各一钱，为末。大麦粥饮调服，取汗。治女劳疸。或去硝换滑石，治湿疸。

葛术汤 葛根、白术、桂心各一钱，豆豉、杏仁、甘草各五分，枳实三分。水煎服。热者，去桂、术，加山栀一钱。治酒疸及脾经肉疸、癖疸、劳役疸、肾经黑疸。

谷疸丸 苦参三两，龙胆草一两。为末，牛胆汁和丸梧子大。每五十丸，空心麦饮下。一方加山栀五钱，人参七钱半，猪胆汁入蜜丸服，兼治劳役疸。

瘴疸丸 茵陈、山栀、大黄、芒硝各一两，杏仁六钱，常山、鳖甲、巴豆各四钱，豆豉二钱。为末，蒸饼为丸，梧子大。每三丸，米饮下，吐利为效，未效加一丸。治时行及瘴疟疫疠，忽发黄，杀人最急。如觉体气有异者，急制服之。

虚疸无积秦艽，有积小温大温极切。

秦艽饮 秦艽、当归、白芍、白术、官桂、陈皮、茯苓、熟地、半夏、小草、川芎各四分，甘草二分。姜煎。治五疸涉虚，口淡咽干寒热。

四白汤 白术、白芍、白茯、扁豆、人参、黄芪各一钱，甘草五分。姜枣煎，治色疸。

小温中丸 针砂一两，山楂、青皮、苍术、神曲各二两，白术三两，香附便制一两半，春加川芎，夏加苦参或黄连，冬加吴萸或干姜。一方无白术、山楂、参、萸，有山栀。治黄疸与食积。

大温中丸 针砂一两，陈皮、苍术、厚朴、青皮、三棱、莪术、黄连、苦参、白术各五钱，生甘草二钱，香附一两半。一方无黄连、参、术。为末，俱醋糊为丸，梧子大。每七八十丸，空心盐汤下。治黄疸、黄胖与黄肿，又可借为制肝燥脾之用。如脾虚者，须以参、术、芍、甘、陈皮作汤使。已上二方用针砂，不如以青矾代之为妙。

伤酒面而黄者，用完丝瓜烧灰；

为末，伤面面汤下，伤酒酒下，数服效。

吃茶米而黄者，二术为屑。

治黄爱吃茶 用白术、苍术各三两，石膏、白芍、黄芩、南星、陈皮各一两，薄荷七钱。为末，砂糖水煮，神曲为丸，砂糖水下。

治黄吃生米 用白术一钱半，苍术一钱三分，陈皮、白芍、神曲、麦芽、山楂、茯苓、石膏各一钱，厚朴七分，藿香五分，甘草三分。水煎，临熟入砂糖一匙调服。

通用 使君子二两，南星姜制、槟榔各一两。如吃生米，用麦芽一斤炒过；吃茶叶，用茶叶一斤炒过；吃黄泥，用壁土一斤火焙；吃黑炭，用黑炭一斤炒燥。为末，炼蜜为丸，梧子大。每早砂糖水下五十丸，效。

热肿汗下，麻甘葶苈与香平，或浚川布海以夺身浮；

古麻甘汤 麻黄二钱，甘草一钱。水煎热服，取汗避风。治水肿从腰以上俱肿。如肢冷，属少阴，加附子。惟老人虚人，不可轻用。

葶苈丸 葶苈、防己、木通、杏仁、贝母各一两。为末，枣肉捣膏为丸，梧子大。每五十丸，食远桑白皮煎汤下。治肺气咳喘，面目浮肿，喘促不安，小便赤涩。

香平丸 香附、黑牵牛、三棱、莪术、干生姜各三两，平胃散一斤。为末，醋糊丸，或入鸭头鲜血为丸，梧子大。生姜汤下。治水肿、气肿、血肿。

浚川丸 从面肿起根在肺，加桑白皮；从四肢肿起根在脾，加大戟；从背肿起根在胆，加雄黄；从胸肿起根在皮肤，加茯苓；从胁肿起根在肝，加芫花；从腰肿起根在胃，加甘遂；从腹肿起根在肺，加商陆；从阴肿起根在肾，加泽泻；从手肿起根在腹，加巴戟；从脚肿起根在心，加葶苈。共为末，加者一两，余药各五钱。五更姜汤调下一钱，以利为度。忌鱼、面、盐百日，如百日内不慎复肿者，将前末醋糊为丸，每服三十丸，木香汤下。又从脐肿起根在肠，加姜汁；从头目肿起加羌活；从膈至小腹肿起根在膀胱，仍加桑白皮。此方察病根症，治十种水气初起，故又名十水丸。

布海丸 昆布、海藻各一斤，洗净入罐炆成膏，枳实四两，陈皮二两，青皮一两，荜澄茄、青木香各五钱。如气盛，加三棱、莪术各二两。为末，入前膏为丸，空心沸汤下。治水肿、痰肿、气肿、鼓胀喘咳及癥瘕瘿瘤。

紧皮丸 荜澄茄三钱，干漆二钱，枳壳四两，苍术、乌药、香附、三棱、莪术、木香、砂仁、红豆蔻、草果、茯苓各一两。

为末，醋糊丸。肿消后即服，或千金养脾丸、枳术丸。

虚肿分消，复元实脾与金丹，或丹房奇术以涂脐穴。

中满分消丸 酒芩六钱，黄连、枳实、半夏、厚朴各五钱，姜黄、白术、人参各二钱半，甘草、猪苓各一钱，干生姜、白茯、砂仁各二钱，知母、泽泻、陈皮各三钱。一方无甘草、猪苓。为末，蒸饼丸，梧子大。每百丸焙热，白汤或姜汤下，寒因热用，故焙热服之。治中满鼓胀、气胀、水胀、大热胀。

中满分消汤 益智仁、半夏、木香、茯苓、升麻各七分半，真川乌、人参、青皮、当归、生姜、柴胡、干姜、荜澄茄、黄连各半钱，黄芪、吴萸、草豆蔻、厚朴、黄柏各半分。一方有麻黄、泽泻。水煎服。忌房劳、湿、面、生冷。治中满寒胀寒疝，二便不通，四肢厥冷不收，食入反出，奔豚不收，一切寒证。

泽泻汤 泽泻、赤茯、枳壳、猪苓、木通、槟榔、黑牵牛各等分。为末，每服二钱，生姜、葱白煎汤调服。治水肿大小便秘涩。

复元丹 附子二两，木香、小茴、川椒、独活、厚朴、白术、陈皮、吴萸、桂枝各一两，泽泻一两半，肉果、槟榔各五钱。为末，糊丸梧子大。每五十丸，紫苏煎汤下。治脾肾俱虚，发为水肿，四肢虚浮，心腹坚胀，小便不通，两目下肿。

实脾散 厚朴、白术、木瓜、木香、干姜、草果、大腹子、白茯、附子各五分，甘草二分。姜枣煎服。治阴水发肿，宜先实脾土。

金丹 苍术四钱半，草乌二钱，巴豆一钱半，羌活二两，杏仁二十一个。为末，面糊丸，梧子大。每十一丸，临卧姜汤下。忌盐、酱、房事。治十种水气鼓胀。

丹房奇术 治肿胀。巴豆四两，水银粉二钱，硫黄一钱。同研成饼，先用新绵一块铺脐上，次以饼当脐掩之，外用帛缚。如人行五里，自然泻下恶水，待行三五次去药，以粥补住。久患者隔日取水，神效。

风热相乘囊肿，三白牵牛；

三白散 白丑二两，桑白皮、白术、木通、陈皮各五钱。为末。每二钱，姜汤调服。治膀胱蕴热，风湿相乘，阴囊肿胀，大小便不利。

虫蚁吹着阴脬，单煎蝉蜕。

单蝉蜕散 用蝉蜕五钱，水煎洗肿处，再温再洗，肿痛立消，洗后与五苓散加灯心。治阴囊忽肿，多坐地为风或虫蚁吹着。

八味千金，养肾养脾；

加味八味丸 附子二两，白茯苓、泽泻、官桂、牛膝、车前子、山药、山茱萸、牡丹皮各一两，熟地黄五钱。为末，蜜丸梧子大。每七十丸，宽心米饮下。治脾肾虚损，腰重脚重，小便不利。如热者，去桂、附。

千金养脾丸 枳实、陈皮、麦芽、三棱、莪术、小茴、白姜、肉豆蔻、砂仁、茯苓、良姜、益智仁、胡椒、木香、藿香、薏苡仁、红豆蔻、白术、丁香、山药、扁豆、桔梗、人参、甘草、神曲各等分。蜜丸弹子大。每细嚼一丸，白汤、温酒任下。治脾虚停寒留饮，膈噎翻胃吐食，常服养脾进食。

枳术续断，分气分血。

加味枳术汤 枳实、白术、紫苏、辣桂、陈皮、槟榔、桔梗、木香、五灵脂各二分，半夏、白茯苓、甘草各三分。姜煎温服。治气为痰饮所隔，心下坚胀，名曰气分。

续断饮 玄胡索、当归、川芎、牛膝、续断、赤芍、辣桂、白芷、五灵脂、羌活各二分，赤茯苓、牵牛、半夏、甘草各三分。姜煎温服。治瘀血留滞，血化为水，四肢浮肿，皮肉赤纹，名曰血分。

雄黄干漆，蛇虫水毒成瘕；

古漆雄丸 真生漆一斤，锅内溶化，麻布绞去渣，复入锅内熬干，雄黄一斤。为末，醋糊丸，梧子大。每四分，大麦芽煎汤下。治水蛊。

柴青枳橘，男妇阴幽肿裂。

柴青泻肝汤 治男子肝火旺极，阴茎肿裂，健硬不休。即小柴胡汤加黄连、青皮。盖玉茎万筋之总，小柴胡肝胆正药，加黄连助柴胡泻肝火，青皮泻肝气。

枳橘熨 妇人阴肿如石，痛不可忍，二便不利，欲死者，用陈皮、枳实各四两，炒令香热，以绢袋盛之，遍身从上至下及阴肿处，频频熨之，冷则又换，直至喉中觉枳实气，则痛止肿消便利矣。

虚胀顺气宽中保命，实则四炒枳壳为丸；

木香顺气汤 木香、干生姜、升麻、柴胡各四分，厚朴、白茯苓、泽泻、半夏各一钱，青皮、陈皮各六分，益智仁、吴萸各三分，草豆蔻、当归各五分，苍术八分。水煎服。忌生冷硬物。治内伤浊气，在上则生䐜胀，至夜尤甚。此方用升、柴引清气上行，茯、泽导阴气下降，更佐吴萸苦以泻之，姜、蔻、半夏、益智温中，苍、朴、青皮、木香顺气，归、橘调和荣卫，经所谓留者行之，结者散之，泻之，上之，下之，清浊各安其位矣。

宽中健脾丸 白术六两，人参、黄芪、苍术、茯苓、五加皮各二两，黄连用茱萸水炒过、白芍、泽泻各二两半，陈皮用盐水炒过、半夏、香附、薏苡仁、山楂各三两，草豆蔻、苏子、萝卜子各一两半，沉香六钱，大瓜蒌二个每个镂一孔，用川椒末三钱，多年粪礶末二钱，装入瓜蒌内，纸糊瓜口，盐泥固济晒干，煅红为度，去泥与黑皮。同前药为末，用荷叶、大腹皮煎汤煮黄米，糊丸梧子大。每百丸，白汤下。治单腹胀，及脾虚肿满，膈中闭塞，胃口作痛，神效。

诸蛊保命丹 肉苁蓉三两，青矾、红枣、香附各一斤，大麦芽一斤半。先将苁蓉、青矾入罐内，同煅烟尽，和前药为末，糊丸梧子大。每二十丸，食后酒下。治蜘蛛蛊胀。

蛤蟆煮肚法 用癞蛤蟆一个，入猪肚内煮熟，去蛤蟆，将肚一日食尽。治蛊胀，兼治浮肿。

四炒枳壳丸 枳壳一斤，分作四分，用芫荽子、萝卜子、小茴、干漆各一两，各炒一分，以枳壳黄色为度，择出枳壳为末，以四味炒药煎汤煮糊为丸，梧子大。每五十丸，空心米饮下。治气血凝滞，腹内蛊胀，翻胃呕吐不食，神效。

牵牛丸 木香、白茯苓、厚朴各一两，大黄、泽泻各一两半，滑石、黑牵牛各六两。为细末，水煮稀糊为丸，如梧桐子大。每服三五十丸，淡姜汤送下。治肚实胀，二便不通。

厚朴汤 厚朴、枳壳、高良姜、槟榔、朴硝、大黄等分。水煎服。治胀满。

积胀广术醋鳖保安，瘀则散血消肿是啱。

广术溃坚汤 半夏七分，黄连六分，厚朴，黄芩、益智、草豆蔻、当归各五分，柴胡、泽泻、神曲、青皮各三分，莪术、升麻、红花、吴萸、甘草各二分。渴者加葛根四分。姜煎温服。治中满腹胀，积块坚硬，坐卧不安，二便滞涩，上气喘促，遍身虚肿。

醋鳖丸 鳖甲、诃子皮、干姜各等分。为末，醋糊丸，梧子大。每三十丸，空心白汤下。治癥癖。

保安丸 大黄三两，附子五钱，干姜一两，鳖甲一两半。为末，米醋熬膏，和丸梧子大。每二十丸，空心醋汤或米饮下，取积下为度。治癥积心腹，内结如拳，上抢心痛及脐腹痛。

散血消肿汤 川芎一钱二分，当归尾、半夏一钱，莪术、人参各七分，砂仁七枚，木香、五灵脂、官桂各五分，甘草四分，紫苏三分，芍药五分。姜、枣煎服。治男妇血胀烦躁，漱水不咽，神思迷忘，小便利，大便黑。

禹余蛇石，善制肝以补脾；

禹余粮丸 针砂五两，水淘净，炒干，入禹余粮三两，同用醋二碗煮，令醋干，又以火煅通红，取出去火毒，研细；蛇含石三两，火煅醋淬。已上三味为主，其次量人虚实加后药：木香、牛膝、莪术、白蒺藜、桂心、川芎、白豆蔻、土茴香、三棱、羌活、茯苓、干姜、青皮、附子、陈皮、当归各五钱。为末，蒸饼糊丸梧子大。每五十丸，空心酒下，忌盐。治水肿鼓胀，中满喘满及水胀气胀。盖肿胀乃寒湿痞滞，非此热燥不能开通。如病少退，当服补气血、补脾之药，可免后患。惟壮实人可用，虚者禁服。

蜈蚣麝香，可内消而外劫。

内消散 蜈蚣酒炙为末，每服一钱，用鸡子两个打开，将蜈蚣末入内搅匀，纸糊干，向沸汤煮。日进一服，连进三服患即瘳矣。治一概腹胀，大如稍箕，神效。

外敷神膏 川大黄、朴硝各四两，麝香一钱。为末，每二两，和大蒜捣成膏敷患处。治男妇积聚胀满，血蛊等症。

浊多虚火，金莲樗柏远志胜真珠；

金莲丸 白茯苓、石莲肉、龙骨、天门冬、麦门冬、柏子仁、当归、酸枣仁、紫石英、远志、乳香、龙齿各一两。为末，蜜丸梧子大，朱砂为衣。每七十丸，空心温酒或枣汤下。治思虑伤心，小便赤浊。

樗柏丸 樗白皮一两，黄柏三两治湿热，青黛解郁降火、干姜敛肺气下降，生阴血，且能监制各三钱；滑石利窍、蛤粉入肾、神曲燥湿各五钱。痰甚加南星、半夏。为末，神曲糊丸，梧子大。每七十丸，空心白汤下，虚劳四物汤下。治湿热痰火浊证，兼治便毒。一方去滑石、干姜，加知母、牡蛎，治遗精。

远志丸 远志八两，茯神、益智仁各二两。为末，酒煮面糊丸梧子大。每五十丸，临卧枣汤下。治赤浊因劳心者，神效。

真珠粉丸 蛤粉滋阴，黄柏降火，等分。水丸，酒下。治遗精、白浊。或加樗皮、青黛、滑石、知母尤妙。

浊因寒湿，星半蛤粉苍术名难说。

星半蛤粉丸 蛤粉二两，南星、半夏、苍术、青黛各一两。神曲糊为丸，姜汤下。治湿热白浊。

苍术难名丹 苍术半斤，茴香、川楝子各一两半，川乌头、破故纸、茯苓、龙骨各一两。为末，酒曲糊丸梧子大，朱砂为衣。每五十丸，砂仁煎汤或糯米汤下。治元阳气衰，脾精不禁，漏淋浊沥，腰痛力疲。

四炒固真丹 苍术一斤，分作四分。一分用茴香、青盐各一两炒，一分用川乌、川楝各一两炒，一分用川椒、故纸各一两炒，一分用酒、醋炒，俱以术黄为度，去各炒药，为末，煮药酒醋打糊丸梧子大。每三十丸，男子酒下，妇人淡醋汤下。治元脏久虚，遗精白浊，五淋七疝，妇人崩带下血，子宫血海虚冷等症。

古龙蛎丸 龙骨、牡蛎各五钱，为末，同入鲫鱼腹内，用纸裹入灰火内煨熟，取出去纸，捣丸梧子大。每三十丸，米饮下。治小便白浊，更加入茯苓、远志等分，尤妙。

威喜丸 白茯苓切细，以猪苓一分，同放于瓷器内，用水煮二十余沸，取出焙干为末四两，将黄蜡四两溶化，搜和茯苓末为丸，弹子大。空心细嚼，津液徐徐送下，以小便清为度。切忌食醋。治肾有邪湿，精气不固，梦泄白浊。

诸般腰痛羡立安，龙虎杜仲疗风虚；

立安丸 萆薢二两，故纸、木瓜各一两半，牛膝、续断、杜仲各一两。为末，蜜丸梧子大。每五十丸，温酒下。治诸般腰痛，久服温肾元，壮腰脚。

加味龙虎散 苍术一两，草乌、黑附子各二钱，全蝎五钱，天麻三钱。为末。每一钱，淋黑豆酒调服。能养肾气，治积聚瘕癥，内伤生冷，外中风寒，腰脚膝胫曲折挛拳，筋骨疼痛，经年不能常履者，如神。

杜仲丸 杜仲、龟板、黄柏、知母、枸杞子、五味子、当归、芍药、黄芪、故纸各一两。为末，炼蜜同猪脊髓和丸，梧子大。每八十丸，空心盐汤下。治肾虚腰痛，动止软弱，脉虚大，疼不已。

摩腰丹 附子尖、川乌尖、南星、朱砂、干姜各一钱，雄黄、樟脑、丁香、麝香各五分。为末，蜜丸芡实大。每一丸，姜汁化开，烘热置掌中，摩腰上，令尽粘肉，热帛缚定，腰热如火妙。间三日用一丸，或加吴萸、肉桂。治寒湿腰痛及妇人白带。如疝气外肾肿大，加丁香、麝香摩上，及横骨上软布覆之，一宿即消。

久甚腰疼夸速效，龟樗苍柏祛痰热。

速效散 川楝肉用巴豆五粒同炒赤，去巴、茴香、故纸各一两。为末。每一钱，空心热酒调服。治男妇腰痛不可忍。

龟樗丸 龟板一两，樗白皮、苍术、滑石各五钱，白芍、香附各四钱。为末，粥丸服。治湿痰腰痛。大便泄，或加苍术、威灵仙尤妙；凡腔子里气，须用些木香行气。

七味苍柏散 苍术、黄柏、杜仲、故纸、川芎、当归、白术各一钱。水煎服。治湿热腰痛，动止滞重，不能转侧。

七香异香顺气，佐以调肝；

七香丸 丁香、香附、甘草各一两二钱，甘松八钱，益智仁六钱，莪术、砂仁各二钱。为末，蒸饼糊丸，绿豆大。每三十丸，米饮下。治郁闷忧思，或闪挫跌扑，一切气滞腰痛。

异香散 石莲肉、甘草、莪术、三棱、益智仁各五分，青皮、陈皮各一钱半，厚朴一钱。盐一撮，姜枣煎服。治心肾不和，腰痛伛偻，腹胁膨胀，饮食难化，噫气吞酸，一切冷气结聚，腹中刺痛。

人参顺气散 人参、川芎、桔梗、白术、白芷、陈皮、枳壳、麻黄节、乌药、白姜、甘草各一钱。水煎服。治气滞腰疼及感风寒，头疼鼻塞；或诸风挛痹，眩晕㖞斜。

调肝散 半夏三分，辣桂、木瓜、当归、川芎、牛膝、细辛各二分，石菖蒲、酸枣仁各一分。姜、枣煎服。治郁怒伤肝，发为腰痛。

独活泻肾解热，兼医劳乏。

独活汤 独活、羌活、防风、肉桂、大黄、泽泻各九分，当归、桃仁、连翘各一钱半，炙甘草六分，防已、黄柏各三钱。水、酒各半煎服。治劳役腰痛如折，沉重如山。

泻肾汤 大黄一合用密器水浸一宿，磁石八钱，玄参、细辛各四钱，芒硝、茯苓、黄芩各三钱，生地汁、石菖蒲各五钱，甘草二钱。每服一两，以水二盏煎，去渣，下大黄纳药汁中，更煮减一分，去大黄，下地黄汁微煎一二沸，下芒硝，食前温服。治肾实热，小腹胀满，腰背急强离解，便黄舌燥，四肢青黑，耳聋梦泄等症，急宜服此救之。

疝虚冷也，四制茱萸川楝以内消之，兼用乌桂芦橘玄胡索，欲止痛以除根，无过于猪脬茴硫；

四制茱萸丸 吴萸一斤，用酒、醋、白汤、童便各浸四两，过一宿焙干，入泽泻二两。为末，酒糊丸，梧子大。每三十丸，空心盐汤下。治远年近日疝气撮痛，偏坠肿硬，阴间湿痒，抓成疮癣。

三萸内消丸 山茱萸、食茱萸、吴茱萸、桔梗、川乌、茴香、蒺藜、青皮、肉桂、川楝各二两，大腹皮、五味子、海藻、玄胡索各二两半，木香一两半，桃仁、枳实、陈皮各一两。为末，酒糊丸，梧子大。每三十丸，空心温酒下。治肾虚受邪，结成寒疝，阴囊偏坠，痛引脐腹；或生疮疡，时出黄水。

茱萸内消丸 山茱萸、吴茱萸、川楝、马兰、茴香、青皮、陈皮、山药、肉桂各二两，木香一两。为末，酒糊丸，梧子大。每五十丸，温酒盐汤任下，治膀胱、肾虚受邪，结成寒疝，阴囊偏坠，痛连脐腹，小肠气刺，奔豚痃癖等症。

四炒川楝丸 川楝肉一斤，分作四分，一分用麸一合、斑蝥四十九粒同炒，麸黄色去麸、蝥；一分用麸一合、巴豆四十九粒同炒，麸黄色去盐、豆；一分用麸一合、巴戟一两同炒，麸黄色去麸、戟；一分用盐一两、茴香一合同炒，麸黄色去盐、茴。再加木香、破故纸各一两。为末，酒糊丸，梧子大。每五十丸，盐汤下，日三服。治一切疝气，肿痛缩小，久者断根。

五炒川楝丸 川楝肉五两：一两斑蝥一个炒，一两小茴五钱、盐五分炒，一两故纸三钱炒，一两黑丑三钱炒，一两萝卜子一钱炒。去各药，留小茴、故纸。为末，酒糊丸。酒下。治钓肾。

金铃丸 川楝肉五两，马蔺花、茴香、海蛤、海带、破故纸、菟丝子各三两，木香、丁香各一两。为末，面糊丸，梧子大。每五十丸，温酒盐汤任下。治膀胱肿痛及小肠气阴囊肿，毛间水出。

去铃丸 用角茴一斤，以生姜一斤取自然汁浸一宿，约姜汁尽入茴香，然后入青盐二两同炒赤，取出焙燥为末，酒糊丸，梧子大。每三十丸，温酒米饮任下。此药专实脾胃，以其有盐能引入下部，遂大治小肠疝气，有姜汁专一发散，而无疏导之害，所以服之累效。

乌头桂枝汤 大乌头一个，用蜜煮熟，肉桂、芍药各三钱三分，甘草二钱半。分二帖，姜枣煎，入前煮药，蜜半合调服。治风寒疝气，腹中疼痛，手足逆冷，及贼风入腹，攻刺五脏，身体拘急，转侧叫呼，阴缩，悉皆主之。

胡芦巴丸 胡芦巴一斤，茴香十二两，吴萸十两，川楝肉十八两，巴戟、川乌各六两。为末，酒糊丸，梧子大。每十五丸，空心酒下；小儿五丸，茴香煎汤下。一方有黑丑。治小肠盘肠，奔豚疝气，偏坠阴肿，小腹有形如卵，上下走痛不可忍。

橘核丸 橘核、海藻、昆布、海带、桃仁、川楝各一两，厚朴、玄胡索、枳实、桂心、木香、木通各五钱。为末，酒糊丸，梧子大。每六十丸，温酒盐汤任下。治四种㿗疝，卵核肿胀，偏有大小，或坚硬如石，或引脐腹绞痛，甚则肤囊肿胀，或成疮痈溃烂，轻则时出黄水。如虚寒加川乌，肿久不消加硇砂少许，有热气滞加黑丑、大黄。

古玄蝎散 玄胡索盐炒五钱，全蝎一钱。为末。每一钱，酒调服。治小肠疝气。

单竹茹汤 竹茹一两，水煎浓汁服之。治交接劳复，卵肿腹痛欲绝。

猪脬丸 黑雄猪腰子一对，不见水去膜切碎，以大小茴香末各二两同猪腰拌匀，再以前猪尿脬一个，入腰子于内扎定，用酒三碗于砂锅内悬煮至半碗，取起焙干为末，将余酒打糊丸梧子大。每五十丸，温酒下。治诸疝除根。

八味茴香丸 茯苓、白术、山楂、角茴、吴萸、荔枝核各一两，枳实八钱，橘核三两。为末，蜜丸弹子大。每细嚼一丸，姜汤下。治疝如神。

四味茴香散 乌药酒浸一宿焙、良姜、小茴、青皮各一两。为末。每二钱，发时热酒调服。治风寒伤肝，囊茎抽痛，俗名小肠气，痛不可忍。

硫荔丸 荔枝核、陈皮、硫黄各等分。为末，饭丸梧子大。每十四丸酒下，其疼立止，如自觉疼甚不能支持，加用六丸，再不可多。治疝气上冲，筑塞心脏欲死，手足厥冷者，其效如神。

荔核散 荔枝核、茴香、青皮各等分。锉散，炒令黄色勿焦，倾地上出火毒，为末。每二钱，酒调服。治肾大如斗，三剂除根。

疝湿热也，加减柴正苍柏以下渗之，更羡栀桃山楂青木香，欲守效以活肾，不外乎栀附陈核。

加减柴苓汤 柴胡、半夏、茯苓、甘草、白术、泽泻、猪苓、山楂、山栀、荔枝核各等分。姜煎服。治诸疝，和肝肾，顺气消疝，治湿热之剂。

加减八正散 即八正散加枳壳，热盛加竹叶。治肾气实热。如肿胀小便不利，口舌干燥，去萹蓄、山栀、大黄，加葵子、猪苓、赤茯。

十味苍柏散 苍术、黄柏、香附为君，青皮、玄胡索、益智仁、桃仁为臣，茴香、附子、甘草为佐。水煎服。治疝作痛。

栀桃枳楂散 山栀、桃仁、枳核、山楂各等分。为末，于砂钵内入姜汁用水烫起煎热服，治阳明湿热传入太阳，恶寒发热，小腹连毛际间闷痛不可忍。一方加吴萸，治食积与瘀血成痛及冷热不调疝气。

青木香丸 黑丑三两，补骨脂、荜澄茄、槟榔各二两，青木香一两。如冷者，去黑丑、槟榔，加吴萸、香附。为末，水丸梧子大。每五十丸，空心盐汤下。治膀胱疝气肿痛及胸膈噎塞，气滞不行，肠中水声，呕哕痰逆，不思饮食，兼治气痢。

一方用青木香丸二百丸，以斑蝥七个为末，同于瓦铫内文武火上炒，令丸子微香，以瓷器盖之，俟冷，去蝥。每五十丸，茴香酒下，最利小便。盖疝属肝，故借斑蝥以治风。

守效丸 苍术、南星、白芷、山楂各一两，川芎、橘核、海石各五钱。秋冬加吴萸，有热加山栀，坚硬加朴硝或青皮、荔枝核。为末，神曲糊丸服。治㿗疝不痛者要药。

活肾丸 苍术一两、黄柏、枸杞子、滑石各七钱，南星、半夏、山楂、白芷、神曲各五钱，昆布、吴萸各三钱。为末，酒糊丸，梧子大。每七十丸，空心盐汤下。治木肾不痛。如热加山栀，寒加附子，气加香附、玄胡索，血加桃仁，气块加姜黄、莪术。

古栀附汤 山栀仁四两半炒过，大附子一枚炮熟。锉散。每服二钱，水一盏、酒半盏，煎至七分，入盐一撮，温服即愈。治寒疝入腹，心腹卒痛及小肠膀胱气　刺，脾肾气攻挛急，极痛不可忍，屈伸不能，腹中冷重如石，自汗不止者宜。

橘核散 橘核、桃仁、山栀、川乌、吴萸各炒为末，煎服。盖橘核单止痛，乌头散寒郁，山栀除湿热，又引乌头速下，不留胃中。此方能分湿热郁多少，用之甚捷，但亦不可多服久服。

积疝山楂，气疝黄连为君；

积疝丸 山楂一两，茴香、柴胡各二钱，牡丹皮一钱。为末。酒糊丸，梧子大。每五六十丸，盐汤下。

气疝饮 黄连用吴萸水浸炒一钱，人参、白术各七分，白芍、陈皮各五分，甘草二分。生姜三片，水煎服。

女疝泽兰，小儿牡丹特设。

泽兰叶散 泽兰叶二两，牡丹皮、柏子仁、赤芍、续断各五钱，当归、玄胡索、桂心、附子、牛膝、川芎、桃仁、干漆、琥珀、没药、木香各三分，麝香一分。为末。每二钱，温酒调服。治妇人寒湿，或服水银，以致子宫翻出肿湿，及风虚劳冷，气攻心腹疼痛，肢节拘急，体瘦无力，经候不调，饮食减少。

牡丹皮散 牡丹皮、防风各等分，为末。每二钱，温酒或盐汤调服。治小儿外肾偏坠，外用盐汤洗之。

风损脚气，虎骏五兽三匮兮，地仙养真；

换腿丸 木瓜四两，薏苡仁、南星、石楠叶、石斛、槟榔、萆薢、牛膝、羌活、防风、黄芪、当归、天麻、续断各一两。为末，酒糊丸，梧子大。每五十丸，温酒盐汤下。治足三阴经为风寒暑湿之气所乘，发为挛痹缓弱，上攻胸胁肩背，下注脚膝疼痛，足心发热，行步艰辛。一方有炮附子、肉桂各一两，苍术一两半，治肾经虚弱，干湿脚气肿痛无时，及气痛喘促，举动艰难，面色黧黑，二便秘涩，常服舒筋轻足，永无脚气之患。

附虎四斤丸 牛膝一斤，用酒五升浸透晒干，乳香、没药各五钱，木瓜、天麻、肉苁蓉各一斤，附子、虎胫骨各二两。为末，用前浸药酒打糊丸，梧子大。每五十丸，空心木瓜煎汤或盐汤下。治肾虚寒，下攻腰脚，筋脉拘挛掣痛，履地艰辛，脚心隐痛，一切风寒湿痹脚气缓弱。常服补虚除湿，大壮筋骨。

胜骏丸 附子一个，当归、天麻、牛膝各二两，木香、羌活、全蝎、没药、甘草各一两，酸枣仁、熟地、防风各三两，木瓜四两，乳香五钱，麝二钱半。为末，用生地一斤捣烂，以酒煮成膏，和前药为丸，弹子大，每临卧细嚼一丸，酒下；或蜜丸梧子大，盐汤下二十丸。治寒湿气袭，脚腰挛拳，或连足指走痛无定，筋脉不伸，行履不随。常服益真气，壮筋骨。

五兽三匮丸 鹿茸、麒麟竭、虎胫骨、牛膝、金毛狗脊各等分，即五兽也。又用附子一枚，去皮剜去中心，入辰砂填满；又用木瓜一枚去皮，剜去中心，入前附子于内，以附子末盖口，即三匮也。却以三匮正坐于瓷罐内，重汤蒸至极烂，取出和五兽捣丸，芡实大。木瓜酒下。治气血耗损，肝肾不足，两脚痿软。

地仙丹 川椒、附子、苁蓉各四两，菟丝子、覆盆子、白附子、羌活、防风、乌药、赤小豆、骨碎补、萆薢、南星、牛膝、何首乌各二两，白术、茯苓、川乌、甘草、金毛狗脊各一两，人参一两半，地龙、木鳖子各三两，黄芪二两半。为末，酒糊丸，梧子大。每四十丸，空心温酒下。治肾气虚惫，风湿流注，膝脚酸疼，步履无力，精神耗散；兼治五劳七伤吐血，肠风痔漏，一切风气，妇人无子等证。

养真丹 即四物汤加羌活、天麻等分，蜜丸鸡子大。每一丸，木瓜、菟丝子浸酒下。治肝虚为四气所袭，手足顽麻，脚膝无力，及瘫痪痰涎，半身不遂，言语謇涩，头目昏眩，荣气凝滞，遍身疼痛；兼治产后中风，坠堕瘀血等证。

湿热脚气，松杉苍柏红槟兮，健步开结。

松节汤 松节炒黄、桑白皮、苏叶各一两，槟榔三分，甘草五钱。每三钱入灯心二十根，生姜三片，童便三分煎服。治脚气入腹，心腹胀急，烦躁肿痛。

杉节汤 杉节四两，槟榔七枚，大腹皮一两，青橘叶四十九片。作一服，水煎分三服，一日饮尽。如大便通利，黄水未愈，过数日再进一服，病根去为度。外用杉节、橘叶煎汤洗之，神效。

二炒苍柏散 苍术盐炒、黄柏酒炙各五钱。水煎服。二物皆有雄壮之气，如气实加酒少许，气虚加补气药，血虚加补血药，痛甚加姜汁，或为末、为丸服尤妙。治一切风寒湿热脚气，骨间作热，或腰膝臀髀肿痛，令人痿躄，用之神效。

加味苍柏散 苍术一钱，白术八分去湿，知母、黄柏、黄芩各五分去热，当归、芍药、生地各四分调血，木瓜、槟榔行气，羌活、独活利关节、散风湿，木通、防己、牛膝引药下行及消肿湿各三分，甘草和药一分，姜煎温服。有痰加竹沥、姜汁，大便实加桃仁，小便涩倍牛膝。

红花苍柏丸 苍术、黄柏、红花、牛膝、生地、南星、龙胆草、川芎各等分。为末，酒糊丸服。治足胫肿，妇人亦宜。

槟榔苍柏丸 苍术、黄柏、槟榔、防己、南星、川芎、白芷、犀角各等分。为末，酒糊丸服。治湿热食积，痰饮流注。如血虚加牛膝、龟板，肥人加痰药。

健步丸　苍术、归尾各一两，生地、陈皮、芍药各一两半，牛膝、吴萸、条芩各五钱，大腹子三钱，桂心一钱。为末，蒸饼糊丸梧子大。每百丸，白术、木通煎汤下。治血虚及湿热脚气。

又方　羌活、柴胡、滑石、甘草、瓜蒌根各半两，防己一两，防风、泽泻各三钱，川乌、苦参各一钱，肉桂五分。为末，酒糊丸，梧子大。每日十丸，煎愈风汤下，治下虚湿热，腰腿重痛，行步艰难。

开结导饮丸　白术、陈皮、泽泻、茯苓、神曲、麦芽、半夏各一两，枳实、巴豆霜各一钱半，青皮、干姜各五钱。为末，蒸饼糊丸梧子大。每四五十丸，温水下。治脚因食积流注，心下痞闷。

羌活导滞汤　羌活、独活各一钱二分，大黄二钱四分，防己、归尾各七分，枳实五分。水煎温服。治脚气初发，一身尽痛；或肢节肿痛，便溺阻隔。先以此药导之，后用当归拈痛汤以彻其邪。

椒囊法　用川椒三斤，实于陈布袋中，置火踏上，跣足踏椒囊。盖椒性热，加以火气，则寒湿脚气自然避去；或碎槟榔、熟艾各三分之一，尤效。

噫！治水禹王无所事，古有禹王丸，今借用其字。节饮坡翁留秘诀。

燥

六气有燥，百病多兼。惟肾主便而主液，惟燥水亏而火炎。三消瓜蒌根妙，

单瓜蒌根丸　瓜蒌根薄切，以人乳汁拌蒸，竹沥拌晒，为末，蜜丸弹子大，噙化；或绿豆大，米饮下百丸。

膈消门冬味甜。

门冬饮子　麦门冬、人参、知母各一钱，生地八分，茯神七分，五味子、瓜蒌仁、葛根各五分，甘草三分，竹叶七片。

水煎服。治心移热于肺，膈消胸满，心烦津燥引饮。

兰香以除陈郁，鹿茸菟丝兼芪草；

兰香饮子 石膏三钱，知母、生甘草、防风各一钱，炙甘草、人参、兰香叶、白豆蔻、连翘、桔梗、升麻各五分，半夏二分。为末，蒸饼糊调成饼，晒干为末。每二钱，淡姜汤下。治渴饮水极甚，善食而瘦，自汗，二便结数。

鹿菟丸 鹿茸一两，菟丝子、山药各二两。为末，蜜丸梧子大。每三十丸，米饮或人参煎汤，盐酒任下。治饮酒积热，熏蒸五脏，津血枯燥，小便并多，肌肉消烁，专嗜冷物寒浆。

黄芪六一汤 黄芪六钱，甘草一钱。枣煎服。治诸虚不足，胸中烦悸消渴，或先渴而欲发疮，或病痈疽而后渴者宜。

铁粉以制肝侵，猪肚茧丝忌食盐。

铁粉丸 铁粉水飞、鸡炤胵炙焦、黄连各三两，牡蛎二两。为末，蜜调成剂，以酥涂杵熟，丸如梧子大。每三十丸，加至四十丸，粟米饮下。治脏腑枯燥，口干引饮，小便如脂。

黄连猪肚丸 黄连、粱米、瓜蒌根、茯神各四两，麦门冬、知母各二两。为末，入雄猪肚内，缚口置甑中蒸烂，加蜜杵丸梧子大。每百丸，米饮下。治消渴强中，亦能清心补养。

单茧丝汤 即煮茧绵丝汤任意饮之，如非时以丝或绵煎汤代之。治肾消白浊及上中二消，饥渴不生肌肉，神效，忌食咸物。

渴有虫者，苦楝入麝少许；

单苦楝汤 取根皮焙干，入麝少许，水煎空心服，虽困顿不妨，目侵下虫状如蛔虫，其色真红，而渴顿止。

渴有痞者，辣桂牵牛旋添。

消渴痞丸 黄连、青黛、干葛各一两，黄芩、大黄、黄柏、山栀、薄荷、藿香、厚朴、茴香各五钱，木香、辣桂各二钱半，牵牛二两。自利者，去大黄、牵牛。为末，水丸小豆大，小儿麻仁大。每十丸，温水下。忌发热物。治中消或挟诸血肠风，心胁胀满，呕吐瘘弱，湿热积毒等证。

燥结麻仁润肠，当归龙荟槟榔同义；

小麻仁丸 麻仁、当归、桃仁、生地、枳壳各一两。为末，蜜丸梧子大。每五十丸，空心白汤下。治血燥大便秘。

参仁丸 麻仁、大黄各三两，人参七钱半，当归一两。为末，蜜丸梧子大。每三十丸，热水下。治气壅风盛便秘，后重疼痛烦闷。

润肠丸 归尾一钱，防风三钱，大黄、羌活各一两，桃仁二两，麻仁二两半，皂角烧存性一两三钱，其性得湿则滑，滑则燥结自开。风湿加秦艽倍皂角，脉涩气短加郁李仁。为末，蜜丸梧子大。每五十丸，白汤下。治久病腹中实热，胃中伏火，大便闭涩，不思饮食，及风结血秘。

当归龙荟丸 当归、龙胆草、山栀、黄连、黄柏、黄芩各一两，大黄、芦荟、青黛各五钱，木香一钱，麝香五分。为末，蜜丸小豆大。每二三十丸，姜汤下。治肝蕴风热，时发惊悸，筋惕肉瞤、瘈疭搐搦，头目昏眩，神志不宁，狂越骂詈，胸膈咽嗌不利；又治湿热胁痛及食积因大饱、劳力、行房胁痛，肠胃燥涩，一切火热等证。

槟榔丸 槟榔、黄芩、大黄、白芷、枳壳、羌活、牵牛、麻仁、杏仁各一两，人参五钱。为末，蜜丸梧子大。每四十丸，空心热水下。治大肠湿热不通，心腹胀满，大便秘结。有虫积者加雷丸，锡灰醋炒，为末，空心砂糖调下，先将烧肉一片口中嚼之，吐去肉汁，然后服药。

单槟榔散 一味为末。每二钱，蜜汤点服。治肠胃有湿，大便秘涩。

虚秘升麻导滞，滑柏苁沉半硫随拈。

导滞通幽汤 升麻、当归、桃仁各二钱，生地、熟地各五分，甘草、红花各一分。水煎，入槟榔末五分，或麻仁泥调服。治大便噎塞不通，气不得下。一方加大黄，名当归润燥汤。

导气除燥汤 茯苓一钱半，滑石、知母、泽泻各一钱，黄柏一钱二分。空心水煎服。治小便闭。

古苁沉丸 肉苁蓉二两，沉香一两。为末，用麻仁汁打糊为丸，梧子大。每七十丸，空心米饮下。治发汗过多，耗散津液，大肠秘结。

古半硫丸 硫黄、半夏各等分为末，麻仁汁或姜汁打糊丸梧子大。每七十丸，温酒米饮下。治年高冷秘。

掩脐法 用蜗牛三枚，或田螺连壳捣烂，入少许贴脐中，以手揉按，立通大小二便。

麻油导法 令人口含香油，以小竹管一个套入肛门，将油吹入肛门，过半时许，其油入肠，渐渐上行，片时即通。兼治痘疮余毒郁热，结滞肠间，大便闭塞，肛门连大肠不胜其痛，诸药不效。

鸣呼！燥胜则元气劳而运纳失常，享年不永；静胜则元气和而饥渴无患，治心必严。

火

万病皆由心生，而精溺跌扑，莫非心之狂丧；心病皆因火动，而胁肋痔漏，莫非火之攻冲。实火防风当归，或单芩连苦栀石萸，比之三黄金花力更专；

防风当归饮 滑石六两，治三焦蕴热，令火从小便出，大黄泻阳明湿热从大便出，黄芩凉膈，柴胡解肌，防风清头目，人参、甘草补气，当归、芍药补血，各一两。每三钱，姜煎服。此方泻心肝之阳，补脾肾之阴，而无辛香燥热之药，真治风热、燥热、湿热挟虚之良剂。其功大于防风通圣散，又因以见益元散降火之甚也。

单黄芩丸 用半枯芩炒黑为末，用天门冬煎膏和丸服，治肺火降痰。或加川芎能调心血，心平则血不妄行，而火自降。

单泻心汤 又名单黄连汤。用黄连为末，水调二三分，量病人大小与之，或煎服。治心实热，癫狂谵语，二腑涩黄者。

单黄连丸 用姜汁炒或酒炒，为末，粥丸汤下。治心火，一切血热、伏热、酒热、暑毒及肝火呕逆等症。

单苦参丸　炒为末，水丸温汤下。治肺风及痰火，兼治狂邪，大叫杀人，不避水火及遍身生疮，满头面风粟痒肿，血痢。

单山栀丸　炒黑为末，蜜丸服。治肺与大肠为最，解五脏结气，补少阴经血。或加故纸，善滋阴降火。

单石膏丸　用火煅，去火毒，为末，醋糊丸，绿豆大。服之专泻胃火、食积痰火。

古萸连丸　黄连六两，吴萸一两。为末，水丸或蒸饼丸，绿豆大。白汤下。治肝火气从左边起。如治痢疾，用萸、连等分。同酒浸透，各自取出焙或晒，为末糊丸，梧子大。赤痢用黄连丸三十，甘草煎汤下；白痢用茱萸丸三十，干姜煎汤下；赤白相兼，用茱萸、黄连各十五丸，甘草、干姜煎汤下。

戊己丸　即古萸连丸加芍药各等分，为丸服。治湿热痰火痞结，腹痛吞酸，泄痢米谷不化等证。

三黄丸、汤　黄连、黄芩、大黄等分。蜜丸，热水下。治男妇三焦积热，咽喉肿闭，心膈烦躁，二便涩秘。或水煎服，治脏腑热滞，大便秘结。

三补丸　即三黄丸去大黄换黄柏，等分为末，蒸饼为丸服。去三焦积热，泻五脏火。

大金花丸　即三补丸加大黄等分。自利去大黄换山栀，水丸小豆大。每服二三十丸，新汲水下。治内外诸热，寝汗咬牙，妄语惊悸，溺血淋闭，咳衄血，瘦弱头痛，并骨蒸肺痿喘嗽。

虚火黄柏知母，或加生地肉桂山药，较之四物坎离补且攻。

单黄柏丸　炒褐为末，水丸。气虚补气药下，血虚补血药下。去肾经火，燥下焦湿，治筋骨软及阴火气从脐下起者。

滋肾丸　黄柏一两，知母二两，肉桂一钱半。为末，蜜丸梧子大。每七十丸，沸汤下。治膏粱过积，损伤北方真阴，以致阳气不化，肾热小便不通，渐成中满腹大，坚硬如石，壅塞之极，腿脚坚胀，裂出黄水，双睛突出，昼夜烦躁不眠，虽不作渴，饮食不下，痛苦难当。服诸淡渗之药，反致膀胱干涸，久则火反逆上而为呕哕，非膈上所生，乃关病也，宜治下焦可愈。是以用知、柏苦寒滋阴泻火，肉桂与火邪同体为引，服后前阴火热溺出肿消。凡病居上焦气分则渴，居下焦血分则不渴，血中有湿，故不渴也。

正气汤 黄柏、知母各一钱半，甘草五分。水煎服。降阴火，止盗汗。

先坎离丸 黄柏、知母等分，用童便九蒸、九晒、九露，为末，地黄煎膏为丸，脾弱者山药糊丸服。治阴火遗精盗汗，潮热咳嗽。

后坎离丸 即四物汤加知母各四两，黄柏八两，用盐水、人乳、蜜、水、酒各浸二两，晒干炒赤，知母制同，和一处，日晒夜露三昼夜，为末，蜜丸梧子大。每八九十丸，空心盐汤下，冬温酒下。此药取天一生水，地二生火之意也。药轻而功大，久服生精益血，升水降火。

四物坎离丸 生地一两半，熟地三两，同酒浸捣膏；当归二两，芍药一两半，同酒炒；知母一两，黄柏二两，同酒浸炒；侧柏叶、槐子各一两，同炒；连翘六钱。为末，蜜丸梧子大。用瓷盘盛之，以绵纸糊口，凉地下放七八日去火毒，晒干收之。每三四十丸至五六十丸，白汤或酒下。善乌须发，善治肠风。

左胁属肝火而痛甚，丸炒热以和血利下；

痛甚者先以琥珀膏贴痛处，却以当归龙荟丸炒热，生姜汁下。

古枳芎散 枳实、川芎各五钱，甘草二钱半。为末。每二钱，姜枣煎汤下。治左胁刺痛。此方和血利气，又名小和血散。

右胁兼肺气而痛微，盐煎熟而推气调中。

盐煎散 当归、川芎、芍药、三棱、莪术、青皮、枳壳、茯苓、厚朴、神曲、麦芽、小茴、木香，冷痛加官桂，各等分。每服四钱，葱白一根，食盐少许，水煎服。治男妇形寒饮冷，胸胁心腹　痛及膀胱小肠气痛。

推气散 枳壳、桂心、姜黄各五钱，甘草三钱。为末。每二钱，姜枣煎汤，或酒调服，或姜枣煎服。治右胁疼痛，胀满不食。

调中顺气丸 木香、白豆蔻、青皮、陈皮、三棱各一两，大腹子、半夏各二两，砂仁、槟榔、沉香各五钱。为末，水糊丸，梧子大。每三十丸至五十丸，陈皮煎汤下。治三焦气滞，水饮停积，胁下虚满，或时刺痛。

泻青丸，治两胁因怒而大便涩秘；

泻青丸 龙胆草三钱，当归、川芎、山栀、大黄、羌活、防风各五分。为末，蜜丸芡实大。每一二丸，竹叶、薄荷煎汤化下。治肝经郁热，两胁因怒作痛，目自肿疼，手循衣领，大便秘涩。

枳壳散，治两胁因悲而筋骨成风。

枳壳煮散 枳壳、川芎、防风、细辛、桔梗各八分，甘草四分，干葛三分。姜煎温服。治因悲忧伤肝，两腋骨疼，筋脉拘急，腰脚重滞，股胁牵痛，四肢不举，渐至背膂挛急。大治膝痛。

四味枳实散 枳实一两，人参、川芎、芍药各五钱。为末。每二钱，姜枣煎汤调服。治肝气不足两胁疼。

治胁臊方 硇砂五分，密陀僧一钱，白矾枯二钱，铜青、白附子各一钱，辰砂七分。为末，用皂刺煎浓汁调擦两胁下；夜静时先用皂刺煎水洗净，然后擦药，至一七；又将大甘草一两煎浓汁服之，外用甘遂末四钱，猪油调擦胁下；一日夜拔出身内臭物，再将枯矾一两，蛤粉五钱，樟脑一钱为末，少许擦之。永去病根。

梦遗火盛，饮苦寒以清心，樗柏樗根最妙；

黄连清心饮 黄连、生地、当归、甘草、茯神、酸枣仁、远志、人参、石莲肉。水煎服。治心有所慕而遗者。

三灰樗柏丸 良姜三钱，芍药、黄柏各二钱，具烧存性，樗根皮一两半。为末，糊丸梧子大。每三十丸，空心茶汤下。

单樗皮丸 用根白皮炒，为末，酒糊丸。然性凉而燥，亦不可单服，或加青黛、海石、黄柏，煎八物汤下。治房劳内伤气血，精滑不时，或作梦遗。

梦遗虚脱，膏酸涩以补液，固精固真牢封。

单五味子膏 用北五味子一斤，洗净，水浸一宿，以手挼去核，再用温水将核洗取余味，通用布滤过，置砂锅内，入冬蜜二斤，慢火熬之，除砂锅斤两外，煮至二斤四两，成膏为度，待数日后略去火性。每服一二匙，空心白滚汤调服。

金樱膏 经霜后用竹夹夹摘金樱子，先杵去刺，勿令损，以竹刀切作两片，刮去腹内子毛，用水洗过，捣烂，置砂锅内，水煎至半耗，取出滤去渣，仍以文武火熬似稀饴。每服一匙，酒调服。养精益肾，活血驻颜。

水陆二仙丹 芡实为末，用金樱膏为丸，梧子大。每七八十丸，空心盐酒下，量加秋石为引经尤妙。治遗精白浊，梦泄脱精等症。

固精丸 知母、黄柏各一两，牡蛎、芡实、莲蕊、茯苓、远志各三钱，龙骨二钱，或加山茱萸。为末，山药糊丸，梧子大，朱砂为衣。每五十丸，盐汤下。治心神不安，肾虚精泄。

秋石固真丸 秋石丹、白茯苓各四两，石莲肉、芡实各二两。为末，枣肉丸，梧子大。每三十丸，温酒盐汤任下。治思虑色欲过度，损伤心气，遗精盗汗，小便频数，肾虚腰痛，神效。

敛脾精以石莲猪肚，

石莲散 石莲肉、益智仁、龙骨各等分。为末，每二钱，空心米饮调服。治梦遗泄精，小便白浊等症。

猪肚丸 白术五两，苦参三两，牡蛎四两。为末，用猪肚一具煮烂，和前末捣匀，再加肚汁捣半日，为丸小豆大。每四十丸，日三次，米饮下。久服自觉身肥而梦遗立止，又能进饮食，健肢体。

升肾水以枸杞神芎。

枸杞汤 枸杞子、肉苁蓉、茯苓各一钱，五味子七分，人参、黄芪、山栀仁、熟地、石枣肉、甘草各五分。生姜一片，灯心一握，早空心温服。治肾虚精滑如神。

神芎汤　升麻、川芎、人参、枸杞子、甘草、远志、黄芪、当归、地骨皮、破故纸、杜仲、白术各四分。姜一片，莲肉七枚，水煎温服。如无家莲肉，以莲花须亦可。治遗精经久，肾虚下陷，玉门不闭，不时漏精，宜补之引肾水归源。

十味温胆汤　陈皮、半夏、枳实各九分，人参、白茯苓各五分，远志、熟地、酸枣仁、甘草各三分半，五味子九个。姜煎温服。治梦遗惊惕。

徐氏硫苓丸　矾制硫黄一两，白茯苓二两，知母、黄柏各童便浸五钱。为末，用黄蜡一两半，溶化和丸梧子大。每五十丸，盐汤下，治上热下冷梦遗，神效。

热淋清肺透膈，而瘀血必牛膝琥珀；

清肺饮子　茯苓、猪苓、泽泻各二钱，车前子、琥珀、木通、瞿麦、萹蓄各一钱，通草、灯心各五分。水煎热服。治邪在上焦气分，渴而溺涩不利。

透膈散　用消石为末，每服二钱。如热淋，溺赤淋沥，脐下急痛，冷水或黄芩煎汤下；血淋，山栀仁煎汤下；气淋，小腹胀满，尿后常有余沥，木通煎汤下；石淋，茎内割痛，尿中有砂石，令人闷绝，将药用钞纸隔炒，纸焦再研细，葵子三十粒捣碎煎汤下；劳淋，劳碌劳倦虚损则发，葵花煎汤下。

单牛膝膏　牛膝一合，用水五盏，煎至一盏，入酒少许，空心服，或单以酒煮亦可。治死血作淋及肾虚腰膝疼痿，女人一切血病。一云此药能损胃不食，宜斟酌用之。

参苓琥珀汤　人参五分，茯苓四分，琥珀、柴胡、泽泻各三分，归尾二分，玄胡索七分，甘草梢、川楝子各一钱，灯心十茎。水煎服。治淋涩茎中痛，相引胁下，痛不可忍。

冷淋鹿角生附，而气滞以沉香木通。

鹿角霜丸　鹿角霜、秋石丹、白茯苓各等分。为末，面糊丸梧子大。每五十丸，空心米饮下。治劳伤气淋，小便淋闭，黯如脂膏，疲极筋力，或伤寒湿亦有此证。

生附散 附子、滑石各五分，木通、半夏、瞿麦各七分半，生姜七片，灯心二十茎。蜜半匙，水煎服。治饮水过度，或为寒泻，心虚散耗，遂成冷淋，数起不通，窍中肿痛，憎寒凛凛。

沉香散 沉香、石韦、滑石、王不留行、当归各五钱，葵子、白芍各三钱，甘草、橘皮各一钱。为末。每二钱，大麦煎汤调服。治气淋，多因五内郁结，气不舒行，阴滞于阳，以致壅滞，小腹胀满，大便多泄，小便不通。

二木散 木通、木香、当归、芍药、青皮、角茴、槟榔、泽泻、陈皮、甘草各三分，肉桂少许。水煎服。治冷淋气滞，余沥涩痛，身凉。

二石葵子冷热熨，不怕脬转如塞；

二石散 滑石、寒水石、冬葵子各一盏，用水十盏，煎至五盏，分作二服。治男妇脬转，八九日不得小便者。

冷热熨法 前以冷物熨小腹几次，后以热物熨之，又以冷物熨之自通，将理自愈。治二便秘塞，或淋沥溺血，阴中疼痛，此热气所致。

三味葶苈火腑丹，何忧溺秘为癃？

三味葶苈散 通草、茯苓各三两，葶苈二两。为末。每方寸匕，水调，日三服。治小便急痛不利，茎中疼痛。

火腑丹 生地二两，木通、黄芩各一两。为末，蜜丸梧子大。每三五十丸，木通煎汤下。治心经蕴热溺赤，五淋涩痛，兼治渴疾。

遗溺鸡熖胵灰，补肾方名大菟；

鸡膍胵散 男用雌，女用雄。鸡熖胵一具，并肠洗净烧灰为末。每二钱，空心温酒调服，或加猪脬烧灰。治遗尿失禁。

大菟丝子丸 菟丝子、苁蓉各二两，黑附子、五味子、鹿茸、鸡熖胵、桑螵蛸各一两。为末，酒糊丸，梧子大。每七十丸，空心盐汤下。治内虚里寒，自汗不止，小便不禁。

二苓丸 赤茯苓、白茯苓各等分，水澄为末，别用生地汁同酒熬膏为丸，弹子大。每空心嚼一丸，盐汤下。治心肾俱虚，神志不宁，小便淋涩不禁。

缩泉桑螵蛸散，秘元丹君白龙。

缩泉丸 乌药、益智仁等分，为末，酒煮山药糊丸，梧子大。每七十丸，临卧盐酒下。治脬气不足，小便频数，或加鸡焰胵。

桑螵蛸散 螵蛸、远志、龙骨、菖蒲、茯神、鹿茸、牡蛎、当归等分。为末。每二钱，临卧人参汤调服。治劳伤心肾，小便频数如泔，大能安神定志。

秘元丹 白龙骨二两，诃子十枚，砂仁、辰砂各一两。为末，糯米粥丸，芡实大。空心酒下二丸，临卧熟水下三丸。忌葱、茶、韭。助阳消阴，止精气不固，治冷气攻心，腹疼泄泻，自汗遗溺，阳衰足冷，真气不足，一切内虚里寒等证。

脱肛收涩，缩砂猬皮选用；

缩砂散 砂仁、黄连、木贼为末。每二钱米饮下。治大肠虚而夹热，脱肛红肿。

猬皮散 猬皮、鳖甲各炙焦一个，磁石五钱，辣桂三钱。为末。每二钱，米饮下，仍用草鞋底炙热按入。治脱肛不收。

单磁石散 为末，每一钱，空心米饮下。然此亦镇坠之剂，不可多服。

脱肛敷洗，香荆熊鳖雷同。

洗药 通用：香附、荆芥、砂仁等分为末，每三钱水煎热洗，或服之亦可。或用陈壁土泡汤熏洗。有虚寒及用力太过，小儿叫呼，久泻脱者，用五倍子五钱，枯矾、蛇床子少许，为末，水煎洗之，后用赤石脂末少许掺芭蕉叶上，频用托入。如脱出尺许者，以两凳相并，中空一尺，以瓶盛药水，令满与凳相平，令患者仰卧凳上，所脱浸于瓶中，逐日浸换，以缩为度。如积冷年久不收者，用石灰炒热，以帛包裹，肛坐其上，冷则别换，仍以海螵蛸末敷之。如大肠本虚，风毒热邪乘之，致令脱肛红肿者，用单铁粉入白蔹末和匀敷之，即按入。有热者，用熊胆五分，儿茶二分，冰片一分，为末，人乳调搽肛上，热汁自出，而肛收矣，痔疮亦妙。或用鳖鱼一个，水煮食之，留汤熏洗，留骨烧灰，敷上即愈。如肛门肿痛及酒客病此者，用木鳖子去壳捣烂刺汤熏洗，另用少许涂之。如肛门作痒者，及腹中有虫，用生艾、苦楝根煎汤熏洗，仍以干艾、生姜煎服。凡登厕后须用水洗，又不可用包裹汤药杂物旧纸。

噫！水不胜火身中贼，热不能烦心上工。

内　伤

五脏资脾以生，万病从口而入。轻为宿食药易消，重为积聚方难执。内伤补中益气汤大有减加，

挟外邪六经见证，详伤寒用药赋。挟痰及肥白人喘满吐痰，脉滑身热，加竹沥、姜汁、半夏。痰火盛者，加茯苓、黄连，倍陈皮，去升柴，恐升动痰火而生别证。挟热，合火郁汤。心胸瞀闷，身与手足心热，脉洪数，大便久不快者，加煨大黄；如大便涩滞，一二日一见，致食少食不下者，乃血少血中伏火而不润，加归、地、麻仁、桃仁；如大便不利，三五日一见者，非血结血闭不通，乃热则生风，病人必显风证，宜服人参黄芪汤加防风、羌活，大便通，一帖即止。内伤病退后余热在肺，燥渴不解者，只用参、芪、甘草水煎，入姜汁少许冷服，或单人参汤加干葛，引胃气上行以润口干；忧思过者，加木香、砂仁、白豆蔻；气滞加青皮。犯房者，阳虚去升、柴，更加桂、附；阴虚去升、柴，加熟地、山茱萸、山药；有热加牡丹皮。如梦寐间困乏无力，加五味子；宿食，加山楂、麦芽；食不知味，加神曲；饥饿日久，去柴胡加干山药。心下痞闷，加芍药、黄连；腹痞胀，加枳实、厚朴、木香、砂仁，天寒加干姜；心下痞而又觉中寒，加附子、黄连；不能食心下痞者，加生姜、陈皮；能食心下痞者，加黄连、枳实。胃脘当心痛，去苦寒药，加草豆蔻；或胁痛缩急，加柴胡；腹痛加白芍；寒凉时加半夏、益智；冷痛加肉桂；脐痛加熟地；泄加白芍、茯苓。此方惟上焦痰呕，中焦湿热及伤食膈满者不宜。详见内伤总方。

调脾生胃丹专去寒湿。

人参、白术补气，茯苓渗湿，各二两；麦芽、砂仁消食，半夏曲、南星燥湿痰，陈皮、青皮利气，白豆蔻、荜澄茄开膈，石莲肉清心，各一两；木香调气三钱；天南星三两，用姜汁浸一宿，调黄泥包煨半日去泥。为末，用粟米四两作饭焙干，乘热用姜汁和湿再焙，如是制七次，捣烂为丸，绿豆大。每五十丸，姜汤下。生胃消痰，开胸膈，进饮食，肥白寒湿者宜。

伤冷木香丁香以暖脾，

木香见晛丸 巴霜五钱，荆三棱、神曲各十两，木香、柴胡各二两，香附、石三棱、草豆蔻各五两，升麻三两。为末，蒸饼丸，绿豆大。每二十丸，白汤下，量所伤服之。治伤生冷，心腹满痛。

丁香脾积丸 良姜醋煮、丁香、木香、巴豆各五钱，莪术、三棱各二两，青皮一两，皂荚烧灰三片，百草霜三匙。为末，糊丸麻子大。每十丸至二十丸，五更汤下，利去三五行，以粥补住。治诸般食积气滞，胸膈胀满，心腹刺痛。如止脾积气，陈皮煎汤下；吐酸，姜汤下；呕吐，藿香、甘草煎汤下；小肠气，炒茴香酒下；妇人气血刺痛，醋汤下；呕吐，菖蒲煎汤下；小儿疳气，使君子煎汤下。

食热二黄大黄堪备急。

二黄丸 黄芩二两，黄连一两，升麻、柴胡各三钱，甘草二钱，枳实五钱。为末，蒸饼丸，绿豆大。每五七十丸，白汤或姜汤下。治伤热食痞，兀兀欲吐，烦闷不安。

大黄备急丸 大黄、干姜、巴豆各等分为末，蜜丸小豆大。每三丸，热水或酒下，量大小服之。忌生冷肥腻。治中恶客忤，心腹胀满，卒痛如锥，口噤尸厥，卒死等证。

除原散 用原食伤物烧存性为末，以连根韭菜一握捣汁调服。过一二时服下药催之，其所伤之物即下而愈。

星术丸 牛胆、南星、白术、石膏、黄芩、芍药、薄荷各等分为末，砂糖调成膏，津液化下，或为丸服亦好。治吃茶成癖。

宽中山楂，全资神曲作糊；

单山楂丸 山楂蒸熟晒干为末，神曲煮糊丸梧子大。每六七十丸，白汤下。治胁膈痞闷，停滞饮食。

保和枳术，妙在荷叶捣汁。

保和丸 山楂六两，神曲、半夏、茯苓各二两，陈皮、连翘、萝卜子各一两。为末，蒸饼丸，梧子大。每七八十丸，白汤下。治一切食积。健脾加白术六两，名大安丸。

枳术丸 白术二两或三两，枳实一两，为末。先将荷叶捣，水浸米煮饭半熟，带饭汤入完荷叶内，就灰火中煨熟，和前末捣丸绿豆大。每五六十丸，米汤下。此法一补一消，医中王道，近世率以辛热助火消阴，致令胃火益旺，脾阴愈消，变为肠胃干枯燥结，不知脾胃属土属湿，湿热之病十常八九，岂可偏用热剂？如伤胃脘，心腹满闷，肢体沉重，加萝卜子五钱，神曲一两，红花一钱；伤湿热不化，加茯苓、芩、连各三钱，泽泻二钱，大黄一两，神曲糊丸服；伤豆粉、湿面、油腻，加半夏、神曲各一两，陈皮七钱，黄芩五钱，枯矾三钱；伤酥酪乳饼，一切冷病，加除湿汤一料：车前子、泽泻各五钱，神曲一两，干生姜、半夏、红花、甘草各三钱，茯苓七钱；气弱食少，加陈皮；饮食难化，疼痛泄泻，加人参、白芍、神曲、麦芽各一两，砂仁、木香各五钱；痰火胸膈郁塞，咽酸噫气吞酸，或酒积泄结痛，加黄连、白芍、陈皮各一两，石膏、甘草各五钱，砂仁、木香各二钱，川芎四钱；痞块，加黄连、厚朴各五钱；积坚，加莪术、昆布各三钱；伤冷腹痛溏泄，加半夏一两，砂仁、干姜、神曲、麦芽各五钱；挟气伤食，加川芎、香附各一两，木香、黄连各五钱；胸膈不利，过服香燥，以致胃脘干燥，噎膈反胃，加黄连、山栀、桔梗、甘草、石膏各五钱，白芍、当归各一两；胸膈顽痰交结，大便燥闭，加芒硝五钱；素有痰，加半夏、陈皮、茯苓各一两，芩、连各五钱；素有气，加木香一两；能食好食，食后反饱难化，此胃火旺，脾阴虚也，加白芎一两半，石膏一两，人参七钱，甘草五钱，黄连、香附、木香各四钱；年高人脾虚血燥，易饥易饱，便燥，加白芍、当归各一两，人参七钱，升麻、甘草各四钱，山楂、麦芽、桃仁各五钱。

枳术汤 枳实、白术等分，荷叶少许，水煎服。治心腹坚大如盘，饮水所作，名曰气分。

脾冷而食不磨，参芪草术兮，砂豆陈皮等分；

加减补中汤 人参、黄芪、甘草、白术、砂仁、肉豆蔻、陈皮各等分，水煎服。

胃寒而饮不消，苍朴橘甘兮，白蔻参苓再入。

豆蔻平胃散 苍术、陈皮、厚朴、甘草、白豆蔻、人参、茯苓等分由人，姜煎温服。

治积因名立五方，全凭损增；

肥气丸 当归、苍术各一两半，青皮一两，三棱、莪术、铁孕粉各三两，三味同醋煮一时，蛇含石五钱少煅醋淬。为末，醋糊丸，梧子大。每三十丸，当归浸酒下。治肝积。

伏梁丸 枳壳、茯苓、厚朴、人参、白术、半夏、三棱各等分。面糊丸，梧子大。每五十丸，食远米饮下。治心积。

痞气丸 附子、赤石脂、川椒、干姜、桂心各一两，乌头二钱半。为末，蜜丸梧子大，朱砂为衣。每十丸，米饮下。治脾积。

息贲汤 半夏、吴萸、桂心各一钱半，人参、桑白皮、苦葶苈各七分，甘草五分。姜枣煎服。治肺积。

奔豚汤 李根皮、干葛各六分，川芎、当归、半夏各一钱，黄芩、白芍、甘草各五分。姜煎温服。治肾积。已上五方，随症加减，所谓益元气，泄阴火，破滞气，削其坚也。

消块芫花与三棱，要量体质。

消块丸 硝石三两，大黄四两，人参、甘草各一两。为末，用陈醋三升置瓷器内，先纳大黄，不住手搅，使微沸尽一升，下余药熬至可丸，则丸梧子大。每三十丸，米饮下，当利如鸡肝、米泔恶物，下后忌风冷，软粥将息。治癥瘕痞块，当先下此药，不令人困，须量体虚实，又治带下、绝产。

芫花丸 芫花、朱砂各等分为末，蜜丸小豆大。每十丸，浓枣汤下。治疟母停水结癖，腹胁坚痛。

三棱煎 三棱、莪术各四两，芫花一两。同入瓷器中，用米醋五盏浸之，泥封器口，以灰火煨令干，取出棱、莪，将芫花以余醋炒令微焦，焙干为末，醋糊丸，绿豆大。每十五丸姜汤下。治食癥酒癖，血瘕气块，时发刺痛，全不思食，及积滞不消，心腹坚胀，痰逆吐哕，噫酸，胁肋刺痛，胸膈痞闷。如妇人血分，男子脾气横泄，肿满如水，桑白皮煎汤下。已上三方，皆霸剂也，体薄气弱者，慎用。

肉癖酒癥，乌白白芥阿魏收功；

乌白丸 乌梅、生姜各一斤，白矾、半夏各半斤。捣匀，用新瓦夹定，火焙三日夜，入神曲、麦芽、陈皮、青皮、莪术、丁皮、大腹子、枳壳各四两，为末，酒糊为丸。姜汤下五十丸。治酒积，消食化痰。

白芥丸 白芥子、萝卜子各一两半，山栀、川芎、三棱、莪术、桃仁、香附、山楂、神曲各一两，青皮五钱，黄连一两半，一半用吴萸水炒，一半用益智仁水炒。为末，蒸饼为丸服。治男妇食积死血，痰积成块在两胁，动作腹鸣，嘈杂眩晕，身热时作时止。

大阿魏丸 南星、半夏、山楂、神曲、麦芽、黄连各一两，连翘、阿魏、瓜蒌仁、贝母各五钱，风化硝、石礞、萝卜子、胡黄连各二钱半。为末，姜汁浸蒸饼糊为丸，梧子大。每服三十丸，白汤下。治诸积聚。一方加香附、海石，治嗽。

小阿魏丸 山楂二两，黄连一两三钱，连翘一两。为末，用阿魏二两，醋煮作糊为丸，白汤送下。治肉积。但脾虚者，须用补脾药煎汤下，切不可独用阿魏，恐有虚虚之祸。

痰痞血块，海石石礞生漆如失。

海石丸 海石、三棱、莪术、桃仁、红花、五灵脂、香附、蚶壳、石礞各等分。为末，醋糊丸梧子大。白术煎汤下三十丸。治痰与食积，死血成块。块去后，须大补之。

石礞丸　半夏一两，用皂角水浸透晒干，山楂三两，石礞三两为末，粥糊丸梧子大。每三十丸，白汤下。治痰饮成积。

单蚶壳丸　又名瓦垄子，火煅醋淬三次，为末，醋糊为丸，姜汤下。治一切气血痰块癥瘕。

生漆膏　阿魏一两，生漆滤过、木耳各四两，蜂蜜六两，和匀入锡罐内，密封罐口，置锅内水煮三炷香久，取起候冷。每服二茶匙，食远烧酒调下，日三次。忌油腻发毒物。治男妇痞块神效。

气聚香棱，王道无如通玄；

香棱丸　三棱、槟榔各六两，青皮、陈皮、莪术、枳壳、枳实、萝卜子、香附子各三两，山楂四两，黄连、神曲、麦芽、鳖甲、干漆、桃仁、硇砂、砂仁、当归尾、木香、甘草各一两。为末，醋煮面糊为丸，如梧子大。每服三五十丸，白汤下。治五积六聚气块。

通玄二八丹　黄连半斤，芍药、当归、生地、乌梅各五钱。为末，用雄猪肚一具，入药于内，以线缝之，将韭菜二斤铺底面，于锅内蒸之，候汤干，再添蒸一日，以药熟为度，取出俱入石臼内，捣丸梧子大。每七十丸，如饮食积聚等证，侵晨姜汤下，或不泄，或泻一二次，即以温粥补住；如泄痢，饭后茶清下即止，以姜汤则行，茶清则止，真治积聚、止泄痢、除拘急之妙药。

纂积平胃，伯药随宜出入。

纂积丹　用平胃散一料为主，如气积无形，加木香、槟榔、青皮、陈皮、沉香、萝卜子、香附为佐，樟树皮少许，甚者以巴豆炒诸药黄色，去巴；血积有形，加三棱、莪术、牛膝、川芎、当归尾、鳖甲、红花、蚶壳、桃仁、乳、没之类，甚者以芫花煮醋以制前药；酒积加葛花、黄连、砂仁、麦芽、陈皮、木香、猪苓、泽泻、车前子之类；果积加草果、山楂、香附、乌药、枳壳、菖蒲少许；鱼积加紫苏，甚者加青矾拌炒诸药，须先炒药热而后入矾可也；肉积加山楂、阿魏；饭积加麦芽、谷芽、神曲、枳实；水积加半夏、茯苓、葶苈、泽泻；浮肿加商陆汁为糊，或只用青矾炒药不伤元气为妙；痰积加海粉、礞石、半夏、白矾、风化硝；寒积、新积加干姜、巴豆、良姜、茴香、丁香、白豆蔻、益智仁、菖蒲少许；热积、久积加黄连、黄柏、大黄、滑石；气弱者，通加人参；有泻者，加肉蔻；有虫者，用苦楝根皮一斤，皂角十片，以水一碗，熬膏搜和前药为丸，先用沉香为衣，后用雷丸、木香为衣，每十丸，四更时分沙糖水下；寻常醋糊丸梧子大。每三五十丸，空心米饮下。治一切积证，呕吐吞酸，胸膈痞闷，或为癥瘕，或泻或秘，脾胃怯弱，饮食不消，腹胀面黄，四肢酸疼无力，甚则为疸为肿，流为疮痈痿痹等证。此方积气丹合退黄丸纂成，加减由人。

追虫**妙应**丸最灵，

槟榔十二两，黑牵牛三两，大黄、雷丸、锡灰、芜荑、木香、使君子各一两。为末，用葱白煎汤，露一宿为丸，粟米大。每四钱，五更葱汤或木香煎汤下。取寸白虫，用东方之石榴根煎汤，面东服之，小儿服一钱或五分，天明取下病根，或虫，或如烂鱼肠，或如马尾、蛤蟆、小蛇，诸般怪物，或小便取下青、黄、红、白，或米泔等色。其虫皆因饮食中所感而成，此药不比巴霜、甘遂、硇砂等剂，不动真气，有虫取虫，有积取积，有气取气，有块取块，一服见效。凡人面上白斑唇红，能食心嘈，颜色不常，脸上生有蟹爪露者，便有虫也。此丸四时可服，孕妇禁用。治山岚瘴气，传尸痨瘵，水肿疟痢，咳嗽黄疸，噎膈肠风痔漏，一切风气食积疼痛，疮癞热痰痞块，赤眼口疮，女人经脉不调，血瘕血闭，赤白带下，小儿癫痫，一切疳积、蛊积并治。一方去使君子，名七转灵应丹。如失声加沉香、琥珀。忌生冷荤腥等物一月。

贴膏神圣莫及。

神效阿魏散 天竺黄、芦荟、僵蚕各二钱，阿魏二钱二分，番木鳖一个，儿茶、甘草各三钱，大黄一两，穿山甲七片。为末。每三钱酒调服。即化下脓血来，或醋调膏贴脐亦好。大治痞疾。

三圣膏 风化石灰半斤为末，瓦器中炒令淡红色提出，候热稍减，次下大黄末一两，就炉外炒，候热减，入桂心末五钱略炒，入米醋熬成黑膏，厚纸摊开贴患处。

治蛊消毒，东坡**雄矾**丸三般；

即蜡矾丸加雄黄等分，端午日为丸，梧子大。每七丸熟水下。治蛊毒及虫、蛇、畜兽等毒神效。

消水毒饮 吴茱半升，生姜、犀角、升麻、陈皮各一两，乌梅七个。用水七碗，煎至二碗，分二服。

理脾却瘴，经略金丹一粒。

理脾却瘴汤 陈皮、白术、茯苓、黄芩、半夏、山栀、山楂各一钱，苍术、神曲各八分，黄连、前胡各七分。姜煎服。治游宦四方，水土不服者。

一粒金丹 腽肭脐、阿芙蓉各二钱，脑、麝各一厘，朱砂、原蚕蛾各三分。为末，入瓷器内，别用烧酒二钟煮射干草，熬至八分，倾于前碗内，放水面上，炭火滚四五次，取出丸梧子大，金箔为衣。每半月十日，方可服一丸，体稍盛者，四季各服一丸，沙糖或梨嚼烂送下。治五劳七伤，男女诸般痨嗽，吐痰吐血，呕酸反胃，咳逆风壅，痰涎，冷泪，鼻流清涕，水泄痢疾，心腹胀痛，肠鸣痞块，酒疸食黄水气，宿食不化，饮食减少，左瘫右痪，三十六种风，七十二般气，润三焦，补精气，安五脏，定魂魄，壮筋骨，益元阳，宽胸膈，暖腰膝，止疼痛，明眼目，返老还童，行走轻健，黑须发，牢牙齿。凡仕宦两广及饥饱酒食生冷，损伤脾胃，尤宜。

噫！节劳逸，气血自然循常；甘淡泊，水土随处可袭。

气

气失其平之谓“疾”，有升无降之谓“逆”。或为胸腹痞满，或为胁疝痛刺。分气、顺气、降气、撞气用何方？辛凉、辛平、辛温、辛热任君择。

木香分气丸 木香、甘松各一两，甘草六两，香附一斤，莪术半斤。为末，糊丸梧子大。每三十丸，姜汤橘皮煎汤任下。治一切气逆，心胸痞闷，腹胁虚胀。或加丁皮、藿香、姜黄、砂仁、檀香，常服宽中进食。

木香顺气丸 木香、萝卜子、大腹皮各五钱，枳壳、陈皮、香附各一两，黑丑六两，故纸一两。使气升降而归于肾也。为末，水丸梧子大。每五六十丸，温水下。

沉香降气汤 沉香二钱，砂仁五钱，甘草一两二钱，香附四两。为末。每二钱入盐少许，白汤调服。治阴阳壅滞，气不升降，胸膈痞闷，喘促短气，噎醋吞酸，肝胃留饮，胁下支结妨闷。

阿魏撞气丸 小茴、青皮、甘草、陈皮、莪术、川芎各一两，生姜四两，用盐五钱淹一宿。胡椒、白芷、肉桂、砂仁、丁香皮炒各五钱。为末，用阿魏一钱半和面糊丸芡实大，每药一斤用朱砂七钱为衣。每三五丸，男子气痛炒姜盐汤下，妇人血气痛醋汤下。治五种噎疾，九种心痛，痃癖气块，冷气攻刺，腹痛肠鸣，呕吐酸水，男子疝气，女人血气。

交感丹，治郁甚矣脱营；

茯神四两，香附一斤。为末，蜜丸弹子大。每一丸，空心细嚼，用本方加甘草少许为末，调热汤送下。治心肾不交，惊悸痞塞，食少遗精梦泄，大能益气清神，降火升水。

清气汤，退热烦也气逆。

退热清气汤 柴胡、橘皮、茯苓各一钱，半夏、枳壳各八分，香附七分，川芎五分，砂仁七粒，木香、甘草各三分。姜煎温服。治气逆身热，中脘痞满。

破气滞，枳橘须加引经；

枳橘汤 橘皮八钱，枳壳一钱半，生姜四钱。郁甚加姜黄少许。水煎食远温服。治胸痹胸中气塞短气，须审气滞何部分，以引经药导之。

橘皮一物汤 橘皮洗净一两，新汲水煎温服。治诸气攻刺及感风寒暑湿初证通用，凡酒食所伤，中脘痞塞妨闷，呕吐吞酸。

止刺痛，苍莎善能清膈。

清膈苍莎丸 苍术二两，香附一两半，黄芩、黄连各五钱，为末，用红熟瓜蒌去皮捣糊和丸，绿豆大。每三十丸，温汤下。治因湿热痰火气滞。

枳实薤白汤除胸痹，

枳壳一枚，薤白二两，厚朴一两，肉桂、瓜蒌仁各五钱。先煮枳、朴减半，入诸药煎浓，食远服。治心中痞满，此留气结在胸，胸满，胁下逆抢心。

木香槟榔丸消膈食。

木香、枳壳、青皮、杏仁、槟榔各一两，郁李仁、皂角、半夏曲各二两。为末，别用皂角熬膏，入蜜少许，和丸梧子大。每五十丸，食后姜汤下。导三焦，宽胸膈，破痰逐饮，快气消食。一方去杏仁、皂角、半夏、郁李仁，加当归、黄连、黄芩、黄柏、陈皮、三棱、莪术、大黄、牵牛，糊丸服。治湿热湿痰，气实耳聋，兼治诸气诸积，腹胀痢疾。

神保丸一切痛疼，

全蝎七个，巴霜十个，木香、胡椒各二钱半。为末，蒸饼丸，麻子大，朱砂为衣。每五七丸，心膈痛，柿蒂、灯心煎汤下；腹痛，柿蒂、煨姜汤下；血痛，炒姜醋汤下；肺气甚者，以白矾、蛤粉各二钱，黄丹一钱，同研，煎桑白皮、糯米饮下；气小喘，只用桑白皮、糯米饮下；胁不痛，炒茴香酒下；大便不通，蜜汤入槟榔末一钱下；气噎，木香煎汤下；宿食不消，茶酒浆任下。治诸积气痛，项背注痛，宣通脏腑。

仙传一块气丸积。

补骨脂、干漆、干姜、姜黄俱炒，莪术、三棱、玄胡索、木香、砂仁、使君子、五灵脂、人参、白术、茴香、槟榔、肉豆蔻、丁香、丁皮、茯苓、雷丸、大黄、枳壳、巴豆炒各一钱一字，萝卜子炒、青皮、陈皮各五钱，皂角一片，芫花五分，牵牛、大麦芽各炒一两。为末，醋糊丸，绿豆大。每三五丸至十丸，茶酒任下。取积，陈皮煎汤下十五丸；如伤食，就以所伤之物煎汤下。治气喘、心气、膈气、胁气、疝气、腰气、脚气、积气、瘴气，兼治不服水土气，酒食所伤，不思饮食，赤白痢疾，女人干血气，小儿积证，久服治痨瘵亦效。不助虚阳，不损真气，又能杀虫。

单芙蓉散 用芙蓉叶，有花带花，有子带子，采一朵捣泥烂，将井水滤去渣服即效。治男无室，女无夫，思欲动火，以致胃脘诸痛，自汗唇红，颊赤脉乱。

噫！勿以喜怒斫元气，养性全功；勿以肠胃暖生冷，保身上策。

血

气属阳而血属阴，阳有余而阴不足。挟火则必妄行，有郁则便凝蓄。吐血热者四生捣汁，山栀鸡苏兮，古葛连和膏为丸如梧；

四生丸 生薄荷、生艾叶、生柏叶、生地黄各等分。细捣为丸鸡子大。每一丸，水煎或盐汤化服。治血热妄行吐衄。

山栀地黄汤 山栀一钱二分，生地、芍药、知母、贝母、瓜蒌仁各一钱，天花粉、牡丹皮、麦门冬各五分。水煎服。治痰积热，先痰后血。

鸡苏散 薄荷、黄芪、生地、阿胶、贝母、白茅根各五分，桔梗、麦门冬、甘草各二分半。姜煎服。治劳伤肺经，唾内有血，咽喉不利。

龙脑鸡苏丸 薄荷一斤，麦门冬四两，蒲黄、阿胶各二两，甘草一两半，人参、黄芪各一两。为末；银柴胡、木通各二两，用汤半碗浸二宿取汁；用蜜两斤，炼一二沸，入生地末六两搅匀，入柴、木汁慢火熬成膏，然后将前末同和为丸，豌豆大。

每二十丸，嚼破熟水下。虚寒烦渴惊悸，人参煎汤下；咳唾吐衄下血，麦门冬煎汤下；血淋，茅花煎汤调百草霜末下；诸淋，车前子煎汤下。治心中郁热烦渴，凉上膈，解酒毒及诸血发寒热，惊悸劳烦，咳嗽，诸淋，胃热口臭，肺热喉腥，脾疸口甜，胆疸口苦，并皆治之。一方去门冬、参、胶、蒲黄、木通、柴胡、加荆、防、菊花、片脑、川芎、桔梗，蜜丸，麦门冬煎汤下。

古葛连丸　葛花、黄连各四两为末，用大黄末熬膏为丸梧子大。每百丸温水下，或煎服亦可。治饮酒过多，热蕴胸膈，以致吐衄。

吐血虚者三黄补血，参柏狗胆兮，好京墨磨蛋化水一掬。

三黄补血汤　熟地一钱，生地、黄芪、当归各八分，白芍七分，柴胡、升麻、牡丹皮、川芎各五分。水煎服。治诸血不止，自汗身热。

加减四物汤　生地、当归、白芍、山栀、牡丹皮、贝母、知母、黄柏、陈皮、白术、甘草、玄参、麦门冬各等分。水煎服。如身热，加地骨皮、子芩；呕吐血，加知母、石膏以泻胃火；衄咳血，加茅根、黄芩以泻肺火；唾咯血，加栀、柏及肉桂少许以泻肾火；吐衄不止，加炒黑干姜、柏叶、茜根、大小蓟；便血不止，加槐花、地榆、百草霜；溺血不止，倍山栀，加车前子、小蓟、黄连俱炒焦；诸失血久，加升麻、阿胶、人参，入童便、姜汁、韭汁。

古参柏糊　沙参、侧柏叶各一钱半，为末，入飞罗面三钱，水调如糊啜服。治男妇九窍血如泉涌。或用生地、藕节、生梨捣汁，磨京墨徐徐服之；或生姜蘸百草霜含咽；或荆芥烧灰，米饮调服。

狗胆丸　五灵脂为末，用狗胆汁和丸，芡实大。每一丸，姜酒化下，不得漱口，急进白粥，不可太多。治男妇连日吐血不止。

单京墨丸　京墨二两，为末，用鸡子白三个和丸，梧子大。

每十丸，生地黄汁下，治吐血、衄血。又方，用乌鸡子白以手磨千百次，自然化成水，入人参末二钱，调匀五更服，服时不得语，仰咽自然，觉心肺俱凉，满口津液，而吐咯血止。

衄血解郁，天地茜梅莎芎；

解郁汤 柴胡、黄连、黄芩、黄芪、地骨皮、生地、熟地、白芍各等分，水煎服。

古天地胶 天门冬一斤，熟地黄八两，蜜丸酒下，治咳血，又可辟谷。或用生地、麦门冬等分，水煎服，治吐衄诸药不止。

茜梅丸 茜草根、艾叶各一两，乌梅肉五钱。为末，蜜丸梧子大。每三十丸，乌梅煎汤下。治衄血无时。

古莎芎散 香附四两，川芎二两。为末。每二钱，茶清下。盖香附开郁行气，使邪火散于经络，川芎和血通肝，使血归于肝脏，血归火散，其血立止。

咯血保命，圣饼玄霜丹术。

保命散 生地、熟地、枸杞子、地骨皮、天门冬、黄芪、白芍、黄芩、甘草各一钱。水煎服。治诸见血无寒。如脉微身凉，加官桂五分。

圣饼子 杏仁四十粒研细，用黄蜡炒黄色，入青黛一钱，捏作饼子，用时以柿子一枚破开，以饼置其中合定，湿纸包煨，研水服。治咯血。

玄霜膏 乌梅汁、梨汁、柿霜、白糖、白蜜、萝卜汁各四两，姜汁一两，茯苓末八两，用乳汁浸晒九次，款冬花、紫菀各末二两。共入砂锅内慢火熬成膏，丸如弹子大。临卧含化一丸。治吐血虚嗽神效。

又方 款冬花、枸杞子、五味子、山药各一两五钱，萝卜子一合半，苏木、归尾各七钱为末，梨汁、藕汁、竹沥、姜汁、人乳各半碗。共入罐内，槐枝搅匀，皮纸封固，文武火炆三炷安息香久，取出，埋土中一夜去火毒，每噙化一二茶匙。治痰火痨嗽，失血气喘等证。

加减逍遥散 牡丹皮、白术各一钱半，当归、芍药、桃仁、贝母各一钱，山栀、黄芩各八分，桔梗七分，青皮五分，甘草三分。水煎服。治痰中见血。

血后倦弱，扶脾生脉大阿胶；

扶脾生脉散 人参、当归、白芍各一钱，紫菀、黄芪各二钱，麦门冬、五味、甘草各五分。食后水煎温服。治见血后脾胃虚弱，气喘精神短少，衄血、吐血不止。一方又名黄芪补血汤。

大阿胶丸 麦门冬、茯神、柏子仁、百部、杜仲、丹参、贝母、防风各五钱，远志、人参各二钱半，茯苓、山药、熟地、阿胶、五味子各一两。为末，蜜丸弹子大。每一丸，水煎和渣服。治肺虚客热，咳嗽咽干多涎，或见鲜血及劳伤肺胃，思虑伤心，吐血呕血。

血止除根，润肺门冬女贞肉。

天门冬丸 天门冬一两，甘草、白茯、阿胶、贝母、杏仁各五钱。为末，蜜丸梧子大。时时含化十丸。治吐血、咯血，大能润肺止嗽。

女贞剪红丸 冬青子肉二斤，红花三两。为末，炼蜜丸。食后服。热重加天花粉、山栀各二两，或用二味煎汤下。止血断根，兼治妇人闭经、逆经、血疾。

溺血鹿胶没药治虚寒，

鹿角胶丸 鹿角胶五钱，没药、发灰各三钱。为末，用茅根汁打糊丸梧子大。每五十丸盐汤下。治房劳小便尿血。

便血厚朴榆砂取效速。

厚朴煎 厚朴、生姜各五两，同捣烂炒黄，白术、神曲、麦芽、五味各一两，同炒黄。为末，水糊丸，梧子大。疾作时空心米饮下百丸，平时只服五十丸。治诸下血五痔。盖脾胃本无血，缘气虚肠薄，自荣卫渗入而下，故用厚朴厚肠胃，麦芽消酒食，白术导水，血自不作，是亦以脾胃为主也，故服之多取奇效。

榆砂汤 地榆四钱，砂仁七枚，生甘草一钱半，炙甘草一钱。水煎温服。治结阴便血不止，渐而极多者宜服。

治便血赤楞方 用黑豆一升，炒焦为末，入好酒一旋，去豆末，饮酒神效。

脏毒苍地卷柏连壳兮，脏头参丸可吞；

苍地丸 苍术、陈皮各三两，黄柏、黄连各一两半，连翘、黄芩各一两。为末，生地六两捣膏，为丸梧子大。每五七十丸，白汤下。治热毒下血。

古卷柏散 卷柏叶焙干、黄芪各一两。为末，每二钱，米饮调服。治脏毒神效。

白柏丸 白术五钱，黄柏、生地、白芍、黄芩、地榆、香附各二钱。为末，蒸饼为丸服。治湿热下血。

酒蒸黄连丸 黄连净锉一斤，用好酒四盏，浸瓦器中，置甑上累蒸至烂，取出晒干为末，水丸梧子大。每五十丸，温水下。治酒毒积热下血，肛门作热，又厚肠胃。

黄连丸 黄连，黄柏、厚朴、当归、干姜、木香、地榆、阿胶。为末，蜜丸梧子大。白汤下二十丸，治下焦便血。

古连壳丸 黄连、枳壳各二两，用槐花炒过，去槐花。为末，蒸饼为丸服。治内伤经络下血，用此以解络脉之结。

脏头丸 槐子一两，牙皂七分，黄连四两，糯米一升。为末，用雄猪大肠一条，去油洗净，将前药入内，两头扎住，砂锅内煮烂，捣丸梧子大。每六七十丸，米饮下。治肠风下血脱肛。

苦参丸 苦参半斤，槐角六两，女贞实四两，归尾二两。为末，用大猪肠三尺，入药在内，两头扎住，炆烂，同枯矾末四两，捣丸梧子大。每三十丸，米饮下。忌椒、醋。治肠风下血及久年痔漏。

肠虚龟樗矾附乌荆兮，肠风黑散急服。

活龟丸 江湖大乌龟一个，先用柴火烧热地，以罩盖龟，地热逼出臭屁，待屁尽，以秆绳都身包缚，外用黄泥封固，灰火中煨熟捞起，剥净取肉，研如泥，其壳用牛骨髓涂炙五七次，沁透酥干为末；又用黄连一两，九蒸九晒，归尾三钱三分，为末，和前龟肉捣丸梧子大。每四五十丸，白汤下。大能扶衰益弱，补阴壮阳，又治肠风痔漏。

龟柏丸 龟板二两，侧柏叶一两半，芍药一两半，椿根皮七钱半，升麻、香附各五钱。为末粥丸，四物汤加白术、黄连、陈皮、甘草、生姜煎汤送下。治便血久而致虚，腰脚软痛及麻风疮痒见血。

古樗参散 樗根白皮、人参各二两。为末。每二钱，空心温酒米饮任下。忌一切毒物。治大肠风虚，饮酒、饮食过度，挟热毒下利脓血，大肠连肛门痛不可忍，多日不瘥。

矾附丹 青矾四两，用瓦罐盛火煅食顷，候冷入盐一合，硫黄一两，再煅食顷，候冷取出，入附子一两。为末，粟米粥丸梧子大。每三十丸，空心生地汁下。治阳虚肠风下血，当日立止，一月除根，久服助下元，除风气，益脏腑。

古乌荆丸 川乌一两，荆芥穗二两。为末，醋煮面糊为丸，梧子大。每服二十丸，温酒或热水下。有疾时，食空日三四服；无疾者，只早一服。治肠风脏毒，下血不止，诸风挛搐，顽麻瘙痒，及妇人血风头风眩晕等症，久服悦颜色，黑须发。

肠风黑散 童男发、槐花、槐角、猬皮各一两，荆芥二两，同入罐内，盐泥固济，烧存性，出火毒，再入炙甘草三分，炒枳壳二两。每三钱，空心水煎服。治肠风下血及粪前后。

剪红香梅虚漏医，

剪红丸 侧柏叶、鹿茸、附子、续断、黄芪、阿胶、枯矾各五钱，当归一两。为末，醋糊丸，梧子大。每七十丸，空心米饮下。治脏腑虚寒，下血不止，面色痿黄，日久羸瘦。东垣谓劳损宜温，此方之义，非温寒之说也。

香梅丸 乌梅、百药煎俱烧存性，香白芷各等分为末。糊丸梧子大。每三五十丸、米饮下。治肠风脏毒及崩漏等疾，或去白芷。

结阴升阳血箭束。

结阴丹 枳壳、威灵仙、黄芪、陈皮、椿根皮、何首乌、荆芥各五钱。为末，酒糊丸，梧子大。每服七十丸，陈米饮入醋少许下。治结阴肠风，脏毒下血。

升阳除湿和血汤 生地、牡丹皮、生甘草各五钱，炙甘草、黄芪各一钱，当归、熟地、苍术、秦艽、肉桂各三分，陈皮、升麻各七分，白芍一钱半。水煎空心热服。治血箭湿毒。

噫！病情好补而怕攻，药热兴阳而助欲。丹溪滋降法至今无人知，东垣阴火论从古宜细读。

痰

诸病所以寻痰者，痰因火动，百病非相火盛则真火衰；痰火所以生异证者，痰因气逆，百病非邪有余则正气乏。治本化痰清气，抑上温中润下尽平和；

化痰丸 半夏、南星、生姜、白矾、皂角各四两，同入砂锅内，水煮南星无白点为度，去皂角不用，入青皮、陈皮、干葛、苏子、神曲、麦冬、山楂、萝卜子、香附、杏仁各一两。一方加枳实、茯苓。为末，姜汁浸，蒸饼丸，梧子大。每五七十丸，食后临卧茶酒任下。快脾顺气，化痰消食。

清气化痰丸 半夏二两，陈皮、茯苓各一两半，薄荷、荆芥各五钱，黄芩、连翘、山栀、桔梗、甘草各一两。如肠胃干燥，加大黄、芒硝。为末，姜汁糊丸，梧子大。每五十丸，姜汤下。治痰因火动，胸膈痞满，头目昏眩，故用二陈汤豁痰利气，合凉膈散降火，清头目而散风热也。

抑上丸 白术、黄连、黄芩各一两，石膏二两，青黛五钱。为末，蒸饼为丸服。治痰因火动。

温中化痰丸 青皮、陈皮、良姜、干姜各五两。为末，醋糊丸，梧子大。每五十丸，米饮下。治停痰留饮，胸膈满闷，头目眩晕，咳嗽涎唾，或饮酒过多，呕哕恶心。

润下丸 陈皮半斤，半夏二两，各用水化盐五钱调匀，煮干烘燥；南星、黄芩、黄连、甘草各一两。蒸饼丸，绿豆大。

每五七十丸，白汤下。善降痰火。

治标滚痰控涎，小胃三花神佑能开结。

滚痰丸 大黄、黄芩各八两，泻阳明湿热；沉香五钱，引诸气上至天，下至泉；礞石、焰硝各一两，坠痰，二味同入砂罐内盖之，铁线缚定，盐泥固济晒干，火煅红，候冷取出，同前药为末，水丸梧子大，或加朱砂一两为衣。每四五十丸，量虚实加减，食后临卧茶清温水任下。攻肠胃痰积及小儿食积痰惊，风痰盛实热者，最为要药。体弱者加六君子汤一料，入竹沥、姜汁和如稀糊，以瓷器盛晒干，再以竹沥、姜汁拌晒，如此者三次，又用竹沥、姜汁为丸，小豆大。每百丸食远米饮下，名竹沥达痰丸，能运痰于大肠从大便出，不损元气，妙，惟有泄、有孕者忌用。

坠痰丸 皂角醋浸一宿炒、黑牵牛各一斤，白矾用完玛瑙一两同枯，候冷去玛瑙、萝卜子各半斤，青木香四两。为末，姜汁糊丸，绿豆大。每四五十丸，量人虚实，五更白汤或姜汤下，天明取下顽痰，病即除根。治心腹走注刺痛及气痰风痰，或头目眩晕，或迷塞心窍，不省人事，或头面结核不一，或肩背两手十指麻木，或气塞胸中，一切痰证神效。

控涎丹 甘遂、大戟、白芥子各等分。惊痰加朱砂为衣；痛甚加全蝎；酒痰加雄黄、全蝎；惊气痰成块加穿山甲、鳖甲、玄胡索、莪术；臂痛加木鳖子、桂心；热痰加盆硝；寒痰加丁香、胡椒、肉桂。为末，糊丸梧子大。每五七丸至十丸，量虚实加减丸数，食后临卧淡姜汤下。治忽患胸背胁项手足腰胯隐痛，筋骨牵引钓痛，时时走注，乃痰在胸膈上下作楚而然；或手足冷痹，气脉不通，误认为瘫痪者。

小胃丹 甘遂面包煨熟、大戟长流水煮一时洗净晒、芫花醋浸一宿炒黑勿焦各五钱，大黄一两半用酒湿纸包煨熟，再用酒略炒，黄柏三两。为末，粥丸麻子大。每十丸，临卧津液下。欲利，空心温汤下。上可取胸膈之痰，下可取肠胃之痰及湿痰积热，惟胃虚少食者忌用。一方加南星、半夏各二两半用白矾、皂角、姜汁水煮十五次，桃仁、杏仁用白矾、皂角水泡、红花酒蒸、陈皮、枳实用白矾水泡半日炒、白术、白芥子各一两，苍术二两用米泔、白矾、皂角水浸一宿炒。为末，姜汁、竹沥煮神曲为丸服，名加味小胃丹。中风痰痞积，眩晕喉痹，淡姜汤下；瘫痪不语，浓姜汤下；惟痞块、头风、头痛，宜临卧食后服，神效。

三花神佑丸 甘遂、大戟、芫花各醋炒五钱，黑丑二两，大黄一两，轻粉一钱。为末，水丸小豆大。每初服二丸，渐加二丸，日三服，温水下，至便利即止，多服顿攻，转加痛闷损人。治风痰涎嗽，气血凝滞不通及一切湿热积结，痰饮悬饮变生诸病，或水肿大腹实胀喘满，或风热燥郁，肢体麻痹，走注疼痛等症。人壮气实者可暂服之，盖轻粉治水肿鼓胀之药，以其善开湿热怫郁故也。或去轻粉、牵牛亦好。

开结枳术丸 枳实、白术、半夏、南星、枯矾、葶苈、大黄、青皮各五钱，木香三钱，黑丑二两，皂角酥炙、旋覆花各一两。为末，姜汁糊丸，梧子大。每五十丸，姜汤下；妇人干血气，膈实肿满，或二便不通，姜葱煎汤下。导滞化痰，升降阴阳，通行三焦，荡肠胃，导膀胱，专主胸痞恶心呕哕，酒食停积，两胁膨闷，咽嗌不利，上气喘嗽，黄疸等症。

理湿积，青礞硝石寻常；

青礞石丸 青礞石、焰硝各二两捣碎同入小罐内，瓦片盖之，铁线缚定，盐泥固济晒干，火煅红，候冷取出，南星二两白矾水浸二日，半夏、皂角水浸二日、黄芩姜汁炒、茯苓、枳实各二两，风化硝用萝卜同煮硝化，去萝卜滤净，入腊月牛胆内风干五钱。共为末，神曲糊丸，梧子大。每三五十丸，白汤下。治食积，去湿热痰。一方去硝、芩，加黄连三两，连翘五钱，麝一分，治膨胀虽下药不消者，用此即效。

黄白丸 黄连、瓜蒌仁、白术、神曲、麦芽各一两，川芎七钱，青黛五钱，人中白二钱。为末，姜汁浸蒸饼为丸服。治阴虚食积痰火。

祛风痰，郁金蜈蚣猛烈。

祛风痰丸　防风二两，明矾、川芎、牙皂、郁金各一两，赤脚、黄脚蜈蚣各一条。为末，蒸饼丸，梧子大。每三十丸，食前茶汤下。祛风痰，行浊气。

搜风化痰丸　半夏四两，人参、槐角、僵蚕、白矾、陈皮、天麻、荆芥各三两，辰砂五钱。为末，姜汁浸蒸饼丸豆大，辰砂为衣。每四十丸，姜汤下。

消破痰饮神术兮，单制半夏尤有功；

消饮丸　白术二两，茯苓五钱，枳实、干姜各七钱。为末，蜜丸梧子大。每三十丸，温水下。治停饮胸满呕逆，腹中水声，不思饮食。

破饮丸　荜拨、胡椒、丁香、砂仁、蝎梢、青皮、木香、巴豆、乌梅各等分。为末，先将青皮同巴豆浆水浸一宿，取出同炒青皮焦，去巴豆，又将其水浸乌梅肉蒸烂，和前药捣丸绿豆大。每十五丸，津液下。治五饮停蓄胸胁，结为支满，气促抢心疼痛。

神术丸　苍术一斤，为末，用生麻油五钱，水二盏，研烂取汁，又入枣肉十五粒，同捣丸梧子大。每五十丸，温酒下。治痰饮挟瘀血成窠囊，行痰极效。

单半夏丸　半夏用香油炒为末，粥丸梧子大。每三五十丸，姜汤下。治湿痰喘急，止心痛。

法制半夏　明矾六两，硝石四两，煮水六碗，却将半夏一斤，先以水洗净，入药水内浸三宿，又取入清水内浸七日，取出切片，加薄荷四两，甘草二两任用。消饮化痰，壮脾顺气。

清州白丸子　半夏七两，南星、白附子各二两，川乌五钱。俱生用为末，绢袋盛于井水内摆出以尽为度，置瓷器内，日晒夜露，日换新水澄之，浸春五、夏三、秋七、冬十日，去水晒干为末，糯米粉煮清糊丸梧子大。每二十丸，姜汤下。瘫痪风，酒下；小儿惊风，薄荷煎汤下三丸。兼治男妇风痰壅盛，呕吐涎沫。

宣化气涎三仙兮，指迷作曲真有法。

三仙丸 南星、半夏各一斤，为末，用生姜汁调成剂，摊在筛中，以楮叶盖令发黄色，晒干收之，须五六月内做曲，如酱黄法，每曲四两，入香附末二两，糊丸梧子大。每四十丸，食后姜汤下。治中脘气滞，胸膈烦满，痰涎不利，头目不清。或去香附加橘皮，治气痰。

千金指迷丸 半夏曲二两，白茯苓虚人用乳汁蒸，瘦人血少用砂仁同酒浸蒸，去砂仁，又用生地汁浸蒸、枳壳用麦麸醋水炒各一两，风化硝一钱半。为末，姜汁糊丸，梧子大。如治脾胃痰，用神曲为糊；治血分痰，酒糊；治气分上焦痰，蒸饼糊；治骨节四肢痰，盐酒入姜汁糊；治足痰，牛膝煎膏为引；治痰病深痼，牛膏和糊，多服即可以汗吐下，如倒仓法也。每早常服三五十丸，姜汤下，旬月以往，大便溏滑，是潜消痰积之验也。如耳聋气壅，上焦诸风热头风等症，竹沥入姜汁白汤下二三百丸，以利为功，服愈痰火之后任服，但觉少作即服，又与诸服食补养之药不为相妨。

瓜蒌贝母，不怕肺经燥干；

香附瓜蒌青黛丸 三味等分为末，或去香附亦可，蜜丸芡实大。每一丸，食后临卧噙化。治燥痰、郁痰、酒痰，咳嗽呃逆。凡积痰非青黛、瓜蒌不除。

单贝母丸 贝母用童便浸，春夏一日，秋冬三日，洗净晒干为末。糖霜调和，不时服之，或白汤调服。治痰要药，或加童便、制香附为丸服亦可。

丁香半夏，何忧胃冷酸噎。

丁香半夏丸 半夏三两，藿香五钱，肉豆蔻、丁香、木香、人参、陈皮各二钱半。为末，姜汁煮糊丸，如小豆大。每服二三十丸，食后姜汤下。治脾胃宿冷，胸膈停痰，呕吐恶心，吞酸噎气，心腹满闷，不思饮食等症。

竹沥膏霞天膏，火郁老积择人；

竹沥膏 用水白竹截长二尺许，每段劈作四片，以砖二块排定，将竹片仰架砖上，两头露一二寸，下以烈火迫之，两头以盆盛沥，六分中加姜汁一分服之，痰热甚者，止可加半分耳。大治热痰及能养血清热，有痰厥不省人事几死者，灌之即苏，诚起死回生药也。

霞天膏 用二三岁纯色肥泽无病黄牯牛肉，腿项脊净肉四五十斤，切成块子，在净室中以铜锅贮长流水煮之，不时搅动，中用新锅煮用，汤旋加，常使水淹肉五六寸，掠去浮沫，煮烂如泥，以绢滤肉汁入小铜锅内，用桑柴文武火候，不住手搅，只以汁渐加，熬如稀饧，滴水成珠，其膏成矣。大抵肉十二斤，炼膏一斤为度，以瓷器盛之。用调药剂，初少渐多，沸热自然溶化。用和丸，每三分，搀面一分，同煮成糊，或用炼蜜。寒天久收，若生霉，用重汤煮过，热天冷水窨之，可留三日。凡治实痰新痰，用南星、半夏燥之，橘红、枳壳散之，茯苓、猪苓渗之，黄芩、黄连降之，巴豆、附子流通之，竹沥、瓜蒌润下之。如虚痰老痰，稠粘胶固于胸臆，依附盘结于肠胃，当用此膏吐泻，不致虚损元气。如瘫劳鼓噎，于补虚药中加之以去痰积，可收万全，服此比之倒仓更稳，仍须善养者。

节斋方谢传方，化痰清金忌铁。

节斋化痰丸 天门冬、酒芩泻肺火，瓜蒌仁、橘红润肺降痰，海粉各一两；芒硝咸以软坚，香附盐水炒开郁降气，桔梗、连翘开结降火，各五钱；青黛二钱解郁火。为末，炼蜜入姜汁少许，和药捣丸，龙眼大。每细嚼一丸，清汤下；或丸黍米大，每五十丸，淡姜汤下。治郁痰老痰。

谢传清金丸 薄荷四两，百药煎二两，土桔梗、儿茶各五钱，砂仁、诃子各三钱，硼砂二钱。为末，用粉草八两，以水熬成膏，和末捣丸，樱桃大。每噙化一丸，缓缓咽下，化痰止嗽，清金降火，又解酒毒。

喘因风寒，三拗汤中加星半；

加减三拗汤 麻黄一钱，杏仁、桑白皮各七分，甘草五分，苏子、前胡各三分。姜三片，水煎服。如痰盛加南星、半夏，烦喘加石膏，火喘口干加黄芩、瓜蒌仁、薄荷，寒喘加细辛、肉桂，气喘加兜铃、乌梅，气短而喘，去麻黄加人参、茯苓。

喘属七情，四磨汤内君沉乌。

四磨汤 人参、槟榔、沉香、乌药各等分，磨浓水，取一盏煎三五沸，食后服。治七情伤感，上气喘急，妨闷不食。

六磨汤 沉香、木香、槟榔、乌药、枳壳、大黄各等分。热水磨服，以利为度。治气滞腹急，大便秘涩。

白前葶枣含奇，以消水气；

白前汤 白前二两，紫菀、半夏各三两，大戟七合。水十盏浸一宿，明日煎至三盏，分三服。忌羊肉。治呃逆喘促及水肿短气胀满，昼夜不得卧，喉中常作水鸡声。

古葶枣散 用葶苈炒黄为末，先用黑枣十枚浓煎汤，去枣入前末三钱调匀，食后服。治肺痈胸满喘咳，或身面浮肿等症。

含奇丸 葶苈、知母、贝母各一两。为末，枣肉砂糖捣丸弹子大。每用绵裹一丸含之，徐徐咽下。治喘嗽。

瓜蒌杏参萝皂，以治痰粗。

瓜蒌实丸 瓜蒌仁、枳壳、半夏、桔梗各一两。为末，姜汁打糊为丸，梧子大。每五十丸，食后淡姜汤下。治胸中痞痛彻背，喘急妨闷。

杏参散 杏仁、人参、陈皮、大腹皮、槟榔、白术、诃子、半夏、桂心、紫菀、桑白皮、甘草、紫苏各五分。姜煎服。治因坠堕惊恐，渡水跌仆，疲极筋力，喘急不安。

大萝皂丸 南星、半夏、杏仁、瓜蒌仁、香附、青黛、陈皮各五钱，萝卜子二两，皂角烧灰一两。为末，神曲煮糊为丸，梧子大。每六十丸，姜汤下。治气喘、痰喘、风痰、食痰、酒痰、面毒等证。

小萝皂丸 萝卜子二两蒸，皂角五钱煅，南星用白矾水浸晒、瓜蒌仁、海粉各一两。为末，姜汁和蜜捣匀为丸。含化止之，治喘证最妙。

定喘定息，千缗兜铃堪通用；

定喘汤 白果肉二十一枚，研碎炒黄色，麻黄、款冬花、桑白皮蜜炙、法制半夏各三钱，苏子二钱，黄芩炒、杏仁各一钱半，甘草一钱。水三盏，煎至二盏，不用姜，不拘时，徐徐服之，治齁喘神方。

定喘化痰散 用猪蹄甲四十九个，每个甲内入半夏、白矾各一分，置罐内密封，勿令烟出，火煅通红，去火毒，入麝一钱，为末。如上气喘急咳嗽，糯米饮调下一钱，小儿五分。治喘至妙。

定息饼子 用皂角三大荚去黑皮，刀切开去子，每于仓内入巴豆肉一粒，以麻缚定，用生姜自然汁和蜜涂令周匝，慢火炙之，又涂又炙，以焦黄为度；擘开去巴豆不用，又以枯矾一两、蓖麻子七粒入仓内，姜汁和蜜再涂炙如前，去蓖、矾；用皂角为末，却以杏仁二两研膏，与前药和匀。每服一钱，用柿干炙过候冷，点入药内细嚼，临卧服。忌一切热毒之物。治远年近日喘嗽。

千缗汤 半夏七枚，皂角、甘草各一寸，生姜二钱。用生绢袋盛水煎顷服。治哮喘不得卧，或风痰壅盛。

兜铃丸 马兜铃、杏仁、蝉蜕各二两，人言煅六钱。为末，枣肉为丸，葵子大。每六七丸，临卧葱茶清放冷送下，忌热物半日。治男妇久患咳嗽，肺气喘促，倚息不得睡卧，齁鮯咳嗽亦效。

清金紫金，远年近日止哮呼。

清金丸 单萝卜子半升，蒸熟晒干为末，姜汁浸，蒸饼为丸，梧子大。每三四十丸，津液或淡姜汤下，治哮喘遇厚味而发者。一方加桑木内蠹虫粪一升炒，杏仁半升，不去皮尖炒，甘草一两生，为丸服，治远年喘急。

紫金丹 信石末一钱，淡豆豉捣烂一两，精猪肉细切四两。三味拌和，分作三分，用纸筋黄泥包之，烘令泥干，却用炭火于无人处，煅青烟出尽为度，放地上一宿出火毒，取出为末，汤浸蒸饼为丸，绿豆大。食后茶清下，大人二十丸，小儿七丸，量大小虚实与之。忌一应咸物汤水之类。治痰喘不得卧，须三年后者，可用。

嘈杂香连与三圣，胃脾术曲安妥；

香连丹 香附、黄连各四两。为末，神曲煮糊为丸，梧子大。每七十丸，白汤下。治久郁心胸痞痛，或嘈杂干噎吞酸。

三圣丸 白术四两，陈皮一两，黄连五钱。为末，神曲煮糊为丸，绿豆大。每五十丸，津液或姜汤下。治心嘈索食。

安脾丸 半夏一两，槟榔二钱，雄黄一钱半。为末，姜汁和蒸饼为丸，梧子大，小儿丸黍米大。姜汤下，从少至多渐加服之，以得吐能食为度。治嘈杂及吐食脉弦者。肝乘于脾而吐，乃由脾胃之虚，宜治风安脾，无羁绊于脾，故饮食自下。

嗳哕沉檀匀诸气，痰火栀石可祛。

匀气丸 草豆蔻、橘皮、沉香、人参各五钱，益智仁、檀香、大腹子各一两。为末，饭丸梧子大。每八十丸，淡姜汤下。治气虚浊升多嗳。

祛痰火丸 南星、半夏、香附、石膏、山栀各等为分末，姜汁浸蒸饼为丸服，或姜煎服亦可。治胃火、痰火嗳气。

呕吐热而发渴，干葛橘皮竹茹；

葛根竹茹汤 葛根三钱，半夏二钱，甘草三分，竹茹一团。姜枣煎，取清汁冷服。治胃热心烦，呕吐不止，酒呕尤妙。

加味橘皮竹茹汤 赤茯苓、橘皮、枇杷叶、麦门冬、竹茹、半夏各一钱，人参、甘草各五分。姜煎温服。治胃热多渴，呕哕不食。

竹茹汤 橘皮三钱，竹茹、人参各二钱，甘草一钱。姜枣煎服。治吐利后，胃虚膈热而呃逆，宜此补虚降火。或加白术、枳壳尤妙。

呕吐寒而不渴，藿叶丁夏参萸。

四味藿叶汤 藿香、人参、橘皮、半夏各等分。姜煎温服。治胃寒呕吐，粥药不停。

古丁夏汤 丁香、半夏各三钱。姜煎温服。治脾中虚寒，停痰留饮，哕逆呕吐。

古参萸汤 吴萸、人参各等分。姜枣煎服。治气虚胃寒，呕吐冷涎，阴证干呕通用。

气弱人参积豆蔻，吐甚硫汞成砂子；

单人参汤 每二两，水三盏，煎至八分热服，兼以参汁煮粥食。若卒吐呕逆，粥饮入口即吐困弱者，为丸服之，翻胃亦宜。

单白蔻散 用白豆蔻五钱为末，好酒调服，治胃冷有积，吃食欲吐者宜。

古硫汞丹 水银八钱，生硫黄末二钱，同入无油铫内，慢火化开，以柳枝拌炒，或有烟焰以醋洒之，俟结成砂子，再研为末，用粽尖杵丸，如绿豆大。每三十丸，生姜橘皮煎汤下。治一切吐逆反胃。

风羁麦天痰半附，停水神曲半搅糊。

麦天汤 麦门冬一钱二分，天麻一钱，白术、茯苓、半夏、神曲、陈皮各八分。姜煎温服。治风邪羁绊脾胃，身重有痰，恶心欲吐，宜此先实脾消导。

古半附汤 生附子、半夏各二钱半。生姜十片，水煎空心服。或加木香少许尤妙。治胃冷生痰，呕吐奇方。

神曲丸 神曲三两，苍术、陈皮各一两。为末，生姜汁别煮神曲末为糊，和丸梧子大。每三五十丸，姜汤下。治中脘宿食留饮，酸蜇心痛，口吐清水，嗳宿腐气。

呃逆气弱倍陈增半，或十味小柴加参术；

倍陈汤 陈皮四钱，人参二钱，甘草四分。水煎服。治胃虚呃逆有效。

增半汤 藿香二钱，半夏汤泡炒黄三钱半，人参、丁香皮各一钱半。姜七片煎服。治胃虚中寒，停痰留饮，呕吐呃逆。

十味小柴胡汤 人参、黄芩、柴胡、干姜、山栀各七分半，白术、防风、半夏、甘草各五分，五味子九粒。姜煎服。治气虚不足呃逆。

呃逆胃寒丁香柿蒂，或三香白豆等沉苏。

丁香柿蒂散 丁香、柿蒂、人参、茯苓、橘皮、良姜、半夏各一两，生姜一两半，甘草三分。为末。每服三钱，水煎乘热顿服，或用此药调苏合香丸服亦妙。治吐利及病后胃中虚寒呃逆，至七八声相连。收气不回者难治。

三香散 沉香、紫苏、白豆蔻各等分。为细末。每服五七分，柿蒂煎汤调下。治胃冷呃逆，经久不止。

利膈平胃以杵糠，阿魏胜神仙夺命；

人参利膈丸 人参、当归、藿香、甘草、枳壳、大黄、厚朴各一两，木香、槟榔各七钱。为末，水丸。汤下。治胸中痰咳喘满，脾胃壅滞，膈噎圣药。

狗米平胃丸 黄犬一条饿数日，用生米及粟米饲之，取其粪中米淘净，用薤白煎汤煮作粥，临熟入沉香二钱，平胃散末为丸服。治翻胃诸药不效者。

虎脂平胃丸 平胃散加生姜，枣肉为丸，入老鸦爪一半，或入虎脂、虎肉及肚内屎尤妙。

杵糠丸 杵头糠、牛转草各半斤，糯米一斤。为末，取黄母牛口中涎和砂糖为丸，龙眼大。入锅内慢火煮热食之。一方只用近山处黄牛粪尖三个，烧灰，砂糖酒下。

古阿魏散 阿魏五钱，大路边干人粪炒存性五钱半。共为末。五更初以姜片蘸食，治反胃能起死回生。

神仙夺命丹 百草霜研五钱，雄黄、硼砂各二钱，乳香一钱半，绿豆、黑豆各四十九粒。为末，用乌梅十三个，水浸去核，捣丸弹子大，以乳香少加朱砂为衣。每噙化一丸，食茶泡热饼压之，过三五日，再服一丸神效。治七情气郁呕吐，或噎食不通，大肠秘结，粪如羊屎。

五噎五膈以丁附，参夏如灵丹细咀。

五噎汤 人参、白术、茯苓、陈皮各一钱，厚朴、枳壳、甘草、干姜、三棱、莪术、神曲、麦蘖各五分，诃子、桂心、木香、槟榔各三分。姜枣煎服。治噎食不下，呕哕不彻，胸背刺痛，泪与涎出。

五膈汤 枳壳、青皮、南星、半夏各一钱，白术一钱二分，大腹皮八分，干姜七分，麦芽六分，丁香、木香、草果各五分，甘草三分。姜煎服。治胸膈痞气，结聚胁胀，痰逆恶心，不欲食。

单附子散 大附子一枚，置砖上，四面着火，渐渐逼熟，以附子淬入姜汁中，再逼再淬，约姜汁尽半碗为度，焙干，或加丁香一钱。为末。每二钱，水一盏，粟米同煎七分，三服即愈。或为末于掌心舐吃，治翻胃。

参夏汤 人参三两，半夏六两，白蜜一盏。每服一两，水煎温服，治翻胃呕吐。

枣包内灵丹 良姜、官桂、川椒、胡椒、青皮、陈皮、甘草、草乌各二钱，茴香、白术、当归、半夏、杏仁、川芎、莪术、三棱、丁香、沉香各五钱，木香、巴豆各三钱。为末，醋糊丸，芡实大。每一丸，大枣一个去核，将药入内，外用纸包，水湿煨熟去纸，细嚼温酒下。治男妇小儿胸膈胁肋疼痛，腹胀如鼓，不思饮食，宿食不消，膈噎皆效。

参附关格既济，

既济丸 人参、附子各一钱，麝香少许。为末，饭丸梧子大，麝香为衣。每七丸，灯心煎汤下。治关格吐利不得，脉沉，手足微冷。

寿星痓痉痰疏。

寿星丸 先烧地坑通红，去火，以酒五碗倾入，候渗尽，入南星一斤于内，以盆盖之，勿令泄气，次日取出，入琥珀、朱砂各一两。为末，猪心血和姜汁糊丸梧子大。人参、菖蒲煎汤下三十丸。治心胆被惊，神不守舍，痰迷心窍，健忘妄见。

断痫，追风控涎活虎蝙蝠猪心神归舍；

断痫丹 黄芪、钩藤、细辛、甘草各五钱，蛇蜕三寸，蝉蜕四枚，牛黄一字。为末，枣肉丸，梧子大，小儿麻子大。每二十丸，人参煎汤下，随人大小加减，治痫既愈而后复作。

三痫丸 荆芥穗二两，白矾一两半生半枯。为末，面糊丸，黍米大，朱砂为衣。每二十丸，姜汤下。治小儿百二十种惊痫。

追风祛痰丸 防风、天麻、僵蚕、白附子、牙皂各一两，全蝎、木香、白矾各五钱，半夏曲六两，南星三两。用白矾、皂角水各浸一半，过宿为末，姜汁糊丸，梧子大，朱砂七钱半为衣。每七八十丸，食远临卧薄荷煎汤下，或姜汤下。治诸风痫暗风。或加虎睛一对微炒尤妙。

控涎丸 僵蚕生姜汁浸一宿、川乌、生半夏各五钱，全蝎七枚，铁粉三钱，甘遂二钱半。为末，生姜自然汁打成薄糊，丸如绿豆大，朱砂为衣。每服十五丸，食后姜汤下。忌甘草。治诸痫久不愈，顽痰攻聚无时，变生诸症，并皆治之。

五生丸 南星、半夏、川乌、白附子、大豆各生用六两。为末，姜汁打糊丸梧子大。每服三丸至五丸，淡姜汤下。治痫有痰及阴脉弦细而缓。

活虎丹 取蝎虎一个，剪去四足爪，连血细研，入朱砂、片脑、麝香各少许，研匀。先用古礞石散控下痰涎，次用薄荷煎汤调前药作一服化下。治久年惊痫癫狂。此药能补心神气血不足，心全则病自瘥矣。一方用朱砂末入瓶内，捉蝎虎于内，养月余其身赤色，取出阴干为末。每一二分，酒调服。兼治小儿撮口。

蝙蝠散 用大蝙蝠一个，以朱砂三钱填入腹内，以新瓦盛火炙令酥为度，候冷为末，每一个分作四服，气弱及年幼发痫者作五服，空心白汤下。

猪心丸 用雄猪心一个，取管头血三条和甘遂末一钱拌匀得中，将前猪心切作两边，入前甘遂在内，用线缚定，外以湿纸荷叶包裹，慢火煨熟，不可过度，取出甘遂，入朱砂五分同研，分作四丸，每一丸用煨猪心煎汤化下，后三丸别用猪心煎汤。下重者只守本方，轻者加苏合香丸一粒，服过半日不动，又进一服，如大便已下恶物，即止后剂，急与补脾助胃。大治五痫及心风血迷神效。如换朱砂一钱，甘遂五分，酒下，可以吐利痰涎。

引神归舍丹 南星三两，朱砂一两，附子七钱。为末，猪心血和糊丸梧子大。每五十丸，萱草根煎汤下，子午时各一服。治心气不足，并治心风。

降癫，滋阴安神清心定志邪辟除。

滋阴宁神汤 当归、川芎、白芍、熟地、人参、茯神、白术、远志各一钱，酸枣仁、甘草各五分，酒炒黄连四分。有痰加南星一钱。姜煎温服。治不时晕倒，搐搦痰壅。

朱砂安神丸 黄连六钱，苦寒去心烦、除湿热为君；甘草、生地各一钱半，甘寒泻热泻火、补气滋肾为臣；当归二钱半，补血；朱砂五钱，约浮游之火而安神明也。为末，蒸饼糊丸黍米大，朱砂为衣。每十五丸或二十丸，食后温水少许送下。一方无归、地，津液下。治心烦懊侬，胸中气乱怔忡，心下痞闷，食入反吐及伤寒汗、吐、下后，余热留于心胞络不睡。

叶氏清心丸 人参、蝎梢、郁金、生地、天麻、南星各等分。为末，蒸饼糊丸，梧子大。每二十丸，人参煎汤下。治心受邪热，精神恍惚，狂言呼叫，睡卧不宁。

定志丸 远志、菖蒲各二两，茯苓三两，人参一两。一方加琥珀、郁金。为末，蜜丸梧子大，朱砂为衣。每三十丸米汤下。治痰迷心膈，心气不足，惊悸怔忡，恍惚健忘。

辟邪丹 人参、茯神、远志、鬼箭羽、菖蒲、白术、苍术、当归各一钱，桃奴五钱，雄黄、朱砂各三钱，牛黄、麝香各一钱。为末，酒糊丸，龙眼大，金箔为衣。每一丸，临卧木香磨汤化下。诸邪不敢近体，更以绛袋盛五七丸悬床帐中尤妙。治中恶怪疾及山谷间居处。

灌鼻法 用皂角以浆水浸，春秋四、夏三、冬七日，去渣熬膏，取出摊纸上阴干收顿。用时以水化开，灌入病人鼻内，良久涎出为效。欲涎止，服温盐汤一二口即止。有魇死不醒者，用半夏为末，吹鼻即醒。

惊气抱胆丸宜细，

惊气丸 附子、木香、僵蚕、花蛇、橘红、麻黄、天麻、南星各五钱，紫苏子一两，全蝎二钱半，脑麝少许，朱砂二钱半，留半作衣。为末，蜜丸龙眼大。每一丸，金银薄荷煎汤或温酒化服。治惊忧积气，袭受风邪，发则牙关紧急，涎潮昏塞，醒则精神若痴，多恚怒。肝邪太盛，狂厥者，去附子加铁粉。

抱胆丸 先将黑铅一两半入铫溶化，次下水银二两，候结成砂子，再下朱砂、乳香各末一两，乘热用柳木捶研匀，丸如芡实大。每一丸，空心井水吞下，病者得睡切莫惊动，觉来即安，再一丸可除根。治男妇一切癫风狂，或因惊恐怖畏所致及产后血虚，惊风入心，并室女经脉将行，惊邪蕴结，顿服神效。

风邪紫石末嫌粗。

紫石散 紫石英、滑石、赤石脂、凝水石、白石脂、石膏各六两，甘草、桂心、牡蛎各五两，大黄、龙骨、干姜各四两。制为粗散，盛以韦囊，悬于高凉处，欲用取一二指撮，以新井水三盏，煎至一盏二分，大人顿服，未百日儿服一合，或只以绵沾着口，口热多者进四五服，以意消息。治大人风引，小儿惊痫瘈疭，日数十发者累效。

惊悸养心，朱雀丸外用参枣；

养心汤 黄芪、茯苓、茯神、半夏曲、当归、川芎各五分，甘草四分，远志、辣桂、柏子仁、五味子、酸枣仁、人参各二分半。姜枣煎服。一方去芎、桂、半夏，加麦门冬、白芍、陈皮、莲肉。治劳苦忧思伤心，痰多少睡，惊悸不宁。如停水怔忡，加赤茯苓、槟榔。

朱雀丸 茯神二两，沉香五钱。为末，蜜丸小豆大。每三十丸，食后人参煎汤下。治心神不定，恍惚健忘，火不下降，时复振跳，常服滋阴养火，全心气。

参枣丸 人参、酸枣仁各一两，辰砂五钱，乳香二钱。为末，蜜丸弹子大。每一丸，薄荷煎汤化下。治一切惊心怖胆，累效。

健忘固本，仁熟散中有茱萸。

加减固本丸 丹参、天门冬、熟地、人参、远志、朱砂、石菖蒲各五钱，麦门冬、白茯苓各一两。为末，蜜丸梧子大。每五十丸至百丸，空心煎愈风汤化下。治中风后健忘，养神益志，和血荣腠理。

仁熟散 人参、枳壳、五味子、桂心、山茱萸、甘菊花、茯神、枸杞子各三分，柏子仁、熟地各一两。为末。每二钱，温酒调服。治胆虚常多畏恐，不能独卧，头目不利。

咽痛消肿古荆黄，朱蒡射干二汤活；

古荆黄汤 荆芥四钱，大黄一钱。空心水煎服。治咽喉肿痛，大便闭结及风热结滞生疔疮。或加防风等分，治头眩。

牛蒡子汤 牛蒡子二钱，玄参、犀角、升麻、黄芩、木通、桔梗、甘草各一钱。食后水煎服。治风热上壅，初发牙关紧急，已发咽喉肿痛，或生疮痈，及愈后复攻胸胁，气促身热，不能言卧。如有痰，加瓜蒌、贝母；肝火，加柴胡、吴萸、黄连；肾火，加当归、生地、知母，倍玄参；畏下陷，加升麻；风盛，加荆芥、僵蚕；下元虚，倍蜜炙附子。

射干汤 射干、升麻各二钱，马牙硝、马勃各一钱四分。水煎服。治风热咽喉肿痛。

喉痹开关金玉钥，仙末圣锭一字如。

金锁匙 朴硝一两，雄黄五钱，大黄一钱。为末，吹入喉中。治一切风热咽喉闭塞，神效。

玉钥匙 焰硝一钱半，硼砂五分，僵蚕、片脑各少许。为末，吹入喉中。治风热喉闭缠喉风，神效。

二仙散 胆矾一钱，僵蚕二钱。为末，每吹少许入喉中。治缠喉风，急喉痹。

如圣金锭 硫黄、川芎、腊茶、薄荷、川乌、硝石、生地各等分。为末，生葱汁和成锭子。每服一锭，先以凉水灌嗽，次嚼薄荷五七叶，却用药同嚼烂，以井花水咽下，甚者连进三服，并含之。治咽喉急闭，腮颔肿痛，乳蛾结喉，木舌重舌。

一字散 枯矾、藜芦、雄黄、蝎梢、牙皂各等分。为末，搐入鼻中。治时气缠喉风，渐入咽塞，水谷不下，牙关紧急，不省人事。

雄黄解毒丸 巴豆十四粒，雄黄二两，郁金一钱。为末，醋糊丸，绿豆大。每七丸，热茶下。如口噤，为末搐鼻，须臾吐利顽痰即醒。如无此药，急用升麻四两，浓煎水灌之，或吐或不吐即安。治初发胸膈气促，咽喉肿痛，手足厥冷。气闭不通即死。

冰梅三咽，破毒以除上热；

冰梅丸 鲜南星二十五个，鲜半夏五十个，皂角、白矾、食盐、防风、朴硝各四两，桔梗二两，略熟梅子百个。先将盐以水浸化，然后将各药研碎入水拌匀，方以梅子入药水中，浸过三指为度，晒至水干，以磁罐收贮密封，如霜起最妙。用时以丝绵裹定含口中，令津液徐徐咽下，痰出自愈。治喉风肿痛如神。

龙脑破毒散 盆硝四两，僵蚕、甘草、青黛各八钱，马勃三钱，蒲黄五钱，脑麝各一钱。为末。每一钱，共水调膏细咽，喉痹即破，出血便愈。若是诸般舌胀，用药五分，指蘸擦舌上下，咽津，如小儿用二分，亦如前法。治急慢喉痹肿塞不通。

麝香朱砂丸 马牙硝七钱，铅白霜、龙脑各三钱，硼砂三两，寒水石一斤，麝香二钱，朱砂一两半。为末，用甘草十两熬膏和丸，梧子大，朱砂为衣。每含化一二丸。治咽喉肿闭或生疮，或舌根肿痛。

蜜附一片，利膈兼补下虚。

蜜附子 用附子切片，蜜涂炙黄色。每含一片咽汁，味尽再易一片。治脏寒喉闭，吞吐不利。

利膈汤 薄荷、荆芥、防风、桔梗、人参、牛蒡子、甘草等分。为末，沸汤点服一钱。治虚烦上盛，脾肺有热，咽肿生疮。甚加僵蚕。

声不清兮固本，单炒槐花夜半服；

加味固本丸 天麦二门冬、诃子、阿胶、知母各五钱，生地、熟地、当归、茯苓、黄柏各一两，人参三钱，乌梅十五个，人乳、牛乳、梨汁各一碗。为末，蜜丸黄豆大。每八九丸，诃子煎汤或萝卜煎汤下。治男妇声音不清。

单槐花散 槐花瓦上炒香熟，三更后床上仰卧随意而食。治失音及咯血。

声暴失兮润肺，再炼蜜脂任意哺。

润肺丸 诃子、五倍子、五味子、黄芩、甘草各等分。为末，蜜丸噙化。治嗽而失音。

诃子散 诃子去核、杏仁去皮尖各一两，通草二钱。每四钱，煨生姜五片，水煎去渣温服。治久嗽语音不出者宜用。

蜜脂煎 用猪脂二斤，熬去渣，入白蜜一斤，再炼少顷，滤净入瓷器内，俟成膏，不时挑服一茶匙。治暴失音，常服润肺。

噫！痰咸也，口淡则咸腥不袭于肺胃；痰涎也，心清则涎自归于肾区。近时称病曰痰火，于此最精惟老朱。

虚

千虚易补者，阳气虚弱，而无痰火之相杂；虚不受补者，阴虚火动，或有湿热之兼攻。

补阴六味八味，而降火妙在虎潜龟板；

大补阴丸 黄柏、知母各四两，熟地、龟板各六两。为末，猪脊髓和蜜丸，梧子大。每七十丸，空心盐汤下。降阴火壮肾水之要药。如肾脉洪大，非惟不受峻补，虽枸杞、山茱补剂亦未可受者宜服。或去地黄，名三味补阴丸，治酒色过伤少阴。此方去知、柏加玄参、乌梅等分，更加砂仁、炒黑干姜各五钱，善治阴虚中寒，外热内泄，治伤之妙药也。

补阴丸 熟地五两，黄柏、知母、龟板各三两，锁阳、天门冬、枸杞子、白芍各二两，五味子一两，炒黑干姜三钱寒月加五钱，或换肉桂，引诸药入肾，为从治法也。为末，猪脊髓和蜜丸，梧子大。每七八十丸，空心盐汤下，寒月温酒下。梦遗精滑，加牡蛎、白术、山茱萸、椿根皮；赤白浊，加白术、白茯、山栀、黄连；脚弱无力，加牛膝、虎胫骨、防己、木瓜；疝气，加苍术、黄连、姜汁炒山栀、川芎、吴萸、青皮；脾胃虚弱，恶寒易泄，加白术、陈皮，倍干姜；眼目昏暗，加芎、归、菊花、柴胡、黄连、犀角、蔓荆子、防风；气虚，加参、芪；左尺虚、右尺微，命门火衰，阳事不举，加桂、附、沉香。

六味地黄丸 又名肾气丸。山药、山茱萸各四两，茯苓、泽泻、牡丹皮各三两，生地八两。如心气不足及有瘀血，加牡丹皮至八两；如淋沥血肿加泽泻至八两；如脾胃弱加山药至八两；如遗精头昏加山茱萸至八两；如痰火盛及小水不清，加茯苓至八两；如肾无邪水有遗漏者，去泽泻、茯苓，加茯神三两，益智、五味子、麦门冬各二两。为末，蜜丸梧子大。每五十丸，空心白汤温酒下，有痰姜汤下。治少年水亏火旺，肾气久虚，瘦弱无力，盗汗发热，五脏齐损，遗精便血淋浊等症；及妇人气血虚无子，闭经潮热，咳红烦渴，能收精养气，伐火导水，使机关利而脾土健实。一方加知母、黄柏，治阴虚大潮渴。如中寒少食易泄者，去知、柏，加砂仁，炒黑干姜、北五味子。

八味丸 即肾气丸加附子、桂心各一两。治老年水火俱亏，肾虚气乏，下元冷惫，脐腹腰痛，夜多漩溺，脚软体倦，面黄或黑，及虚劳不足，渴欲饮水，小便不利，一切湿热等症，并皆治之。

二宜丸 当归身、生地黄各等分，用酒蒸七次，和炼蜜捣丸，如梧桐子大。每七十丸，空心酒下。补肾益阴添髓。

滋阴降火丸 黄柏一两半，知母、莲肉、茯神、人参、枸杞子各一两。为末，用熟地二两捣膏和丸，梧子大。每百丸，空心白汤下。

虎潜丸 黄柏半斤，知母三两，龟板四两，熟地、陈皮、白芍各二两，锁阳一两半，虎骨一两。冬加干姜五钱。为末，蜜和猪脊髓为丸，梧子大。每五六十丸，空心盐汤下，干物压之。遗精加龙骨五钱，名龙虎济阴丹。一方加参、芪、山药、枸杞、菟丝、五味子、杜仲、故纸、牛膝。治诸虚不足，腰腿痿痛，行步无力，壮元阳，滋肾水，养气血。

补阳三建四柱散，而顺元更美腽肭斑龙。

三建汤　川乌、附子、天雄各等分，姜煎，或入麝少许。治阳虚寒邪外攻，手足厥冷，六脉沉微，二便滑数。上焦阳弱倍天雄，下部阴痿倍附子，自汗加肉桂、小麦。气逆加木香或沉香，名顺元散。胃冷加丁香、胡椒，名丁胡三建汤。

四柱散　附子、木香、茯苓、人参各等分。姜枣煎，入盐少许温服。治真阳耗散，耳鸣头晕，脐腹冷痛，滑泄脏寒。

三仙丹　川乌一两，用盐五钱炒裂，茴香三两炒，苍术二两。用葱一握炒黄，去葱为末，酒糊丸，梧子大。每五十丸空心盐汤下。忌诸血。补肾与膀胱，顺气搜风，兼治耳聋目暗，久服轻腰膝，驻颜活血，乌须延年。

鹿茸大补汤　鹿茸、黄芪、当归、白茯、熟地各二分，白芍、白术、附子、人参、肉桂、半夏、石斛、五味子各三分，肉苁蓉、杜仲各四分，甘草一分。空心姜枣煎服。治男子一切虚损，妇人亡血等证。

古茸附汤　鹿茸、附子等分，姜煎服。治精血虚耗，潮汗惊悸。

古沉附汤　附子三钱，沉香一钱半，姜煎。治上盛下虚，气不升降，阴阳不和，胸膈痞满，饮食不进，肢节倦痛。

古参附汤　人参五钱，附子三钱，姜煎。治阳虚气弱，气短气喘，自汗盗汗，头眩等症。

古芪附汤　等分，姜煎。治气虚自汗体倦。

古姜附汤　等分，水煎。治体中寒厥冷，强直失音，口噤吐沫，昏不知人，或阴盛发躁及脐腹冷痛，霍乱转筋，一切虚寒并治。

古桂附汤　等分，姜枣煎。治自汗漏不止。

腽肭补天丸　腽肭脐、人参、白茯姜汁煮、当归、川芎、枸杞、小茴各一两半，白术二两半，粉草蜜炙、木香、茯神各一两，白芍、黄芪、熟地、杜仲、牛膝、故纸、川楝、远志各二两，胡桃肉三两，沉香五钱。男加知、柏，女加附子。为末，用制腽肭酒煮糊丸，梧子大。每六十丸，空心盐酒下。治男妇亡阳失阴，诸虚百损，阴痿遗精，健忘白带，子宫虚冷，惟寡妇不宜。

斑龙丸 鹿角霜、鹿角胶、鹿茸、阳起石、附子、酸枣仁、柏子仁、肉苁蓉、黄芪各一两，当归、熟地各八钱，辰砂五钱。为末，酒糊丸，梧子大。每五十丸，空心温酒盐汤任下。治真阴虚损，理百病，养五脏，补精髓，壮筋骨，益心志，安魂魄，悦泽驻颜，延年益寿。

二至二神，异类有情，善补气血之齐损；

二至丸 熟地、龟板、白术、黄柏各三两，生地、山茱萸、当归、知母各二两，菟丝子、肉苁蓉、黄芪、牛膝、枸杞、故纸、五味子、白芍、虎胫骨、杜仲、山药、丹皮、白茯、人参各一两。黑瘦者人参减半。为末，蜜丸梧子大。每八十丸，盐汤温酒下。名二至者，取冬至一阳生、夏至一阴生之义也。常服补虚损，暖腰膝，壮筋骨，明眼目，滋阴降火神效。

二神交济丹 茯神、薏苡仁各三两，酸枣仁、枸杞、白术、神曲各二两，柏子仁、芡实、生地、麦门冬、当归、人参、陈皮、白芍、白茯、砂仁各一两。已上十六味，每神字领八味，合八节，共二十四两，合二十四气，为一岁也。为末，用熟水四盏调炼蜜四两，煮山药四两为丸，梧子大。每三五十丸，米饮下。血虚甚，去芍加鹿茸；脾亏甚，去地黄加五味子。治心脾肾三经虚者。

异类有情丸 鹿角霜、龟板各三两六钱，鹿茸、虎胫骨各二两四钱。为末，雄猪脊髓九条同炼蜜捣丸，梧子大。每五七八十丸，空心盐汤下。盖鹿阳也，龟虎阴也，血气有情，各从其类，非金石草木例也。如厚味善饮之人，可加猪胆汁一二合，以寓降火之义也。

五脏六腑，诸虚丸丹，能交水火之重逢。

古庵心肾丸 熟地、生地、山药、茯神各三两，石枣、枸杞、龟板、牛膝、黄连、牡丹皮、鹿茸各一两，当归、泽泻、黄柏各一两半，生甘草五钱。为末，蜜丸梧子大，辰砂为衣。每五十丸，加至百丸，空心盐汤温酒任下。《经》曰：心恶热，肾恶燥。此方补精益血，清热润燥，治心肾虚而有热，惊悸怔忡，遗精盗汗，目暗耳鸣，腰痛足痿，黑须发，久服令人有子。

究源心肾丸　牛膝、熟地、肉苁蓉、鹿茸、附子、人参、远志、茯神、黄芪、山药、当归、龙骨、五味各一两，菟丝子三两。浸药酒煮糊丸梧子大。每五十丸，空心枣汤下，治同上。常服调阴阳，补心肾虚，温寒燥湿最效。

瑞莲丸子　苍术主脾一斤生用四两，酒、醋、米泔各浸四两，莲肉主心一斤去皮心，酒浸软，入猪肚内煮极烂，取出焙干，枸杞子主肝、五味子主脉、熟地主血、故纸主肾各二两。为末，用前猪肚捣膏，同酒糊丸，梧子大。每四五十丸，空心温酒下。定心暖肾，生血化痰。

心虚人参固本丸　生地生心血，用麦门冬引入所生之地，熟地补肾精，用天门冬引入所补之地，各等分；人参减半，以通心气。为末，或磨烂澄粉晒干尤不滞脾，蜜丸梧子大。每五十丸，空心温酒盐汤任下。如有痰者，地黄用姜汁炒过。一方去参加黄柏、鹿角霜，名鹿柏固本丸。

梦授天王补心丹　熟地、白茯、人参、远志、菖蒲、玄参、柏子仁、桔梗、天门冬、丹参、酸枣仁、麦门冬、甘草、百部、五味子、茯神、当归、杜仲各等分。为末，蜜丸弹子大，金箔为衣。每一丸，灯心枣汤化下，食远临卧服，或作小丸亦可。专治玩读著作，劳神过度，以致潮热盗汗咳嗽，失血遗精，怔忡健忘，咽干口燥，肌体羸瘦，调和心肾二经要药。一方无菖蒲、熟地、杜仲、百部、茯神、甘草。

朱子读书丸　茯神、远志各一两，人参、陈皮各七钱，菖蒲、当归各五钱，甘草二钱半。为末，面糊丸，如急性子大，朱砂为衣。临卧灯心煎汤下。

茯神汤　茯神一钱半，白术、当归各一钱，酸枣仁八分，人参、黄芪、黄柏各五分，甘草二分。灯心煎，先用朱砂末两分点舌上，后以此汤送下，治神不守舍。

肝虚天麻丸 天麻、牛膝、萆薢、玄参各六两，杜仲七两，附子一两，羌活十四两，当归十两，生地一斤。一方加独活五两去肾风。为末，蜜丸梧子大。每五七十丸，病甚加百丸，空心温酒下。治风热，养血脉，行荣卫，壮筋骨。

鹿茸四斤丸 肉苁蓉、天麻、菟丝子、牛膝、熟地、杜仲、鹿茸、木瓜各半斤。为末，蜜丸梧子大。每五十丸，空心米汤或酒下。治肝肾虚损之极，以致筋骨痿弱，不能自持，起居无力，足膝疼酸，肌体瘦悴，血气不生。

牛膝丸 牛膝、萆薢、杜仲、苁蓉、菟丝子、防风、胡芦巴、补骨脂、沙苑蒺藜各一两，肉桂五钱。为末，酒煮猪腰子为丸，梧子大。每五七十丸，空心酒下。治肝肾损，骨痿不能起于床，宜益精；筋缓不能自收持，宜缓中。

脾虚返本丸 黄犍牛肉五斤去筋膜切片，河水洗数遍，仍浸一宿，再洗一二遍，用好酒入瓷器内，重泥封固，桑柴火煮一日夜，取出焙干为末，半斤，山药、莲肉俱用葱盐炒，去葱盐、白茯苓、小茴香各四两，为末，枣肉捣膏，入好酒和丸梧子大，晒干。空心酒下五十丸，日三服，久则日一服。忌用面糊米饮之类为丸。补脾及诸虚损。

脾肾虚橘皮煎丸 陈皮十五两，甘草十两，当归、萆薢、苁蓉、吴萸、厚朴、肉桂、阳起石、巴戟、石斛、附子、菟丝子、牛膝、鹿茸、杜仲、干姜各三两。为末，用酒五升，于瓷器入橘皮末煎熬如饧，却将诸末入内搅匀，仍入石臼内捣丸梧子大。每三十丸，空心温酒盐汤任下。治脾肾大虚，不进饮食，肌体羸瘦，四肢无力，兼治久疟久痢癥瘕。

天真丸 肉苁蓉一两，山药十两，当归十二两，天门冬一斤。为末，用羊肉七斤洗去脂膜，扯开入药末裹定，以麻缚之，用酒四瓶煮令酒干，再添水二升又煮，候肉烂如泥，又入黄芪末五两，人参末三两，白术末二两，糯饭焙干为末，同捣丸，梧子大。每三百丸，温酒下。如觉难丸，入蒸饼五七枚焙干为末，同捣为丸。治脾肾俱虚及一切下血过多，形容枯槁，四肢羸弱，饮食不进，肠胃溏泄，津液枯竭，久服生血补气，暖胃驻颜。

肾虚小菟丝子丸　菟丝子五两，山药二两七钱，莲肉二两，白茯苓一两。为末，山药留一半打糊，丸梧子大。每五十丸，空心盐汤下。脚无力，木瓜煎汤下。治肾虚损，目眩耳鸣，四肢倦怠，遗精尿血，心腹胀满，脚膝酸痿，股内湿痒，小便滑数，水道涩痛，时有遗沥等症。一方加五味子二两，名玄菟丹；更加枸杞子二两，合人参固本丸，名玄菟固本丸。

三味安肾丸　破故纸、小茴香、乳香各等分。为末，蜜丸梧子大。每三十丸，空心盐汤下，或煎药下。治下虚肾气不得归元，变见杂证，诸药不效者，用此补肾，令其纳气。一方去乳香，加胡芦巴、川楝肉、续断、桃仁、杏仁、山药、茯苓各等分，名九味安肾丸，治肾虚腰痛，目眩耳聋，面黑羸瘦。

太极丸　黄柏二两六钱木，知母一两四钱水，故纸二两八钱火，胡桃肉一两二钱金，砂仁五钱土。为末，蜜丸梧子大。每三十丸，空心盐汤下。

加减内固丸　石斛、胡芦巴各二两，巴戟、苁蓉、山茱萸、菟丝子各三两，故纸二两半，小茴一两，附子五钱。为末，蜜丸梧子大。每五十丸，空心温酒盐汤任下。治命门火衰，肾寒阴痿，元阳虚惫，阴溺于下，阳浮于上，水火不能既济。

补阳无燥，冷补能明耳目；

冷补丸　天麦二门冬、生熟二地黄、牛膝、白芍、地骨皮、石斛、玄参、磁石、沉香、蒺藜等分。蜜丸。盐汤下七十丸。治误服金石峻药，肾水焦燥，口渴目暗耳聋，腿弱腰痛，小便赤，大便或秘。

补阴无滞，肾气兼美归茸。

三一肾气丸　生地、熟地、山药、山茱萸各四两，牡丹皮、赤茯、白茯、泽泻、锁阳、龟板各三两，牛膝、枸杞、天门冬、麦门冬、人参各一两，知母、黄柏、肉桂、五味子各二两。虚甚加鹿茸、虎骨各一两。为末，蜜丸梧子大。每七十丸，空心盐汤下。盖固本丸胸满有痰者不宜，补阴丸脾虚有湿者不宜，惟肾气丸补血滋阴而兼理痰湿，又无降火之剂，兹以三方合一，有黄柏、知母以泻邪火，茯苓、泽泻以渗邪湿，诸药补心肾诸脏精血，深得其宜。

当归膏　当归十一两，生地、白术各八两，熟地、甘草、贝母各一两半，薏苡仁四两，芍药半斤二味用米粉炒，茯苓六两，莲肉、人参、地骨皮各二两，山药、麦门冬各二两半，枸杞子十两，天门冬一两，五味子五钱，琥珀六分。用水五升，微火煎之，再加水五升，如此者四次，滤去渣，文武火煎，每斤加熟蜜四两春五两，夏六两，共熬成膏。吐血加牡丹皮一两，骨蒸加青蒿汁、童便各一碗，痨痰加钟乳粉五钱。每服二茶匙，空心白汤调下。治五劳七伤，诸虚百损，脾胃虚弱，养血和中，滋荣筋骨，养阴抑阳，久服多获奇效。

归茸丸　鹿茸酒蒸，当归酒浸，各等分为细末。用乌梅水煮去核，和前末捣匀和丸，如梧桐子大。每服六七十丸，空心米饮送下。治精血枯竭，面色黧黑，耳聋目暗，口干多渴，腰痛脚弱，小便白浊，上燥下寒，不受峻补等证效。

琼玉女贞松柏四圣，久服调真养性；

琼玉膏　生地十六斤捣烂取汁，冬蜜十斤熬滤过，人参末一斤半，茯苓末三斤。四味和匀，入瓷瓮内，用绵纸七重，厚布一重，紧封瓮口，置铜锅内，用桑柴火煮三昼夜，再用黄蜡纸二三重包扎瓮口，纳井中浸一日夜，至次日再入旧汤内煮一日夜，出水气，每日空心温酒调服，或加天门冬，名琼液膏。大能填精补髓，化肠胃为筋骨，万神俱足，五脏盈溢，发白转黑，返老还童，行如奔马，日进数服，终日不食亦不饥渴，瘫痪痨瘵尤妙。修合沐浴，忌鸡犬、孝服、妇人。

单人参膏　每用人参一斤切片，入砂锅内，水浮药一指，文武火煎干一半，倾在别处，又将渣如前煎三次，嚼参无味乃止，却将前汁仍入锅内，文武火慢慢熬成一碗服之。治七情劳伤，精神短少，言语不接，肺虚咳嗽及诸失血后，或行倒仓法后，真能回元气于无何有之乡，惟肺有火者不宜，或加天门冬佐之。

地黄膏 治血虚生疮，肌肤燥痒，自汗遗精便多，妇人乳少等症。或加当归等分。一方用生地捣汁，入鹿角胶十分之一，蜜酒生姜苏子自然汁量入煎膏。

天门冬膏 用炭火煎至半，入蜜熬滴水不散为度。有人单服生三十二子。又能去积聚风痰，补肺疗咳嗽失血，润五脏，杀三虫伏尸，除瘟疫，轻身益气，令人不饥。

茯苓煎 白茯苓末，用水和湿，入水漂去浮膜，用澄下者，以布纽去水，晒干，再研漂再晒，凡三次。每末一斤，入白蜜二斤拌和，贮瓷瓶内，笋壳封口置锅内，桑柴火悬煮一日，连瓶坐埋五谷内，次早倒出，以旧在上者装在下，旧在下者装瓶上，再煮再入谷内，凡三日夜，次早取出埋净土中七日。每早晚用三四匙噙嚼，少时以白汤下。治痰火烦郁燥渴，一切下部诸疾殊效。

女贞丹 即冬青子去梗叶，酒浸一日夜，布袋擦去粗皮，晒干为末；待有旱莲草出，取数石捣汁熬浓，丸前末梧子大，少则以蜜加入。每百丸，空心临卧白汤或酒下。久服发白转黑，强阴不走，止诸血，倍臂力，健腰膝，初服令老者便无夜起。

松脂丸 松脂一斤，白茯半斤。为末，蜜丸服。可长生辟谷。

四圣不老丹 松脂一斤四两，白茯苓、甘菊花、柏子仁各八两。为末，蜜丸梧子大。每七十二丸，清晨盐汤酒下。

松梅丸 松脂一斤，地黄十两，乌梅六两。俱酒蒸烂，捣膏为丸，梧子大。每五十丸，空心米饮盐汤任下。大能加饮食，肥身体，清小便，润大肠，补劳伤，除骨蒸，补元气津液，令精不倦。

松柏实丸 松脂十斤，松实、柏实各三斤，菊花五斤。为末，蜜丸梧子大。每三十丸，白汤下，可以不饥。

饵长松根法 长松根，皮色似荠苨，长三五寸，味微苦，类人参，清香可爱，生古松下，多杂甘草中得，煎汤服之亦可。毛发复生，颜貌如故，又解诸虫蛇毒。

柏脂丸 夏月刻向阳者二十株，可得半升，炼法同松脂，其色味功效尤胜，但不可多得耳。久服炼形延年。忌鱼肉。

单柏叶煎 取近上东向勿杂枝者，置甑中令满，盆覆，蒸三石米饭久，愈久愈善，水淋数过，阴干煎服。百病不生，颜色悦泽，齿落更生，耳目聪明。或九蒸九晒为末，蜜丸服之，治大风发眉脱落。

秤金男胞苍乌八仙，常飧返老还童。

秤金丹 熟地二两，枸杞、莲蕊、槐角俱用酒浸，春秋三、夏一、冬六日晒干，薄荷各三两，没食子一两，人参、木香各五钱。为末，蜜丸芡实大。每一丸，空心噙化，日三服。久服须发黑。

大造丸 紫河车一具焙，黄柏盐酒浸炙各一两半，龟版童便浸三日酥炙，凡邪火止能动物，不能生物，故用二味为佐；杜仲酥炙一两半，牛膝酒浸一两二钱，肾经要药；生地二两半，用砂仁六钱，白茯二两，以稀绢包之，同入瓷罐内，酒煮干，再添煮七次，取出去砂仁、茯苓，盖地黄得砂仁、茯苓则入肾经；人参一两，天门冬、麦门冬各一两三钱。夏加五味子七钱，保肺下行生肾，盖金水二脏为生化之源。妇人去龟版加当归，男妇怯证去人参，遗精白浊、赤白带下加牡蛎。为末，用地黄捣膏，再添酒糊，共捣丸梧子大。每七八十丸，空心临卧盐汤下，寒月酒下。治虚弱，阳物仅具形迹，面色痿黄，并大病后不能作呼唤声及足久不任地；女人月水不调，兼素惯小产、难产及多生女少生男，夫妇服之可生男；补益之功极重，久服耳目聪明，须发皆黑，延年益寿，有合造化之功，故名大造。本方去诸药，用龟版、牛膝、杜仲、黄柏，加陈皮、干姜各五钱，名补天丸，天一生水义也。

又方 紫河车一具，黄柏、当归、白术、五味子、小茴、枸杞各一两，杜仲、牛膝、天门冬、麦门冬、生地各一两半，熟地、柏叶各二两，陈皮七钱半，干姜二钱。骨热加地骨皮、知母、牡丹皮，血虚倍归、地，气虚加参、芪，肾虚加覆盆子、小茴、山茱萸、巴戟，腰脚疼痛加苍术、萆薢、锁阳、续断，妇人去黄柏，加川芎、香附、条芩。为末，将河车蒸烂，入蜜和药捣丸，梧子大。每七十丸，空心盐汤下。本方去白术、小茴、柏叶、陈皮，加知母、龟版、苁蓉、虎胫骨、山药、茯神、黄芪、人参、白芍，入猪脊髓三条为丸服，名大补元丸。

紫河车丹　男胞衣一具焙，人参一两半，白术一两，木香、茯苓各五钱，茯神、当归、熟地各一两，乳香、没药各四钱，朱砂二钱，麝香二分。为末，酒糊丸，梧子大。每五十丸，空心人参煎汤下，日三服。治虚劳羸瘦，喘嗽痰气及飞尸鬼疰最稳。

单河车一味为丸　以之入血分药，滋阴退热；入气分药，壮阳生子；入痰药，治痰；入风药，治风；入癫狂药，治癫狂失心等证。虽病危将绝，一服更活一二日，大抵男精女血构成，非金石草木可比。紫者，北方之色；河者，北方流水之名；车者，胚胎九九数足，载而乘之之谓也。

还元丹　人乳粉、秋石丹、茯神、人参各四两。为末，用好酒化鹿角胶二两作糊，为丸梧子大。每三十丸，空心温酒或盐汤下。补精神气血，视听言动不衰。

还元秋石丸　秋石丹一斤，白茯苓一斤，天门冬、麦门冬、生地、熟地、人参、枸杞、人乳粉各四两。为末，蜜丸梧子大。每三十丸，白汤或酒下。治诸虚百损。

苍术膏　苍术二十斤，切细，入砂锅内煮，每一次只煮四两半斤，用水量锅大小，煮极浓去渣，又加苍术凑水煮之，不但煎成一锅，方才加水，虽初煎一锅之时，如水悭一寸，即加一寸，末后一锅尽其苍术矣，却不加水，用绢滤过，再熬成膏，或加蜜四斤，每空心服之。初服或作热，或泻痰，或作饱，或善饥，久服轻身健骨。治伤食少食湿肿，四肢无力，酒色过度，劳逸有伤，骨热痰火等症。苍术气极雄壮，通行脾肾二经，古云：若欲长生，须服山精。即此是也。一方加石楠叶三斤，枸杞子、楮实子各二斤。

加味苍术膏 苍术十斤，捣如泥，入大锅内，用水二桶，以文武火煮至十余碗，取出绢滤，入瓷罐内，以人参、生地、熟地、黄柏、远志、杜仲、川芎、胡桃肉、川椒、故纸、当归、姜汁各四两，青盐二两，朱砂一两，旱莲草汁二碗，白蜜二斤。各药为末，共入膏内封固，大锅水煮，官香二炷为度，取出埋土中七日，每空心酒汤任下。通达诸身关节，流注遍体毛窍，养精养气养神，久服精满气盈，暖丹田，减相火，男子精冷绝阳，妇人胞冷不孕，发白转黑，齿落更生。

白术膏 每白术一斤加陈皮四两，煎膏同人参。治一切脾胃不和，饮食无味、泄泻等症。

何首乌丸 首乌一斤，米泔浸晒干，用壮妇生男乳汁拌晒一二次，候干用木臼捣末，枣肉为丸；如挟火者，用蜜丸梧子大。初服二十丸，每十日加十丸，至百丸止，空心盐汤温酒任下。主壮气血，益脾胃，坚筋骨，乌须发延寿，令人多子；其气雄壮，通十二经络，非阳虚甚者，不可单服。一方加牛膝半斤，用黑豆三升炆浓汁蒸三次，共捣成泥，晒为末，枣肉为丸服，治骨软风，腰膝疼痛，行履不得，遍身瘙痒。

却老乌须健阳丹 赤白何首乌各一斤；牛膝半斤，用黑豆汁蒸三次；赤茯苓用牛乳五升，白茯苓用乳汁五升，各以文武火煮干，各一斤；菟丝子、故纸各半斤。为末，忌铁，蜜丸弹子大。每一丸，日二次，或加生地、熟地各一斤，研烂加入尤妙。

八仙添寿丹 何首乌六两，牛膝三两，如前制；山茱萸、柏子仁、知母、黄柏、龟板、当归各四两。为末，蜜丸梧子大。每三十丸，空心酒下，七日后添十丸，至七十丸止。忌烧酒、辛辣物。

延年益寿不老丹 生地、熟地、人参、天门冬、麦门冬各三两，地骨皮、白茯苓各五两，何首乌半斤，用砂锅先下黑羊肉一斤，黑豆二合，量着水于上，加竹箅盛住首乌，以盆覆定，蒸一二时取出，晒为末，蜜丸梧子大。每五十丸，空心酒下。去地骨皮，或加小茴，名七仙丹。

仙人饭 即黄精。先取瓮去底。釜上安顿，以黄精纳入令满，密盖蒸之，候气溜取出暴干，如此九蒸九暴，凡生时有一石，熟有三斗方好，蒸之不熟，则刺人喉咙，既熟暴干，不干则易坏。食之甘美，补中益气，耐老不饥。

沉寒痼冷，铅汞硫砂何峻燥；

金液丹 将硫黄用铁勺熬溶，倾入井水或麻油内，后用桑柴灰淋濂炆七八遍，换水，去红晕。为末，蒸饼丸，梧子大。每二十丸，空心米饮下，伤寒阴证不拘丸数。治吐利日久，脾胃虚损，手足厥逆，精神昏睡露睛，口鼻气冷，欲成慢惊，或身冷脉微，自汗，小便不禁等症皆效。

黑锡丹 黑锡溶去渣，硫黄溶化，水浸各二两，却将锡再溶化，渐入硫黄，俟结成一片，倾地上去火毒，研至无声为度，此为丹头，入附子、故纸、肉蔻、小茴、川楝、阳起石、木香、沉香、胡芦巴各一两，肉桂五钱。为末和匀，酒糊丸，梧子大，阴干，入布袋内擦令光热。每三五十丸，空心姜盐汤或枣汤下，妇人艾醋汤下，一切冷痰盐酒下，年高有客热者服之效。治脾肾俱虚，冷气刺痛，止汗坠痰，除湿破癖。或加苁蓉、牛膝、白术、丁香，名接气丹，治真元虚惫。

灵砂 水银三两，硫黄一两。炼成者，研细，糯米糊丸，麻子大。每五七丸，至十五丸，空心人参枣汤或盐汤下；疝气偏坠，木肾肿疼，茴香酒下；虚劳喘嗽，生姜、乌梅、苏梗煎汤下；腰腹满痛，莪术煎汤下；盗汗溺多，煅牡蛎入盐煎汤下；痎疟不已，桃、柳枝汤下；吐逆反胃，丁香、藿香煎汤下；白浊遗精，白茯煎汤下；中风痰厥面青，木香磨汤研灌；走注风遍身痛，葱白酒下；脚痛，木瓜煎汤下；气滞，生姜、陈皮煎汤下；妇人血气痛，玄胡索、五灵酒醋各半煎汤下；小儿慢惊，沉困胃虚神脱，人参、丁香煎汤下。大治诸虚痼冷厥逆如神。

养正丹 用黑锡丹头二两，就火微溶，入水银一两顿搅，勿令青烟起，烟起便走了水银，又入朱砂末一两，炒令十分匀和，即放地上，候冷为末。糯米糊丸，绿豆大。每三十丸，空心盐汤下。升降水火，助阳接真，治呃逆反胃，痰结头晕，腰疼腹痛，霍乱吐泻。

二气丹 硫黄、硝石等分。为末，同炒黄色，研糯米糊丸，梧子大。每四十丸，井水下。治伏暑伤冷，中脘痞结，或呕或泄。

来复丹 硫黄、硝石各一两，为末，入铫内微火温炒，用柳木不住手搅，令阴阳气相入，再研细；入五灵脂、青皮、陈皮各二两，为末；次入玄精石末一两，及硝黄末和匀，醋糊丸，豌豆大。每三十丸，空心米饮下，甚者五十丸，小儿三五丸或一丸。小儿慢惊，吐利不止，变成虚风搐搦者，非风，乃胃气欲绝也，米饮下；老人伏暑昏闷，紫苏煎汤下；产后血逆上抢，恶露不止及赤白带下，醋汤下。常服和阴阳，益精神，散腰肾阴湿，止腹胁冷痛，治一应痰疾，不辨阴阳证，及中暑霍乱吐泻，神效。

补真养气，金石草木稍春容。

补真丸 胡芦巴、香附、阳起石、川乌、肉苁蓉、菟丝子、沉香、肉豆蔻、五味子各五钱，鹿茸、巴戟、钟乳粉各一两。为末，用羊腰子两对，以葱椒酒煮烂，和酒糊捣丸梧子大。每七十丸，空心米饮盐汤任下。治饮食不进，屡以脾胃药不效者，乃房劳过度，真火衰弱，不能熏蒸脾土，致中州不运，饮食不进，胸膈痞塞，或不食胀满，或已食不消，大腑溏泄。古人虽云补肾不如补脾，其实补脾不如补肾也。

养气丹 禹余粮、紫石英、磁石各半斤，赤石脂、代赭石各一斤。各以水研，挹其清者置纸上，以竹筛盛之，候干，各用瓦罐收贮，盐泥固济，阴干，以炭五十斤分作五处，煅此五药，以灰火盖之，火尽再煅，如此者三次，埋地内两日去火毒，取出再研。入肉苁蓉一两半，附子二两，茴香、丁香、木香、故纸、肉桂、巴戟、山药、肉豆蔻、钟乳粉、鹿茸、当归、沉香、白茯、远志、没药、阳起石、五灵脂、乳香、朱砂各一两。为末，和前药研匀，糯米糊调，每两作五十丸，阴干，入布袋内擦光。每二十丸，空心温酒、姜盐汤任下，妇人艾醋汤下。治诸虚百损，真阳不固，上实下虚，气不升降，或咳嗽喘促，一切体弱气虚及妇人血海冷惫等证。

金锁正元丹 五倍子、茯苓各八钱，巴戟、胡芦巴、肉苁蓉各一两六钱，补骨脂一两，朱砂、龙骨各二钱。为末，酒糊丸，梧子大。每二十丸，空心温酒盐汤任下。治元脏虚冷，真气不足，胸胁痞胀，呼吸短气，四肢倦怠，腰膝酸疼，目暗耳鸣，心忡盗汗，遗精白浊，一切虚损之证及水谷不消，呕逆恶心。

椒附丸 附子、槟榔各五钱，陈皮、牵牛、五味子、菖蒲、川椒、干姜各一两。锉碎，用米醋于瓷器内文武火煮干，焙为末，醋糊丸，梧子大。每三十丸，空心盐酒下。治下元不足，内挟积冷，脐腹拘急，举动乏力，小便频数，夜多盗汗。

沉香荜澄茄丸 附子、荜澄茄、沉香、胡芦巴、肉桂、补骨脂、茴香、巴戟、木香、川楝肉各四两，桃仁二两，川乌五钱。为末，面糊丸，梧子大。每三十丸，空心盐汤下，或煎服亦好。治内挟积冷，脐腹弦急，痛引腰背，面色萎黄，脏腑自利，小便滑数及小肠一切气痛并治。

虚必蒸热，归芪胡连猪肚；

五蒸汤 人参、黄芩、知母、地黄、葛根、石膏、粳米、麦门冬各等分，甘草减半，小麦一撮，水煎服。治男妇诸虚烦热，蒸瘘自汗等症。

五蒸丸 青蒿童便浸、地骨皮、生地、石膏各一两，当归七钱，胡黄连五钱，鳖甲一片。为末，蜜丸梧子大。每七十丸，小麦煎汤下。治男妇烦蒸潮热，脉数口干。

古归芪汤 当归一钱，黄芪五钱。水煎服。治虚火上攻头目，浑身胸背发热。

大胡连丸 胡黄连、银柴胡、黄芩、当归、白芍、茯苓、陈皮、熟地、知母各一两，人参、白术、川芎、桔梗、甘草、地骨皮、半夏、秦艽各八钱，黄芪一两二钱，黄柏、五味子各一两半，牛黄二钱，犀角二钱。为末，蜜丸梧子大。每六七十丸，茶清下。治传尸痨热，面红咳嗽等症。

香连猪肚丸 木香五钱，黄连、生地、青皮、银柴胡、鳖甲各一两。为末，入猪肚，索缚定，于砂锅内煮烂，取出捣丸梧子大，小儿黍米大。每三十丸，米饮下。治骨蒸疳痨羸瘦，痨痢亦宜。

虚多烦渴，参柴地骨门冬。

人参清肌散 人参、白术、茯苓、赤芍、当归、柴胡、半夏曲、葛根各等分，甘草减半。姜枣煎服。治男妇气虚，无汗潮热。

人参地骨散 人参、地骨皮、柴胡、生地、黄芪各一钱半，知母、石膏各一钱，茯苓五分。姜煎服。治脏中积冷，荣中热，脉按不足举有余，乃阴不足，阳有余也。

人参门冬汤 人参、麦门冬、小麦、茯苓各一钱，竹茹一团，白芍八分，甘草五分。水煎服。治虚热烦渴。

苍芩苍栀湿热盛，

苍芩丸 苍术五钱，片芩三钱，甘草一钱半。为末，汤浸炊饼丸服。治湿热发热。

苍栀丸 苍术、香附各五钱，山栀一两，半夏、川芎、白芷各二钱。为末，神曲糊丸服。治手心发热。

苍连丸 苍术二两，香附二两半，片芩、黄连各炒五钱。为末，瓜蒌瓤为丸服。治湿痰发热。

苍芍丸 芍药一两二钱半，香附一两，苍术五钱，片芩二钱，甘草一钱半。为末，炊饼为丸服。治大病后阴虚，气郁夜热。

上甲下甲积热烘。

上下甲丸 上甲、下甲各一两，侧柏叶、瓜蒌仁、半夏、黄连、黄芩、黄柏各五钱。为末，蒸饼为丸服。退劳热食积痰。

下甲丸 下甲五两，侧柏一两半，香附三两。为末，姜汁浸地黄膏为丸，梧子大。每三十丸，空心白汤下。治抑结不散。已上两方，乃丹溪所立，遍访上甲、下甲，人无识者，后询老医，云上甲即鳖甲，下甲即龟板，此二味善治阴虚食积发热，当从之。

汗有火者，二甘芷砂调卫愈；

二甘汤 生甘草、炙甘草、五味子、乌梅各等分。姜枣煎服。治胃热食后复助其火，汗出如雨。

古芷砂散 白芷一两，朱砂五钱。为末，每一钱，茯神、麦门冬煎汤下。治惊恐自汗，倦怠困弱，服黄芪、牡蛎不止者效。

调卫汤 麻黄根、黄芪各一钱，羌活二分，生甘草、归尾、生黄芩、半夏各五分，麦门冬、生地各三分，猪苓二分，苏木、红花各二分，五味子七粒。水煎服。治湿胜自汗，卫气虚弱，表虚不任风寒。

汗挟湿者，四制白术玉屏风。

四制白术散 白术四两，用黄芪、石斛、牡蛎、麦麸各炒一两，取单术为末。每三钱，粟米饮下。治盗汗。

玉屏风 防风、黄芪各一钱，以实表气；白术二钱，以燥内湿。水煎。治自汗。

瘘入骨处，清燥汤中减柴胡、黄连、猪苓、泽泻四味名减味清燥汤，治骨瘘；厥初昏时，**苏合香丸**灌一钟。

白术、青木香、朱砂、犀角、沉香、麝香、诃子皮、丁香、安息香、荜拨、白檀香、香附各二两，龙脑、薰陆香，苏合香油各一两。为末，用安息香以酒熬成膏，同前合香油和蜜调剂，每服旋丸梧子大。取井水温冷任意下四丸，老人小儿酒化下一丸。凡痰气及中风痰涎壅上，喉中有声不能下者，合青州白丸子同丸，姜汁化下立效；中风如见鬼神者，白汤下；脚气冲心，用蓖麻和丸捣烂贴脚心，疼痛立止；心腹绞痛卒痛，中满呕吐，姜汤下；伤风咳嗽，姜葱汁白汤下。兼治传尸骨蒸，肺痿疰忤鬼气，狐狸妖魅，霍乱吐泻，时气瘴疟，赤白暴痢，瘀血月闭，痃癖疔肿等疾；产妇中风，小儿惊风，牙关紧硬不省者，擦牙即开，然后用风药治之；小儿吐泻惊疳，先用火焙此药，然后用姜葱汁化开白汤下。小儿用绯袋盛，当心带之，一切邪鬼不敢近。

热痨正料**生犀**散，危氏善用；

犀角、地骨皮、秦艽、麦门冬、枳壳、大黄、茯苓、赤芍、桑白皮、黄芪、人参、鳖甲、知母各等分。有痰加半夏，热轻去大黄加黄芩。每三钱，入陈青蒿一根煎服。治骨蒸肌瘦，日晚潮热盗汗，五心烦躁及大病后余毒不解，兼治痨疟及小儿疳热。

虚痨**加减四物**汤；节斋奇功。

川芎、熟地、知母、天门冬各一钱，白芍、当归、白术各一钱三分，黄柏、陈皮各七分，生地、甘草各五分，炒干姜三分。空心姜煎服。潮热，加桑白皮、沙参、地骨皮；盗汗及久病者，去川芎，加牡蛎、酸枣仁、浮小麦；咳嗽，加桑白皮、五味子；痰，加贝母、瓜蒌；遗精，加牡蛎、龙骨、山茱萸；白浊，加茯苓、黄连；衄、咳血，加桑白皮、黄芩、山栀；嗽痰血，加桑白皮、贝母、黄连、瓜蒌；呕吐血，加山栀、黄连、干姜、蒲黄、韭汁、姜汁；咯唾血，加桔梗，玄参、柏叶。外五脏变证，如腰背足胫酸疼，加杜仲、牛膝、龟板；口舌生疮、惊惕，加黄连、胡黄连、远志、茯神；皮枯鼻塞声沉，加桔梗、瓜蒌、百部；胁痛梦遗，加龙胆草、青皮、青黛、竹茹；颈核，加玄参、香附、贝母；腹痛饮食无味，去知、柏、门冬、生地，倍白芍，加白术、人参、扁豆、薏苡仁、泽泻；腹块，加鳖甲、山楂、麦芽。

葛氏可久，擅名祛瘵；

葛氏方

第一、**十灰散**　大蓟、小蓟、柏叶、荷叶、茅根、茜根、大黄、山栀、牡丹皮、棕榈各一钱。俱烧存性为末，用藕汁或萝卜汁磨京墨调服，其血立止，如血出升斗，用单花蕊石散止之。

第二、**单花蕊石散** 一味煅为末，每三钱，食后温童便调服，男加酒一半，女加醋一半和服，使瘀血化为黄水，止血后用独参汤补之。

第三、**独参汤** 人参二两，枣煎服，服后宜熟睡，后用诸药除根。但人参肺热者大忌，虚而有火者亦必以天门冬佐之。

第四、**保和汤** 止嗽宁肺。知母、贝母、天门冬、麦门冬、款冬花各六分，天花粉、薏苡仁、杏仁、五味子各四分，粉草、兜铃、紫菀、百合、桔梗、阿胶、当归、生地、紫苏、薄荷各一分。一方无生地，有百部。姜煎，入饴糖一匙，食后日三服。血盛加蒲黄、茜根、藕节、大蓟、小蓟、茅花；痰加南星、半夏、橘红、茯苓、枳壳、枳实、瓜蒌仁；喘盛加桑白皮、陈皮、大腹皮、萝卜子、葶苈、苏子；热盛加山栀、黄连、黄柏、连翘；风盛加防风、荆芥穗、金沸草、甘菊、细辛、香附；寒盛加人参、芍药、桂枝、五味子、白蜡。

第五、**保真汤** 补虚除热。当归、生地、白术、黄芪、人参各六分，莲肉、赤茯、白茯各一分，天门冬、麦门冬、陈皮、白芍、知母、黄柏、熟地、五味子，地骨皮、银柴胡各三分，赤芍、甘草各五分。食后枣煎服。惊悸加茯苓、远志、柏子仁、酸枣仁；淋浊加萆薢、乌药、猪苓、泽泻；便涩加木通、石韦、萹蓄；遗精加龙骨、牡蛎、莲须、莲子；燥热加滑石、石膏、青蒿、鳖甲；盗汗加浮麦、牡蛎、黄芪、麻黄根。

第六、**太平丸** 止久嗽，润肺，治肺痈、肺痿。天门冬、麦门冬、知母、贝母、款冬花、杏仁各二两，当归、生地、熟地、黄连、阿胶各一两半，蒲黄、京墨、桔梗、薄荷各一两，麝香少许。为末，蜜丸弹子大。食后细嚼一丸，薄荷煎汤缓缓化下，临卧再服一丸。如痰盛先服消化丸，次服此丸，仰卧使药流入肺窍，则肺清润，其嗽自除。

第七、**消化丸** 止热痰壅盛。青礞石、明矾、皂角、南星、半夏、白茯、陈皮各二两，枳壳、枳实各一两半，薄荷一两，沉香、黄芩各五钱。为末，姜汁浸神曲糊为丸，梧子大。每百丸，临卧饴糖拌吞，次噙太平丸，二药相攻，痰嗽除根。

第八、**润肺膏** 治久嗽肺燥肺痿。羊肺一具洗净，用杏仁、柿霜、真酥、蛤粉各一两，白蜜二两。同水搅匀，灌入肺中，煮熟如常服食。与前七药相间服之，亦佳。

第九、**白凤膏** 治怯极虚惫，吐痰嗽血发热。先将黑嘴白鸭一只缚定，量病人饮酒多少，以酒烫温，将鸭项割开，滴血入酒，搅匀服之。直入肺经，润补其肺；却将鸭干挦去毛，于胁边开一孔去肠杂拭干，次将大枣二升去核，每个枣中以参苓平胃散填实，却入鸭腹中，用麻缚定，置砂锅内，四围用慢火煨，以陈酒一瓶作三次添入，煮干为度，然后取出枣子阴干，随意食之，人参煎汤送下。用此愈后，宜服补髓丹。

第十、**补髓丹** 生精补髓，和血顺气。羊、猪脊髓各一条，团鱼、乌鸡各一只，制净去骨，用酒一碗，于砂锅内煮熟擂烂，再入大山药五条，莲肉半斤，京枣百枚，霜柿十枚，以井水一瓶煮熟擂烂，再用慢火熬之，后入明胶四两，黄蜡三两，逐渐投入，擂成膏子，和平胃散末、四君子末各四两，知母、黄柏末各一两，搜和成剂，如硬加白蜜，为丸梧子大。每百丸，不拘时枣汤下。

附：**人参润肺丸** 人参、款冬花、细辛、甘草、杏仁各四两，官桂、桔梗各五两，知母六两。为末，蜜丸芡实大。每一丸，食后细嚼，淡姜汤下。治肺虚咳嗽喘急，日久成劳。

宁肺汤 川芎、当归、芍药、熟地、白术、甘草、五味子、麦门冬、桑白皮、茯苓各五分，阿胶一钱二分。姜煎温服。治荣卫俱虚，发热自汗，肺气喘息，咳嗽痰唾。

黄芪散 黄芪、麦门冬、熟地、桔梗、白芍各一钱，甘草八分。水煎服，治咳血成劳。一方加人参、五味子各六分，名五味黄芪散。

河车青蒿，尽可追虫。

紫河车丸 紫河车焙干一具，龙胆草、甘草各二钱，鳖甲五钱，桔梗、胡黄连、大黄、苦参、黄柏、知母、贝母、败鼓心、人中白各二钱半，犀角、莪术、芒硝各一钱半，辰砂一两。为末，蜜丸梧子大，辰砂为衣。每二十丸至三十丸，肠热食前温酒下，膈热食后温酒下。传尸痨瘵，二具可愈，其余痨怯，一月平复。

天灵盖散 天灵盖两指大，槟榔五个，麝香、阿魏、甘遂、安息香各三钱，朱砂一钱。为末，每服三钱，用薤白、葱白各十四茎，青蒿二握，甘草、桃枝、柳枝各五寸，桑白皮、石榴根各一片。以童便两大碗，于瓷器内文武火煎至一碗，去渣，分作三盏，调前药末，五更初服，男患女煎，女患男煎。服药后，如觉欲吐，即用白梅含之。五更尽，须下痨虫及恶物黄水黑粪；如未下，良久又进一服，天明更进一服。如泻不止，用龙骨、黄连等分为末，白水调，及白梅粥补之。

蛤蚧散 蛤蚧一对，知母、贝母、桑白皮、甘草各二两，人参一两，俱用酥油溶化，入醋等分，和匀，炙前药黄色、勿焦；茯苓一两炒，杏仁六两炒，捣去油。每二钱，水煎食远服。忌油腻生冷毒物。或为末白汤调服亦可。治痨瘵瘦弱，肺损咳嗽等症。

青蒿膏 青蒿一斗五升，用童便三十碗，文武火熬童便减十碗，去渣，再熬至十碗，入猪胆汁七枚，再熬数沸，甘草末收之。每用一茶匙，白汤调服。

青蒿饮 青蒿、桃枝各一握，葱白、甘草各三寸，用童便二碗煎至碗半，去渣，入阿魏一分，再煎一二沸，分二份，临服时入槟榔末五钱调下。如恶心必吐，吐后令心安再进一服，其虫定出。送药人不可与病人对立，恐虫伤人。若男病女煎，女病男煎。忌鸡犬等物。患者宜冬进三服，一年内五服，则病除根。治远年近日痨瘵骨蒸、潮热等症，不问男妇服之，其效如神。

五脏五方伐痨瘵，

五凤丸 乌鸡卵去黄五枚，吴萸东行根三升，黄蜡三两，干漆四两，粳米粉半升。同入锅中，火炼至可丸，即丸如小豆大。隔宿勿食，清晨米饮下百二十丸，小儿五十丸，虫即烂尽。治肝痨热，生长虫在肝，为病令人恐畏不安，眼中赤壅。

雷公丸 雷丸五枚，陈皮、桃仁各一两一钱半，贯众、芜荑、青葙子、干漆各一两，乱发一团，僵蚕十四枚。为末，蜜丸小豆大。每二十丸，空心温酒下。治心痨热，有虫长尺余，名蛊虫，贯心即死。

茱萸根汤 茱萸东行根一钱，火麻子八钱，陈皮一两半。水煎服。或下虫，或下黄汁。凡合此药，禁声勿语方验。治脾痨热，内有白虫食脾，令人好呕而胸中咳呕不出。

五膈下气丸 麦门冬五两，蜀椒一两，远志、附子、细辛、干生姜、甘草各五钱，百部、人参、白术、黄芪各七钱半，桂心二钱半，杏仁二十四粒。为末，蜜丸弹子大。每一丸徐徐含化，忌生冷肥腻。治肺痨热瘦损，有虫在肺，令人咳逆气喘，所谓忧忿气膈寒热，皆膏肓之疾，针灸不着。

千金散 贯众三两，干漆二两，芜荑、胡粉、槐白皮各一两，吴萸五十粒，杏仁四十五粒。为末。平旦井水调服方寸匕，渐加，病瘥即止。治肾痨热，有虫生肾中，令四肢肿急。

追病丹 使君子皮二两，干漆焙一两，贯众五钱，雄黄一钱，硫黄、信石各三分。为末，分作六服，候每早思食之时，思肉则用肉，思鸡则用鸡，煮熟切碎，入小茴末三分拌和，先食肉少许，后以煮肉汁入药末调匀服之，随睡，即虫被毒，或利或吐出虫。用药之时，勿令患者知之。治瘵病咳血吐痰，思食无厌者宜用。

万病万应羡砂雄。

万病解毒丹 又名紫金锭。山慈菇去皮焙二两，文蛤去虫土三两，麝香三钱，续随子去油一两，红牙大戟洗焙一两半。各为净末和匀，糯米粥调，于木臼内捣千余下，每料分作四十锭。每服半锭，重者一锭，随后汤使磨服。此药宜端午、重阳、七夕日净室焚香修合，凡居家出入切不可无，宜珍藏之。如中蛊及桃生毒，狐狸、鼠、莽、恶菌、河豚、死牛马肉毒，山岚瘴气，诸药金石，饮食草木，鸟兽百虫，一切诸毒及泄泻肚腹急痛，霍乱绞肠痧等证，并用薄荷煎汤下；痈疽发背、无名疔肿、对口发、天蛇头，一切恶疮、诸风瘾疹、赤肿诸瘤，并用淡酒下，外以凉水调涂患处，日夜各数次，良久觉痒立消，未成脓者甚效，已成脓者亦杀大势，惟已溃出脓血者忌服；阴阳二毒，四时瘟疫，冷水、薄荷一小叶同磨下；心气痛及白痢，淡姜汤下；赤痢冷水下；中癫邪鬼气、鬼胎，温酒下；自缢、落水、鬼迷惊死心头温者，并冷水灌下即醒；蛇、犬、蜈蚣一应恶虫伤，酒下，外用冷水磨涂伤处；新久疟疾，临发时东流水煎桃柳枝汤下；小儿慢、急惊风，五疳、五痢、瘾疹、疮瘤，并用蜜水、薄荷小叶同磨，量大小服之，如牙关紧急，磨擦牙上；诸痔，冷水下，并涂患处；牙疼，酒磨涂及含药少许吞下；汤火伤，东流水磨涂；打扑伤，松节炒酒下；远年近日头痛及太阳穴疼，用酒入薄荷研烂敷太阳穴；失心猪羊癫并中风中气，眼㖞口噤，筋脉拘挛，骨节风肿，手足疼痛，并用酒下；妇人腹内结块不消，月经过期不至，腹内作痛，热酒下，惟孕妇忌服；两广蛊毒最多，从宦于此，才觉意思不快，即服一锭，或吐或利而愈；便毒坚硬，痔未成脓，苦痛，大小便难，各进一锭，后去二次，痛止而消；发背疮，头如粟，重若负石，内服外涂，后去三四次，肛门似炙，即日而瘥；开剥死牛，遍身生紫泡俱溃，急进一锭，吐泻即愈；小儿昏愦六七日不醒，挖口灌之；女子为邪所交，腹中作痞，服之随下恶物，其邪仍至，又服半锭，更烧三锭药气满屋，邪不再至；久患痨瘵，为尸虫所噬，磨下一锭，吐虫千条，后服苏合香丸而愈；男子转食，妇人膈气及远年苦头风作晕，酒磨服之，吐痰而愈。考其药味虽不言补，今羸瘦之人服之至效，诚济世卫身之宝也。

万应丸 槟榔五钱，大黄八两，黑丑四两，为末。用皂角十挺，苦楝根皮一斤，煎汁熬膏，为丸梧子大，先用沉香为衣，后用雷丸、木香为衣。每三丸，四更时沙糖水送下，善下诸虫。

雄砂丸 鹤虱、芜荑、干漆、僵蚕各三钱，贯众、酸石榴皮各五钱，朱砂、雄黄、雷丸、甘遂各一钱半。为末，米粉煮糊为丸，麻子大。每十丸，五更时粥饮下，善杀诸虫。或加麝香少许，尤妙。

取积打鳖，通出寸白非易；

取积药 巴豆不拘多少，去壳，水略浸去内外衣膜，纸压去油，置薄刀上烘赤色，入雄黄、沉香各少许。为末，饭丸粟米大。大人一分，小儿半分，食后沙糖水下。

追虫打鳖丸 黑丑、槟榔各四两，雷丸、木香、甘草各一两。为末。大人四钱，小儿二钱，量人虚实，空心以滚汤入沙糖少许调下，待走去恶积虫二三次，方进稀粥汤补住。

治寸白虫方 槟榔十个，向阳石榴皮七十片。水煎露一宿服之，以下尽虫为度。

苦楝根汤 苦楝根去外苦皮晒干，每撮入黑豆二十粒，水煎临熟入沙糖二钱调服。晚饭不可食，待药气行。

追虫化虫，钓虫黑白见纵。

追虫丸 大黄、黑丑各一两，山楂、莪术各六钱，槟榔、大腹子各四钱，雷丸、沙糖各三钱，木香二钱，皂角一钱。为末，沸汤调，量人大小虚实服之。

化虫丸 硫黄一两，木香五钱，密陀僧少许，为末，外泡附子一枚，以醋熬成膏，和丸绿豆大。每二十丸，荆芥茶清下，能化虫为水。

使君子丸 使君子、陈皮各一两，厚朴、甘草、诃子各五钱。如兼惊及热渴者，加青黛五钱，脏腑不调者去之。一方有芎，无诃子、青黛。为末，蜜丸芡实大。每一丸，米饮化下；小儿半丸，乳汁下。治脏腑虚滑，疳瘦下利，腹胀胁痛，不思乳食，常服安虫补胃，消疳肥肌。

钓虫黑白丸　先用白丸子、磁石、云母石、蛇含石、甘草各等分为末，糯米糊丸黄豆大，每一丸灯心煎汤下。后用黑丸子、针砂、青黛、枯矾、甘遂各等分为末，醋煮糯米糊丸龙眼核大，以粗线一条穿住，灯心汤下。待病者作呕，若不呕，再吃乌梅水一口，又含冷水一口，方为病者打擦胸前背上，略抽动其线，令病人吐去冷水，仍作呕声，如是者三四次，黑白丸子挟病根瘀血齐吐出，吐后须要随各经病调治方可除根。但煮糊需用极高山顶上泉，或武当回龙水为丸方不化，别水则不吐转，凡胃口肚腹作痛，又肺窍失声者，俱有血龟宜用。

续嗣壮阳，麻雀巨胜，打老儿之名甚异；

续嗣丹　山茱萸、天门冬、麦门冬各五两，故纸八两，菟丝子、枸杞子、覆盆子、蛇床子、巴戟、熟地、韭子各三两，龙骨、黄芪、牡蛎、山药、当归、锁阳各二两，人参、杜仲各一两半，陈皮、白术各一两，黄狗肾酥炙二对，为末。用紫河车一具，同门冬、地黄、炼蜜捣丸梧子大。每百丸，空心临卧温酒盐汤任下。

壮阳丹　仙茅、蛇床子、五味子、白茯、苁蓉、山药、杜仲各一两，韭子、故纸、巴戟、熟地、山茱萸、菟丝子各二两，海狗肾一枚，紫梢花一两。用雄鸡肝三副，捣成一块，阴干，为末。用雄鸡肝肾、雄鳖肝肾各一副，以盐酒花椒末蒸熟捣烂，和入前药，再用酒煮山药糊为丸，梧子大。每百丸，空心盐汤下。阳痿精冷者加桂、附、石燕。

雀卵丸　菟丝子末一斤，于春二三月取麻禾雀卵五百个，去黄用白，和丸梧子大。每八十丸，空心盐汤或酒下。腰痛加杜仲四分之一，下元冷加附子六分之一。此药当预制成末，遇有雀卵，不拘多少而用。

巨胜子丸　熟地四两，生地、何首乌、牛膝、天门冬、枸杞、苁蓉、菟丝子、巨胜子、白茯苓、柏子仁、天雄、酸枣仁、故纸、巴戟、五味子、覆盆子、山药、楮实、续断各一两，韭子、芡实、川椒、胡芦巴、莲花蕊各五钱，木香二钱半。为末，蜜丸梧子大。每七十丸，虚甚者百丸，空心温酒下。

还少丹 菖蒲用桑枝同蒸、牛膝用黄精汁或酒浸三日、巴戟用枸杞汤浸软，再酒浸一时，取出同菊花焙黄色、五味子劈作两边，用蜜蒸一日，浆水浸一宿、茯神水飞去浮浊、楮实水浸去浮者，用酒蒸一日、熟地、枸杞、苁蓉、小茴、山药、远志、杜仲、山茱萸各等分。去各制药，为末，蜜和枣肉为丸，梧子大。每三五十丸，空心温酒盐汤任下。一方茯苓换茯神，加续断，名**打老儿丸**。治阳虚不举，真气衰弱，精神短少，小便无度，眼目昏花，腰膝疼痛，两脚麻冷，不能行走。

衍宗温肾，玄牝思仙，种十子之德极隆。

五子衍宗丸 枸杞子、菟丝子各八两，五味子一两，覆盆子四两，车前二两。惯遗泄者，去车前加莲子。为末，蜜丸梧子大。每空心九十丸，临卧五十丸，白汤或盐汤、冬月酒下。添精补髓，疏利肾气，不问下焦虚实寒热，服之自能平补。

温肾丸 巴戟二两、当归、鹿茸、益智、杜仲、生地、茯神、山药、菟丝子、远志、蛇床子、续断各一两，山茱萸、熟地各三两。为末，蜜丸梧子大。每三五十丸，空心温酒下。精虚加钟乳粉、五味子，阳道衰倍续断，不固加龙骨、牡蛎，倍鹿茸。

玄牝太极丸 苍术四两用米泔、盐水、酒、醋各浸炒一两，补脾，当归、熟地各三两补血，川芎一两，胡芦巴益阳气、芍药各一两二钱，磁石一两三钱补阳，黄柏用盐浸、知母水炒，治相火、五味子去痰收肺气、巴戟佐肾、白术补脾各一两半，枸杞补肝、故纸补肾、小茴治小肠气、白茯盐酒蒸，补心各二两半，木瓜用牛膝水浸、杜仲、苁蓉各二两，没药一两治肾损、益心血，阳起石一两用黄芩水浸，装入羊角内，以泥封固，火煅青烟起，取出以指研对日不坠为度，如坠复煅。为末，择壬子庚申旺日，用鸡子六十个，打开一孔，去内拭干，以末入内，用纸糊住，令鸡抱子出为度，取药蜜丸梧子大。每八十一丸，空心盐汤下。久服神清气爽，长颜色，温骨髓，倍进饮食，和平脏腑，精浓能施，生子有效。

金锁思仙丹　莲蕊、莲子、芡实各等分为末，金樱膏和丸梧子大。每三十丸，空心盐汤下，一月见效，即不走泄，候女人月信住，取车前子煎服之，一交即孕，久服精神完固，能成地仙。平时忌葵菜、车前子。治男子嗜欲过多，精气不固。

芡实丸　鸡头实五百个，七夕莲花须、山茱萸各一两，沙苑白蒺藜五两，覆盆子二两，五花龙骨五钱。为末，炼蜜为丸，如梧桐子大。每服六七十丸，空心莲肉煎汤送下。治梦泄及阳虚未交先泄者神效。

种子大补丸　人参、麦门冬、生地黄、熟地黄、杜仲、巴戟天、沙苑白蒺藜、天门冬、枸杞子、黄柏、白茯神、白茯苓、白术、白芍药各四两，牛膝、当归、黑桑椹、芡实、圆眼肉、鹿角胶各五两。为末，用雄鹿血和蜜为丸，梧子大。每五十丸，空心温酒盐汤任下。

十子丸　槐子蒸七次，覆盆子、枸杞子、桑椹子、冬青子四味共蒸各八两，没石子、菟丝子、蛇床子、五味子、柏子仁各四两。如女血不足，去柏子，加香附、川芎、当归、生地、熟地；酒色过度，不能生育，加鹿角霜、巴戟、山茱萸、生地、枳壳、黄柏、何首乌。为末，蜜丸梧子大。每五十丸，空心盐汤下，以干物压之。治五劳七伤，心神恍惚，梦遗鬼交，及五痔七疝等证。

三子养亲延寿，加味补阴扶下弱；

三子养亲汤　紫苏子、萝卜子、白芥子各等分。纸上微炒，微微研碎。每三钱，用绢袋盛之煮汤，勿煎太过，令味苦辣口。大便素实者，入熟蜜一匙，冬加姜一片。能进饮食，养脾胃。

却病延寿汤　人参、白术、牛膝、白芍、陈皮、茯苓、山楂各一钱，当归、甘草各五分。姜煎服。春加川芎，夏秋加黄芩、麦门冬，冬倍生姜。小水长如旧，止药。

加味补阴丸 黄柏、知母各四两，牛膝、杜仲、巴戟、熟地、山茱萸各三两，苁蓉、白茯、枸杞、远志、山药、鹿茸、龟版各二两。为末，蜜丸梧子大。每八十丸，空心盐汤下。

神仙训老益寿，竹沥枳术镇中宫。

神仙训老丸 生地、熟地、牛膝、山药、苁蓉、枸杞各五两，川椒、雌雄何首乌、藁本各十两。为末，酒糊丸，梧子大。每五十丸，空心温酒盐汤任下。忌萝卜。此药性温无毒，治百病。常服补下元，润皮肤，延年益寿，气力倍常，发白转黑，齿落更生，小儿亦可服之。

遇仙益寿丹 蝙蝠十个，捣烂晒干，紫黑桑椹四升，取汁，渣晒干，杜仲、童子发各六两，天门冬三两，黄精蜜蒸晒九次、何首乌、熟地、川椒各四两，枸杞、当归各二两为末，旱莲草、秋石丹、玄胡索各末四两。用桑椹汁拌三味晒蒸三次，酒煮三味，打糊为丸，梧子大。每服不拘多少，随便饮下，忌萝卜。补经络，起阴发阳，开三焦，闭横气，消五谷，益血脉，安五脏，除心热，和筋骨，去盗汗，驻颜乌须，轻身健体，夜视有光。

竹沥枳术丸 半夏、南星用白矾、皂角、生姜煮半日、枳实、条芩、陈皮、苍术、山楂、芥子、白茯各一两，黄连、当归各五钱。为末，神曲六两。用姜汁、竹沥各一盏煮，糊丸梧子大。每百丸，白汤下，有痰姜汤下。化痰清火，健脾消食，亦能却瘴。

噫！万般补养皆为伪，惟有操心是要规。

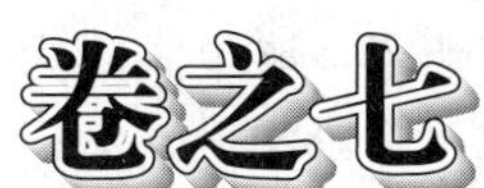

卷之七

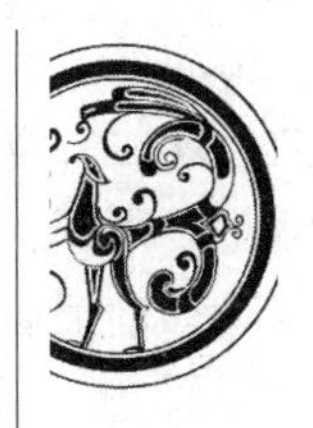

妇人小儿外科用药赋 制法见本草

妇人之病，与男无异。经络气血，只分于胞络；病多癥瘕胎产，全属乎冲任。调经固经，香附四制七制或单制；

调经散 当归一钱半，麦门冬二钱，吴萸、肉桂各五分，人参、半夏、白芍、川芎、牡丹皮各一钱，阿胶、甘草各七分半。姜煎服。治经水或前后，或多少，或逾月不至，或一月再至。

小调经散 当归、赤芍、桂心各一两，没药、琥珀、甘草各一钱，细辛、麝香各五分。为末，酒入姜汁调服五分。治败血停积五脏，日久腐烂成水，变为浮肿，忌用利水之药，产后浮肿亦宜。

固经丸 黄芩、白芍、龟版各一两，椿根皮七钱，黄柏三钱，香附二钱半。为末，酒糊丸，梧子大。每五十丸，酒下。治经水过多。

四制香附丸 香附一斤，分四份，用酒、醋、童便、盐水各浸七日，焙干为末，醋糊丸，梧子大。每七十丸，空心温酒下。治经候不调。如瘦人加泽兰叶、赤茯苓。又合四物汤各四两，加白术、陈皮、泽兰叶各二两，黄柏、甘草各一两，名十味香附丸。

七制香附丸 香附米十四两，分七份：一份同当归二两酒浸；一份同莪术二两童便浸；一份同牡丹皮、艾叶各一两，米泔浸；一份同乌药二两，米泔浸；一份同川芎、玄胡索各一两，水浸；一份同三棱、北胡各一两，醋浸；一份同红花、乌梅各一两，盐水浸。春三、夏二、秋七、冬十日晒干，取单香附为末，浸药水，打糊为丸，梧子大。每八十丸，临卧酒下。治诸虚百损，气血不调，月水前后，结成癥瘕；或骨蒸发热，四肢无力。

单香附丸　香附一斤，用米泔浸一宿，晒干，又以米醋于砂锅内同煮，旋添旋煮，以极透烂为度，取焙为末，醋糊丸梧子大。每服五十丸，米饮、淡醋汤任下。专治婢妾气郁，情不宣通，经多不调，血气刺痛，腹胁膨胀，头晕恶心，带下便血癥瘕。或炒焦为丸，善止血崩。一方加当归二两，艾叶四两，名艾附丸。

单香附散　治胎前产后诸证。香附米童便浸晒略炒，为末。每二钱，白汤温酒任下。呕吐泄泻膨胀，饮食不化，加砂仁三分，或木香一分，莪术、槟榔各二分，藿香正气散下；吐痰噎食不下，诸气心腹小腹腰痛，或结或闭，聚散无时，加玄胡索、砂仁各四分，甚者加莪术、姜黄、木香各三分；一应头痛脑眩，加川芎五分，茶清下；产后恶露不下，脐腹作痛，或胎衣不下，甚则冲心迷闷，加莪术、玄胡索、五灵脂、香附、木香各七分，五积散下。

抑气散　香附四两，茯神、甘草各一两，陈皮二两。为末。每二钱，沸汤调服。治妇人气盛于血，变生诸证，头晕膈满。

墨附丸　四制香附一斤，净绵艾四两，用醋一碗，煮二味至干，入石臼内捣烂，捏成饼子，于新瓦上焙干，入白茯、当归、人参、川芎、熟地、徽墨火煅红醋淬各一两，木香五钱。为末，醋糊丸，梧子大。每七八十丸，酒下。治妇人久无子而经水不调，及素坠胎者，亦效。

百子附归丸　四制香附十二两，阿胶、艾叶、四物汤料各二两。为末，用陈石榴一枚，连皮捣碎煎水，打糊丸，梧子大。

每百丸，空心淡醋汤下。调经养血，安胎顺气，胎前产后及月事参差，有余不足诸证悉治，久服有孕。

通经导经，地黄养阴抑阴或滋阴。

通经丸 川椒、莪术、干漆、当归、青皮、干姜、大黄、桃仁、红花、桂心各等分。为末，用一半和醋熬成膏，调余药为丸，梧子大。每五十丸，空心醋汤温酒任下。治经候不通，脐腹疼痛，或成血瘕。

导经丸 即四物汤加官桂、桃仁各一两，大黄二两，血竭二钱半，红花少许，地鸡二十一个。为末，蜜丸梧子大。每五十丸，量虚实加减，空心酒下。治经候不通，脐腹连腰腿疼痛。

养阴柏子丸 柏子仁、牛膝、卷柏各五钱，泽兰叶、续断各二两，熟地三两。为末，蜜丸梧子大。每三十丸，空心米饮下。治血虚经少或闭，皮热骨疼，渐瘦脉数。

抑阴地黄丸 赤芍一两，生地二两，北胡、黄芩、秦艽各五钱。为末，蜜丸梧子大。每三十丸，空心乌梅煎汤下。

柴胡抑肝汤 柴胡二钱半，赤芍、牡丹皮各一钱半，青皮二钱，连翘、生地各五分，地骨皮、香附、苍术、山栀各一钱，川芎七分，甘草三分，神曲八分。空心临卧水煎服。治寡居独阴，寒热类疟等证。

滋阴百补丸 益母草半斤，当归六两，川芎、熟地、白术各四两，芍药三两，人参、茯苓、玄胡索各二两，甘草一两，四制香附一斤。为末，蜜丸梧子大。每五十丸，空心砂仁煎汤下。治劳伤气血不足，乍寒乍热，心腹疼痛，不思饮食，尫羸乏力等症。

干漆牛膝，万痛立止；

万痛丸 干漆、牛膝各一两，为末，用生地黄汁一碗调匀入瓷器内，慢火熬至可丸，则丸梧子大。每二十丸，空心米饮温酒任下，痛去止药。治月经瘀闭，绕脐寒疝痛彻，及产后血气不调，腹中癥瘕等证。

乌贼藘茹，两鼻闻腥。

乌贼丸 乌贼鱼骨四两，䕡茹一两。为末，雀卵清丸，小豆大。每五丸至十丸，鲍鱼煎汤下，以干物压之，利肠中也。治少时脱血，或醉入房，以致血竭肝伤，胸膈支满，妨于饮食，食至先闻腥臊臭气，唾出清液；或前后泄血，月事衰少不来；兼治男子精竭，阳事痿弱，面无精彩，病名血枯。

苍莎子宫痰湿堪理，

苍莎丸 苍术、香附各四两，黄芩二两。为末，蒸饼丸，梧子大。姜汤下，调中散郁。一方加半夏等分，名中和丸，治湿痰气热。

清海苍莎丸 南星、苍术、川芎、香附。作丸服之。治肥人痰多，占住血海地位，因而下多者，日必渐昏。

乌药汤血海疼痛能禁。

乌药一钱半，香附二钱，当归一钱，木香、甘草各五分。空心水煎服。

当归散桃仁散，经行湛浊；

当归散 白术五钱，黄芩、山茱、当归、川芎、白芍各一两。冷者去芩加肉桂。为末。每二钱，空心酒下，日三服。治经脉过期不匀，或三四月不行，或一月再至，以致腰腹疼痛。

桃仁散 桃仁、甘草、半夏、泽泻、兰叶、牛膝、当归、桂心、牡丹皮、人参、蒲黄、川芎各五分，赤芍、生地各一钱。姜煎服。治月水不调，或淋沥不断，断后复来，状如泻水，或前或后，或闭不来，四肢沉重欲眠，不能饮食，腹中坚痛，多思酸物。

葶归丸桑皮散，水肿侵寻。

葶归丸 当归、人参、大黄、桂心、瞿麦、赤芍、白茯各三两，葶苈一钱。为末，蜜丸梧子大。每十五丸，空心米饮下。

桑皮散 桑白皮、郁李仁各一钱，赤茯二钱，木香、防己、大腹皮各五分，苏子、木通、槟榔、青皮各七分半。姜煎服。治脚气感发，两脚浮肿，小便赤涩，腹胁胀满，气急坐卧不得。

血风疼痛，芎䓖人参荆芥穗；

大芎䓖散 川芎一钱，羌活、枳壳、甘草各五分，赤茯苓、赤芍、酸枣仁、桂心、当归、木香、牛膝各一分。姜煎热服。治血风身体骨节疼痛，心膈壅滞，不思饮食。

人参荆芥散 人参、荆芥、生地、北胡、鳖甲、酸枣仁、枳壳、羚羊角、白术各七分半，桂心、川芎、当归、防风、甘草各五分。姜煎热服。治血风体痛，头昏目涩，心怔烦渴，寒热盗汗，颊赤口干，痰嗽胸满；或月水不调，脐腹　痛，痃癖块硬；或产后瘦弱证。孕妇禁服。

麒麟竭丸 血竭、乳香、没药、白芍、当归各六钱，虎骨五钱，水蛭、麝香各一钱。为末，酒糊丸，绿豆大。每二钱，空心酒下。治寒湿相搏，血滞经络痛甚。

血风走注，柴胡乌头苍耳心。

柴胡调经汤 羌活、苍术各一钱，独活、藁本、升麻各五分，柴胡七分，干葛、当归、甘草各三分，红花少许。水煎热服，取微汗。治经水色鲜不止，头项脊骨强痛，不思饮食。

乌头丸 乌头一两，芫花、干姜各五钱，俱醋煮干，再入桂心、天麻、海桐皮、黑豆各三钱，为末；另用黑豆煮烂，捣药为丸梧子大。每七丸至十丸，黑豆淋酒下。忌一切毒物。治血风，走注攻刺，半身不遂，麻痹瘙痒；急风，口眼㖞斜，语言謇涩，手足拘挛。

单苍耳散 用嫩苍耳草心阴干，为末。每一钱，温酒调服。治血风攻注，头旋倒地，不知人事。

血气干，羡大黄为血竭；

单大黄膏又名血竭膏 锦纹大黄四两，酒浸焙干为末，用醋一碗熬成膏，丸如鸡子大。每一丸，临卧热酒化下，大便通利，经脉自下。此治干血气，调经仙药也。一方加香附子。

冷热痨，代四物以丹参。

单丹参散 丹参为末，每二钱，酒调服。治经脉不调，产前胎动不安，产后恶露不下，腰脊疼痛，骨节烦疼。

地黄交加，血积化水；

交加散 生地一斤，生姜十二两，各捣自然汁，以生地汁炒生姜渣，生姜汁炒生地渣，略干，焙为末。每三钱，酒调服。治胎前产后百病，荣卫不通，经脉不调，腹中撮痛，气血多少，结聚为瘕；产后中风，不能转侧尤妙，寻常腹痛亦宜。一方加玄胡索、当归、川芎、白芍各二两，人参、桃仁各一两半，没药、木香各一两，香附半斤，为末，醋糊丸桐子大。每五十丸，空心姜汤下，名交加地黄丸。治经水不调，血块气瘖，肚腹疼痛。

瓦松存性，经闭如霖。

瓦松散 瓦松即屋游、土牛膝、当归尾各等分。瓦上焙焦存性，为末。先一日白水调服七分，五更再进一服，即通。治经水三年不行者。

琥珀调经有种，

琥珀调经丸 香附米一斤，分作二分，用童便、米醋各浸九日，和净艾绵四两拌匀，再加醋五碗，入砂锅内同煮干为度，入川芎、当归、芍药、熟地、生地、没药各二两，琥珀一两。为末，醋糊丸，梧子大。每百丸，空心艾醋汤下。治妇人胞冷无子，能令经正。

螽斯求嗣可忱。

螽斯丸 香附、白薇、半夏、茯苓、杜仲、厚朴、当归、秦艽各三两，防风、肉桂、干姜、牛膝、沙参各二两二钱，细辛、人参各四钱。为末，蜜丸梧子大。每二十五丸酒下。经调受补者，服七日即交合，孕后忌服。

崩中漏下，胶艾当归龙骨；

胶艾四物汤 阿胶、艾叶、当归、川芎、甘草各四分，芍药、熟地各八分。水酒各半空心煎服。治劳伤气血，月水过多，或崩漏不止及妊娠胎气不安，或因损动漏血伤胎者亦宜。

当归龙骨丸 当归、芍药、黄连、槐子、艾叶、茯苓各五钱，龙骨、黄柏各一两，木香二钱半。为末，水丸小豆大。每五十丸，米饮下。治月事失常，经水过多及赤白带下淋沥；妊娠胎动不安，疼痛漏下；产后恶露不止。大人、小儿痢疾亦宜。

有气有热，香附橘归黄芩。

备金散 香附四两，当归一两二钱，五灵脂一两。为末。每五钱，淡醋汤调服。治血崩不止。

古橘归丸 橘皮四两，当归二两。为末，蜜丸梧子大。每五十丸，温酒下。治妇人肌肤手足俱有血丝露，此怒气伤肝，血失常经故也。一方加玄胡索，治室女气血相搏，腹中刺痛引心，或经行涩少，或经事不调。

单芩心丸 条芩二两，用醋浸七日，炙干，又浸又炙，如此者七次。为末，醋糊丸，梧子大。每七十丸，温酒下。治天癸当住不住，或过多不止。

暂涩灵脂，散名纱帽；

单五灵脂散 一味炒烟尽，为末。每一钱，温酒调服。治血崩诸药不能止，及男子脾积气，兼解药毒。如产后恶血未净，水酒、童便各半煎服；或心腹胁脚痛不可忍，只用童便煎服；中风加草乌五分同煎；肠风下血，用乌梅、柏叶煎汤调服；如心烦口渴加蒲黄。或畏此药气者，烧灰服之尤妙。如蛇、蝎、蜈蚣咬，涂伤处立愈。

乌纱帽散 漆纱头巾取阳气上行也、赤芍、香附、干荷叶、男子发、当归、棕榈各等分。并于新瓦上焙存性，为末。每五钱，童便调服，如人行十里久再进一服，即止。如产后去血过多，加米醋、京墨、麝香少许。

内补养荣，丹号女金。

内补当归丸 当归、阿胶、白芷、续断、干姜、川芎、甘草各四两，白术、吴萸各三两，肉桂、附子、白芍各二两，蒲黄八钱，熟地五钱。为末，蜜丸梧子大。每五十丸，温酒下。治气血俱虚，月水不调；或崩中漏下，去血过多，肌体羸瘦，及月水将行，腹腿重痛。

加味养荣丸 当归、熟地、白术各二两，芍药、川芎、黄芩、香附各一两半，陈皮、贝母、茯苓、麦门冬各一两，阿胶七钱，甘草五钱，黑豆炒去皮四十九粒。为末，蜜丸梧子大。每七八十丸，盐汤温酒任下。治经脉参前。外潮内烦咳嗽，饮食减少，头昏目眩，带下血风血气，久无嗣息，一切痰火不受峻补等证，服之有孕；又治胎前胎动胎漏，常服可无小产之患。忌食诸血。

女金丹 白芍、当归、川芎、人参、白术、茯苓、藁本、白芷、白薇、桂心、玄胡索、牡丹皮、赤石脂各一两，俱酒浸三日，晒干；没药、甘草各五钱，香附一斤，醋浸。共为末，蜜丸梧子大。每五十丸，温酒下。治妇人无子，或无痰火等疾，经事亦调，颜容不减，但久无孕，乃子宫有阴无阳，不能生发，宜服此鼓动微阳，一月即效；或有经事参后，赤白带下，崩中淋沥及积年血风，手足麻痹，半身不遂；或血气心腹疼痛，脾亏饮食无味，面色萎黄，常作吐逆泄泻及蓦然中风浮肿，痃痢消渴，一切虚劳等证。临产艰难及死胎，为丸弹子大，用蜜汤化下；产后瘀血眩晕，寒热头痛，无所不治，用淡醋汤送下，真女中金丹也。

带下湿热，樗皮加以苍柏侧柏芩柏芩术，不论赤白；

苍柏樗皮丸 苍术、黄柏、樗皮、海石、半夏、南星、川芎、香附、干姜各等分。为末，醋糊丸，梧子大。每五六十丸，白汤下，暑月去姜加滑石。治肥人白带是湿痰。

侧柏樗皮丸 樗皮二两，侧柏叶酒蒸、黄柏、黄连各五钱，香附、白术、白芍各一两，白芷烧存性三钱。为末，粥丸米饮下。治白带因七情所伤而脉数者。

芩柏樗皮丸 黄芩、黄柏、樗皮、滑石、川芎、海石、青黛、当归、芍药各等分。醋糊丸服。治瘦人带下多热。

芩术樗皮丸 黄芩、白术各三钱，樗皮、白芍、山茱萸各二钱半，白芷、黄连各二钱，黄柏一钱半。为末，酒糊丸，温酒下。治孕妇白带。

芩术芍葵丸 白术二两，黄芩五钱，红、白葵花二钱半，白芍七钱半。为末，蒸饼丸。煎四物汤下。治结痰白带。

龟柏姜栀丸 龟板三两，黄柏一两，干姜炒一钱，栀子二钱半。为末，酒糊丸，白汤下。治赤白带下，或时腹痛。

苍柏辛芎散 苍术、黄柏、辛夷、川芎、南星、滑石、半夏、牡蛎、酒芩。水煎温服。治妇人上有头风鼻涕，下有白带。

带下虚寒，附桂暖宫补经固真平补镇心，兼治浊淫。

附桂汤 附子三钱，肉桂一钱，黄柏、知母、升麻、甘草各五分，黄芪一钱半，人参七分。水煎服。治白带腥臭，多悲不乐，大寒。

暖宫丸 当归、川芎、白芍、熟地、茯苓、牡丹皮、艾叶、龙骨、牡蛎、赤石脂各等分。面糊丸，梧子大。每五十丸，艾醋汤下。治赤白带下及子宫虚冷无子。

苦楝丸又名小暖宫丸 苦楝肉、小茴、当归各一两。为末，酒糊丸，梧子大。每五十丸，酒下。治热入大小肠，赤白带下。

补经固真汤 柴胡、黄芩、郁李仁、甘草各一钱，人参、干姜各二钱，橘皮五分，白葵花一朵，赤带换红葵花。水煎温服。治始病崩中，日久白带，下流不止。

东垣固真丸 黄柏、白芍各五钱，柴胡、白石脂各一两，龙骨、当归各二两，干姜四两。为末，面糊丸，梧子大。每十丸，白汤下，少时以早饭压之，勿令热药犯胃也。忌生冷、热、酒、湿、面。治白带久下不止，脐腹冷痛，阴中亦然；目中溜火，视物昏花；齿恶热饮。此皆寒湿乘于胞内，肝经阴火上溢，故目中溜火；其恶热饮者，阳明经中伏火也，宜此丸大泻寒湿。

平补镇心丹 茯苓、茯神、五味子、车前子、肉桂、麦门冬各一两二钱半，远志、山药、天门冬、熟地各一两半，酸枣仁二钱半，人参、朱砂各五钱，龙齿二两半。为末，蜜丸梧子大。每三十丸，米饮下。治思虑太过，心血不足，或时怔忡。常服安心肾，益荣卫。

虚火乌鸡须另喂，虚滞乌鸡宜善捋。

大乌鸡丸 四制香附一斤，熟地四两，生地、当归、白芍、人参各三两，川芎、鳖甲各三两半，白术、黄芪、牛膝、柴胡、牡丹皮、知母、贝母各二两，黄连、地骨皮、干姜、玄胡索各一两，茯苓二两半，秦艽一两半。为末。用白毛乌骨雄鸡一只，闭死，去毛肠净，用艾叶、青蒿各四两，装一半在鸡腹内，将鸡并余艾、蒿同入坛内，以童便和水浸过鸡二寸许，煮烂取出去骨，焙干为末。如有筋骨疼痛，去肉用骨，焙焦为末，与前末和匀，鸡汁打糊丸，梧子大。每五六十丸加至七八十丸，温酒或米饮下。忌煎炒、苋菜。治妇人羸瘦，血虚有热，经水不调，崩漏带下，不能成胎，骨蒸等症。如月水先期，加黄芩、黄连、地骨皮；月水后期，加参、术、黄芪；白带加二术、香附、升麻、白芷、柴胡。其鸡如得白丝毛、乌骨、祟冠者尤妙，须另于一处以黄芪炒末为丸喂之，不可近雌鸡。

小乌鸡丸 吴萸、良姜、白姜、当归、芍药、玄胡索、故纸、川椒、陈皮、青皮、刘寄奴、生地、莪术、川芎各一两，荷叶灰四两，北艾二两。为末，用乌鸡肉煮烂为丸。如未曾生育过者，户门油膜，包裹子宫，因此不孕者，宜加凤凰衣烧存性七个，朱砂为衣；如腹痛血黑色者，加炒黄连；有痰湿，加南星、苍术、香附，同丸梧子大，每五十丸。月水不通，红花、苏木酒下；子宫久冷，茯苓煎汤下；赤带，茶清下；血崩，豆淋酒调绵灰下；胎不安，蜜酒下；肠风，陈米饮调百草霜下；心疼，菖蒲酒下；漏胎下血，乌梅酒下；耳聋，腊茶清下；胎死不动，斑蝥三个煎酒下；腰脚痛，当归酒下；胞衣不下，芸台菜研水下；头风，薄荷煎汤下；血风眼黑，甘草煎汤下；生疮，地黄煎汤下；身体疼痛，黄芪末调酒下；胎前产后、白痢、干姜煎汤下；赤痢，甘草煎汤下；治气块、血块作痛，与葱白汤间服；百病，醋汤下。

琥珀朱砂女子爱，

琥珀朱砂丸 琥珀、木香、当归、没药各四钱，乳香一钱，麝香、朱砂各二分半。为末，水丸如龙眼核大。每用一丸，温酒磨服。治室女带下。

白芷地榆滑者钦。

白芷散 白芷一两，海螵蛸煅二个，胎发烧灰一个。为末。每二钱，酒调服。治赤白带下。一方用白芷六两，以石灰半斤淹三宿，洗去灰，将白芷炒焦，入椒目四两，或加茜根少许，为末。粥丸服，治崩中白带。

单地榆散 地榆三两，醋水煎服。治漏下五色，一十二带：一曰多赤，二曰多白，三曰月水不通，四曰余蚀，五曰子脏坚，六曰子门辟，七曰交合阴阳患痛，八曰小腹寒痛，九曰子门闭，十曰子宫冷，十一曰梦与鬼交，十二曰子脏不足。兼治呕吐下血。

癥瘕缓治，香附海粉连萝，开郁正元而已，温白琥珀暂服；

香粉丸 香附四两，海粉、桃仁、白术各一两。为末，神曲糊丸服。治妇人血块如杯，有孕难服峻药。

连萝丸 黄连一两半，用吴萸、益智各炒过一半，去萸、智，萝卜子两半，香附、山楂各一两，川芎、山栀、三棱、莪术、神曲、桃仁各五钱。为末，蒸饼丸服。治妇人死血、食积、痰饮成块在两胁，动作雷鸣，嘈杂眩晕，身热时作时止。

开郁正元散 白术、陈皮、香附、山楂、海粉、桔梗、茯苓、玄胡索、神曲、砂仁、麦芽、甘草各等分。姜煎服。治痰饮，血气郁结，食积，气不升降，积聚胀痛，宜此利气行血，和脾向导。

温白丸 皂角、竹茹、厚朴、吴萸、紫菀、黄连各五钱，茯苓、人参、蜀椒、肉桂、干姜、柴胡、桔梗、菖蒲各一两，川乌二两半。为末，蜜丸梧子大。每五丸，姜汤下。治心腹积聚癥瘕，大如杯碗，胸胁胀满及十种水气痞塞，反胃吐逆并治。

琥珀丸 琥珀、白芍、川乌、牛膝、鳖甲、莪术、当归、厚朴各一两，木香、泽兰、官桂各五钱，麝香五分。为末，酒糊丸，梧子大。每七十丸，米饮下。治妇人血瘕，腹中有块攻刺，小腹痛重，或腰背相引为痛，久而不治，黄瘦羸乏。

古硝黄膏 朴硝、大黄各一两，或入麝五分。为末，用大蒜捣膏和匀，贴积块效。

癥瘕猛攻，桃奴桃仁见晛，猪肝麝香而已，辰砂神圣代针。

桃奴散 桃奴、猳鼠粪、玄胡索、肉桂、五灵脂、香附各炒过，砂仁、桃仁各等分。为末。每三钱，酒调服。治血蛊及瘀血停积，经水不通，男子跌损扑伤皆效。

千金桃仁煎 先用醋二升半，于瓷器内慢火煎减一半，入桃仁、大黄末各二两，虻虫末五钱于内，不住手搅，可丸时，再入朴硝末二两，搅匀取出，丸如梧子大。每五丸，五更温酒下，日午泻下恶物，以尽为度。治经脉不通，及血积癥瘕等证。

见晛丹 附子四钱，鬼箭羽、紫石英各三钱，泽泻、肉桂、玄胡索、木香各二钱，血竭一钱半，水蛭一钱，槟榔二钱半，桃仁三十个，三棱五枚，大黄三钱。为末，酒糊丸，梧子大。每三十丸，温酒下。治石瘕，状如怀孕。

猪肝丸 用豮猪肝一具，入巴豆五十粒，札在肝内，以醋三碗，慢火熬令烂熟，去巴豆，捣烂，入三棱末，和丸梧子大。每五丸，热酒下。治一切癥瘕刺痛，数年不愈者，神效。

麝香丹 麝香、当归、木香、没药、桂心、莪术各五钱，芫花、槟榔各一两，五灵脂、桃仁、三棱各三分，阿魏一分。为末，粳米饭丸，梧子大。每十丸，姜汤下。治痃癖冷风兼疰气，心腹痛不可忍。

辰砂一粒丹 附子、郁金、橘红各等分。为末，醋糊丸，枣核大，辰砂为衣。每一丸，男酒下，女醋汤下。服后又服神圣代针散。治气郁心疼及小肠膀胱疝气，痛不可止。

神圣代针散 乳香、没药、当归、白芷、川芎各五钱，青红蜻蜓去足翅一两。为末。每服一字，甚者五分，先点好茶一盏，次掺药末在茶上，不得吹搅，立地细细呷之。治血积疝气及心惊欲死，小肠气搐如角弓，膀胱肿硬，一切气刺虚痛并妇人血癖、血迷、血晕、血刺冲心，胞衣不下，难产及一切痛疾，服之神效。

鬼胎如抱瓮，斑玄坠落；

抱瓮丸 芫花、吴萸、川乌、秦艽、柴胡、僵蚕、巴戟、巴豆各等分。为末，蜜丸梧子大。每七丸，蜜酒下，恶物立出而愈。轻者，去芫花、巴豆、巴戟。

古斑玄丸 斑蝥、玄胡索各等分。为末，糊丸。酒下，以胎坠为度。治鬼胎惑于妖魅，状似癥瘕，一切气血痛亦效。

蛊肿似梢箕，四香伐侵。

四香散 木香、沉香、乳香、甘草各一分，川芎、胡椒、陈皮、人参、白矾各五钱，桂心、干姜、砂仁、茴香各一两，大茄焙五两。为末。每二钱，陈米饮调服。忌羊肉。治脾气、血气、血蛊、气蛊、水蛊、石蛊。

安胎束胎，芩术归芎常用；

安胎当归汤 当归、川芎各八分，人参、阿胶各六分。枣子、艾叶、水酒煎服。治举动惊悸，胎动下坠，腹痛下血。

古杜续丸 杜仲、续断各二两。为末，枣肉丸，梧子大。每三十丸，米饮下。治胎动腰痛，宜此防其欲堕。

束胎丸 黄芩一两，寒月减五钱，白术二两，陈皮三两，茯苓七钱半。为末，粥丸梧子大。每三四十丸，白汤下，八个月可服。

古芩术汤 子芩一两，白术五钱。水煎服。一方用芩、术等分为末，粥丸梧子大。每五十丸，白汤下，名安胎丸。治四五月常堕不安，内热甚故也。古方一月用乌雌鸡，三月用赤雄鸡，十月用猪腰子，余月用鲤鱼煮汁煎药尤妙。

金匮当归散 黄芩、白术、当归、川芎、白芍各一两。为末。每二钱，酒调服；或酒糊为丸，茶清下。此方养血清热，孕妇宜常服之。如瘦人血少有热，胎动不安，素患半产者，皆宜服之以清其源，而无后患也。

长胎瘦胎，归地枳甘并行。

长胎白术丸 白术、川芎、阿胶、生地各六分，当归一两，牡蛎二分，川椒三分。为末，蜜丸梧子大。每三十丸，米饮下。治孕妇宿有风冷，胎瘘不长；或将理失宜，伤动胎气，多致损堕。常服益血保胎，调补冲任。

瘦胎枳甘散　枳壳五两，粉草一两半。为末。每二钱，白汤点服，或加香附一两尤妙。治八九个月内，胎气壅满，常宜服之。滑胎易产，益血舒气，若稍弱者，恐致胎寒腹痛，胎弱多惊，当佐以归、地、木香为丸用之，则阴阳调和，有益胎嗣。

胎漏者，胶艾补中止血；

古胶艾汤　阿胶一两，艾叶二两。水煎服。治跌扑伤损动胎，或胎上抢心，腹痛下血。

胶艾芎归汤　阿胶、艾叶、川芎、当归各一钱，甘草二分，水煎服。治胎动不安，或下血。在八九个月内少加砂仁。

芎归补中汤　川芎、当归、赤芍、黄芪、白术各七分，阿胶、五味子、干姜各四分，人参、杜仲、甘草、木香各三分。水煎服。治气血虚弱，胎漏不能荣养，以致数月而堕。

胎怯者，参术益气救生。

益气救生散　人参、白术、陈皮、阿胶、神曲各等分。为末。每二钱，水煎服。治胎气本怯，不宜瘦胎，合服此药，安胎益气易产。

恶阻旋覆胎自保，

旋覆花散　旋覆花一钱，厚朴、白术、枳壳、黄芩、茯苓各三钱，芍药、半夏曲、生姜各二钱。水煎服。忌荤、腥、饧、醋、生冷。治孕妇六七月间，胎动恶阻，呕逆酸水，恶食多卧。

保胎饮　当归、川芎、芍药、熟地、半夏、茯苓、甘草、白术、黄芪、阿胶、艾叶、地榆各七分。姜煎服。治胎动不安，腹肠疼痛，或时下血，及恶阻一切等症并治。

疟痢厚朴脾能醒。

醒脾饮子　厚朴、草豆蔻各五钱，干姜四分，甘草一分。姜枣煎服。治子疟子痢口淡及曾伤风冷；兼治老人气虚便闭，少津液引饮。

子痫**芎活羚羊角**汤，

羚羊角、独活、酸枣仁、五加皮各五分，薏苡仁、防风、当归、川芎、茯神、杏仁各四分，木香、甘草各二分半。姜煎服。治孕妇中风，头项强直，筋脉拘急，言语謇涩，痰涎不利，或时发搐，不省人事，名曰子痫。

古芎活散 川芎、羌活各等分。水煎，入酒少许温服。胎前安胎，产后逐恶血，下胞衣。

子气防己天仙藤散。

防己散 防己一钱，桑白皮、赤茯苓、紫苏各二钱，木香五分。姜煎服。治妊孕肿满喘促，小便不利。

天仙藤散 天仙藤即青木香藤、香附、乌药、陈皮、甘草各六分。姜煎，入紫苏、木瓜各三片同煎，日三服，肿消止药。治孕妇两足渐肿，以致喘闷，饮食不美，甚则脚指间有黄水出，名曰子气。

临产芎归黑神，来苏无忧横逆；

古芎归汤 川芎、当归各二钱。水煎，入酒温服。治胎前产后，腹痛体热，头痛诸疾，及男子一切去血尤宜。如孕妇因事筑磕着胎，或子死腹中，恶露将下，疼痛不已，口噤欲绝者，用酒煎干，再入水煎一二沸，灌以探之，若不损则痛止，子母俱安；若胎损，立便逐下；如难产倒横，子死腹中，先用黑豆炒熟，入白水、童便各一盏，药四钱煎服；如胎产五七日不下，垂死及矮石女子交骨不开者，加龟版，并生育过妇人头发烧灰为末，每三钱，酒调服。

古黑神散 百草霜、白芷各等分。为末，每二钱，水煎，入童便、米醋少许调服。治横生逆产，瘦胎及胎前产后虚损，月水不止，崩漏等证。

来苏散 木香、神曲、陈皮、麦芽、黄芪、阿胶、白芍各一钱，苎根、甘草各三钱，糯米一合半。气弱加生姜煎，拨口灌之，连进为妙。治临产用力太过，气脉衰微，精神困倦，头眩目晕，口噤面青，发直，不省人事。

无忧散 当归、川芎、白芍各一钱，枳壳五分，乳香、发灰各三分，木香、甘草各一分半。水煎服。治胎肥气逆，或人瘦血少，胎弱临产难生。

催生三蜕六一，返魂兔脑神灵。

三蜕散　蛇蜕一条，蝉蜕十四枚，男子头发鸡蛋大。俱烧灰为末，分三服，酒调下。治横逆难产，子死腹中。

三蜕六一散　益元散一两，男子发一团用香油熬化，蛇蜕一条，蝉蜕五枚，穿山甲二片。各烧存性，为末，用齑水煎二沸，入发灰拌匀服之。催生神效。

返魂丹　即单益母膏丸。端午日采紫花方茎者，连根洗净，于石臼内捣烂，以布滤取浓汁，入砂锅内，文武火熬成膏，如沙糖色为度，瓷罐收贮，每服一匙；或阴干，忌铁，为末，蜜丸弹子大。每服一丸，照后汤使下。一方用益母草半斤，加当归、赤芍、木香各二两，为末，蜜丸梧子大。每五十丸，白汤下，名加味益母丸，服百日有孕。催生用童便下；如胎前脐腹刺痛，胎动不安，下血不止，米饮或秦艽、当归煎汤下；胎前产后，脐腹作痛作声，或寒热往来，状如疟疾者，米汤下；临产并产后，各先用一丸，童便入酒下。定魂魄，血气自然调顺，诸病不生；又破血痛，养脉息，调经络，功效不能尽述。产后胎衣不下，落在胞中及临产一切产难，横生不顺，死胎经日不下，胀满腹中，心闷心痛，炒盐汤下；产后中风，牙关紧急，半身不遂，失音不语，童便入酒下；产后气喘咳嗽，胸膈不利，恶心口吐酸水，面目浮肿，两胁疼痛，举动失力者，温酒下；产后太阳穴痛，呵欠心怔气短，肌体羸瘦，不思饮食，血风身热，手足顽麻，百节疼痛，温米饮下；产后眼前黑暗，血晕血热，口渴烦闷，如见鬼神，不省人事，薄荷自然汁或薄荷煎汤下，或童便、酒各半下；产后面垢颜赤，五心烦热，或结血块，脐腹奔痛，时发寒热，有冷汗者，童便入酒或薄荷汤下；产后恶露结滞，脐腹刺痛，恶物上冲，心胸满闷及产后未经满月，血气不通，咳嗽四肢无力，临睡自汗不止，月水不调，久而不治，则为骨蒸之疾，或鼻衄口干舌黑，俱童便入酒下；产后二便不通，烦躁口苦，薄荷汤下；产后痢疾，米汤下；产后漏血，枣汤下；产后赤白带，胶艾汤下；血崩漏下，糯米汤下；勒乳痛，或成痈，为末，水调涂乳上，一宿自瘥，或生捣敷亦好；妇人久无子，温酒下，服至一月，决有效验。

兔脑丸 腊月兔脑髓一枚，鼠内肾、母丁香、益母草各一钱，乳香一分，麝香一字。为末，兔髓或兔血和丸芡实大，朱砂为衣，油纸封固阴干。每一丸，破水后醋汤或赤小豆煎汤下，即产，随男左女右手握药出是验。凡产难日久水干，服黑神涩药又多，最宜兔脑滑之；仓卒以兔皮毛烧灰，酒调服方寸匕亦好，又能下胞衣。

龟壳散 龟壳一个，生过男女妇人头发一握，烧存性，川芎、当归各一两。为末。每三钱，水煎服。良久，生胎死胎俱下。治产五七日不下，垂死及矮石女子交骨不开。

死胎霹雳如圣，

霹雳丹 蛇蜕一条，蚕蜕二钱，男子发、路上左脚草鞋各一钱，各烧存性，乳香五分，黑铅二钱半，水银七分半。为末，用獖猪心血和丸，如梧子大，金银箔七片为衣。每二丸，倒流水灌下，或入伏龙肝调下，上着儿头戴出为妙。治临产蓦然气痿，目翻口噤，面黑唇青，口中沫出，子母俱损；两脸微红，子死母活。

如圣膏 巴豆十六个，蓖麻子四十九个，麝香二钱。共捣如泥，摊绢帛上。如胎死腹中，贴脐上时，产下即时揭去；如胞衣不下，贴脚心，胞衣下即洗去，若稍迟肠便出，即以此膏涂顶上即入。

古桂香丸 肉桂一两，麝香一钱。为末，饭丸绿豆大。每十五丸，小儿七丸，白汤下。治大人、小儿过食瓜果，腹胀气急。一方减桂五钱，加斑蝥一钱半，善下死胎。

胎衣夺命流形。

夺命丹 大黄、附子、牡丹皮、干漆各等分。醋煮大黄膏为丸，梧子大。每十五丸至二十丸，温酒下。治产后血入胞衣，胀满冲心，久而不下；或去血过多，肺气喘促，先取鞋底炙热熨小腹，次进此药。

夺命丸 牡丹皮、桃仁、茯苓、赤芍、桂心各等分。为末，蜜丸弹子大。每一丸，醋汤化下，或葱白煎浓汤下尤妙，连进两丸，胎死腐烂立出。

产后补虚，当归羊肉内炙睍睆；

补虚汤 人参、白术各一钱，当归、川芎、黄芪、陈皮各五分，甘草三分。姜煎服。治产后一切杂病，只大补气血为主。如热轻者，倍加茯苓渗之；热甚者，加炒黑干姜，引药入肝分生血，又能利肺气，与补阴药同意；曾误服热药及热食者，少加酒芩暂服。

人参当归散 当归、熟地、白芍、人参、麦门冬、肉桂各一钱。先以粳米一合，淡竹叶十片，水二盏，煎至一盏，去米竹，入前药并姜枣煎，温服。治产后去血过多，血虚则内热，心胸烦满，呼吸短气，自汗头痛闷乱，晡时转甚。

当归羊肉汤 人参、当归各七钱，黄芪一两，生姜五钱。用羊肉一斤，或代以猪腰，煮清汁五盏，去肉，入前药煎作六服，早晚频进。治产后发热自汗，肢体疼痛，名曰蓐劳。

羊肉汤 精羯羊肉二两，当归、陈皮各一两，生姜五钱。水煎入酒调服，加葱、盐亦可。治产后腹中虚痛，气血不足，羸弱力倦，及冬月生产，寒气入于产门，脐下胀满，此寒疝也。

内炙散 藿香叶、丁香皮、茴香、肉桂、熟地各一两半，甘草、白术、当归、山药、白芷各八两，藁本、干姜、川芎、黄芪、白芍、木香各一两，陈皮四两。每三钱，姜、艾煎服；或为末，温酒调服。治胎前产后，一切血疾、血崩虚惫，腹胁疼痛，气逆呕吐，冷气凝积，块硬刺痛，泄下青白或下五色，腹中虚鸣，气满坚硬，沥血腰疼，口吐清水，频产血衰，颜色青黄，劳伤劣弱，月经不调，下血堕胎，血迷血晕血瘕，时发疼痛，头目眩晕，恶血冲心，闷绝昏迷，恶露不止，体虚多汗，手足逆冷等症。如产后下血过多，加蒲黄；恶露不净，加当归、红花；呕，加生姜；上热下冷，加荆芥。

睍睆丸 良姜、姜黄、荜澄茄、陈皮、莪术、人参、三棱各等分。为末，用萝卜煮烂捣汁，煮糊丸，梧子大。每五十丸，萝卜煎汤下。治产后血气衰弱，饮食停积，口干烦闷，心下痞痛。

产后血晕，四味七珍清魂调经。

仓公散 瓜蒂、藜芦、白矾、雄黄等分。为末。每用少许吹鼻，嚏，内服白薇汤。治产后血厥而冒。

四味散 当归、玄胡索、血竭、没药各五分。童便煎服。治产后一切诸疾，才方分娩宜服。如心膈寒，倍当归；气闷喘急，倍玄胡索；恶露不快，倍血竭；心腹痛甚，倍没药。

七珍散 川芎、人参、菖蒲、生地各一两，防风、辰砂各五钱，细辛一钱。为末。每一钱，薄荷煎汤调服。治产后虚弱，多致停积，败血闭于心窍，神志不明，又心气通于舌，心气闭塞，则舌亦强矣，故令不语。

宁神膏 辰砂、乳香各五钱，酸枣仁、人参、茯苓各一两，琥珀七钱半。为末，灯心枣子煎汤调服一钱；或蜜丸弹子大，薄荷煎汤化服一丸。治失血过多心神昏闷，言语失常不得睡卧。

清魂散 荆芥四两，川芎二两，泽兰叶、人参各一两，甘草八钱。为末。每二钱，热汤、温酒各半调停灌下。治产后血晕，昏不知人。

单荆芥散 一味焙干为末。每二钱，黑豆淬酒调服。治产后中风，牙关紧急，手足瘈疭。或麻油灯上烧焦，童便调服，治崩中不止。

古荆归汤 荆芥、当归身、尾各等分。为末，每服三钱，黑豆淬酒调服，或童子小便亦可，口噤者挖开灌之，或吹鼻中，皆效。一方用蜜丸，或面糊丸，如梧桐子大。每服五七十丸，空心米饮下。治产后中风，不省人事，口噤牙关紧急，手足瘈疭，如角弓状，口吐涎沫；亦治血晕，四肢强直；或筑心眼倒，吐泻欲死，宜此清神气，通血脉，其效如神。

大调经散 大豆一两半炒去皮，茯神一两，琥珀一钱。为末。每三钱，浓煎乌头紫苏汤调服。治产后血虚，恶露未消，秽气未平，败浊凝滞，荣卫不调，阴阳相乘，憎寒发热，自汗肿满。

白薇黑龙，郁冒汗多便秘；

白薇汤 白薇、当归各六钱，人参三钱，甘草一钱半。分二帖，水煎服。治产后胃弱不食，脉微多汗，亡血发厥，郁冒等症。

黑龙丹 当归、川芎、生地、良姜、五灵脂各二钱。细锉，俱入砂罐子内，纸筋盐泥固济，火煅通红，候冷取出，入百草霜一两，硫黄、乳香各二钱，琥珀、花蕊石各一钱。为末，醋糊丸，弹子大。每三丸，炭火煅令通红，投入生姜自然汁内浸碎之，以童便合酒灌服。治难产或胎衣不下，产后血晕，妄言见鬼及血崩恶露不止，腹痛血肿，血风身热，头痛类疟，一切危证服之神效。

桂心木槟，血凝气滞心疼。

桂心汤 桂心、小草、吴萸、干姜、独活、熟地、当归、白芍各一钱，甘草、细辛各三分。水煎服。治素有宿寒，因产大虚，寒搏于血，血凝不散，上冲心之络脉，故作心痛。

木槟汤 木香、槟榔、玄胡索、金铃子、三棱、莪术、厚朴、桔梗、川芎、当归、白芍、黄芩、甘草各等分。水煎服。治产后七情感伤，血与气并心痛。

恶露不断，乌金调酒或牡蛎；

乌金散 麒麟竭、百草霜、男子乱发灰、松墨醋煅、鲤鱼鳞烧灰、玄胡索、肉桂、当归、赤芍各等分。为末。每二钱，空心温酒下。治产后败血不止，淋沥不断，脐腹疼痛，头目昏眩无力。

牡蛎散 牡蛎粉、川芎、熟地、茯苓、龙骨各二钱，续断、当归、艾叶、人参、五味子、地榆各一钱，甘草五分。分二帖，姜枣煎，空心服。治产后恶露淋沥不断，心闷短气，四肢乏弱，不思饮食，头目昏重，五心烦热，面黄体瘦。

冷热诸淋，白茅为君共茯苓。

白茅汤　白茅根五钱，瞿麦、白茯苓各三钱半，葵子、人参各一钱一分半，蒲黄、桃胶、滑石、半夏各七钱半，甘草五分，紫贝一个煅，石首鱼脑砂二个煅。分二帖，姜三片，灯心二十根，水煎服；或为末，每二钱，木通煎汤下；如气壅，木通、橘皮煎汤下。治产后诸淋，无问冷、热、膏、石、气等淋。

气塞少乳**漏芦散**，

漏芦二两半，蛇蜕煅十条，瓜蒌实十个煅存性。为末，每二钱，酒调服，仍食热羹汤助之。治妇人肥盛，气脉壅塞，乳汁不行；或经络凝滞，乳内胀痛；或作痈肿，将欲成脓者。

气滞少乳涌泉名。

涌泉散　瞿麦、麦门冬、王不留行、龙骨、穿山甲等分。为末。每一钱，热酒下。先食猪悬蹄羹，后服此药，服后以梳刮左右乳房。

又方　王不留行、白丁香、漏芦、天花粉、僵蚕等分。为末，猪悬蹄煮汁下。兼治乳胀痛及乳痈肿。

噫！妇性最险而鸷，阴道易亏难成。

幼科未载《素问》，扁鹊始称儿医，夹惊夹积是主，出麻出痘尤奇。

儿病与大科相同，惟百病多夹惊积，与出麻痘为异耳。

惊则利之凉之温之，辰砂龙脑救急；

利惊丸　天竺黄、滑石各一钱半，牛黄、南星、半夏、轻粉各一钱，天麻、朱砂、青黛、韭地蚯蚓粪各三钱，白附子、雄黄、山楂各二钱半，蝉蜕、全蝎、僵蚕各七枚，甘草、巴霜各五分，麝香八分，金箔三十片。为末，面糊丸，萝卜子大，分作五处，用金箔、朱砂、滑石、青黛、雄黄各为衣。每一岁至三岁，服五丸；五岁至九岁，服七丸；十岁至十三岁，服十丸。诸惊风，薄荷煎汤下；痰多，用滑石为衣的；食疾，用雄黄为衣的；余症白水下。治急惊风证，并二十四惊，水泻痢疾，痰火腹胀，食积诸般杂证，服之有积则行，有惊则利。服后宜服启脾散。

启脾散 莲肉一两，白术、茯苓、山药、神曲、山楂各五钱，人参、猪苓、泽泻、藿香、木香、当归、白芍、砂仁各三钱，肉豆蔻三个，陈皮二钱，甘草一钱。惊风后加辰砂、滑石各二钱。为末。任意姜汤调服，初生儿涂乳头上服之。百病愈后，俱用此药调脾为主。

大利惊丸 南星二钱，白附子、牙硝、天麻、五灵脂、全蝎各一钱，轻粉五分，巴霜一字。为末，糊丸麻子大。每一丸，薄荷、生姜泡汤下。治小儿脐风，肚胀脐肿，身体重着，四肢柔直，日夜多啼，不能吮乳，甚则发为风搐及钓肠锁肚撮口，内气引痛，肠胃郁结不通，宜此下痰利惊。

凉惊丸 青黛、草龙胆各三钱，钩藤二钱，防风、黄连各五分、牛黄、龙脑、麝香各一字。为末，糊丸粟米大。每三五丸，金银煎汤下。治惊热胎惊发搐，心神恍惚，牙关紧急，上视潮热，手足动摇，握拳抽掣。

小凉惊丸 郁金二个用皂角水浸，黄连、牙硝、木香、藿香、龙胆草各五钱，全蝎六个。为末，糊丸麻子大，雄黄、麝香、朱砂、金银箔为衣。每五十丸，风痰惊热，用麻仁、防风、蝉蜕；潮热，桃柳枝；镇惊，薄荷、灯心；夜啼，灯心、薄荷、灶心土；盘肠、钓气、天钓，钩藤；吐，藿香；泻，木瓜、陈皮；白痢，白姜、粟壳；赤痢，甘草、乌梅；大便闭，枳壳、硝、黄；咳嗽，乌梅、桑白皮；吐不止，丁香，未效，黄荆叶；精神不爽，冬瓜仁。常服金银薄荷。俱煎汤下。治惊热恍惚，四肢抽掣，潮热昏迷，乍热乍醒，或为惊怪所触而致，阳证惊痫。

温惊丸 人参、辰砂、赤石脂、茯苓各五钱，白术一两，山药二两，乳香、麝香各二钱。为末，蜜丸芡实大。每一丸，薄荷煎饮化下。治胎寒腹痛， 乳便青，乳食不化。

大温惊丸 人参、茯苓、白术、辰砂、麦门冬、木香、代赭石各五钱，甘草、酸枣仁各一两，僵蚕、桔梗尾各二钱半，全蝎五个，金银箔各六片。为末，蜜丸绿豆大。量儿大小服之。

急惊潮热，薄荷、竹茹；慢惊，冬瓜仁；夜啼，灶心土；搐搦，防风；伤风，荆芥；疹痘，蝉蜕。常服金银薄荷。俱煎汤下。治心热烦躁夜啼，常用安神定志去惊。如惊风已退，神志未定者，加琥珀、远志。

珠银丸 水银蒸枣肉，研如泥、全蝎各一钱，白附子一钱半，南星、朱砂、片脑各一字，天浆子、牛黄、芦荟、麝香各半分，铅霜五分。和水银研僵蚕七个为末，粟米糊丸，芥子大。每一丸，薄荷煎汤下，利去胎中蕴毒为度，未利再服。治小儿脐风，口噤眼翻，一切胎风胎毒，痰盛壮热，亦治惊积，宜量用之。

辰砂膏 辰砂三钱，硼砂、马牙硝各一钱半，玄明粉二钱，全蝎、真珠末各一钱，麝香一字。为末，油纸封裹，自然成膏。每取一豆许，金银薄荷煎汤下。潮搐，甘草煎汤下；月内儿，乳汁调敷奶上，令吮之。治口噤眼闭，啼声渐小，舌上聚肉如粟米状，吮乳不得，口吐白沫，二便不通。

辰砂化痰丸 辰砂、枯矾各五钱，南星一两，半夏曲三两。为末，姜汁煮面糊丸梧子大，另用辰砂为衣。每十丸，姜汤下。亦治风壅，小儿痰嗽，生姜、薄荷煎汤化下一丸。治风化痰，安神定志，利咽膈，清眼目，止咳嗽，除烦闷。

龙脑安神丸 茯苓三两，人参、地骨皮、甘草、麦门冬各二两，桑白皮、犀角各一两，牛黄五钱，龙脑、麝香各三钱，朱砂、牙硝各二钱。为末，蜜丸弹子大，金箔十五片为衣。每一丸，冬月温水、夏月冷水化下，小儿量服之。治五种癫痫，发作无时及虚劳发热，咳嗽语涩舌强。

金箔镇心丸 全蝎七个用薄荷叶包缚，慢火炙干，天麻、防风、羌活、牛黄、赤茯苓、犀角、甘草、辰砂、麝香各一钱。为末，蜜丸皂子大，金箔二十片为衣。每二三丸，薄荷煎汤化下。镇心解热，退惊安神，除烦躁，止夜啼。

天麻防风丸 天麻、防风、人参各一两，全蝎七个，僵蚕、粉草各五钱，雄黄、朱砂各二钱半，牛黄一钱，麝香五分。为末，蜜丸梧子大。每一丸至二丸，薄荷煎汤化下。治撮口脐风及一切惊风，身热多睡，惊悸，手足搐掣，精神昏愦，痰涎不利及风湿邪热并宜。一方去牛黄，用人参或冬瓜仁煎汤下。治慢惊不省，手足微动，眼上视昏睡。

转惊丸 人参、防风、白附子、僵蚕、全蝎各一钱，南星、天麻各二钱。为末，飞面糊丸，梧子大。每十丸，姜汤下。治小儿脾气虚弱，泄泻瘦怯，冷疳洞泄，及吐泻久病转成慢惊，身冷瘈疭等症。

积则消之化之下之，紫霜白玉攸宜。

消积丸 丁香、砂仁各十二个，乌梅肉、巴豆肉各三个，使君子五个。为末，饭丸麻子大。每三丸，橘皮煎汤下。治乳食伤积，心腹胀满，气粗壮热，或呕或泻。

木香丸 木香、莪术、砂仁、青皮、朱砂、代赭石各二钱，丁香、巴豆肉各一钱。为末，飞面糊丸，麻子大。每三丸，乳积，乳汁下；食积，米饮下，后与大异香散；气积，橘皮煎汤下，后与流气饮子。

紫霜丸 代赭石、赤石脂各一两，杏仁五十粒，巴霜三十粒。为末，蒸饼丸，粟米大。每三丸或十丸，量儿大小米饮乳汁任下，以利为度，未利再服。治食痫腹胀身软，腰强眼缓，宜先用此取积，并不虚人；又治变蒸发热不解，并挟伤寒壮热，汗后不解及乳哺失节，胸有痰癖宿食，乳则哯吐，先寒后热；或内挟冷食，大便酸臭，兼治惊积。凡儿有热不欲饮乳，眠卧不宁，此皆发痫之渐，即以此丸导之，时间量与此减其盛势，则无惊风钓痫之患。

白玉饼 白附子、南星、滑石、轻粉各一钱，巴霜十九粒。为末，面糊丸，绿豆大，捏作饼。三岁一丸，五岁二丸，葱汤化下。治腹中有癖，但饮乳嗽而生痰；及急慢惊风，痫痓潮搐，壮热痰涎壅盛。一方去轻粉、南星、白附子，用半夏十二个，巴霜五十粒，滑石、寒食面各一两，水丸，姜汤下。治脾气不足，乳食不消，吐泻惊疳，肚腹潮热，咳嗽痢疾等症。

风寒感伤，羌活大青膏当煮；

羌活膏 天麻、赤茯苓各五钱，羌活、防风各二钱半，人参、全蝎、朱砂、硫黄、水银各一钱。先以硫黄、水银同研如泥，次以余药同为末，蜜调成膏，旋丸皂子大。每一丸，煎薄荷汤化下。治伤寒阴证及脾虚生痰，肝热生风，或吐泻后成慢惊。

大青膏 天麻、青黛各一钱，白附子一钱半，蝎梢、乌蛇肉各五分，朱砂、麝香、天竺黄各一字。为末，蜜调成膏。每服半皂子大，月中儿粳米大，煎薄荷汤化下；五岁以上，煎甘露饮下。治伤风发热，热则生风，欲为惊搐，血气未实，不能胜邪故也。大小便调，口中气热，宜此发之。

大黄丸 大黄一两，黑丑五钱，川芎五分，甘草一分。为末，糊丸麻子大。每十丸，量儿大小虚实，蜜汤下，以微利为度。治风热内实，口中气热，大小便闭，饮水不止，有下证者宜服。

痰喘咳嗽，葶牛百部丸可为。

葶牛丸 葶苈、黑丑、杏仁、防己各等分。为末，枣肉丸，麻子大。每五七丸，淡姜汤下。治乳食冲肺，伤风咳嗽，面赤身热，痰盛喘促。

百部丸 百部、麻黄各三钱，杏仁四十个。为末，蜜丸皂子大。每二三丸，温水化下。治感寒壅嗽微喘。

生犀紫阳连翘饮，能宽变蒸诸热；

小生犀散 犀角一钱，地骨皮、赤芍、柴胡、干葛各一两，甘草二两。每三钱，水煎服。治骨蒸肌热瘦悴，颊赤口渴，晡热盗汗，五心烦热。

紫阳黑散 麻黄、杏仁各一两，大黄五钱。俱烧存性为末。每一字，乳汁调，或水煎，抱儿于温暖处连服，微汗身凉即愈。治变蒸，解利热气。

连翘饮 连翘、瞿麦、滑石、车前子、牛蒡子、赤芍各一分，山栀仁、木通、蝉蜕、当归、防风各半分，黄芩、荆芥各一分半，柴胡、甘草各二分。水煎服。即八正散加减。治小儿诸热，表里俱宜。如风热、痰热、变蒸热、肝热、大肠热、瘾疹热，加麦门冬；丹热、实热、血热、三焦热、小肠热，加大黄、灯心；麻痘热、温气热、已出未出症热，加紫草、当归；余毒热、胎热、肺热，伤寒后、疮疹后余毒发热，加薄荷；项上生核作热、痈疖毒热，加大黄、朴硝。

宽热饮 枳壳一两水浸去瓤，以巴豆四十九粒同炒黄，去巴，大黄一两，朴硝五钱，甘草一钱。为末，每三五分，薄荷煎汤调服。当利下如鼻涕，或成块腥臭恶物。治小儿惊热天钓，手足搐搦，肚腹有热；兼治食积乳癖，生痰动气。

天乙观音银白散，善调虚弱胃脾。

天乙丸 灯心一斤，以米粉浆洗，晒干为末，入水澄之，浮者为灯心，取出入药二两半，赤白茯苓兼茯神共五两，滑石、猪苓各五两，泽泻三两。为末，用人参一斤煎膏；一方用人参、白术各六两，甘草四两，同煎膏和丸，如龙眼大，朱砂为衣，金箔裹之。每一丸，随病换引化下。大假小儿生理，本天一生水之妙，凡治病以水道通利为捷径也。此方清心利便，所以散火也。凡小儿瘟热丹毒，惊风痰热，变蒸发热之证，用之最当，而呕吐泻痢诸证，无不治也。

观音散 人参一钱，莲肉、神曲各二分，茯苓一分半，白术、黄芪、木香、白扁豆、甘草各一分。姜枣煎服。治外感风冷，内伤饮食，呕逆吐泻，不进饮食，久渐羸弱。一方加防风、羌活、天麻、全蝎，名全蝎观音散，治吐泻后慢脾风，甚者加川乌。

银白散 升麻、知母、山药、白扁豆、人参、白术、茯苓、甘草各等分。为末，每一钱，沸汤调服。治小儿百病，加减由人：如慢惊搐搦，麝香饮汤下；急惊定后，陈米汤下；惊吐不止，丁香煎汤下；天柱骨倒脚软，浓米汤下；夹惊伤寒，薄荷、葱白煎汤下；疳气肚胀，气急多渴，百合煎汤下；壮热面赤惊叫，金银薄荷煎汤下；赤白痢不思食，及诸病后倦怠不思食，姜、枣煎汤下；吃食不知饥饱，不长肌肉，麦芽、生姜煎汤下；暴吐，紫苏、木瓜煎汤下；神形脱，语言不正及大人吐泻，藿香叶煎汤调服。若禀受气怯小儿，可每日一服最妙。

痘初消毒加地皮，快斑透肌如四圣；

消毒饮 鼠粘子八分，荆芥四分，甘草二分。水煎温服。治痘欲出未出，已出壮热未彻，咽痛胸紧便秘，及愈后一切疮毒赤肿等症。急进三四服，快透消毒，应手神效，惟内虚便利者忌用。如虚热加地骨皮；壮热加黄芩、紫草；实者加生犀磨汁；痘已出未匀，减荆芥三分；出不快及痒，加蝉蜕；有汗加防风；减食加人参、山楂；便秘加大黄；气虚加参、术；血虚加芎、归。百般加减由人。

快斑散 紫草、蝉蜕、人参、白芍各五分，木通二分，甘草一分。水煎服，治痘出不快；一方去木通，加穿山甲等分，治痘已出，被风复入。

透肌散 紫草一钱，升麻、甘草各五分，糯米五十粒。水煎服。治痘已发不快。解毒清热凉血，加蝉蜕、地骨皮、酒芩。

如圣汤 白芍、升麻、干葛各五分，甘草、紫草、木通各二分半，山楂根三寸。姜、葱煎热服。治痘疮已出未出，身热如火，头疼脸赤，呵欠鼻疮。如心烦加麦门冬、赤茯苓；烦渴合生脉散；身热如火，加酒芩、地骨皮。

四圣散 紫草、木通各一钱，枳壳、甘草各五分。水煎温服。治痘出不快及倒靥陷伏，恶候毒气入内，腹胀溺赤。如气弱，去枳壳，加黄芪。

加味四圣散 紫草、木通、木香、黄芪、川芎、甘草、人参各等分，蝉蜕减半。每二钱，水煎服。治痘出不快及变陷倒靥，小便赤涩，余热不除，一切恶候；或痘出被风吹，复不见，入皮肤内，郁热不散。如便闭加枳壳；便调加糯米。能解毒发痘也。

痘出解毒夸紫草，活血匀气胜万金。

解毒防风汤 防风五分，地骨皮、黄芪、枳壳、白芍、荆芥穗、鼠粘子各二分半。水煎温服。治痘七日壮热，毒盛气弱，痘出不快，及痘出而声又哑。

紫草饮 紫草一两，用百沸汤一碗沃之，以物盖定，勿令泄气，俟温，量儿大小服之，虽出亦轻。治痘欲出未出，或痘一热出齐，服此重变轻，惟便利者忌服。或加陈皮、葱白尤妙。如发斑疹，加钩藤，酒调服。

紫草膏 紫草、白附子、麻黄、甘草各五钱，全蝎二十个，僵蚕八个，蟾酥一钱。为末。另用紫草一两煎膏，入炼蜜二两，酒半盏，搅匀和丸，绿豆大。每一丸，治痘已出不快及惊风痫疾。如初发热重者，败毒散化下；初发惊狂者，薄荷、葱白、灯心煎汤下；色红紫黑陷，紫草煎汤下；色淡白灰陷，热酒下。

加味紫草饮 紫草、白芍、麻黄、甘草各五分。水煎温服。治痘出未透。如年壮及北方皮厚之人，加蟾酥、辰砂。盖紫草解毒，麻黄发汗，固能发痘；佐以辰砂解胎毒、凉心火；蟾酥善祛脏腑毒气，从毛孔作臭汁出。凡表实难出，俱宜用此四味；如血虚出不匀，色不润者，加当归。

紫草木香汤 紫草、木香、人参、白术、茯苓、甘草各四分，糯米三十粒。水煎温服。治痘出不快，大便泄利。盖紫草能利大便，故用木香、白术佐之。或隐或见者，加藿香。

紫草木通汤 紫草、木通、人参、茯苓、糯米各四分，甘草二分。水煎温服。治痘出不快。如大便利者去紫草，加木香。

活血散 赤芍、归尾、红花、紫草各五钱，木香二钱，血竭一钱。为末。每二钱，痘色淡白，酒调下；热极血焦不红活，紫草煎酒下。

小活血散 单白芍炒为末。每一钱，出不快温酒下；痘痛温水下；倒靥，紫草煎汤，入酒少许调服。大能活血止痛、除烦。如两脚蜷挛，加甘草，即芍药甘草汤也。

匀气散 即八味顺气散各五分，甘草二分半，木香一分半。为末，酒调服。治气滞痘出不快及肉腠厚密身痛。

疏气饮 苍术、白芷、防风、升麻、黄芩、白芍、连翘、归尾各等分，甘草节减半。水煎服。治气实痰郁发不出者。

连翘散 连翘、防风、山栀、甘草各等分。水煎服。治痘发热不厥。

万金散 防风二钱，人参、蝉蜕各一钱，薄荷三叶。水煎服；或为末，每二钱，用开花萝卜煎汤调服，取其欲发之义耳。治痘已出未能匀透，色不红润。实者加升麻。

鼠粘汤，治稠密以防陷伏；

鼠粘子、当归、甘草、地骨皮、黄芩、柴胡、黄芪、连翘各等分。水煎温服，热退即止。治痘出稠密，身热不退，宜急服此药，以防青干黑靥。

调解散，医冰硬而为邪侵。

青皮、陈皮、桔梗、枳壳、当归、半夏、川芎、木通、干葛、甘草、紫苏、紫草各二分，人参一分。姜、枣煎服。未效加山楂根。治痘已发，或为风冷所折，荣卫不和；或又为宿食所伤，内气壅遏，以致冰硬。

黑陷宣毒宣风兮，大戟山栀猪尾无价；

宣毒膏 朱砂、乳香各一两，马牙硝、甘草各五钱，脑麝各一钱。为末，腊月八日，取小活豮猪尾血一盏和匀，以新竹筒一个盛之，用绵纸数重封口，系于大粪坑屋梁上，至清明日取出晒干，更入脑麝各一钱，为末，水丸皂子大。每一丸，人参煎汤化下。治毒盛痘出不快，疮黑倒靥神效。

宣风散 槟榔、陈皮、炙甘草各五钱，牵牛四两。为末，幼者五分，壮者一钱，食前蜜汤调服。治痘青干黑陷，身不大热，烦渴腹胀而喘，二便赤涩，面赤闷乱大吐，乃热蓄于内，当利小便，不愈者宜服，利后宜和脾胃。

单大戟丸又名百祥丸 红芽大戟一两，用浆水煮极软，去骨晒干，复入原汁中煮，汁尽焙干为末，蒸饼丸，粟米大。每二十丸，研赤麻汤下，量儿大小服之。治痘紫黑陷，甚则寒战噤口戛齿，身黄紫肿。

山栀仁汤 山栀仁、白鲜皮、赤芍、升麻各二分，寒水石、甘草各一分，紫草、薄荷各少许。水煎温服。治痘疹及斑毒状如蚊咬，毒盛黑色。

猪尾膏 龙脑一钱为末，旋滴小活豮猪尾血为丸小豆大。每一丸，烦躁，紫草汤下；陷伏，温酒下。或用猪心血为丸亦可。治痘出未透，心烦狂躁，气喘妄谵，便闭能食；或已发毒盛陷伏者，宜此速治，惟虚寒者忌用。

无价四屎散 人屎用无疾童子者，猪、猫、犬屎用未破胎产者。先于重九日各置净处，喂之饭食，勿令杂食，至旬日换尽肠中宿垢，方收其屎阴干，候腊月八日，日未出时火煅，烟净白色为度。但表虚痘发不快，倒靥黑陷及一切恶疮，每用一字，蜜水调服，其效如神。若紧急黑陷甚者，只用烧人屎亦好。

黑陷人齿猫齿兮，蝉退穿山兔血难寻。

人齿散 人齿脱落者，以砂锅固济，火煅通红，取出候冷，为末。每三分，或入麝香少许尤妙。如痘出不快，既出倒靥不浆，寒热脉迟，或服凉药过多，温酒下；痘出色黑，酒和猪尾血下；痘黑靥不出，加赤小豆七粒，薄荷泡酒下；如七日前黑陷属热毒，灯心煎汤下；紫陷属气热，温酒下；血陷属血热，灰陷属血寒，俱酒入麝香下；白陷属气寒，当归煎酒下；如黑陷甚者，用人齿五分，羌活一钱，穿山甲、麝香各少许，为末，每一钱，麻黄、薄荷煎汤调下，一服便起。凡人齿不可过用一钱，过则阳尽出表，阴盛里寒，必痘烂濡泄，急以四君子汤加芎、归救之。

四齿散 人齿、猫齿、狗齿、猪齿各二钱半。砂锅固济，火煅通红候冷，为末。每五分，热酒调服。治痘不红、不起发、色灰白，或黑陷而焦，取效如神。

单蝉蜕汤 蝉蜕二十一个，或加甘草一钱半，水煎服。治痘疹已出不透腹痛，或痘黑靥，或蕴积热毒，及风毒充于皮肤，瘙痒不止。惊悸癫痫，夜啼寒热亦宜。

周天散 蝉蜕五分，地龙一两。为末。每二钱，研乳香汤下。治痘疮黑陷，项强目直，腹胀喘急发搐，连进二服而愈。

独圣散 穿山甲，取前足及嘴上者，炒为末。每五分，木香煎汤少入酒调下，或入麝少许尤妙。如七日后黑陷，紫草煎汤下；紫陷，温酒下；血陷、灰陷，俱酒入麝香下；白陷，当归煎酒下。

兔血丸 朱砂一两，用麻黄、升麻、紫草、荔枝壳四味同煮一日夜，研细，仍将四味煎汤飞过晒干，天灵盖三钱洗净，用麝香三钱炙令黄色。为末和匀，腊月辰日取兔血或枣肉为丸，绿豆大。每一丸，温酒化下。治气虚血热，痘疮外黑赤而内白陷者神效。或只用药末，于发热未出时，用紫草、升麻、紫苏、葱白煎汤调下一分，表汗出，痘亦稀。但天灵盖非烧化，与至险，不可轻用。痘家最忌秽恶，凡脐带、童便、犬秽、牛粪之类，非经煅炼，闻之不可，而况服之乎！

牛蚕散牛黄丹，目黄便闭而脓不干；

古牛蚕散 牛蒡子五钱，僵蚕二钱半。入紫草三茎煎服。治痘早微热，晚大热，目黄胁痛，身热手冷，发甚如惊，惟虚寒者忌用。

牛黄丹 牛黄一钱，生大黄、寒水石、升麻各五钱，粉霜、朱砂各五分。为末，蜜丸黍米大。每十丸，量儿加减，人参或紫草、薄荷煎汤下。治痘出大便不通，疮中脓水不干。

薤白汤熟艾汤，口渴下利而血相杂。

薤白汤 薤白半盏，豆豉一钱，山栀十枚。水煮薤白烂后，量儿大小服之，以去恶积。治痘疹身热下利，黄赤脓血。

三黄熟艾汤 黄芩、黄连、黄柏、熟艾各等分。水煎服。或加糯米、紫草、甘草亦好。治痘疮正出，似收未收，下利黄臭脓血，身热大渴，宜此汤以解其毒。

身热经日喜二参，

二参汤 柴胡、麦门冬、人参、玄参、甘草各等分，草龙胆减半。水煎服。热退即止。治痘壮热，经日不除。

胃冷吐泻爱苏叶。

胃爱散 糯米一两，丁香十六个，木瓜三分，藿香、苏叶、甘草各一分。为末，每一钱或五分，粟米、枣子煎汤下。治痘出，呕吐泄泻烦渴，胃中虚冷。

噫！宁医十男子，莫医一妇人；宁医十妇人，莫医一小儿；宁医十小儿，莫医一老儿。

痈疽虽属外科，用药却同内伤。

凡痈疽皆饮食、七情、房劳损伤脾肾肝所致，间有外邪相搏及小疮疡传染，亦皆因内有毒以召之也。是以薛立斋专用补中益气汤以补后天，肾气丸以补先天，中间杂证，气用四君子，血用四物汤，痰用二陈汤，郁用越曲丸，一同内科，惟初起内托、内消、和解，稍似伤寒，故曰必通内科与儒，而后可言知外科也。

托邪毒而不陷，分经络以用方。脑背尻臀，黄连羌活力厚；

黄连消毒散 黄连、羌活各一钱半，黄芩、黄柏、藁本、防己、桔梗各五分，生地、知母、独活、防风、归尾、连翘各四分，黄芪、苏木、陈皮、泽泻各二分，人参、甘草各三分。水煎服。治足太阳经分，痈疽发于脑项或背，肿势外散，热毒焮发，麻木不痛，宜先灸之；或痛而发热，并宜服之。

内托羌活汤 羌活、黄柏各二钱，黄芪一钱半，防风、藁本、归尾各一钱，连翘、甘草、苍术、陈皮各五分，肉桂三分。水二盏，酒一盏，煎至一盏，热服。治足太阳经分，痈疽发于尻臀，坚硬肿痛大作，两尺脉紧无力。

臂膊乳膺，白芷升麻性凉。

白芷升麻汤 白芷一钱半，升麻、桔梗各一钱，甘草、红花各五分，黄芪、酒芩各四钱，生芩三钱。分二帖，水酒各半煎服。治手阳明经分，臂上生痈，此得八风之变也。

内托升麻汤 葛根、升麻、连翘各一钱半，黄芪、当归、炙甘草各一钱，鼠粘子五分，肉桂三分，黄柏二分。水二盏，酒一盏，同煎服。治两乳间出黑头疮，疮顶陷下作黑眼子，并乳痈初起亦宜。

十味中和汤，疏邪于鬓耳侧胁；

石菖蒲、牛蒡子、羌活、川芎、防风、漏芦、荆芥、麦门冬、前胡、甘草各等分。水煎服。治手足少阳经分发痈及时毒脉弦，在半表半里者。

八味逍遥散，降火于手足少阳。

当归、芍药、茯苓、白术、柴胡、甘草各一钱，牡丹、炒山栀各七分。水煎服。治脾胃血虚有热生痈；或遍身瘙痒烦热，肢体作痛，头目昏重；或怔忡颊赤，口燥咽干，口舌生疮，耳内作痛；或发热盗汗，食少嗜卧；或胸乳腹胀，小便不利；或手足少阳火盛，内热晡热，月经不调，寒热往来；或胁乳肿痛，耳下结核等症。如头目不清，加川芎五分，蔓荆子七分。

太阴腿内膝足，芪柴附子汤入酒；

内托芪柴汤　黄芪二钱，柴胡一钱，羌活五分，连翘一钱半，土瓜根酒洗一钱，归尾七分半，肉桂三分，生地、黄柏各二分。水二盏，酒一盏，煎热服。治足太阴、厥阴经分，疮生腿内近膝股，或痈或附骨疽，初起肿痛势大。

附子六物汤　附子、防己、肉桂各一钱，茯苓、白术各七分，甘草二分半。姜煎服。治足太阴经流注四肢，骨节烦疼，四肢拘急，自汗短气，小便不利，手足或时浮肿，兼治五痹。

少阳腿外臁胫，内托黄芪酒煎汤。

内托酒煎汤　黄芪、归尾各二钱，柴胡一钱半，连翘、肉桂、大力子、白芷各一钱，升麻七分，黄柏、甘草各五分。水、酒各半煎服。治足少阳经分，痈生腿外侧，或因寒湿得附骨疽，或微侵足阳明经分，坚硬肿痛不能行。

泻心护心，心主痛痒；

泻心汤　大黄一钱，黄连、黄芩、山栀、漏芦、泽兰、连翘、苏木各五分。量虚实水煎服。治痈疽疮毒，肿盛发躁烦渴，脉洪实而数。

护心散　绿豆粉四钱，乳香一钱。为末。甘草煎汤调，时时细呷；疮已沉晦，加肉桂二钱，当归一钱，煎汤调服。治诸发背疔肿，曾经汗下，毒气攻心，迷闷呕吐，喘嗽泄泻而痛，喉舌生疮，名曰心气绝，初起宜服此药，最能反出毒气，不致内陷，发后亦可间服此药。加山枇杷皮末二钱，又可外敷止痛。

泻肝清肝，肝主疮疡。

龙胆泻肝汤　龙胆草、泽泻各一钱，车前子、木通、生地、当归尾、山栀、黄芩、甘草各五分。水煎。治肝经湿热，或囊痈便毒，下疳悬痈，肿焮作痛，小便涩滞，或妇人阴疮痒痛，或男子阴挺肿胀，或出脓水。

清肝汤　川芎、当归各一钱，白芍钱半，柴胡八分，山栀炒、牡丹皮各四分。水煎服。治肝经血虚而有怒火。

清肝解郁汤　当归、白术各一钱半，人参、柴胡、牡丹皮、陈皮、川芎各八分，茯苓、贝母、芍药、熟地、山栀各一钱，甘草五分。水煎服。治痈疽因肝经血虚风热，或肝经郁火伤血，乳内结核，或为肿溃不愈，凡肝胆经气血不和之证，并皆治之。

清肝益荣汤　白术二钱，熟地一钱半，当归、山栀、木瓜、茯苓各一钱，龙胆草八分，川芎、芍药、柴胡各七分，甘草五分。水煎服。治肝胆小肠经风热血燥，筋挛结核；或耳项胸乳胁肋作痛；或作瘰子，并一切肝火血证。

栀子清肝汤　山栀、柴胡、牡丹皮各一钱，茯苓、川芎、当归、芍药、牛蒡子各七分，甘草五分。水煎服。治三焦及足少阳经血虚肝火风热，耳内作痒，或生疮出水，或颈项胸乳等处作痛，或寒热晡甚，自汗口苦，或目唇搐动等症。如作痛或寒热，加酒炒芩、连；焮连太阳，或头痛，加羌活。

柴胡清肝汤　柴胡、山栀各一钱半，黄芩、人参、川芎各一钱，连翘、桔梗各八分，甘草五分。水煎服。治鬓疽及肝胆三焦风热怒火，以致颈项耳前后或胸乳胁肋作痛，或晡热不食，寒热往来；呕吐泄泻等症。

惟未发为气血实欤？当夺泄以泻其壅盛。内疏清热，消毒败毒解毒，打脓追脓溃脓善用。

内疏黄连汤　连翘二钱，大黄一钱半，黄连、黄芩、山栀、薄荷、木香、槟榔、芍药、当归、桔梗、甘草各一钱。水煎服，量虚实用之。治热毒在脏，痈疽肿硬，发热呕吐，大便秘结，脉洪而实，属纯阳证。一方去木、槟，加金银花、牡丹皮。

清热消毒饮 金银花二钱，芍药、川芎、生地各一钱半，当归、黄连、山栀、连翘、甘草各一钱。水煎服。治痈疽阳证肿痛，发寒热作渴等症。

人参败毒散 治一切痈疽焮痛，发寒热，或拘急头痛属表证宜用。

黄连解毒汤 治痈疽焮痛，烦躁饮冷，脉洪数，或狂言等症。二方见伤寒门。

打脓散 木鳖子虚者七个、实者九个，金银花、黄芩、黄连、黄柏、归尾各一钱，大黄一两，甘草节、穿山甲各七分，芒硝三钱。水煎，五更服，大便见脓，小便见血为效。治诸痈肿不放脓出。

追脓化毒散 穿山甲、当归、大黄各三钱，玄明粉、僵蚕、乳香、没药各一钱半，白芷二钱。水煎服。并渣治一切痈疽瘰疬，便毒痰火胸紧，初起下以平之。

溃脓散 白芷，上、中二钱，下一钱六分，阴一钱四分；穿山甲，上三片，中二片，下、阴一片半；乳香，上一钱四分，中九分，下、阴八分；僵蚕，上一钱，中五分，下一钱四分，阴一钱二分；甘草节，上一钱六分，中一钱四分，下一钱三分，阴一钱六分。为末。先以当归煎酒，将疮洗过，如疮在头上者，服四钱四分；心脐中者，服三钱七分；腿足下者，服三钱半；肚腹内阴者，服四钱半。俱用水、酒各一盏，煎调为末，通口尽服，如不足，好酒和之，取利为度。治痈疽发背，疔疮瘰疬，对口乳痈，男妇便毒鱼口，已成未成皆效。

惟已发为荣卫薄欤？当补托以接其虚怯。托里清中，温中和中建中，抑青益黄益气相当。

托里散 人参、黄芪各二钱，白术、陈皮、当归、熟地、茯苓、芍药各一钱半，甘草一钱。水煎服。治痈疽气血虚，不能起发、腐溃、收敛，或恶寒发热，肌肉不生，宜此补托。如焮肿热毒，加黄连；漫肿气虚，倍参、术；表邪，加羌活、川芎；表虚，倍参、芪；内热饮冷便秘，去参、芪、归、术，加大黄；内虚饮热便秘，倍参、芪、归、术；寒热饮冷、溺涩肝热，去参、芪，加柴胡、炒山栀；不作脓，脓不溃，气虚也，加参、术、桂；肿赤作痛，血凝滞也，加乳香、没药；肉赤不敛，血虚有热，加熟地、牡丹皮；肉黯不敛，阳气虚寒也，加参、芪、肉桂、白蔹；肉白不敛，阳气虚也，脓多不敛，气血虚也，俱倍参、芪、归、术；漫肿不痛，肉死不溃，脾虚甚也，加参、术、姜、附；脓多带赤，血虚也，倍参、术、归、地；忿怒晡热出血，肝火血虚也，加牡丹、山栀、熟地；面青胁胀出血，肝虚不能藏也，加山药、山茱萸、五味子；食少体倦出血，脾虚不能摄也，倍参、芪、归、地；郁结少寐出血，加远志、酸枣仁、茯神、龙眼肉；欲呕作呕，或外搽内服寒凉，或痛甚，或感外邪秽气作呕，胃虚也，加藿香、参、术；少食腹痛，肠鸣冷泻，脾虚寒也，加炮姜、木香；脓多作渴，气血虚也，加熟地、五味子、麦门冬；茎痛溺涩，精内败也，加山药、山茱萸、泽泻；劳役溺赤，气下陷也，加升麻、柴胡；日晡头痛眩晕，阴血虚也，加熟地；身热恶衣欲投水中，脉沉微细，气脱发躁也，加姜、附、肉桂；晡热多痰，脾血虚也，倍归、地、参、术；善思体痛，不寐盗汗，心血虚也，加茯神、酸枣仁；寝寐汗出，肾气虚也，加五味子；饮食汗出，胃气虚也，加参、术、五味子；睡觉饱而盗汗，宿食也，加参、术、半夏；妇人劳怒夜热，或谵，或适经行，热在血分也，加柴胡、生地、牡丹皮。

托里消毒散 人参、黄芪、当归、芍药、白术、茯苓、陈皮各一钱，连翘、白芷、金银花各七分，甘草五分。水煎服。一方去连翘，加川芎、皂刺、乳香、没药。治痈疽肿痛俱慢，色不甚赤，元气虚弱，或行攻伐，不能溃散者宜用之。未成者消，已成者溃。又去腐生新之良剂也，加减同前；但虚弱及已溃者，去翘、芷、金银花三味消毒之药。

托里清中汤 人参、白术、茯苓、陈皮、半夏、桔梗各一钱，甘草五分。姜枣煎服。治痈疽脾胃虚弱，痰气不清，饮食少思等症。

托里温中汤 附子四钱，干姜、羌活各二钱，益智仁、丁香、沉香、木香、茴香、陈皮各一钱，甘草二钱。姜煎服。治痈疽阳气虚寒，肠鸣切痛，大便溏泄，呃逆昏愦，此寒变内陷，缓不可救。

托里和中汤 人参、白术、茯苓、陈皮、半夏、炮姜各一钱，木香、甘草各五分。姜、枣煎服。治痈疽中气虚弱，饮食少思，疮不消散，或不肿痛，或溃而不敛等症。

托里建中汤 人参、白术、茯苓各二钱，半夏、炮姜各一钱，甘草五分。姜枣煎服。治痈疽元气素虚，或因寒凉伤脾损胃，饮食少思，或作呕泄泻等症，急服此药以健中气。

托里抑青汤 人参、白术、茯苓、陈皮、半夏各一钱，芍药、柴胡各五分，甘草三分。姜、枣煎服。治痈疽脾胃虚弱，肝木所侮，以致饮食少思，或胸腹不利等症。

托里益黄汤 人参、白术、半夏、陈皮、川芎、香附、山栀、苍术各一钱，甘草五分。姜、枣煎服。治痈疽脾胃虚寒，水侮土，以致饮食少思，或呕吐泄泻等症；兼治痈疽六郁所伤，中气虚弱，食少等症。

托里益气汤 白术二钱，人参、茯苓、贝母、陈皮、香附、芍药、当归、熟地各一钱，桔梗、甘草各五分。水煎服。治痈肿硬，肉色不变，或晡热，或溃而不敛，并一切血气内证。如口干，加五味子、麦门冬；寒热往来，加柴胡、地骨皮；脓清，加黄芪；脓多，加川芎；肌肉迟生，加白蔹、肉桂。

且夫脑疽羌活最灵，

当归羌活汤 当归酒炒、芩、连各二钱，酒柏、连翘、防风、羌活、甘草、山栀子各一钱，独活、藁本各七分，泽泻五分。水浸良久，入酒一匙煎热服。日二次，三日尽六服，都将药清汁调下木香、槟榔末各三钱，因膏粱热郁者宜，贫穷寒湿者少用。

头疮酒归立化。

酒归饮　酒当归、白术各一钱半，酒芩、酒芍、川芎、陈皮各五分，酒天麻、苍术、苍耳各七分半，酒甘草、黄柏各四分，防风三分。水煎，日四五服，服后蕴睡片时。

瘰疬未破宜内消，调经通经，散坚软硬，而必效立应斑鸡其霸乎；

升麻调经汤　升麻八分，葛根、草龙胆、黄连、桔梗、连翘、酒芩、酒柏、莪术、三棱、甘草各五分，归尾、芍药各三分，生黄芩四分。稍虚加夏枯草，有痰加天花粉、知母各五分，少阳加柴胡四分。先用水浸半日，煎热服；再用大料为末，蜜丸绿豆大。每百丸，服药时足高去枕仰卧，缓缓以前汤送下。治瘰疬绕颈，或至颊车，属足阳阴，疮深远隐曲肉底，属足少阴，乃戊胃传于癸肾，俱作块坚硬，大小不一，并皆治之。

柴胡通经汤　柴胡、连翘、归尾、甘草、黄芩、鼠粘子、三棱、桔梗各二分，黄连五分，红花少许。水煎热服，忌苦药泄大便。治少阳部分，项侧有核，坚而不溃，名曰马刀。二汤元气无亏者可服。

海藻散坚丸　海藻、昆布、龙胆草、蛤粉、通草、贝母、枯矾、真松萝各三钱，麦曲四钱，半夏二钱。为末，酒调服，或蜜丸绿豆大。每三十丸，临卧葱白煎汤下，并含化咽之。忌甘草、鱼、鸡、猪肉、五辛、生冷。治瘰疬马刀坚硬，形瘦潮热不食，兼治一切瘿气，神效。

软硬皂子丸　皂子一盏，去粗皮黄心，玄参、连翘各一两。水五盏，煮干，拣软者，食后细嚼，津液下；硬者蜜丸如弹，每夜含化一丸，半月即效。未破者破，已破者令核易落，不问远年近日，肿硬疼痛皆宜。如体盛硬甚者，皂子用硇砂醋煮令酥，瘰少少服，瘰多多服。

必效散　硼砂一钱半，轻粉一钱，麝香五分，巴豆五个，槟榔一个，斑蝥四十枚。为末，用鸡子二个，取清调匀，复入壳内，湿纸封固，蒸熟取出，晒为末。虚者五分，实者一钱，五更姜酒调服，如小腹作痛，溺如粉片血子，是毒出也。若觉小便涩痛，用益元散一服，或毒从大便出尤快。未下，三日后再进一服，以病根去尽为度。治暴患瘰疬，宜此劫之。

立应散 连翘、赤芍、川芎、当归、甘草、滑石各五钱，黄芩、斑蝥各三钱，土蜂房蜜水洗，饭上蒸晒干、白牵牛各二钱半，川乌尖七个。为末。每一钱浓煎，木通汤调，临卧服，毒从小便出，如粉片血块是也。未效再服，继以宣热丹解其风热。且斑蝥性毒，济以乌尖，或冲上麻闷者，嚼葱白，茶清下以解之；如小便涩，用灯心煎汤调五苓散，患处用好膏药贴；若宣导痈疽恶毒，去黄芩。

斑鸡丸 斑蝥一两，薄荷四两。为末，以鸡子清和丸，绿豆大。空心及半空心临卧茶清下一丸，每日加一丸，加至五丸；每日减一丸，减至一丸；又每日加一丸，加至五丸后，每日仍服五丸，以脐下痛，小便取下恶物为效。如小便秘，吃葱、茶少许，或用乌鸡子一个，顶上开一窍搅匀，以斑蝥一个入内，以纸封之，蒸熟，去斑蝥吃蛋，一日一个，煎生料五积散送下，不过四五枚，已破者生肌，未破者消散，治瘰疬多年不瘥。

瘰疬已破兼外治，白蛇白蚕，宣热补中，而银右蚕茧猫蝠可敷也。

白蛇散 白花蛇二两，青皮、黑丑各五钱，生犀角五分。为末。每一钱，入腻粉五分，研匀，五更糯米饮调下，巳时利下恶物。十日后再进一服，忌发风壅热物，如疮已成者，一月可效。治九漏瘰疬，憎寒发热，或痛或不痛。利后用海藻、石决明、羌活、瞿麦各等分为末，米饮调下二钱，日三服。下尽清水后，调补以除病根。

白蚕丸 海藻、僵蚕各等分为末，取白梅肉汤泡，捣丸梧子大。每六七十丸，临卧米饮下，毒当从大便泄去。忌豆、心、鸡、羊、酒、面。日五六服。治疬生于头项上交接，名蛇盘疬，宜早治之，或单用海藻一斤浸酒服，亦好。

宣热丹 薄荷、皂角、连翘、何首乌、蔓荆子、三棱、荆芥各一两。为末，用热醋浸淡豆豉二两半，捣膏和丸，梧子大。每三十丸，熟水下，日一服。解瘰疬风热之毒，自小便宣毒后及病虽愈，宜常服之。

补中胜毒饼 黄芪一钱，人参三分，甘草五分，已上三味，补气调中为主；当归、生地、熟地、白芍各三分，已上四味，和血生血凉血，惟芍药兼能益气之虚；陈皮三分顺气；升麻五分，足阳明引药；柴胡五分，足少阳引药；连翘一钱，散血结气聚，疮药不可缺也；防风五分，散结去上部风邪。已上共为末，汤浸蒸饼调剂捏作饼子，晒干，捣如米粒大。每三钱，白汤下。治瘰疬马刀挟瘿，在手足少阳阳明部分，受心脾之邪而作。如足阳明部疮多，倍升麻，加漏芦一钱，干葛五分；手足太阳项脊背腰强者，加羌活一钱，独活五分；肿甚加鼠粘子三分；坚硬加昆布，硬甚加三棱、莪术各二分；寒月身凉，或有腹痛，加肉桂二分；暑月身热，或有烦闷，加酒黄连、黄柏各三分；肠胃有瘀血，加牡丹皮二分；少食，加麦芽、神曲各二分；便秘，加酒大黄，或麻仁、桃仁、秦艽；阴寒秘结，去诸苦药，加附子一钱，姜煎冷服；如疮属阳明部分，忌柴胡、鼠粘子；属少阳部分，为马刀挟瘿，忌独活、漏芦、升麻、干葛，加瞿麦三分。

银右散 朱砂、雄黄、蛇含石、磁石各一钱半，银右石、乳香、没药各一钱七分，明矾一钱，信石、白丁香各六分，麝香三分，牛黄一分，巴豆二钱半。为末，唾口涎调匀，用本身男左女右手涂疮上，外用新笔蘸药圈四周，药点中间，水粉膏贴之。上药一七二七，其核自落，后用生肌散。

蚕茧散 蚕茧三个，白矾、信石各一钱。俱火煅为末，掺烂肉上，三日其核即下。

猫蝠散 猫头骨一个，蝙蝠一个。二味俱撒黑豆上同烧，其骨化碎，为末干掺。治瘰疬多年不愈，神效。

通用猫头要减加，

猫头丸　猫头骨一个，酥炙；蝙蝠一个，以朱砂三钱填入腹内，瓦上炙焦；南星、白矾各一两。为末，用黄蜡溶化，和丸绿豆大。每三十丸，临卧米饮下。如风热，实者，加防风、黄芩、山栀、蝉蜕、川芎、连翘、桔梗各五钱；虚者，加夏枯草二两。虚痨骨蒸，加玄参一两，胡黄连五钱；汗多，加牡蛎三钱；有咳，加麦门冬一两；血虚，加归、芍、生地；气虚，加参、术各一两；毒重加雄黄；痛甚加乳、没各二钱；坚硬加海藻四钱；成漏加穿山甲一两；便燥用蜜为丸，空心及夜卧含化三丸尤妙。治瘰疬马刀，不问远年近日，已破未破，用此加减得宜皆效。

吞贴夏枯益虚者。

单夏枯草散、膏　夏枯草六两，水二钟，煎至七分，食远服。虚甚者煎成膏，多服益善。并涂患处，兼服十全大补汤加香附、贝母、远志。治瘰疬马刀，已溃未溃，或日久成漏。生血散结，退寒热之圣药也，惟实者宜以行散之药佐之。

治瘰疬溃烂久不愈者　用鼠骨、乱发如鸡子大，以三年腊月猪脂煎令骨、发俱消，半涂疮，半酒调服，须臾鼠子从疮口出。

痰核润便含化丹，或海带丸以内消融；

含化丹　僵蚕、大黄、青黛、胆星各等分。为末，蜜丸含化。治脑项耳后结核。

海带丸　海带、青皮、贝母、陈皮各等分，甚者加昆布。为末，蜜丸弹子大。每一丸，食后含化。治痰核瘿气经久不消。

瘿瘤开结舐掌散，或南星膏以外敷泻。

神效开结散　沉香二钱，木香三钱，陈皮四两，珍珠四十九粒砂锅固济火煅，猪厌肉子生猪项下喉咙系，一枚如枣大，微扁色红取四十九个瓦上焙干，共为末。每二钱，卧时冷酒调，徐徐咽下。轻者三五服见效，重者一料全愈。忌酸、咸、油腻、滞气之物。治男妇项下瘿疾，不问远年近日皆效。

舐掌散　海藻一两散结，黄柏二两降火，为末。每用少许置掌中，时时舐之，津液送下，如消三分之二，即止后服。

单方 大蜘蛛擂酒顿服，或海藻浸酒久服，瘿气瘰疬皆效。

南星膏 鲜南星一个，细研稠粘，滴好醋三五点和膏，或醋调干南星末亦好。先将针刺肿处令气透，却以前膏摊纸上，量形大小贴之，觉痒则频贴取效。治肌肤头面颈项生瘿瘤，大如拳，小如粟，或软或硬，或不疼不痛，痈疽亦治。热者加黄柏，虚者加川乌尖少许。

乳核一醉可消，芷贝中漏芦可加；

一醉膏 瓜蒌一个，去皮研烂，甘草五钱，没药二钱半。用红酒三碗，煎至一碗半，分两次温服，重者再进一服，以瘥为度。或加当归、白芷、乳香亦妙。治痈疽发背，乳痈初起，神效。如要宣毒，加皂刺一分。

古芷贝散 白芷、贝母各等分。为末。每一钱，酒调频服。治有孕乳结核，名内吹奶，有儿外吹奶，宜此频服，不然脓出。若无乳行者，加漏芦煎酒调服，外用起酵生面，如蜂窠发过，上有青色无妨，焙干为末，井水调敷，如干以水时润之，甚者加白芷、贝母、乳香、没药少许。

乳痈单青频服，瓜蒌外参芪难舍。

单青皮汤 青皮四钱，水煎，日二服。治妇人久积忧郁，乳房内有核如鳖棋子。一方用陈皮去白，炒为末，入麝香少许，每二钱，酒调服。初发赤肿痛不可忍，一服即散，已溃及外吹奶亦效。

瓜蒌散 瓜蒌仁消毒、青皮疏肝各一钱，石膏二钱清胃，甘草节行瘀、没药止痛、归尾破血、皂刺、金银花各五分，青橘叶取汁二匙解毒。水酒各半煎，空心服。治乳痈未溃者即散，如已溃者，去石膏、没药、皂刺、金银花，用当归身，加人参、黄芪、川芎、白芍煎服。

单方 用蒲公英与金银花等分，水煎浓汁，入酒少许，服之即散。治乳劳痈烂见心者，用猫儿腹下毛煅存性，为末干掺，或入轻粉少许，清油调搽。

消肺痈脓以南星，补肺补脾真要诀；

消脓饮 南星一钱，知母、贝母、生地、阿胶、川芎、桑白皮、白及、白芷、甘草各五分，射干、桔梗、天门冬、薄荷、杏仁、半夏、紫苏、防风各七分半，生姜七片，乌梅一个。水煎服。治肺痈有脓，脓气上冲，呕吐咳嗽。

参芪补肺汤 人参、黄芪、白术、茯苓、陈皮、当归、山茱萸、山药、五味子、麦门冬、甘草各五分，熟地一钱半，牡丹皮一钱。姜煎服。治肺痈肾水不足，虚火上炎，咳吐脓血，发热作渴，小便不调。

参术补脾汤 人参、白术各二钱，黄芪二钱半，茯苓、陈皮、当归各一钱，升麻三分，麦冬七分，桔梗六分，五味子四分，甘草五分。姜煎服。治肺痈脾气虚弱，咳吐脓涎，中满不食。凡肺痈见脓血不愈，必兼服此药以补脾生肺，否则不治。

止肺痿血用紫菀，白蔹白及非苟且。

紫菀散 紫菀、知母、贝母各一钱半，人参、桔梗、茯苓各一钱，阿胶、甘草各五分，五味子十粒。姜煎服。治虚劳咳嗽见脓血，肺痿变痈。

单白蔹散 同槿树皮煎汤饮之，能收敛疮口。

单白及散 为末，每二钱，临卧糯米饮调服。治久嗽成痿，咯血红痰。

内固清心散，痈发胸前；

内固清心散 辰砂、茯苓、人参、白豆蔻、雄黄、绿豆、朴硝、甘草、脑麝、皂角各等分。为末。每一钱，蜜汤调服。治恶疮热甚焮痛，作渴烦躁，以此解毒神效。

清心散 远志、赤茯苓、赤芍、生地、麦门冬、知母、甘草各等分。姜、枣煎服。治痈有热证。如小便闭，加灯心、木通。

清心丸 黄连一两，茯神、赤茯苓各五钱。为末，蜜丸梧子大。每百丸，米饮送下。治诸痛痒疮疡皆属心火，此药主之。

神效瓜蒌汤，疽生胁下。

瓜蒌一个，当归、甘草各五钱，没药、乳香各一钱。水、酒各半煎服。治乳痈、肠痈一切痈疽，初起者消，已成者溃，及溃后余毒，老幼皆宜。其渣又可外敷。

大射干能升胃，三仁牡丹清芳；

大射干汤 射干、山栀、赤茯苓、升麻各一钱，赤芍一钱半，白术五分。水煎入地黄汁一合，蜜少许，调服。治胃脘壅热成痈，腐烂成脓，身皮甲错，咳嗽脓血。如热毒盛，加磨犀角汁以助升麻；咽痛便秘，加马牙硝、马勃。

三仁汤 薏苡仁二钱半，冬瓜仁二钱，桃仁、牡丹皮各一钱半。水煎温服。治肠痈、肠中疞痛，烦躁不安，或胀痛不食，溺涩。妇人产后虚热多有此病。纵非是痈证，疑似之间，便可服之。

牡丹散 牡丹皮、人参、天麻、白茯苓、黄芪、薏苡仁、桃仁、白芷、当归、川芎各一钱，官桂、甘草各五分，木香三分。水煎服。治肠痈冷证，腹濡而痛，时时下脓或血。

大黄汤本利肠，败酱梅豆多寡。

大黄汤 大黄、朴硝各一钱，牡丹皮、瓜蒌仁、桃仁各二钱。水煎服。治肠痈小腹坚肿，按之则痛，肉色如故，或微赤肿，小便如淋，汗出憎寒，其脉迟紧，脓未成者，宜急服之。

败酱散 薏苡仁二钱半，败酱一钱半，附子五分。水煎空心温服，以小便利为度。治肠痈脉数，身无热，腹濡冷证。

梅豆汤 乌梅一个，黑豆百粒，薏苡仁二合。水煎，入阿胶、生蒲黄各一钱，再煎服。治肠痈冷热证，及肺痈咳唾脓血不止。

便毒两解，而败瘀立消；

两解汤 辣桂、大黄、白芍、泽泻、牵牛，桃仁各一钱，干姜五分，甘草两分半。水煎温服。治便毒内蕴热气，外挟寒邪，精血交错，肿结疼痛。

悬痈国老，而元气可掉。

国老膏 粉草带节一两，用山涧水一碗，浸三时，令透，以慢火炙干，仍投前水浸透，再炙，至水干为度。用酒三盏，煎至八分，空心服，并渣，三日一服。治悬痈不拘肿溃，两服即愈。

痔初连魏连归，苏葛秦羌止痛神；

连魏散 黄连、阿魏、山楂、神曲、桃仁、连翘、槐角、犀角各等分。为末，以少许置掌中，时时舐之，津液咽下，如三分消二，即止后服。治食积痔。

连归丸 全当归、酒黄连各四两，防风、枳壳各二两。为末，用前浸黄连酒打糊丸，梧子大。每六七十丸，米饮下。忌羊、鱼、鸡、鹅、煎炒热物。治痔漏及脱肛便血。

加味连壳丸 黄连一两，枳壳、厚朴各五钱，当归四钱，木香、黄柏各三钱，荆芥二钱，猬皮一个。为末，糊丸梧子大。每三十丸，温水下。治湿热内甚，饱食肠澼，发为诸痔，久而成瘘。

加味香苏散 陈皮、枳壳、川芎、槐花各五分，槟榔、木香、桃仁、苏梗、香附、甘草各二分半。姜、枣煎服。治气痔。

干葛汤 干葛、枳壳、半夏、茯苓、生地、杏仁各五分，黄芩、甘草各二分半，黑豆百粒，姜三片，白梅一个。水煎服。治遇饮酒发动，痔疮肿痛流血。

秦羌汤 秦艽、羌活各一钱二分，黄芪一钱，防风七分，升麻、麻黄、柴胡、炙甘草各五分，藁本三分，细辛、红花各少许。水煎服。忌风处大小便。治痔漏成块，下垂不任。

止痛丸 羌活一两，郁李仁一两半，大黄八钱，槟榔、木香、桂心、川芎各五钱。为末，蜜丸梧子大。每三十丸，空心白汤下。治痔疮痛甚。便燥者，宜此微利之。古云：积气生于脾脏旁，大肠疼痛阵难当；但令稍泻三焦火，莫慢多方立纪纲。

三神丸 枳壳、皂角煅、五倍子炒各等分。为末，蜜丸梧子大。每二三十丸，温水下。治无酒色，但饱食、久坐成痔，初起、经久皆效。

痔久槐角槐胆，地黄猬皮钓肠妙。

槐角丸 槐角一两，地榆、黄芩、防风、当归、枳壳各八两。为末，酒糊丸，梧子大。每三十丸，空心米饮下。治痔漏脱肛，五种肠风下血等症。

加味槐角丸 槐角、生地各二两，以生血凉血；当归、黄芪各一两，阿胶、川芎各五钱，以补虚；黄连泻心火，条芩凉大肠，枳壳宽大肠，秦艽去大肠风，防风为血证上使，连翘为血证中使，又能散经络中火邪，地榆为血证下使，又能凉血，升麻各一两，升散火邪；又与白芷五钱，引诸药入大肠经络，盖痔乃经络病也。共为末，蜜丸或酒糊丸，梧子大。每五十丸渐至七八十丸，温酒下。治痔漏通用及肠风下血。

槐胆丹 十月上巳日，拣肥实槐子，用瓦盆如法固济，埋背阴墙下，约二三尺深；预先取黑牛胆五六个，腊月八日，取前槐子装在胆内，高悬阴干，至次年清明日取出，瓷器收贮。每空心白汤下，一日服一粒，二日二粒，渐加至十五粒止，以后一日减一粒，周而复始。不问远年近日，痔疮服之如神，久服黑发固齿。

加味地黄丸 熟地、黄芪各一两半，槐花、黄柏、杜仲、白芷各一两，山茱萸、独活、山药各八钱，牡丹皮、茯苓，泽泻各六钱，白附子二钱。蜜丸梧子大。每五十丸，空心米饮下。五痔滋阴必用之。

猬皮丸 槐花、艾叶炒黄、枳壳、地榆、当归、川芎、黄芪、白芍、枯矾、贯众各五钱，猬皮一两，发灰三钱，猪蹄甲十枚炙焦，皂荚一挺醋炙。为末，蜜丸梧子大。每五十丸，米饮下。治诸痔出血，里急疼痛，欲成漏者。

钓肠丸 瓜蒌、猬皮各二个，胡桃肉十五两，俱烧存性；鸡冠花五两，青矾煅、白矾煅、附子生各一两；白附子、天南星、枳壳、半夏、诃子各二两。为末，醋糊丸，梧子大。每二十丸，空心温酒下。治诸痔久漏，脱肛肿痛，或生疮时有脓血，及肠风下血，虚寒经久不愈。

漏无轻利水，而豚胃芎归急补虚；

牵牛酒 黑牵牛末一分，入猪腰子内，以线札箬叶包，慢火煨熟。空心细嚼，温酒送下。通行漏疮中恶水自大肠出。

豚胃丸 猬皮七钱，牡丹皮、黄连各一两，槐花二两，羌活六钱。入猪肚内，缝定煮烂，去药食肚。如硬再服，以患处软方止；或同药为丸服亦可，痔漏皆效。

芎归丸 川芎、当归、黄芪、神曲、地榆、槐花各五钱，阿胶、荆芥、木贼、发灰各一钱。为末，蜜丸梧子大。米饮下五十丸。治痔下血不止。

漏溃内生肌，而黄蜡黑玉自充窍。

内生肌丸 枯矾、鹿角、芝麻各一两。为末，蜜丸梧子大。温酒下三十丸。窍塞后，去鹿角，加象牙一两，黄蜡为丸，常服断根。

加味蜡矾丸 象牙五钱，露蜂房、僵蚕、蛇蜕、血竭、木香各三钱，乳香二钱，白矾二两。为末，黄蜡四两为丸，梧子大。温酒下二十丸。治新久诸漏。

黑玉丹 猬皮、牛角腮各八两，猪蹄甲百枚，雷丸、芝麻各二两，槐角三两，头发、败棕各四两，苦楝根二两半。俱入罐内烧存性，取出，入乳香一两、麝香四钱，为末，酒糊丸，梧子大。先嚼胡桃一枚，温酒下十五丸，日二服，甚者三服，忌别药。治男妇痔漏肠风疼痛，或谷道虫痒不可忍。

熏漏疮方 艾叶、五倍子、白胶香、苦楝根等分。如烧香法，置长桶内，坐熏疮处。

洗漏疮方 露蜂房、白芷，或大腹皮、苦参，煎汤熏洗，候水出尽拭干，取向东石榴根皮为末，干掺以杀淫虫，少顷傅药。

齿发散 人齿、头发、鸡炤胵各等分。俱烧存性，入麝香、轻粉少许，为末干掺，干者麻油调搽。治漏疮、恶疮，生肌，里欲干者用之。

蜂房散 露蜂房炙黄三分，穿山甲、龙骨各一分，麝香少许。为末，腊月猪脂调敷，湿则干掺。治久年漏疮，或暂差后复发，或移于别处。

取漏虫法　用活黄鳝一条，掷在地上，就其盘曲处以竹钉五七枚钉穿，以香油涂之，覆疮上扁布系定，良久觉疮痛不可忍，取鳝入水中，觉蠕动，有如线之虫。未尽再覆，如是者五六易。后用干艾煎汤，入白矾三钱洗净，以黄连、槟榔等分为末敷之，月余方愈，臁疮亦宜。

蜗牛膏　蜗牛一钱，片脑、麝香各少许。捣烂取汁敷痔上，痛止肿消。

古熊冰膏　熊胆二分半，冰片半分。为末，用白鸡胆三枚取汁，或蜗牛、田螺，井水同调匀，入罐内勿令泄气，临卧以手指搽痔上。

阴疮柏蛤铜绿，妒精炉脑以津调；

柏蛤散　黄柏以瓷锋割末，同蛤粉末等分，掺上即愈。盖黄柏去热，蛤粉燥湿故也。治下疳湿疮。

铜绿散　五倍子五钱，白矾一钱，乳香五分，轻粉一字，铜绿少许。为末，洗净掺之。治男妇阴部湿淹疮。

炉脑散　炉甘石一两半，黄连八钱。同入砂锅煮一宿，去黄连，取甘石晒干，入片脑五分，为末干掺。治下疳疮，或汤泡少许洗一切眼疾。

津调散　黄连、款冬花等分。为末。先以地骨皮、蛇床子煎汤洗拭，然后以津液调敷。治炉精疮臭烂，脓汁淋沥。

阴蚀凤衣旱螺，截疳鹅管兼敷表。

凤衣散　凤凰衣煅、黄连各等分，轻粉、片脑各少许。为末，干掺，或鸭子清调。治下疳疮肿痛，神效。

旱螺散　白田螺壳煅过，入脑、麝、轻粉各少许。为末，香油调搽下疳疮上，即愈。

截疳散　密陀僧、白蔹、白及、黄丹各一钱，黄连五分，轻粉一分，脑、麝各半分。为末干掺，或纴入疮口，以膏贴之。治年深疳瘘疮大效。

鹅管散　黄连、大黄各一钱，鹅管石、赤石脂各五分，雄黄一分，片脑半分。为末，津液调敷。治病瘥后犯房，玉茎皮破肿痛。

洗下疳疮药 黄连、黄柏、当归、白芷、独活、防风、朴硝、荆芥各等分。水煎，入铜钱五十文，乌梅五个，盐一匙，煎温汤，日洗五七次，洗后用木香、槟榔、黄连、铜青、轻粉、枯矾、螵蛸各等分，麝香少许，为末，至夜敷上。

补心硫鲤，脓滞阴户如淋；

补心汤 人参、茯苓、前胡、半夏、川芎各三分，陈皮、枳壳、紫苏、桔梗、干姜，甘草各五钱，当归、白芍各一两，熟地一两半。每四钱，姜枣煎服。治妇人阴户生疮，或痛或痒，如虫行状，脓汁淋沥，阴蚀已尽，治之当补心养胃。如湿热有虫者，去姜、苏、参、梗，加苦参、北艾、桃仁、吴萸、水炒黄连。

古硫鲤丸 大鲤鱼一个，去头、皮，入硫黄一两，黄泥固济，火煅烟尽，为末，米糊丸梧子大。每二十丸，温酒下。如下疽生虫，所下如柿汁臭秽，及心中　痛闷绝，虚烦甚者不治。

藿香养胃，疮生子宫可笑。

藿香养胃汤 藿香、薏苡仁、神曲、乌药、砂仁、半夏、茯苓、白术、人参各五分，荜澄茄、甘草各三分半。姜枣煎服。治阳明经虚，不荣肌肉，阴中生疮不愈。

止囊痒，牡矾槟硫频擦；

牡矾丹 牡蛎、黄丹各二两，枯矾四两。为末，遇夜睡时用手捏药于痒处擦之，不一时又擦三四次后，自然平复。治阴囊两旁生疮，或阴湿水出，其痒甚苦，夜则搔之无足，后必自痛；又两腋及脚心汗湿，无可奈何者亦宜。

硫槟散 槟榔二个，破开，以黄丹三钱合在内，湿纸包煨，蛇床子、硫磺各四钱，全蝎六个，轻粉、青黛各五分，麝香少许。各备为末，和匀。每用少许，清油调抹两掌，擦热抱囊一顷，次擦两腿上。治阴囊上及两腿上风湿疮痒。

利囊湿，龙胆慢炒勿燎。

黑龙汤 龙胆草炒黑，柴胡、木通、甘草节、当归、金银花、皂刺、赤芍、防风、黄连、吴萸水炒各等分。水煎服。一服肿痛止，后加川芎、茯苓。治阴囊肿痛，溺涩，寒热作渴。

附骨寒郁，漏芦敢以汗下；

漏芦饮子 漏芦、白蔹、黄芩、麻黄、枳实、升麻、芍药、甘草、朴硝各五分，大黄一钱。水煎热服。治一切恶疮毒肿，丹瘤瘰疬，疔肿鱼眼，五发痈疽，目翳，吹奶，初起如伤寒表里证具者宜服。

附疽湿热，苍柏加以青甘。

青草苍柏汤 苍术、黄柏各三钱，青皮一钱半，甘草五分。虚者加牛膝一钱，夏加黄芩八分，冬加桂枝五分，痛甚无汗加麻黄二分。水煎，入姜汁少许调服。治环跳穴痛不已。

大苦参，叱人面于膝盖；

大苦参丸 苦参四两，防风、荆芥、白芷、川乌、赤芍、何首乌、独活、山栀、川芎、牙皂、蔓荆子、茯苓、山药、蒺藜、黄芪、羌活、白附子各一两，草乌三钱。为末，面糊丸，梧子大。每三五十丸，空心温酒茶清下。治人面疮及臁疮。

白胶香，敷伤手于胫尖。

白胶香散 白胶香、赤石脂、枯矾各五钱，黄丹、乳香、没药、轻粉各二钱。为末，干掺，湿则油调敷。治诸疳侵蚀，日久不愈，下注臁疮疼痛，内外踝生疮。

谢传伤手疮方 猪屎火煅，槟榔各五钱，片脑五分，花椒、龙骨各三分。有脓水加轻粉一钱。为末，干掺；湿者麻油调搽。治脚上生疮，肿痛作痒，抓破汁流，或打扑成疮者尤炒。

外臁龙骨马齿，而窑土兼除湿热；

龙骨膏 龙骨、乳香、没药、陀僧各二钱，海螵蛸一钱半，肥皂子烧存性五个。为末，用绵纸双重以针扎乱孔，清油调药夹内，缚贴疮上，隔日一翻，两面贴之。

马齿膏 马齿苋煎汁一釜，澄去渣，入黄蜡五两，慢火熬成膏涂之。治三十六种风疮，多年恶疮及臁疮湿癣，白秃杖疮。

旋加梳垢，可封疔肿。

窑土膏 经年窑灶土燥湿，或只用灶心土，黄丹、轻粉、黄柏散热，乳香、没药散瘀，赤石脂生肌。各等分为末，清油调成膏。用伞纸夹住贴之，以绢缚定，纵痒不可动，直待臁疮结痂去之，未愈再贴。先以茶清洗过方贴。

内臁油艾矾纸，而黄蜡能补溃癌

桐油膏 桐油二两宣水毒，百草霜生肌止血、黄丹生肌止痛，发灰补阴冷者加鹿角灰、乳香各三钱。同熬成膏，摊油纸上贴之，血虚痛甚者尤宜。如经年紫黑者，先用炉灰膏去瘀。

蕲艾膏 蕲艾、川椒各五钱，水粉一两，黄丹三钱，轻粉一钱。为末，熟麻油调膏，隔纸贴之效。

蜡矾纸 绵纸叠十二重，看疮大小剪成方块，以纸捻钉住，却用麻油二两，入川椒四十九粒，慢火煎枯黑去渣；入槐枝四十九寸，煎枯黑去渣；入黄蜡一两，枯矾一钱，轻粉二分，俟溶化，即入前纸，令油渗透，勿使焦黄取起。贴时用槐枝、葱、椒煎汤洗拭，取前纸齐沓贴之；外另用油纸绯绢紧缚，周时取下近疮纸一重，候纸取尽，则疮全愈，其效如神，气虚脓多者尤宜。

黄蜡膏 香油一两，入胎发如梅大，熬消化，入白胶香、黄蜡各一两溶化；入生龙骨、赤石脂、血竭末各一两，搅匀候冷，瓷器收贮。每用捏作薄片贴疮上，外以箬叶绢帛缚之，三日后翻过药贴，以活血药煎汤洗之。外臁亦妙。

疮疥活血四物，桦皮首乌当归连归可飧；

活血四物汤 当归、川芎、芍药、生地各一钱半，桃仁九个，红花一钱，苏木八分，连翘、黄连、防风、甘草各六分。水煎服。治诸疥疮经久不愈。

桦皮散 桦皮、枳壳各烧存性四两，杏仁水煮熟、荆芥穗各二两，炙甘草五钱。为末。每服二钱，温好酒调下。治肺脏风毒，遍身疮疥及瘾疹瘙痒，兼治面上粉刺风刺。

何首乌散 何首乌、荆芥、防风、蔓荆子、威灵仙、蚵蚾草、甘草各一两。为末。白汤调服二钱。治脾肺风毒，头面遍身癣疥瘙痒及紫白癜风、肌肉顽麻等症。

当归饮 当归、白芍、川芎、生地、防风、荆芥、蒺藜各一钱，何首乌、黄芪、甘草各五分。姜煎服。治遍身疥癣，或肿或痒，或脓水浸淫，或发赤疹瘖痦，皆心血凝滞，内蕴风热所发。

当归丸 当归五钱，黄连一钱半，大黄二钱半，甘草一两。为末，先以当归熬成膏，和丸胡椒大。第一二十丸，食前米饮下，渐加至利为度。治疥疮血热便秘及疹痘已出，声哑喘急便秘等症。

连归汤 黄连、当归各一钱，连翘、黄芩各七分，甘草三分。黑瘦人合四物汤，加大枫子、黄柏；肥白人加荆、防、羌活、白芷、苍术，取其能胜湿也。禀受实者，合四物汤加大黄、芒硝。水煎服。治诸疮痛。

疮疥摩风一上，吴茱剪草三黄硫黄任秃。

摩风散 蛇床子五钱，大枫子十四个，杏仁二十个，枯矾、樟脑各二钱，川椒、轻粉、水银各三钱，雄黄一钱半，银珠一钱。为末，用乌桕油三两研匀，为丸弹子大，瓷器收贮。每用少许，呵烊遍擦之。治疥癣风癞，诸湿痒疮，及妇人阴蚀疮，漆疮火丹，诸般恶疮。

一上散 雄黄三钱半，寒水石、白胶香、黑狗脊、蛇床子各一两，枯矾、黄连各五钱，吴萸、硫黄各三钱，斑蝥十四个。为末。先以汤洗去疮痂，然后用腊月猪油调手掌心擦热，鼻中嗅二三次，却擦上，一擦即愈。治湿疥肿痛，作痒臭烂。

吴茱萸散 吴萸、白矾各二钱，寒水石二钱半，蛇床子三钱，黄柏、大黄、硫黄、轻粉各一钱，槟榔一个，樟脑五分。为末，香油调敷。治干疥及春月发者，宜此开郁为主。

剪草散 寒水石、芜荑各二钱，剪草、枯矾、吴萸、黄柏各一钱，苍术、厚朴、雄黄各五分，蛇床三钱，轻粉一钱。为末，香油调敷。治沙疥。

三黄散 黄连、黄芩、大黄各三钱，蛇床子、寒水石各三两，黄丹五分，白矾一钱，轻粉、白芷、无名异、木香各少许。为末。须先洗刺破，油调敷之。治脓窠疮，退热消肿止痛，干脓结痂。

硫黄饼 矾制硫黄一两，为末，用水调成饼，贴瓷器碗底，覆转，用蕲艾一两，川椒三钱，为末，火燃熏干硫黄。临用先以柳、桃、桑、槐、楮五枝煎汤洗拭，然后用麻油调硫黄末搽之。治虫疮及冷疮，喜就火炙汤泡者。抑考退热，治干痒出血，须用芩、连、大黄，或松香、樟脑；退肿止痛，须用寒水石、白芷；止痒杀虫，用狗脊或蛇床子、枯矾；杀虫，用芜荑、水银、硫黄，甚者加藜芦、斑蝥；干脓，用无名异、松皮炭；头疮，加黄连、方解石；脚上用黄柏；阴囊用吴萸；红色用黄丹；青色用青黛；喜就火与热汤，用硫黄；湿疮，用香油调；干疮，用猪油调。

顽癣浮萍为君，

顽癣丸 浮萍、苍术、苍耳各一两，苦参一两半，黄芩五钱，香附二钱半。为末，酒糊为丸，白汤下。

古萍蛇丸 浮萍半斤，乌稍蛇三钱。为末，蜜丸重六钱。三日服一丸，用风药洗身上，随量将酒嚼下，取汗，九日服三丸。大麻风癣亦效。忌盐。

血风马苋可觅。

大马齿膏 马齿苋焙干五钱，黄丹、黄柏、枯矾、儿茶各三钱，轻粉一钱。为末，生桐油调摊油纸上，用葱、椒煎汤，洗净患处贴之。治两足血风疮，并两足背风湿疮，痛痒至骨者效。

癞风初起吐下，醉仙再造莫迟疑；

醉仙散 胡麻子、牛蒡子、蔓荆子、枸杞子各一两，俱炒紫色，白蒺藜、苦参、瓜蒌根、防风各五钱，轻粉四钱。为末。每一钱，早、午、晚各茶清调服，服后五七日间，先于牙缝内流出臭涎，浑身觉疼，昏闷如醉，后利下臭屎、脓血为效，量大小虚实服之。治大风病遍身瘾疹瘙痒麻木。或去轻粉，量体加芩、连，可调理余毒。

再造散 大黄、皂刺各一两，白牵牛六钱，郁金五钱。一方无此二味。为末。每五钱或二钱，五更酒调，面东服之，当日利下恶物，或脓或虫。如虫嘴黑色是多年，赤色是近日。数日后又进一服，去虫积尽乃止。大治癞风恶疾。

大麻紫云补泻，参蛇蠲痹换肌骨。

大麻风丸 苦参三斤，羌活、独活、白芷、白蔹、白蒺藜、天花粉、何首乌各四两，皂刺煅、当归各半斤。为末，用皂角五斤切细，温水浸五日，去渣，慢火熬成膏，和丸梧子大。每百丸，空心温酒下。治大麻风，初起遍身疮点五色，不知痛痒，手足麻木等症。

紫云风丸 何首乌四两，五加皮、僵蚕、苦参、当归各二两，全蝎一两半，牛蒡子、羌活、独活、白芷、细辛、生地、汉防已、黄连、芍药、蝉蜕、防风、荆芥、苍术各一两。为末，炼蜜或酒糊丸，梧子大。每七十丸，温酒米饮任下。治血分受湿，遍身发紫血疱，痛痒有虫。若白水疱，则为天疱疮，乃此类之轻者。

补气泻营汤 升麻、连翘各六钱，苏木、当归、黄连、黄芪、全蝎、地龙各三分，黄芩、生地各四分，人参二分，甘草一分半，桔梗五分，桃仁三枚。水、酒各半，煎减半，入麝香少许，胡桐泪一分，虻虫、水蛭各三枚，白豆蔻二分，再煎热服，或为丸亦好。治大风满面连颈极痒，眉脱鼻崩肤败，宜辛温散血，甘温补气，兼泻胃热心火以止痒，补肺以升阳，外用针砭去恶血。忌酒、面、生冷物。

活神丹 羌活、玄参、当归、熟地各等分。为末，蜜丸梧子大。每五十丸，空心白汤下。大风病血虚者可常服之。

加味苦参丸 苦参一斤，防风、荆芥、苍耳子、胡麻子、皂刺各十两，蔓荆子、牛蒡子、黄荆子、枸杞子、何首乌、禹余粮、蛇床子各三两，白芷一两半。为末，用皂角煎膏和丸，梧子大。每五十丸，茶酒任下。治大风疮及诸风赤白癜风。

单苦参酒 苦参半斤，洗锉净碎，将绢袋兜，浸酒二埕，春冬浸一月，秋夏浸十日。每饮一小钟，日三次。大能消一切风热疮毒，理脾补心养气，疮科圣药。如酒尽，以苦参晒干为末，酒糊丸服尤妙。

三蛇丹 土桃蛇、乌梢蛇、白花蛇各一条，苦参四两。为末，用皂角煎膏，为丸梧子大。每六七十丸，煎防风通圣散下，粥饭压之，日三服，三日一洗乃安。治大风手足麻木，发脱眉落，遍身疮疹瘙痒，一切疥癣风痰皆效。

白花蛇丸 白花蛇一条，当归二两，川芎、白芍、生地、防风、荆芥、酒芩、连翘、胡麻子、何首乌、升麻、羌活、桔梗各一两。为末，将浸蛇酒和水打糊丸，梧子大。每七十丸，茶清下，治头面手足白屑疮痒，皮肤皴燥。

蠲痹散 羌活、独活、皂刺、白芷各五分，当归、白术各一钱半，赤芍一钱，土茯苓五钱。水煎服。治癞风肢节拳挛，宜此养血祛风。

换肌散 乌梢蛇、白花蛇、地龙各三两，细辛、白芷、天麻、蔓荆子、当归、苦参、威灵仙、荆芥穗、甘菊花、紫参、沙参、木贼、不灰木、炙甘草、沙苑蒺藜、天门冬、赤芍、定风草、何首乌、石菖蒲、胡麻子、草乌、苍术、川芎、木鳖子各一两。为末。每五钱，温酒服。治癞风年深不愈，以致眉发脱落，鼻梁崩损，重者方可服之。

换骨丸 苦参、浮萍各一两半，大黄、槐花、白芷、川芎、各一两二钱，苍术一两，乳香、没药、沉香、木香各三钱，麝香五分。为末，用麻黄五斤，煎膏和丸，弹子大。每一丸，临卧温酒化下，忌风二三日。兼治一切疥癣风疾。一方去苍、麝，加当归、防风、甘松、白花蛇尤妙。

凌霄花散 凌霄花五钱，蝉蜕、地龙、僵蚕、全蝎各七枚。为末。每二钱，温酒调服。服后于浴室中，住在汤内一时许，服药则效。治诸癞风证。

浴癞方 用桃、柳、桑、槐、楮五枝各一斤，煎浓汤一桶先蒸，候半温，坐桶内平颈项浸洗一日，一月洗两次极妙，一切疮疽亦效。

杨梅轻减通圣丸，搽洗何须几遭！

加减通圣散 防风、白鲜皮、赤芍、连翘、黄芩各八分，牛蒡子一钱，金银花三分，山栀、归尾各五分，荆芥、槐花各四分，僵蚕、甘草各二分。水煎服。如初起便秘，加酒大黄一钱半；便难，加皂子三分；胃弱食少，加白术一钱，陈皮、半夏各五分；头上多，加川芎八分，薄荷一分；下部多，加牛膝、黄柏各四分；遍身多，加木通、桔梗、地骨皮各六分；心火加黄连，肾火加玄参，各四分；气虚加参、芪，血虚加熟地，各六分；久虚便利，加硬饭五钱。

加减通圣丸 即前方共半斤，再加苦参半斤。为末，酒糊或蜜丸，梧子大。每七十丸，空心米饮温酒任下。

搽药 杏仁十四枚，针挑火上烧半生半熟，轻粉一钱，片脑二厘。为末，猪胆汁或香油调搽。不畏痛者加胆矾三分，摩风膏亦好。

洗药 土地骨皮、荆芥、苦参、细辛各五钱。煎汤先蒸、后洗，遍身出汗为效。如洗务要汤宽，浸洗良久方佳。

杨梅重多化毒散，吹药限定三日。

化毒散 生大黄一两解热毒，穿山甲五钱虚者三钱解毒，僵蚕三钱去风，蜈蚣一条去虫，归尾五钱破血。为末。每二钱，酒调，日二服。

吹药 黑铅八分溶化，入水银一钱，同结成饼，银珠一钱半炒，明矾、雄黄各一钱。为末，枣肉捣匀，分作六丸。每用一丸，放火笼内，令病人以巾包头，口吹、眼看其药丸，待烟尽则止。当日早、午、晚各吹一丸，次日早、午吹二丸，第三日只早吹一丸。吹后三五日，或口流涎，以黄连、绿豆煎汤解之；又服化毒散三日，后以加减通圣散、丸调理断根。

皂刺皂根，顽癣筋疼可祛；

皂刺丸　皂刺一两，桑寄生、何首乌、石楠藤、白蒺藜、五加皮、地骨皮、白鲜皮各七钱，草乌、枸杞、牛蒡子、归尾、五灵脂、蔓荆子、胡麻子、防风、苦参、虎胫骨、地龙、京墨、木鳖、天花粉各五钱，白胶香、乳香、没药各三钱。痛甚加麝一字。为末，面糊为丸，梧子大。每五十丸，硬饭汤下，日二次，服两月断根。忌狗肉、鱼腥、房事。治远年杨梅痈癣顽疮，筋骨疼痛。

皂根丸　当归二两，黄芪一两半，人参、蕲艾各一两，麻黄五钱，皂角树根皮四两。为末，蜜丸梧子大。每五十丸，土茯苓煎浓汤送下。治杨梅风毒。

仙粮象牙，大枫痈漏如失。

仙遗粮汤　土茯苓一两干者七钱，防风、木瓜、木通、薏苡仁、白鲜皮、金银花各五分，皂子四分。水煎，空心日三服。治杨梅风毒及误服轻粉，以致瘫痪，筋骨疼痛，不能动履，或坏肌伤骨者，服此除根，永无后患；凡患下疳疮者，宜此预防之。如气虚加参、芪；血虚加芎、归、熟地、牛膝；肺热去土茯苓，倍薏苡仁，金银花。

仙遗粮丸　土茯苓一斤，防风、木通、薏苡仁、防己、白茯苓、金银花、木瓜、白鲜皮、皂刺各五钱，白芥子四钱，当归身七钱。为末，蜜丸，或浸酒服。忌生冷、鱼鸡、煎炒、茶酒、房室十余日。治杨梅疮后肿块成痈。如虚弱者，加人参五钱甚妙。

单仙遗粮丸　一味为末，蜜丸梧子大。每五十丸，川椒煎汤下。治杨梅疮，或鼻崩眉落，筋缓骨拳者，皆效。

象牙丸　象牙三钱，鳖甲、猬皮各一个。为末，枣肉丸，樱桃大。每一丸，空心小便化下。服七日后，仍用三味为末，猪胆汁调敷。治杨梅疮成漏。

大枫丸　大枫子肉半斤，荆芥、当归、苦参各一两半，羌活、独活、防风、蝉蜕、全蝎各一两。为末，用大枫子壳煮汁，和晚米糊丸，梧子大。每百丸，日三次，温酒下。但大枫子性热，燥痰伤血，服多病愈失明，用者慎之。

取轻粉法 用开口川椒，每空心以土茯苓煎汤吞下三十粒，即利轻粉于椒内，从大便出，洗起川椒，服至椒内无轻粉乃止。

治天疱疮方 用野菊花、枣木根煎汤洗，洗后用防风通圣散同蚯蚓泥为末，略炒，蜜调敷之极妙；或只用黄柏、滑石为末，油调敷之。如从肚皮上起者，里热发外，宜内服防风通圣散加减。

提疔赛金，外治十种有三；

提疔锭子 雄黄、朱砂各三钱，青盐、砒霜、白丁香、轻粉、斑蝥各一钱半，蟾酥、麝香各一两，蓖麻子二十粒。为末，用黄蜡溶化，和丸梧子大，捻作锭子。用针刺破疔头，放一锭于疔上，又刺四边五七下，令恶血出为妙，却用水粉膏贴之，内服赛命丹。治疔疮危笃发昏，兼治瘰疬。

赛金丹 用明矾四两溶化，入黄丹二两，银钗搅之，慢火熬令紫色。先以针周回挑破，用津液调敷数度，无令疮干，其疔即溃；如不溃，入信石一钱，雄黄、硇砂各五分，贴之即溃。治一十三种疔疮。

追疔保生，接命奇功第一。

追疔汤 羌活、独活、青皮、防风、黄连、赤芍、细辛、甘草节、蝉蜕、僵蚕、独脚莲各五分。先将泽兰叶、金银花、金线重楼各一钱，生姜擂酒或擂水，入酒热服，然后用生姜十片，水酒各半，煎前药热服，衣覆取汗。如有脓，加首乌、白芷；要利，加青木香、大黄；在脚加木瓜。病减后，前药加大黄二钱以去余毒。

保生锭子 蟾酥三钱，雄黄二钱。为末，用青桑皮二两同捣如泥，为丸六分重，捻作锭子，朱砂为衣，阴干。如疔疮，用冷葱汤磨服八分，仍用冷葱汤漱口咽下；外用，针刺开疔头，将锭子一分填入疔内，被盖出汗，二日烂出即愈。如背发，亦用冷葱汤磨服，再磨二分敷患处，被盖出汗，其患即愈。体虚清贵及妇人胎前产后毒浅者最宜。

蟾肝丸 端午日取蟾肝一具，入雄黄五钱，捣丸绿豆大，朱砂为衣。每三丸，葱酒下，善能发汗解毒；如痘疹不出，用胡荽酒下最妙。

赛命丹 蟾酥、朱砂、雄黄、胆矾、血竭、乳香、没药各三钱，蜈蚣、麝香各五分，细辛、全蝎、蝉蜕、穿山甲、僵蚕、牙皂各六钱，白矾用信少许同枯去信不用，片脑各五分。为末，端午日用酒糊丸，绿豆大。每三丸，用葱酒一小钟下，被盖出汗，或吐或不汗，再进一丸。服后吃白粥调理，忌黄瓜、水茄一切动风之物。治痈疽发背，疔疮乳痈，鱼口便毒，一切无名肿毒及小儿脐风亦效，赛飞龙夺命丹。

一捻金 即前赛命丹为末，每服二三分，温酒调下。如服赛命丹后，毒未尽起，再用此末催之。惟疔疮服此药后，身凉者即死。

治疔单方 苍耳草一握，生姜四两，同捣烂，入生头酒一碗，去渣热服，大汗即愈；或以绿豆、野菊花为末，酒调饮醉睡觉，痛定热除。外用苍耳根茎苗子烧灰为末，醋泔或靛调涂疔上，毒根即出。山乡疔肿初起，紧急无赛命丹者，用此更快。又或无苍耳处，用乌桕叶捣汁一二碗顿服，得大便利为妙，冬月用根研水服之，以利为度，食灾牛马患者，尤效。

五圣汤 大黄、金银花、甘草各一两，瓜蒌一个，皂刺二两。每用生姜一两，酒煎服。一方去皂刺，加当归、赤芍、枳壳。治一切疔肿痈疽，初觉憎寒头痛。

蜂蛇散 土蜂房一窠，蛇蜕一条，共入罐中盐泥固济，火煅存性，为末。每一钱，空心酒调服。少顷腹中大痛，痛止疔疮化为黄水。体实者，后服五圣汤。

折伤损内，鸡鸣花蕊石堪消；

鸡鸣散 大黄一两，桃仁七粒，归尾五钱。酒煎，五更鸡鸣时服，取下恶血即愈。治坠压伤损，瘀血凝积，痛不可忍。若气绝不能言者，急以小便灌之即苏。

花蕊石散 硫黄四两，花蕊石一两。为末，入瓦罐内盐泥固济，晒干，安四方砖上，以炭火自巳午时煅至经宿，候冷取出研细，瓷罐盛之。如一切金刃及打扑身体出血者，急于伤处掺药，其血化为黄水。如内伤血入脏腑，热煎童便，入酒少许，调服一钱立效。如牛触肠出不损者，急送入，用桑白皮或白麻为线，缝合肚皮，缝上掺药，血止立活，并不得封裹疮口，恐作脓血；如疮干以津液润之，然后掺药。如妇人产后败血不尽，恶露奔心，胎死腹中，胞衣不下，并用童便调服。

单人中白散 火煅醋淬为末，每五分，酒调服。治闪挫跌扑伤骨极重者。

折伤见红，归须蚌霜可窒。

当归须散 归尾一钱半，红花八分，桃仁七分，甘草五分，赤芍、乌药、香附、苏木各一钱，官桂六分。水、酒各半煎，空心服。治打扑以致气凝血结，胸腹胁痛，或寒热。如挫闪气血不顺，腰胁痛者，加青皮、木香；胁痛，加柴胡、川芎。

古蚌霜散 蚌粉、百草霜各等分。为末。每一二钱，糯米饮调服，侧柏枝研汁尤效。治伤损大吐血，或因酒食饱，低头掬损，吐血过多，并血妄行，口鼻俱出，但声未失者皆效；如鼻衄、舌衄及灸疮出血，并用干掺立止。

古乌附汤 乌药一钱，香附二钱，甘草三分。为末，淡盐汤调服。治跌扑吐衄不止，又能调中快气，治心腹刺痛。

定痛应痛称阵王，

乳香定痛散 乳香、当归、白术各二钱，白芷、没药、甘草、羌活、人参各一钱。为末。每二钱，温酒并童便调服。治打扑坠堕伤损一切疼痛。如血虚者，去羌、参，加川芎、芍药、生地、牡丹皮。

应痛丸 草乌八两，生姜、生葱各一斤，同捣淹两宿，焙苍术、破故纸、骨碎补各八两，穿山甲、小茴各六两。为末，酒糊丸，梧子大。每五十丸，温酒米饮任下，忌热物。治折后为四气所侵，手足疼痛。

阵王丹 大黄一两，石灰六两。同炒灰紫色为度，去火毒，筛过，敷伤处立效。一方加小儿发灰、乳香、没药、蒲黄各少许，为末，用未开眼老鼠子和药捣烂，阴干为末。不问刀箭出血，木石损伤，敷之如神，且免破伤风证。

夹骨接骨见医术。

夹骨法 小蛤蟆四五个，皮硝三分，生姜一两，酒糟一碗。肿者加红内消，同捣烂，敷手足折伤之处。一方用绿豆粉一味，炒令紫色，以热酒同热醋调敷损处，用竹纸盖贴，将杉木皮或桑皮二片夹定，其效如神。

小曲散 小麦曲、锅煤各五分，狗头骨、乳香、五倍子各一分。为末。用热酒调敷痛处，不可敷破处，重者加天灵盖少许尤妙；烂者只用凤尾草一味捣烂敷之，或以此草煎汤洗亦好。

接骨紫金丹 土鳖、自然铜、骨碎补、大黄、血竭、归尾、乳香、没药、硼砂各等分。为末。每八厘，热酒调服，其骨自接。治跌打骨折，瘀血攻心，发热昏晕，及瘀血自下，吐血等症。如遇经事不调，每服加麝七厘即通。

接骨丹 乳香、没药各五钱，自然铜一两，滑石二两，龙骨、赤石脂各三钱，麝香一字。为末，用好酒三碗煮干，就炒燥为末，化黄蜡五钱为丸，弹子大。每一丸酒煎，用东南柳枝搅散热服。若骨已接，去石脂、龙骨。临卧含化一丸亦妙。

麻药方 牙皂、木鳖、紫金皮、白芷、半夏、乌药、土当归、川芎、川乌各五两，草乌、小茴、坐拏草酒煮熟各一两，木香三钱。伤重手近不得者，更加坐拏草、草乌及蔓陀萝花各五钱。并无制煅，为末。诸样骨碎骨折出臼窝者，每服二钱，好红酒调下，麻倒不识痛处，或用刀割开，或剪去骨锋，以手整顿骨节归原，用夹夹定，然后医治。如箭镞入骨不出，亦可用此麻药，或钳出，或凿开取出，后用盐汤或盐水与服，立醒。

斗齿方 点椒五钱，天灵盖、红内消、白芷各二钱。为末，齿动掺上即安；或已落有血丝未断者，亦可掺药齿龈间斗之。

接指方 真苏木为末，敷断指间接定，外用蚕茧包缚完固，数日如故。亦治刀矢所伤者。

破伤开关定搐，蜈蝎星风及二乌；

蜈蚣散 蜈蚣二条，江鳔三钱。无江鳔以全蝎代之。为末。每一钱，防风、羌活煎汤调服。治破伤风搐搦，角弓反张。外用擦牙或吹鼻亦好。如表解不已传入里者，当服江鳔丸。

单全蝎散 蝎梢七个，为末，热酒调服。凡患破伤风证，非此不除。

古星风散 南星、防风各等分。为末。如破伤及金刃伤、或打扑内有损伤，以药末敷伤处，然后以温酒调下一钱；如牙关紧急、角弓反张打伤欲死，但心头微温者，以童便调灌二钱，并进二服；如癫犬咬，先以口含浆水洗拭，掺之，更不作脓，大效。盖南星为防风所制，服之不麻。

二乌丸 生川乌、白芷、天麻各二钱，生草乌、雄黄各一钱。为末，酒糊丸，梧子大。每十丸，温酒下。治破伤风，角弓反张，牙关紧急。

乌蛇散 乌梢蛇六钱，麻黄一两，草乌、干姜、附子、川芎、白附子、天麻各五钱，蝎梢二钱半。为末。每一钱，热酒调，日三服。治破伤风及洗头风。

破伤止血定疼，蛴螬鱼胶与甲质。

蛴螬酒 破伤初觉有风时，急取热粪堆内蛴螬虫一二个，用手捏住，待虫口中吐些小水，如紧急只剪去尾，将腹内黄水抹疮口，再滴些小入热酒内饮之，身穿厚衣，片时疮口觉麻，两胁微汗，风出立效，虎咬亦宜。

鱼胶散 鱼胶烧存性，为末。入麝香少许，每二钱，热酒米饮任下，亦可溶化外敷。治破伤风，口噤强直。

朱砂指甲散 人手指甲烧存性六钱，朱砂、南星、独活各二钱。为末，分作三服，热酒调下。治破伤风手足颤掉不已。

表热瓜石小芎，而半表无汗审羌榆；

瓜石汤 瓜蒌仁九钱，滑石一钱半，南星、苍术、赤芍、陈皮各一钱，黄连、黄柏、黄芩、白芷各五分，甘草二分。姜煎服。治破伤风发热。

小芎黄汤　川芎五钱，黄芩三钱，甘草一钱。水煎服。治破伤风表热。

羌麻汤　羌活、麻黄、菊花、川芎、石膏、防风、前胡、黄芩、细辛、枳壳、茯苓、蔓荆子、甘草各五分，白芷、薄荷各二分半。姜煎热服。治破伤风半表半里无汗。

榆丁散　地榆、紫花地丁草、防风、马齿苋各等分。为末。每三钱，温米饮下。治破伤风半表里，头微汗，身无汗，不可发汗者宜此。

里实江鳔大芎，而脏和养血兼防术。

江鳔丸　野鸽粪炒、江鳔烧、僵蚕各五分，雄黄一钱，蜈蚣二条，天麻一钱。为末，分作二分：将一分烧饭为丸，梧子大，朱砂为衣；将一分加巴霜二分半，饭为丸。每用朱砂药二十丸，加巴霜药一丸，二服加二丸，至便利为度；再服朱砂药，病愈即止。治破伤风惊而发搐，脏腑秘涩，邪在里者，宜此下之。

大芎黄汤　川芎一钱，大黄、羌活、黄芩各二钱。水煎服。治破伤风二便秘赤，自汗不止。

养血当归地黄汤　当归、川芎、生地、芍药、藁本、防风、白芷各一钱，细辛少许。水煎服。治病久气血渐虚，邪气入胃，宜此养血荣筋。

白术防风汤　白术、黄芪各二钱，防风四钱。水煎温服。治破伤风发表过多，脏腑和而自汗不止者宜。

通用忍冬，或丸或散；

忍冬藤汤、丸　忍冬藤五两，甘草节一两。或加黄芪、当归各五两尤妙。入砂锅内，水二碗，慢火煎至一碗，入酒一大碗煎数沸，作三次温服，一日夜吃尽，如病重一日夜服两剂，俟大小肠通利为药力到。外用忍冬藤连花叶，木杵捣烂，入酒少许，敷疮四周，留中以泄毒气。治一切痈毒外发内疽，及妇人乳痈，常服托里消毒。一方用忍冬藤花叶置罐内，以酒浸之，糠火煨一宿，取出晒干，入甘草少许，为末，酒糊丸，梧子大。每百丸，温酒米饮任下。消渴后，宜服此药预防发痈，亦主痔漏。

概施黄蜡，加矾加葱。

蜡矾丸 黄蜡二两溶化待温，入明矾末四两和匀，众手急丸梧子大。每三十丸，食前酒下，日二服。定痛生肌，护膜止泻，消毒化脓，及诸内痈，排脓托里之功甚大；或金石补药发疽，非此莫治。若遍身生疮，状如蛇头者，每服百丸，大有神效；若蛇蝎及一切毒虫所伤，溶化热涂患处，内更服之，其毒即解。为外科痈疽之要药也。服至三四两后，愈见其功。痈毒溃后服之甚稳，肠痈、瘰疬及内科心痛尤效。如漏疮，用丸溶化，加鸡焐胵、发灰末，和匀成条，塞入漏孔。

葱矾丸 端午午时取明矾为末，晒干瓷器盛之。遇肿毒初起，用末三钱，和葱白捣匀，酒调服，尽量一醉。或吐，以茶压之。或饭与葱捣丸服亦可。外用矾末五钱，麝香一分，取蛤蟆肠肚和药捣膏，敷疮四周，一日夜即愈。治诸肿发背，一切恶疮。

返魂汤既可加减，

赤芍、木通、白芷、何首乌、枳壳、小茴、乌药、当归、甘草各五分。水酒各半煎汤，便随证用之。治血气逆于肉理，故令壅结痈疽，最宜调和荣卫，但此方宜与内托十宣散相间用之，并加忍冬藤，最治内痈，但当审其虚实，或通或补，补则用附子，通则用大黄。如不明虚实，则此方亦能通顺，可无他变。惟流注加独活，毒重加穿山甲、全蝎、蝉蜕、连翘，随症加减。

化毒丸仍要折衷。

大黄、牵牛、槐花、白芷、穿山甲、蜈蚣、僵蚕、全蝎、雄黄、朱砂、蟾酥、明矾、铅丹各等分。为末，米糊丸，梧子大。每八丸，葱酒下。痈疽初起用之，发汗如神。

痛极乳香内服，口渴竹茋见效；

乳香止痛散 粟壳六两，白芷三两，炙甘草、陈皮各二两，没药、乳香各一两，丁香五钱。每五钱，水煎服。治疮肿疼痛不止。

竹叶黄芪汤 淡竹叶、生地各一钱，黄芪、麦门冬、当归、川芎、甘草、黄芩、芍药、人参、半夏、石膏各五钱。水煎服。治痈疽气血虚、胃火盛而作渴等症。

溃甚圣愈作主，食少参芪收功。

圣愈汤 生地、熟地、川芎、人参各五钱，当归、黄芪各一钱。水煎服。治痈疽脓水出多，心烦睡卧不安，五心烦热等症。

人参黄芪汤 人参、白术、陈皮、苍术、麦门冬、当归各五分，黄芪一钱，升麻六分，黄柏四分，神曲三分。水煎服。治溃后少食不眠，发热等症。

蒜豉灸以拔毒，

隔蒜灸法 先以湿纸覆上，立候纸先干处为疮头，记定，然后用独蒜去两头，切中间三分厚，安疮头上，用艾炷于蒜上灸之。每五炷，换蒜再灸。如疮大有十数头作一处生者，以蒜捣烂摊患处，铺艾灸，蒜败再换。治一切痈疽肿毒大痛，或不痛，或麻木。若痛灸至不痛，不痛灸至痛，其痛乃随火而散，此拔引郁毒从治之法，有回生之功。若疮色或白或紫不起发，不大痛，不作脓，不问日期，最宜多灸，未成者消，已成者杀其大势。

豆豉饼 淡豆豉为末，用唾津或漱口水和作饼，如钱大，半分厚。置患处，以艾炷饼上灸之，饼干又易。治痈疽肿硬不溃，溃而不敛，并一切顽疮恶疮，未成即消，已成即溃。不效者，气血虚败也。

桑葱熨以祛风。

桑枝灸法 治发背不起发，不腐。用桑枝燃着吹息火焰，以火头灸患处，日三五次，每次片时，取瘀肉腐动为度；若腐肉已去，新肉生迟，宜灸四围；阴疮、瘰疬、流注、臁疮，寒邪所袭久不愈者，尤宜用之，未溃则拔毒止痛，已溃则补接阳气；其阳证肿痛焮甚，或重如负石，初起用之，水出即消；其经数日者，用之虽溃亦浅，且无苦楚。

葱熨法　生葱捣烂炒热，频熨患处，至冷再换。治流注结核，骨痈鹤膝等证。先用隔蒜灸，余肿尚存，用此熨之，以助气血、行壅滞，其功甚大。又跌扑损伤，止痛消肿散血之良剂也。

洗毒肉汁易求，

洗毒散　蛇床子、地骨皮、紫花地丁草、麻黄、荆芥、防风、枯矾各三钱。葱白三根，水三碗，煎至二碗，于无风处洗之。治诸般恶疮，及风湿阴蚀疮。

肉汁汤　白芷、甘草、羌活、蜂房、黄芩、赤芍、当归各一钱。用猪蹄爪肉一斤煮汁，分二次，去油花肉渣，方入前药煎十沸，俟温以绢蘸汤揩洗，恶血随洗而下。忌风冷、妇人、猫、犬。治一切疮疽有口。

点瘀炉灰当审。

炉灰膏　用响糖炉内灰一升半，风化石灰一升炒红，以竹箕盛贮，用滚汤三碗，慢慢淋自然汁一碗，铜锅盛，慢火熬如稀糊，先下巴豆末，次下蟾酥，各二钱，白丁香末五分，炒石灰一钱，搅匀，再熬如干面糊，取起俟冷，以瓷罐盛贮，勿令泄气。每用时以簪头挑少许放指甲上研，口呵气，调匀如泥，将患处用针拨开，以药点之。治一切无名肿毒、恶疮及外痔瘰疬，气粟，除瘤点痣等症，有脓者溃，无脓者就散，惟好肉及眼上忌用。如点瘰疬，去蟾酥，加轻粉一钱；畏痛，加乳香、没药各一钱；寻常消瘤点痣，只用灰膏，不必加药。

去恶散　雄黄一钱，巴豆一个。同研如泥，入乳香、没药各末少许，又再研匀。如诸疮毒有恶肉不能去者，每取少许点上即去。

敷分阴阳，

阴阳散　赤芍生血止痛去风，白芷去风生肌止痛，石菖蒲和气行血能破肿硬，五倍子消肿生肌，各二两；独活三两，止风动血；紫荆皮五两，破气逐血消肿。为末，葱酒或醋调服。

治痈疽肿毒流注，此药平和，故曰阴阳。

抑阳散 天花粉三两，姜黄、白芷、赤芍各一两。为末，茶汤任调敷。治痈疽属阳证。

抑阴散 草乌二两，白芷、赤芍、南星各一两，肉桂五钱。葱汤或热酒调敷。治痈元气虚寒，肿不消散，或不溃敛，或筋挛骨痛，一切冷证神效。

鸡血散 用雄鸡剪去冠尖少许，倒提滴血疮上，血尽再换，不过五六鸡，痛止毒消，其疮自愈。内以人参六两，分作六次，尽日煎服。治痈疽属阴证。

铁箍散 乳香、没药、大黄、黄柏、黄连、南星、半夏、防风、羌活、皂刺、木鳖子、瓜蒌根、阿胶、甘草节、草乌各等分。为末，醋调成膏，砂锅内火熬黑色，敷之，寒者热用，热者寒用。治痈疽肿痛，赤晕散漫，及诸般疮疖。

铁井栏 芙蓉叶重阳前采，苍耳叶端午前采，烧存性，为末，蜜水调敷。一切肿毒背痈，以此药围定，不复拌开。

单巴豆膏 巴豆炒焦，研如膏，须临用制之，庶不干燥。如发背中央肉死，涂之即腐；未死，涂之生肌；恶疮、臁疮久不收敛，内有毒根，以纸捻蘸药纳入，根去即敛；元气虚弱，或因克伐胃气，以致毒气散漫，中央肉死，急服大补之剂，中涂三四寸许，至五六日，赤黯之界自裂，纹如刀划状，中央渐溃；若脾气大虚，肉不知痛，急补脾胃，肉多复生。

单小粉膏 用隔年小粉，愈旧者愈好，不拘多少，入锅炒之，初炒如饧，炒久则干，成黄黑色，候冷为末，陈米糊调，令稀稠得所，以瓷罐收贮。如一切痈疽发背，无名肿毒，初发焮热未破者，量所肿大小，用厚皮纸摊开，中剪一孔以泄毒气，贴上即如水冷，疼痛即止，少顷觉痒，不得揭动，久则肿毒自消，其效如神。

单糯米膏 拣净糯米三升，入瓷盆内，于端午前四十九日以冷水浸之，一日两度换水，时以轻手淘转，勿令米碎，至端午日取出，用绢袋盛之，风干，每旋取少许炒黑为末，冷水调成膏，量疮口大小贴之，绢帛包定，直候疮愈为度。若金疮误犯生水，疮口作脓，急以此药裹定，肿处已消，直至疮愈；若痈疽毒疮，初觉焮肿吒腮，并贴项下及肿处；若竹木签刺入肉者，临卧贴之，明日其刺出在药内。若贴肿毒，干即换之，常令湿为妙，惟金疮水毒不可换，恐伤疮口。

线有三品。

上品锭子 专治一十八种痔漏。红矾二两半，乳香、没药、朱砂各三钱，牛黄五分半，硇砂一钱熟、四分生，白信火煅一两。

中品锭子 专治翻花瘿瘤等证。白矾三两八钱半，乳香、没药各五钱半，朱砂三钱，牛黄七分半，硇砂五分熟、五分生，金信一两半，火煅黑烟止，用淡清烟。

下品锭子 专治发背疔疮等证。红矾三两二钱，乳香六钱，没药五钱，朱砂三钱，牛黄四分半，硇砂二钱四分，半熟半生，白信三两，火煅黑烟尽，半日取起用。各依法制为末，面糊和匀，捻成锭子。看疮漏大小深浅，插入锭子。如肉内黑色，勿上生肌散，直待黑肉去尽，方可上生肌散。若疮无头者，用太乙膏加后药一粒贴之：白矾二两，乳香三钱二分，没药三钱七分，朱砂四分，牛黄五分，白信二两，火煅烟尽，半日取用，巴霜三钱，白丁香二钱半，姜黄三钱半，为末。或唾津调敷，一日换三次，但疮破插上前锭子。

通用青金锭子 铜绿三钱、青矾、胆矾、轻粉、砒霜、白丁香、苦葶苈各一钱，片脑、麝香各少许。为末，面糊或炼蜜加白及末为锭子，如麻黄大，二三寸长。看疮口深浅插入，疼者可治，不痛者不治。如开疮口，用生砒；去死肉，用煅砒；生好肉，去砒，加枯矾。

取久疽久痔漏中朽骨法 用乌骨鸡胫骨，以信石实之，盐泥固济，火煅通红，地上出火毒，取骨为末，饭丸如粟米大。以皮纸捻送入窍内，外用膏药封之，其骨自出。

取脓射脓透脓，

隔皮取脓法 驴蹄肉焙、荞麦粉炒各一两，白盐五钱，草乌四钱。为末，水调作饼，慢火炙微黄色，去火毒，为末，醋调成膏，摊厚纸上贴患处。水自毛孔而出，其肿自退，诸般肿毒皆效。

射脓法 枯矾、黄丹各一钱，砒霜五分。为末，面糊为丸，捻作锭子。每用粘药于头欲出处，以膏贴之自溃。治诸疮疖脓水已成，即当针开，决出陈臭恶瘀，若恶瘀不出，须当用此药以射其脓。

又方 用陈坏米一钱，硇砂五分，白丁香二十一粒。为末，粳米粥丸，粳米大。每用一丸粘疮上，以膏贴之，其脓自溃。

透脓散 蚕茧一个，烧灰酒调服，即透一个疮口；若用两三个，即透两三个疮口；或用黄蜡作小丸服之，俱不可多服。治诸痈疮及附骨疽不破者，不用针刀，一服即破。

生肌完肌平肌。

生肌定痛散 乳香、没药、龙骨、朱砂、雄黄各一钱，血竭、儿茶、海螵蛸各二钱，赤石脂五钱，白及、白蔹各一钱半，片脑一分。或加天灵盖一钱。为末掺之。外贴膏药，生肌住痛如神。

生肌长肉膏 龙骨三钱，白芷二钱半，血竭二钱，黄丹、辰砂各五钱，石膏一两，樟脑少许。为末，先将黄蜡一两溶化，入香油少许，然后入药末搅匀得所，捻成条子塞疮口内，肌肉自长。如痛甚，加乳香、没药各二钱。

完肌散 定粉、枯矾、黄连、乳香、龙骨各二钱，黄丹、轻粉各一钱。为末掺之。

平肌散 狗头骨、露蜂房、男头发各烧存性一钱，桑白皮五分，麝香、轻粉各少许。为末，津液调敷。治漏疮及一切瘘漏经久不合。

易简方 端午日采一朵半含花蕊，量入古坟内、旧屋脊上、旧船底上三样石灰，捣烂阴干为末，干掺，干者麻油调搽，不问金刃、跌扑、狗咬、汤火所伤，神效。

断血金毛无踪，

断血药 金毛狗脊一两，明矾三钱，血竭少许。为末掺上，其血即止。

又方 寒水石、花蕊石、龙骨、黄丹、没药各五钱，黄药子七钱半。一方加白及、乳香、轻粉。为末敷上，以绢帛扎定。治金疮出血不止，及诸疮疼痛，脓血不干，久不生肌。

敛口木槟有准。

敛口药 轻粉、木香、黄连、白及为末，临肉满掺之，诸疮不合口者皆效。若用之太速，毒气疏泄未尽，必于其旁复发大疽。

古香槟散 木香、槟榔各等分，为末掺上，干者蜡油调涂。生肌敛肉，止痛甚速。一方加黄连、当归各等分。

单方 用经霜桑叶为末频掺，治疮大窟不敛，外又以桑叶煎汤洗之，或加白蔹、白及、鸡胜胵之类亦好。

外贴内服，太乙云母麒麟兮，神应万应千捶欲成丹；

太乙膏 玄参、白芷、当归、肉桂、大黄、赤芍、生地各一两。用油二斤半浸，夏三、冬十、春秋七日，放入铜锅内，文武火煎至药枯黑，滤去渣，入黄丹十二两，以桃枝不住手搅，煎至滴水成珠，软硬得中，即成膏矣。治一切痈疽肿毒，不问年月深浅、已未成脓者并宜。如发背，先以温水洗拭，摊绯绢贴之，更用冷水送下；血气不通，温酒下；赤白带，当归煎酒下；咳嗽及喉闭缠喉风，绵裹含化；一切风赤眼，贴两太阳穴，更以山栀煎汤下；打扑伤损外贴内服，陈皮煎汤下；膝痛外贴内服，盐汤下；唾血，桑白煎汤下；妇人经闭腹块作痛，贴之经行痛止；一切疥疮，别炼油少许和膏涂之；虎犬蛇蝎、汤火金疮伤，并外贴内服；诸瘰漏疮疖及杨梅疮毒溃烂，先用盐汤洗净贴之，并用温酒下三五十丸。梧子大，以蛤粉为衣。其膏可收十年不坏，愈久愈烈。

云母膏 川椒、白芷、赤芍、肉桂、当归、菖蒲、黄芪、白及、川芎、木香、龙胆草、白蔹、防风、厚朴、桔梗、柴胡、人参、苍术、黄芩、附子、茯苓、良姜、百合皮、松脂各五钱，甘草、柏叶、桑白皮、槐枝、柳枝、陈皮各二两。用清油四十两，浸封七日，文武火煎，以柳木不住手搅，候匝沸乃下火，沸定又上火，如此者三次，以药枯黑，滤去渣再熬，入黄丹二十两，没药、盐花、血竭、麝香、乳香各末五钱，云母、硝石各末四两，以槐枝不住手搅，滴水成珠，不软不硬为度，瓷器收贮，候温，将水银二两以绢包定，以手细弹，铺在膏上，名养膏母。用时先刮去水银。或丸梧子大服，或摊绛布上贴，随宜用之。如发背，败蒲煎汤，洗拭贴之，内服一两，分三次温酒下，未成者即愈；乳痈瘰疬，骨疽毒穿至骨，外贴内服一两，分三次酒下，甚者即泻恶物；肠痈内服五两，分五次，甘草煎汤下，未成脓者消，已成脓者随药下脓，下后每日仍酒下五丸，脓止住服；发颐、发鬓、发眉、发耳、脐痈、牙痈、牙疼、瘤赘，及一切疮疖肿毒，并外贴，即时毒消痛止而愈，甚者内服；风眼，贴两太阳穴；小肠气，茴香煎酒下一分，日二服即愈。难产温酒下一分；血晕欲死，姜汁和童便温酒下十丸即醒；死胎，榆白皮煎汤下五钱即生。壁虎、蜘蛛咬，外贴留疮口；虎豹咬，甘草煎汤洗拭贴之，每日一换；蛇犬咬，外贴，内服十丸，生油下。箭头入肉，外贴，每日吃熟绿豆少许，箭头自出；中毒药酒下一分，每日一服，四日泻出恶物立瘥。但有所苦，药到即愈。忌羊血，余无所忌。如收此药防身，以蜡纸裹，不令风干，可收三十年，不损药力。

麒麟竭膏　当归、木鳖肉、知母、五倍子、细辛、白芷各五钱，槐柳枝各十四寸。一方用山慈菇、红芽大戟、巴豆各五钱。用香油三两半同前八味入锅内文武火煎，以柳枝不住手搅，煎至药枯黑，滤去渣，入松香末十两，沥清末二两，仍不住手搅，如沸溢即下火搅之，再上火一茶顷，滴水成珠，不软不硬，即入血竭三钱，轻粉、麝香各二钱，雄黄四钱，乳香、没药各末五钱，徐徐而下，速搅极匀，凝则再上火，勿令沸溢，倾入水中浸半日后，以手搏之，渐渐软和，翻覆揉扯如金丝之状。再入水浸之，如前揉扯，春夏频换水，多浸愈妙，紧急亦浸两宿。治一切痈疽，五发毒疮，生者贴之即散，熟者即穿，逐败生肌，首尾可用。一切疔肿结核并贴患处，臁疮先用齑汁、白矾入汤洗净，以牛蒡子叶或金刚藤叶先贴半日，取尽恶水，然后贴膏，刻日可愈；一切臀股黄湿痒痛等疮，并洗拭贴之；一切打扑伤损、闪挫气闷等症，并贴患处。头疼贴两太阳穴，赤眼贴眼胞鱼尾，暴伤风冷嗽贴脊心，牙疼刮药塞牙缝，面肿贴面。小儿疳痢等疾，为丸绿豆大，米饮下二三十丸；一切风寒湿痹臂腿疼痛，俱贴痛处，无不有效。

神应膏 香油一斤，入乱发一团鸡子大，于铫中文武火熬至发枯，入杏仁一两再煎枯黑，滤去渣，入黄芪七钱半，玄参五钱，熬一二时久，住火，候火力稍息，入带子蜂房一两，蛇蜕五钱，以柳木不住手搅，慢火熬至枯黑，滤去渣，入黄丹五两，不住手搅匀，滴水成珠，不软不硬，瓷器收贮，随意摊贴。治诸般痈肿疖毒，外科神药，人多忽之。

万应膏 木香、川芎、牛膝、生地、细辛、白芷、秦艽、归尾、枳壳、独活、防风、大枫子、羌活、黄芩、南星、蓖麻子、半夏、苍术、贝母、赤芍、杏仁、白蔹、茅香、两头尖、艾叶、连翘、川乌、甘草节、肉桂、良姜、续断、威灵仙、荆芥，藁本，丁香、金银花、丁皮、藿香、红花、青风藤、乌药、苏木、玄参、白鲜皮、僵蚕、草乌、桃仁、五加皮、山栀、牙皂、苦参、穿山甲、五倍子、降真香、骨碎补、苍耳头，蝉蜕、蜂房、鳖甲、全蝎、麻黄、白及各一两，大黄二两，蜈蚣二十一条，蛇蜕三条，桃、柳、榆、槐、桑、楝、楮七样树皮各二十一寸。用麻油十二斤浸，春五、夏三、秋七、冬十日，放入铜锅内，文武火煎至药枯黑，滤去渣，瓷器收贮；另用松香一斤溶化，入前药，油二两同熬，滴水成珠，不软不硬，仍滤入水中，翻覆揉扯，如金色即成膏矣。治一切风气寒湿，手足拘挛，骨节酸疼，男人痞积，女人血瘕，及腰疼胁痛诸般疼痛，结核转筋。顽癣、顽疮积年不愈，肿毒初发，杨梅肿硬未破者，俱贴患处。肚腹疼痛疟痢，俱贴脐上，痢白而寒者尤效。咳嗽哮喘，受寒恶心，胸膈胀满，男妇面色萎黄脾胃等症，及心疼，俱贴前心。负重伤力，浑身拘痛者，贴后心与腰眼。诸疝小肠气等症，贴脐下神效。

千捶膏　白松香一斤，蓖麻仁、杏仁各三百粒，铜青三两，乳香、没药各一两半，轻粉二钱。共入石臼内，向日下以木杵捶成膏，如燥少加香油棰之，瓷器收贮。每用忌火，宜于汤内溶化，红绢摊开贴之。治诸般痈毒，无名恶疮，未成者散，已成者拔毒追脓。如腹中痞块及疟疾，贴大椎及身椎穴，其效如神。

呼脓长肉，白蜡琥珀水粉兮，白膏红膏绿膏如练锦。

呼脓长肉膏　麻油三斤，入桃、柳、槐枝各七寸，头发一团鸡子大，熬焦枯，入当归、黄芪、黄连各一两半，黄柏、黄芩、大黄、白芷、杏仁、防风、荆芥、羌活、独活、连翘、山栀各一两，赤芍、地黄、白及、青风藤、金银花各八钱，文武火煎至药枯黑，滤去渣，入黄丹半斤，黄蜡五两，沥青二两，同煎至油滚，渐渐加之，滴入水中，软硬得所，方入乳香，没药各末五钱，血竭、轻粉各三钱，急手搅匀，瓷器收贮。专治痈疽发背疔疖等毒。已破出脓毒，油纸摊贴，如脓多用绢揩净，将此膏于火边略烘再贴。第三次另换一个贴之，贴至将收口。量疮大小贴之。

白蜡膏　当归、生地各一两，用麻油一两，煎药枯黑，滤去渣，入白蜡或黄蜡一两溶化，候冷搅匀，即成膏矣。治痈疽发背汤火等证，去腐生肌止痛，补血续筋，又与新肉相宜，其效如神。或加乳香、没药、龙骨、血竭、儿茶、轻粉尤妙。

琥珀膏　归尾、川芎、黄芪梢、蜂房、皂角、升麻、甘草梢、蓖麻子、木鳖子、芍药、白蔹、独活、藁本、防风梢、枸杞子、瓜蒌仁、苏木、白芷、杏仁、黄连、槐枝各一两。用水五大碗，煎至减半，去渣；其渣再用水五大碗，煎至减半，去渣；与前汁和匀，以槐枝不住手搅，慢火熬至成膏，入香油四斤，真酥二两，羊肾脂油四两，搅匀，文武火煎至水尽，约以纸条燃着不爆为度，方徐徐入黄丹二斤，柳枝不住手搅，滴水成珠，软硬得所，如软添丹，硬再加油再熬。方入琥珀、木香、乳香、没药、云母、雄黄、朱砂、甘松各末二钱半，发灰二两，枯矾一两，轻粉、麝香各末二钱，急搅令极匀，微煎数沸，以瓷器收贮，厚纸红绢摊开，量疮大小贴之，神效。治五发恶疮，疔肿瘰疬，远年冷疳痔漏，一切无名肿毒及虎犬蛇伤，并皆治之。

水粉膏 黄丹半斤，水粉四两，研匀，用麻油一斤熬至滴水成珠，次下乳香、没药、龙骨、血竭、儿茶、轻粉各末二钱，搅匀，瓷器收贮，摊纸贴之。治痈疽瘰疬，生肌敛口止痛。如贴艾灸火疮，不须下乳、没等药便好。

白膏药 水粉一两半，赤石脂一两，樟脑五钱，轻粉二钱半。为末，用生猪脂去膜，同捣成膏。先将生肌散掺上，然后贴之，神效。

红膏药 先以黄蜡一两溶化，次下香油三钱，黄丹五钱，搅匀，再熬成膏，瓷器收贮。贴诸疮毒及汤火金疮等伤。

绿膏药 铜青、蓖麻子各一两，松香四两，木鳖子五十个，杏仁五钱，巴豆五枚，乳香、轻粉各二钱。为末，捣匀，干净石上用斧捶千余下，成膏收贮，水浸旋用。治诸般恶疮肿毒软疖。

贴膏药法 如疮有脓血不净，痂瘢闭碍，须用药水洗净拭干，候水气干，却用膏贴，贴后有黄水脓血流出，用纸揩，从侧畔出。一日一换；黄水脓血止，两日、三日一换，贴至愈。凡洗拭换膏，必须预备即贴之，新肉恶风故也。

吁！疡医设，天官掌，制毒有方；刽子手，菩萨心，误伤何忍！

《周礼·天官》掌疡医，制五毒方，为外科之祖。

拾　　遗

二香散　紫苏、陈皮、苍术、厚朴、扁豆、甘草各五分，香附一钱半，香薷一钱，生姜、木瓜各二片，葱白二茎。水煎热服。治四时感冒冷湿寒暑，呕恶泄利，腹痛瘴气，饮冷当风，头痛身热，伤食不化。如外感肿满，倍加车前子、木瓜。

柴苓汤　即小柴胡汤合四苓散。退热止泻。

胃苓汤　即平胃散合四苓散。止泻利水。

荆防败毒散　即人参败毒散加荆芥、防风、牛蒡子、薄荷，煎服。治一切风热丹毒，风疹风堆风肿及大头瘟等证。如内热，加芩、连；口渴，加天花粉。

枳梗二陈汤　即二陈汤加枳壳、桔梗。宽胸膈，化痰气，治痞满。

芩连二陈汤　即二陈汤加黄芩、黄连。善化痰降火。

栀子干姜汤　山栀七枚，干姜一两。水煎温服，得吐即止。治医以丸药大下，身热不去，微烦。盖丸药不能除热，但损正气，邪气乘虚留于胸中而未深入，则身热不去而微烦，是以用山栀苦寒以吐烦，干姜辛热以益气。

三白姜枣汤　即三白汤加姜、枣煎服。治汗下后头项强，发热无汗，心满痛，小便不利。

八珍汤　即八物汤去白术，加砂仁等分，姜七片，枣三枚，水煎服。和血气，理脾胃。

丁香烂饭丸　丁香、三棱、莪术、木香各二钱，甘草、甘松、砂仁、丁香皮、益智仁各六钱，香附一两。为末，汤浸蒸饼为丸，绿豆大。每三十丸，白汤下，或细嚼服之亦可。治饮食所伤。

三棱消积丸　三棱、莪术、炒面各七钱，巴豆和皮米炒黑焦，去米、青皮、陈皮、茴香各五钱，丁香皮、益智仁各三钱。为末，醋糊丸。每十丸至二十丸，温姜汤下。量虚实加减，得利即止。治伤生冷硬物，不能消化，心腹满闷。

导气枳实丸　茯苓、黄芩、白术、黄连各三钱，泽泻二钱，大黄一两，枳实、神曲各五钱。为末，汤浸蒸饼丸，绿豆大一倍。每五十丸至七十丸，白汤下。治伤湿热之物，不得施化，而作痞闷不安。

大枳壳丸　莪术、厚朴、人参、青皮、黑丑、枳壳、茯苓、木香、陈皮、白术、半夏、麦芽、神曲、三棱各一两，槟榔、大黄各二两。一方有干生姜五钱。为末，姜汁糊丸，梧子大。每三四十丸，姜汤下，常服美食。治一切酒食伤，胸膈闭闷疼痛，饮食不消，两胁刺痛；呕逆恶心，并皆治之。

三黄枳术丸　黄芩二两，黄连、大黄、神曲、陈皮、白术各一两，枳实五钱。为末，汤浸蒸饼为丸，绿豆大一倍。每五十丸，白汤下，量所伤服之。治伤肉食、湿面、辛辣、味厚之物，填塞闷乱不快。

木香枳术丸　木香、枳实各一两，白术二两。为末，荷叶煨饭捣丸，梧子大。每五十丸，温水下。破滞气，消食。

橘半枳术丸　橘皮、半夏、枳实各一两，白术二两。为末，荷叶煨饭捣丸，梧子大。每五六十丸，橘皮煎汤下。治饮食伤脾，停积痰饮，心胸痞闷。如食不消加神曲、麦芽，气逆加木香、白豆蔻，胃脘痛加草豆蔻，气升加沉香。

南星丸　南星、黄芩酒浸，香附、苍术童便浸，各二两，川芎酒浸一两半，山栀炒一两，龙胆草酒浸、陈皮、连翘、萝卜子、青黛各五钱，柴胡三钱。为末，神曲糊丸服。病服至春夏，便当作郁治。

却痛散　五灵脂、蒲黄各五钱，当归、肉桂、菖蒲、木香、胡椒各一两，川乌一两半。每四钱，入食盐、米醋少许，水煎服。治心气冷痛不可忍。

古玄金散　玄胡索、金樱子各一两。为末。每二钱，温酒或白汤调服。治热厥心痛，或发或止，或久不愈者。

三味玄胡散　玄胡索、肉桂各一两，木香二钱。为末。每二钱，姜汤或酒调服。治冷心痛。

三味川楝散 川楝肉、山栀各一两，菖蒲二钱。为末。每二钱，用淡姜汤调服。治热厥心痛。

海金沙散 海金沙、滑石各一两，甘草一分。为末。每一钱，麦门冬同灯心煎汤下。治膏淋。

加减八味丸 熟地八两，山茱萸、山药各四两，茯苓、牡丹皮、泽泻各三两，五味子、肉桂各一两。为末，地黄膏加蜜丸梧子大。每七八十丸，白汤下。治肾水枯涸，虚火上炎，口干作渴，或舌黄裂，或小便频数，或口舌生疮，或两足发热，或痰气上涌而后患疽，宜预服之。

紫沉丸 半夏曲、乌梅、代赭石、砂仁各三钱，丁香、槟榔各二钱，杏仁、白术、木香各一钱，陈皮五钱，白豆蔻、巴霜各半钱。为末，醋糊丸，黍米大。每五十丸，淡姜汤下。治中焦吐食，由脾胃寒热相并。

增损五积丸 黄连，肝积五钱，脾积七钱，心肺一两半；厚朴，肝心肺五钱，脾肾八钱；川乌，肝肺一钱，心肾脾五分；干姜，肝心五分，肺肾一钱半；人参，肝脾肺二钱，心五分；茯苓一钱半；巴霜五分。为末，蜜丸梧子大。初二丸，加微溏。治积块，不拘脐上下左右通用。如肝积加柴胡一两，皂角、昆布各二钱半，川椒四钱，莪术三钱；心积加黄芩三钱，肉桂、茯神、丹参各一钱，菖蒲五分；肺积加桔梗、三棱、天门冬、青皮、陈皮、白豆蔻各一钱，紫菀、川椒各一钱半；脾积加吴萸、黄芩、砂仁各二钱，泽泻、茵陈各一钱，川椒五分；肾积加玄胡索三钱，苦楝肉、全蝎、附子、独活各一钱，泽泻、菖蒲各二钱，肉桂三分，丁香五分。秋冬加厚朴一倍，减芩、连；觉热加黄连；觉闷乱加肉桂；气短减厚朴。又有虚人不可直攻，以蜡匮其药，又且久留磨积。其肉积、酒积、痰积等，照依纂积丹例加减。

五仁丸 柏子仁、桃仁、松子、杏仁、郁李仁各一两。研膏，另用陈皮末一两，入炼蜜为丸服。治血虚大便艰难。

五参散 人参、玄参、丹参、沙参、苦参各二两，白花蛇一钱。为末。每二钱，空心临卧酒下。治五脏虚风瘫痪，恶疮。

鸭头丸 防己一两，甜葶苈、猪苓各五钱。为末，鸭头血为丸服。盖鸭头血能利水而凉血故也。

撞关饮子 乌药一钱二分，香附一钱，砂仁八分，三棱、白豆蔻、甘草各五分，丁香、沉香各二分。水煎或为末服。治胀满，用此冲开关格，使气通而满自消也。

雄朱丹 大黑豆四十九粒，约五钱重，端午日以冷水浸，从早至巳时，去皮晒干研，入信石末三钱，再研匀。面糊为丸，少壮人如梧子大，老人黄豆大，小儿绿豆大，雄黄、朱砂为衣，晒干收贮。疟临发，五更面东井水下一丸。

一补一发丹 茯苓一两，半夏、陈皮、柴胡、黄芩、苍术、葛根各七钱，常山三钱。为末，面糊丸，梧子大。每七十丸，白汤下。治久疟内伤，挟外感间发，内必主痰，外以汗解。如汗多去葛根，气虚加人参、白术，热甚加黄芩、黄连，寒多加草果，口渴加乌梅。

别离散 白术一两，天雄、附子、肉桂、干姜、茜根各三钱，茵芋叶、桑寄生各五钱，细辛、菖蒲各三钱。热者，去雄、附、姜、桂，加知母、黄柏各三钱，当归、地黄各五钱。为末。空心白汤调服二钱。治心风为病，男梦见女，女梦见男，宜此去邪，使不复见，故云别离。

火轮丸 附子、干姜、肉豆蔻各等分。为末，米糊为丸服。使脾土运转如轮，五谷易消，而大肠传送有常。

金樱丸 金樱子一升，去瓤，以酒二升，砂锅内熬膏；桑白皮一两，鸡头实五钱，桑螵蛸酥炙一分，白龙骨五钱，莲花须二分。为末，入膏为丸，如梧子大。空心温酒盐汤下三十丸，更入面糊为丸。治遗精或有咳。

乌犀丸 巴豆一百单八个，去心膜，用沉香水浸过；橘皮一两，去白切片，将巴豆拌和，受晓露七夜，文武火炒令黑色，拣出巴豆，令去油尽；苍术六钱，去粗皮，浓煎犀角水浸，受太阳七日，晒干微炒。遂将橘皮同碾为末，将巴豆和入末内研匀，水浸蒸饼为丸，萝卜子大。量儿大小加减丸数，临卧生姜汤下。治小儿惊疳积聚，腹大潮热，揉指咬甲，蛔虫自利，颈核腹痛，遍身疮疥，小便如泔，多汗，嗜泥炭，或疟或渴，或吐或泻，或百日内瘀血绞刺啼叫。脾虚易为伤犯，为疾发生，并宜服之。常服消宿食，破滞气，发散疖毒。

百倍丸 牛膝、补骨脂、龟板各一两，肉苁蓉、虎骨各五钱，木鳖子、乳香、没药、自然铜各二钱。为末，蜜丸梧子大。空心温酒盐汤任下三十丸。治肾虚腰腿痛风及折伤扑损，有百倍之效。

润肾丸 苍术一斤，用韭菜一斤捣汁拌，九蒸九晒；又用小茴一斤同蒸一次，去茴晒干；熟地黄一斤，五味子半斤，干姜冬一两、夏五钱、春秋七钱。虚寒加韭子，有火加黄柏各一两，大便燥加黑芝麻四两。为末，枣肉丸，梧子大。空心米饮下五七十丸。治脾肾俱虚，善退劳热。盖脾苦湿，以苍术燥之；肾苦燥，以姜枣润之，五味收之是也。

草还丹 苍术四两，用酒、醋、米泔、盐水各浸一两；葫芦巴、故纸、小茴、川乌、川楝肉各一两，覆盆子二钱，木香五钱，山药、穿山甲、地龙、茯苓、枸杞子、牛膝各三钱。为末，酒糊丸，梧子大。每五十丸，空心温酒盐汤任下，以干物压之。大壮脾胃，进饮食，益精髓，补肾经，固元阳，轻腰脚，安五脏，通九窍，明耳目，悦颜色，乌须固齿，真延年之剂也。

黄芪丸 黄芪、乌药、茴香、地龙、川椒、防风、川楝子、赤小豆、白蒺藜、海桐皮、威灵仙、陈皮各等分。为末，酒糊丸，梧子大。每三十丸，空心温酒下。治肾脏虚风攻注手足，头面麻痹痛痒；或生疮疥，臁疮焮肿。

大黄散 大黄、川芎各一两，甘草、黄芩、枳壳各五钱。每一钱入紫草少许，水煎温服。治麸疮及斑疮，大便不通。

取漏脓法 皮硝三两，苦参一两半。为末，用布四寸长、三寸阔缝一袋，入药半袋，以砒三分放药末中间，方入全药装满。缝袋中两头，安带，跨马系住。治内痔久漏，取脓最妙，惟牛乳外痔不用。

枇杷叶丸 枇杷叶蜜炙二斤，山药一斤，枸杞子、山茱萸各半斤，吴茱萸一两。为末，蜜丸梧子大。每七八十丸，清米饮下。治妇人血崩，经事失期，或前或后，能令有子，极效。

红花汤 水芦花、茅香、红花、槐花、白鸡冠花各等分。水煎服。忌腥滑发气之物。治男女诸般血病。

史国公浸酒方 防风、羌活、虎胫骨、鳖甲、晚蚕沙炒、油松节、白术各二两，秦艽、萆薢、当归、杜仲各三两，牛膝一两，苍耳子四两，枸杞子五两，野茄根蒸熟晒干八两。各咀细，盛布袋中，入大坛内，入好酒三十五斤，封坛口浸十四日满，将坛入水锅悬煮一时，取坛入土内埋三日，去火毒。每日清晨、午后各服五七钟，大有补益。治半身偏枯，手足拘挛，一切风疾神效，衰年染患者亦宜。

固本酒 生地黄、熟地黄、天门冬、麦门冬、人参、白茯苓各四两。如上热去人参；下虚寒加韭子二两；妇人虚寒用核桃连皮为引，久服生子。如法浸酒服。忌萝卜、葱、蒜。治虚痨乌须。一方去茯苓，加牛膝、枸杞、黄柏、木香、砂仁。

仙酒方 苍术二两，枸杞、当归、川芎、白芍、陈皮、天麻各一两，晚蚕沙、五加皮、杜仲、枳壳、半夏、肉桂、防己、牛膝、桔梗、木瓜、白芷各五钱，如法浸酒服之。

五积酒 用五积散去麻黄，加防己、杜仲、牛膝，风热合败毒散同浸，渣可为丸。治虚寒筋骨酸疼，腰脚无力。

杂病妇人小儿外科总方

气　类

四君子汤 扶胃降火，补虚固本，气虚有热，用之性缓不暴，不助虚阳，故称君子。治男子一切内伤外感及小儿脾胃不调等证，若女子气虚亦宜用之，惟血虚者不宜，单服耗血。一切大病后最宜服之，以调脾胃。人参一钱，补中益气；白术二钱，扶胃健脾；茯苓二钱，养心利水，气弱肾无邪水者去之；甘草六分，和中降火。生姜三片，有汗去之；枣子一枚。水煎，不拘时温服。痰加陈皮、半夏、竹沥、姜汁；虚劳有热合四物汤；内伤停饮目眩，去参，加官桂，减甘草；吐泻，加藿香、黄芪、扁豆；泄泻不止，加诃子、豆蔻；阳虚，加附子；脾胃虚弱，加官桂、当归、黄芪；胃冷，加附子、丁香、砂仁；脾困气短，加木香、砂仁、人参；腹胀不思食，加白豆蔻、枳实、砂仁；胸膈喘急，加枳实、半夏、枳壳；咳嗽，加桑白皮、五味子、杏仁；心烦口渴，倍参，加黄芪；心烦不安，加辰砂、酸枣仁、远志；心热，加麦门冬、茯苓、莲肉；气痛，加玄胡索、小茴、当归；气块，加三棱、莪术、茴香、附子；腹痛，加干姜、赤芍、官桂；遍身疼痛，加赤芍、官桂；气虚成痿，加苍术、黄柏、黄芩；外感寒热，冬加麻黄、桂枝，三时加防风、羌活；风热邪，加荆芥、黄芩、薄荷；潮热往来，加前胡、川芎；口渴，加木瓜、干葛、乌梅；小便不通，加泽泻、木通、猪苓；大便不通，加槟榔、大黄；小儿风疾，加全蝎、白附子、细辛；疹痘已出未成，加升麻、干葛；妇人产难，加麝香、白芷、百草霜。凡病后调理加陈皮，病后虚热加柴胡、当归、升麻。余可类推。量病依药性，百般加减由人。又有变方之法，如三白汤、六君子汤、观音散、异功散、补中益气汤及乌药顺气散、木香匀气散、七气汤丸，温气、快气、行气、散气、降气、破气、消气、补气、清气，皆自此方而变化之也。

六君子汤　治脾脏不和，呕吐少食，头目不清，上燥下寒，用热药不得者。即四君子汤加陈皮、半夏各等分，甘草减半，姜枣煎服。凡人参养胃汤、四兽饮、卫生汤、托里清中汤之类，皆自此方而变化之也。

血　类

四物汤　调益荣卫，滋养气血。治冲任月事不调，脐腹疼痛，崩中漏下，将理失宜，胎动不安，血下不止及产后乘虚，风寒内搏，恶露不下，小腹坚痛，时发寒热等症；若男子精血虚损发热，亦宜用之。盖女子以血为主，而气为之本，气顺则血活，气滞则血死，故欲治血，当先理气；男子以精为主，而血为之本，血盛则精强，血衰则精惫，故欲益精，当先补血。故二方为男女通用也。

白芍二钱半，缓中破血，腹痛非此不除，心经药也，夏月倍用之。当归二钱，润中和血，刺痛如刀非此不除，肾经药也，冬倍用之。熟地二钱半，滋阴生血，脐痛非此不除，肺经药也，秋月宜倍用之，男子加此。川芎二钱，清阳和血行血，头痛非此不除，肝经药也，春倍用之，女人亦倍。水煎温服。常服顺四时之气，而有对证不愈者，失其辅耳。风加羌活、防风；热加黄芩；燥加天门冬；寒加桂心；阴虚火动加知母、黄柏；有嗽加二陈汤少许；老人性急作劳，两腿痛加桃仁、陈皮、牛膝、生甘草，入生姜研潜行散，热饮三四帖而安；贫劳人秋深浑身发热，手足皆疼如煅，昼轻夜重，倍芎、芍，加人参、五味子；如喘，手足仍疼，加牛膝、人参、白术、桃仁、陈皮、甘草、槟榔、生姜，五十帖而安；如性急人味厚，常服热燥之药，左胁红点痛，必有脓在内，加桔梗、香附、生姜，煎服十余帖，痛处肿，针出脓，再用数帖调理而安；如贫妇性急，血如注，倦甚，加香附、侧柏，四服觉渴，单服十余帖而安；如怀孕喑哑不能言，加硝、黄各一钱，蜜少许，沉冷时时呷之，心火下降，肺金自清，则能言矣。其余照依药性类推及妇人门加减。又如犀角地黄汤、当归和血散，凡补血、温血、生血、凉血、止血、行血、破血、消积血，皆自此方而变化之也。

八物汤　治气血俱虚、男妇百证、小儿疹痘通用。即四君子汤合四物汤。水煎温服，加减同前。有痰合二陈汤，名八物二陈汤。凡人参养荣汤、十全大补汤、益气养荣汤之类，皆自此方而变化之也。

痰　类

二陈汤　痰乃脾胃津液，周流运用，血气由之，如道路然不可无者。湿盛痰多，加以外感固滞于中，斯为患耳。痰不盛者，有感亦轻，风寒客之，煽以相火，则上攻心目，而为暗风痰厥；暑湿乘之，血气相著，附于筋骨，而为肿毒瘫患；怒火迷窍，则为癫狂。十病九痰，诚哉！此方总括一身之痰。如要上行，加引上药；如要下行，加引下药。惟酒痰、燥痰不宜。

陈皮二钱，和脾消痰利气；半夏一钱，燥湿豁痰，温中；血虚燥证，须用姜汁制曲。茯苓八分，行窍渗湿和中；甘草四分，健脾泻火和中；生姜三片。水煎温服。如血虚合四物汤；气虚合四君子汤；湿痰身重倦怠，加苍术；寒痰气喘加杏仁、麻黄、细辛、紫苏；风痰加南星、僵蚕、皂角；痰盛加竹沥、姜汁；热痰加黄芩、黄连；胃脘痰火加石膏；痰结吐不出，加瓜蒌仁；血痰加黄芩、麦门冬、知母、芍药、竹沥、姜汁；胸中郁痰加香附、朴硝；胸中老痰及虚痰燥痰，去半夏，加贝母、海粉。各病照依药性类推，加减由人。又如星香散、导痰汤，凡一切行痰、消克痰积之药，皆自此方而变化之也。

郁　类

越曲丸　凡愿欲不遂，如寡妇僧道之类，名利不遂，或先富后贫之类，或久病不愈，皆宜用之。

苍术、神曲、川芎、山栀、香附各等分。为末，水丸绿豆大。温汤下七十丸。盖气血痰三者，多有兼郁，而郁有六，随症加减。如气郁胸胁痛，脉浮细，合四君子汤；血郁四肢无力，能食便红脉沉，合四物汤；痰郁动则喘，寸脉沉滑，合二陈汤；湿郁周身走痛，或关节痛，遇阴寒则发，脉沉细，加白芷、茯苓；热郁小便赤，脉沉数，加青黛；食郁嗳酸腹饱不能食，左寸脉平和，右寸脉紧盛，加山楂、针砂。春诸郁加防风，夏诸郁加苦参，秋冬诸郁加吴萸。又如六郁汤、流气饮子、四七汤、分气饮之类，皆自此方而变化之也。

六郁汤 能解诸郁。陈皮、半夏、川芎、苍术各一钱，赤茯苓、山栀仁各七分，香附二钱，砂仁、甘草各五分，生姜三片。水煎温服。随症加减。

阴虚生内热汤 当归、川芎、苍术、陈皮各八分，白芍、山栀、天花粉各六分，白术、麦门冬夏月多用、沙参各七分，玄参五分，黄柏三分，甘草二分，生姜三片，水煎服。或以山药代参、术，久服去川芎，冬月加破故纸。此方与下阴分生阳汤，义相发明。

阴分生阳汤 白术七分，白芍六分，当归一钱，甘草二分，苍术五分，陈皮八分，生姜三片，枣子一枚。或加参、苓，或以山药代参、苓。水煎服。入蜜亦可，加肉果、破故纸亦可，冬日尤宜用故纸。盖以三焦者，乃下焦元气生发之根蒂也。

升阳益胃养荣汤 当归一钱全用，随参、术能补益。白芍八分炒，随白术能理脾。人参七分，山栀仁炒八分，甘草五分如食菘菜，以蜜代之，白术五分，木通五分以渐而减，生姜三片，枣子二枚，粳米一撮。水煎热服。盖苍术、山栀大能除郁，因食冷物，郁火于脾胃者，故属脾。脾者，土也。热伏地中，此病多因血虚而得之也。又有胃虚过食冷物，郁遏阳气于脾土之中，并宜服之。又肉果、补骨脂二物，冬月可服。以上三方，古庵所立，郁门曾纂其略，今更详之。

通用古方诗括

此等方如文家程式，不可不记以为骨。但外感内伤当依各门类加减穿合摘变而通之。加者，本方外加别药一二味。减者，本方内减去一二味。穿者，如四君子汤穿四物汤、二陈汤，二三方穿而为一，或有去取。合者，如四君子汤合四物汤，更无去取。摘者，如用四君子汤，有痰摘二陈汤中陈皮、半夏；血虚摘四物汤中当归或地黄二味；血虚头痛，摘川芎一味；血虚腹痛，摘芍药一味。千方万方，丸药皆然。知此则处方有骨，正东垣所谓善用方者不执方，而未尝不本于方也。凡诗括内方无等分者，悉见各门总方及用药赋。

伤　　寒

麻黄汤中用桂枝，杏仁甘草四般儿，发热恶寒身体痛，须知一服汗淋漓。

桂枝汤内药三般，芍药甘草一处攒，若把二方相合服，方名各半治伤寒。

九味羌活汤防风，黄芩白芷与川芎，苍术生地细辛草，煎法还用姜枣葱。

大羌活汤即九味，己独知连术相助，一十四般白水煎，两感风寒须此治。

香苏散即君香苏，甘草陈皮各半咀，无汗麻黄宜量入，脑痛芎芷不可无。

升麻葛根汤四味，攒上芍药甘草是，伤寒发热与头疼，汗出恶寒风热治。

十神汤内紫苏多，甘草陈皮香附夥，干葛升麻并芍药，川芎白芷麻黄和。以上俱见卷三“伤寒”。

古苍荆散药相等，甘草减半性不猛，未发热时宜急煎，感冒风寒湿可省。

又名**冲和散**。苍术、荆芥各等分，甘草减半。水煎温服。治感冒寒湿，身体沉重，肢节酸疼，项背拘急，鼻塞声重，气壅上盛，咽喉不利等症。

消风百解散荆芥芷，陈皮麻黄苍术比，甘草攒成姜葱煎，头疼发热咳嗽使。

荆芥、苍术、白芷、陈皮、麻黄各八分，甘草四分。姜葱煎服。治四时伤寒，头疼发热，鼻塞声重。如咳嗽加乌梅。

参苏饮内用陈皮，桔梗前胡半夏宜，干葛茯苓同甘草，木香枳壳总堪题。

大青龙汤桂麻黄，甘草杏仁石膏藏，生姜枣子煎热服，恶寒无汗用为良。

小青龙汤治喘嗽，姜桂麻黄细辛凑，半夏五味芍药甘，心胸水气自然透。

白虎汤中用石膏，甘草知母本方抄，人参亦有加之用，热渴虚烦用米熬。

竹叶石膏汤用参，门冬半夏更加临，甘草生姜兼用米，虚寒自利热家寻。

黄连解毒汤四味，黄柏黄芩栀子是，退黄解热又除烦，吐血便红皆可治。

人参败毒散桔梗，甘草川芎茯苓等，枳壳前胡羌独活，柴胡十味性凉冷。

瓜蒂散中赤小豆，二味匀平有传授，豆豉一合水同煎，吐去膈痰须此救。

小柴胡汤只五般，半夏人参一处攒，更有黄芩与甘草，加减由人效百端。

大柴胡汤用大黄，半夏枳壳此为良，更有黄芩赤芍药，姜枣煎来利大肠。

小承气汤枳朴黄，结胸谵语煎之尝，三化汤只加羌活，中风窍闭效非常。

三化汤 即本方加羌活等分，水煎服。利中风九窍俱闭，唇缓舌强。

大承气汤用朴硝、大黄等分不须饶，厚朴倍加并枳壳，通肠利便有功劳。

桃仁承气五般奇，甘草硝黄并桂枝，血证发黄并血竭，热泄乱语总相宜。

四逆汤中姜一两，生附减半去皮尖，一两甘草水煎服，厥而下利用之痊。

理中汤用甘草姜，白术人参是泛常，若是内中加附子，更名附子理中汤。

小建中汤芍药三，生姜甘草一分参，更有桂枝一两半，胶饴大枣治虚寒。

玄武汤中芍药魁，茯苓白术甘草煨，附子炮来加减用，生姜五片阳可回。

炙甘草汤参阿胶，麦门生姜大枣饶，生地黄麻子仁桂，入些酒煮治虚劳。以上俱见卷三“伤寒”。

内　　伤

补中益气黄芪参，甘草白术当归身，柴胡升麻陈皮伴，形劳虚损喘皆并。

升阳益胃参术芪，黄连半茯草陈皮，泽泻防风羌独活，柴胡白芍也堪题。

益胃升阳当归身，参术芩芪曲炒陈，甘草升麻柴胡使，秋间服者去黄芩。

调中益气橘升麻，甘草柴胡苍术加，黄芪木香参八味，从前选用也堪夸。以上俱见卷三“内伤”。

升阳补气汤升麻、泽泻防风白芍夸，厚朴柴胡羌独活，甘草地黄生用佳。

升麻、泽泻、防风、白芍、羌活、独活、甘草各五分，厚朴一分，柴胡一钱二分，生地七分半。姜枣煎服。治饮食不时，饥饱劳役，胃气不足，脾气下溜，气短无力，不能寒热，早饭后昏闷怠惰，四肢不收，懒于动作，五心烦热。如腹胀及腹窄狭，加厚朴；腹中硬，加砂仁。

双和散桂甘草芍，黄芪参归熟地黄，姜枣煎来补气血，虚劳少食也堪尝。

升阳散火汤升麻，葛根柴胡防风加，炙草人参羌独活，生甘芍药总堪夸。上二方见卷三“内伤”。

中　　风

通关细辛皂角等，入鼻须看有嚏否，去辛加半或加矾，方名救急稀涎散。

通关散 细辛、皂角等分，为末，吹入鼻内。治中风不省，牙关紧闭。用此有嚏可治，无嚏者死。

稀涎散 皂角、半夏、明矾各等分，为末。每二钱，白汤调服，即吐。治中风肢散涎潮，膈塞气闭不通。

乌药顺气散陈皮姜，枳壳僵蚕芎芷详，甘草麻黄桔梗入，中风先服最为良。

乌药、陈皮各一钱，干姜二分半，枳壳、僵蚕、川芎、白芷、桔梗、甘草各五分，麻黄一钱半。姜枣煎，温服。治男妇一切风气攻注，肢节疼麻瘫痪，言语謇涩。先服此疏气道，然后进以风药。气升为逆，降下为顺，顺气者正所以降气也。如阴积浮肿，合五积散；麻痹痛极，合三五七散；二三年不能行者，合独活寄生汤；日夜疼痛，合左经汤。

祛风通气散乌药君，芎芷甘梗橘术臣，麻壳人参为佐使，姜枣煎来任屈伸。

乌药一钱半，川芎、白芷、甘草、桔梗、陈皮、白术各一钱，麻黄、枳壳、人参各五分。姜枣煎服。或为末，每二钱，紫苏、木瓜煎汤调服。瘙痒加薄荷少许。治男妇气虚，内风攻注，或外风中袭，头目昏痛，鼻塞口㖞语涩，甚则身如板片，挛拳屈伸不便，肩背刺痛，胸胁膨胀，脚膝软弱，痰多咳嗽，呕吐恶心，吐泻不食，胎前产后，一切虚风等证。

星香散内炮南星，更有木香生用灵，若加川乌与附子，方名改换号三生。

星香散 南星四钱，木香五分，姜十片。水煎热服。治中风痰盛，服热药不得者。

三生饮 南星二钱，川乌、附子各一钱，木香五分，姜十片。水煎温服。治中风昏迷，痰涎壅并，口眼㖞斜，半身不遂，脉沉无热者可服。去川乌，名星附汤。

资寿解语汤附子风，天麻酸枣桂羊充，甘草羌活次第入，竹沥多凑立奇功。

附子、防风、天麻、酸枣仁各三分，官桂、羚羊角各七分半，甘草、羌活各五分。水煎，入竹沥调服。治风中心脾，舌强不语，半身不遂。

小续命汤防己桂，杏仁黄芩芍药配，甘草参芎与麻黄，附子防风一同例。

防己、肉桂、杏仁、黄芩、芍药、甘草、人参、川芎、麻黄各一钱，附子五分，防风一钱半。姜枣煎服。治卒暴中风，不省人事，渐觉半身不遂，口眼㖞斜，手足颤掉，语言謇涩，肢体麻痹，精神昏乱，头目眩晕，痰壅筋挛，骨节烦疼。又治脚气缓弱及久病风人，每遇天气阴晦，节候变更，宜预服之，以防喑哑。如有六经见证，加减照依伤寒：无汗恶寒合麻黄汤，有汗恶风合桂枝汤；身热无汗合白虎汤，有汗合葛根汤；身凉无汗合古姜附汤，有汗合古桂附汤。无此四证，少阴厥阴肢节挛痛麻木，用本方八钱，加羌活四两，连翘六两，为丸服亦好。

交济汤　即本方合排风汤加槟榔。

排风汤术桂苓芎，杏芍甘麻与防风，独活当归白鲜佐，稀涎治搐最多功。

白术、肉桂、川芎、杏仁、芍药、甘草、防风、当归各五分，茯苓、麻黄、独活各七分半，白鲜皮二分半。姜煎温服。治男妇中风及风虚冷湿邪气入于五脏，令人狂言妄语，精神错乱，以至手足不仁，痰涎壅盛。此汤安心定志，聪耳明目，大理荣血，去肝邪。服有微汗，不妨。

大秦艽汤羌独活，芎芷甘辛两地黄，归芍芩苓防白术，石膏十六味平良。

秦艽、石膏各一钱半，羌活、独活、川芎、白芷、甘草、生地、熟地、当归、白芍、黄芩、茯苓、防风、白术各一钱，细辛二分半。水煎温服。治中风内外无证，知为血弱不能荣筋，手足不能运动，舌强不能言，宜养血而筋自荣。如天阴雨加生姜，心下痞加枳实。

羌活愈风汤草参芪，防风蔓细枳芃皮，麻菊薄荷枸独芷，芎归杜仲柴前知，生熟地黄半朴桂，苓苓芍术己膏依。

羌活、甘草、人参、黄芩、防风、蔓荆子、细辛、枳壳、秦艽、地骨皮、麻黄、甘菊花、薄荷、枸杞子、独活、白芷、川芎、当归、杜仲、柴胡、前胡、知母、熟地、半夏、厚朴、防已各五分，生地、石膏、苍术各一钱，肉桂二分半，芍药、黄芩、茯苓各七分半。水煎，遇天阴，生姜三片煎。空心温服。治肝肾虚，筋骨弱，语言难，精神昏愦及风湿体重，或瘦而一肢偏枯，或肥而半身不遂，或恐而健忘，喜已多思，皆精不足也，宜此安神养心，调阴阳，不问男妇小儿，风痫急慢惊风，神效。

万宝回春汤甚奇，甘麻芩己杏仁依，生地熟地芎归芍，黑附香附陈半皮，茯神参术防风桂，乌药川乌姜黄芪。

防风通圣将军芍，薄荷芎归草朴硝，栀翘芩梗并白术，麻黄荆芥滑石膏。二方见卷三“伤寒”。

头　痛

川芎茶调散薄荷，白芷防风甘草和，更有细辛羌活等，荆芥同煎用者多。

川芎、荆芥各四两，薄荷、白芷、甘草、羌活各二两，防风一两半，细辛一两。为末。每二钱，茶清调服。治诸风上攻，头目昏重，偏正头疼，鼻塞声重。

消风散用荆芥参，甘草陈皮白茯苓，僵蚕芎䓖防风藿，蝉蜕厚朴羌活停。

荆芥、甘草各二两，人参、茯苓、僵蚕、川芎、防风、藿香、蝉蜕、羌活各一两，陈皮、厚朴各五钱。为末。每二钱，感风头痛，鼻流清涕，荆芥煎汤下；疮癣温酒下。治诸风上攻，头目昏眩，项背拘急，鼻塞声重耳鸣，及皮肤顽麻疹痒，妇人血风，头皮肿痒；又治眼胞皮肉有似胶凝，肿如桃李，时出热泪及偏风牵引两睑赤烂，经年不安，风眼要药也。

三五七散山茱萸，姜附细辛防茯咀，每服二钱温酒下，风寒入脑致阳虚。

附子、细辛各三两，山茱萸、炮干姜各五两，防风、茯苓各七两。一方无茯苓，有山药五两。为末。每二钱，酒调服。治阳虚风寒入脑，头痛目眩运转，耳内蝉鸣，一切风寒湿痹脚气缓弱及八风五痹，肢体不仁等症。

山茱萸散甘菊花，人参山药茯神遮，小芎六味各五钱，治眩晕转实堪夸。

山茱萸一两，甘菊、人参、山药、茯神、小芎各五钱。为末。每二钱，茶清或酒调服。治风眩头晕有效。

羌吴汤麻藁升芪，黄柏芩连与芎归，细蔓红花苍术半，头顶项痛即时移。

黄芩、黄柏各二钱，苍术一钱，羌活、麻黄、吴萸四分，藁本、升麻、黄芪各二分，当归、川芎、蔓荆子、细辛、黄连、半夏、红花各一分。水煎温服。治厥阴头顶项痛或痰涎厥冷，脉浮而缓。

面

升麻胃风葛芷苍，柴藁蔓归草蔻羌，甘柏麻黄姜枣煮，能消面肿与牙眶。

眼

明目流气饮大黄，芎辛牛蒡菊花防，芥蔓蒺玄甘木贼，决明栀子与芩苍。

大黄、川芎、细辛、牛蒡子、甘菊、防风、白蒺藜、荆芥、蔓荆子、玄参、甘草、木贼、黄芩、山栀各一两，草决明一两半，苍术二两。为末。每二钱，临卧冷酒调服。治肝经不足，风热上攻，视物不明，常见黑花，当风多泪，隐涩难开；或生翳膜，妇人血风，时行暴赤，一切眼疾，并宜服之。

洗心散用麻大黄，白术当归芍药凉，荆芥穗同甘草等，姜薄加上水煎汤。

麻黄、大黄、当归、芍药、荆芥、甘草各八分，白术六分。

加生姜、薄荷各少许，水煎服。治风痰壅滞，心经积热，口苦咽干，二便秘涩，眼睛肿痛，多泪羞明，并皆治之。

洗肝散用薄荷叶，当归羌活山栀仁，大黄防风甘草等，川芎治眼效如神。

各等分为末。每二钱，热水调服。治风毒上攻，暴赤肿痛，隐涩眵泪等症。

川芎石膏散归术，芩栀大黄寒水石，滑菊荆参草梗砂，防翘薄荷叶煎熟。

川芎、芍药、当归、山栀、黄芩、大黄、菊花、荆芥、人参、白术各五分，滑石四钱，寒水石、桔梗各二钱，甘草三钱，石膏、防风、连翘、薄荷各一钱，砂仁二分半。水煎温服。忌姜、醋、发热物。治风热上攻，头目昏眩痛闷，风痰喘嗽，鼻塞口疮，烦渴淋闭，眼生翳膜。此药清神爽志，宣通气血，又治中风偏枯，解中外诸邪，调理诸病劳复传染。

还睛散用白蒺藜，草决木贼与山栀，防甘蝉蜕青葙子，为末门冬汤下之。

蒺藜、甘草、木贼、防风、山栀各五钱，草决明一两，青葙子、蝉蜕各二钱半。为末。每二钱，麦门冬煎汤下。治肝肺一切风热翳膜，及肾风热，或睛忽痛如针刺，或小儿疳眼初起涩痛，久则生疮翳肿，泪出难开，一切肝风，及泻痢后虚热上冲，不可点者并宜服之，为眼科通用之药。

蝉花散即还睛散，加上荆芥草龙胆，蔓密芎菊各均平，茶清调下昏翳展。

白蒺藜、甘草、木贼、防风、山栀、草决明、青葙子、蝉蜕、川芎、荆芥、蔓荆子、密蒙花、菊花、草龙胆各等分。一方无青葙、龙胆，有谷精草、羌活、黄芩等分。为末。每二钱，茶清或荆芥煎汤调服。治肝经蕴热，毒气上攻，眼目赤肿，昏翳多泪羞明，一切风毒并宜。

四物龙胆汤地黄，川芎芍药当归良，防风防己草龙胆，眼疼食后水煎尝。

当归、川芎、赤芍、生地各一钱，防风六分，草龙胆、防己各四分，水煎温服。治目赤暴发云翳，疼痛不可忍。

补阳汤八物除川芎，黄芪羌独活防风，泽泻陈柴知母桂，空心煎服效非常。见卷六“杂病用药赋”。

齿

犀角升麻汤白芷，防风川芎白附子，甘草羌活与黄芩，风热牙疼皆可使。

犀角七分半，升麻、防风、羌活、川芎、白芷、黄芩、白附子各五分，甘草一分半。水煎漱服。治胃经风毒，气血凝滞，麻痹不仁，鼻额间痛，唇口颊车发际连牙肿痛，口不能开，虽言语饮食亦妨碍，左额颊上如糊绷急，手触之则痛。

独活散内用川芎，羌活荆防薄荷成，生地黄兼细辛使，煎来漱咽治牙龈。

独活、川芎、羌活、防风各五分，荆芥、薄荷、生地、细辛各二分。水煎漱服。治风毒攻注，牙龈肿痛。

甘露饮两地山茵陈，天麦枇杷枳壳芩，石甘等分煎之用，男妇咽牙客热灵。

生地黄、熟地黄、茵陈、天门冬、麦门冬、枇杷叶、枳壳、黄芩、石斛、甘草各等分。水煎服。治胃中客热，咽膈干燥，牙宣龈肿，或身黄如疸等症，用之如神。

痛　风

通气防风汤羌独君，藁本荆芎甘五分，郁加升柴寒苍柏，太阳脊强痛堪均。

防风、羌活、独活各一钱，藁本、蔓荆子、川芎、甘草各五分。水煎温服。治手足太阳经气郁不通，肩背痛不可回顾，脊痛项强，腰似折，项似拔。如身重腰沉沉然者，经中有寒湿也，加酒浸防己，轻加附子，重加川乌各一钱；有郁加升麻、柴胡；有湿热加苍术、黄柏各五分。

活络汤用羌独活，芎归白术甘草嚼，姜煎一盏不拘时，风湿臂痛胜诸药。

羌活、独活、川芎、当归、白术、甘草各一钱半。姜煎温服。治风湿臂痛诸药不效者。

舒经汤中姜黄最，归草桐术共切碎，赤芍羌活又少些，沉香磨服治诸痛。

姜黄五钱，当归、甘草、海桐皮、白术各二钱半，赤芍、羌活各一钱二分半。分二帖，姜煎，入沉香少许，腰已上痛食后、腰已下痛食前服。治气血凝滞经络，以致臂痛不举及诸痛风针灸不效者。

痹　　风

五痹汤中羌白术，姜黄防己二钱足，甘草一钱姜同煎，筋缓皮顽堪再续。

羌活、白术、姜黄、防己各二钱，甘草一钱。一方有柴胡。姜煎热服。治风寒湿气客留肌体，手足缓弱，顽麻不仁。

三痹汤即寄生汤，黄芪续断凑成方，一切风痹拘挛疾，煎服为丸任意尝。

杜仲、牛膝、细辛、人参、茯苓、桂心、白芍、甘草、防风、当归、川芎、黄芪、续断各一钱，独活、秦艽、生地各五分。姜枣煎热服。治血气涩滞，手足拘挛，风痹等疾。

麻　　木

黄芪汤治浑身麻，蔓草橘参芍药遐，临卧水煎还滚服，大热三分黄柏加。

黄芪、人参、芍药各一钱，蔓荆子四分，橘皮、甘草各六分，水煎热服。治头面、手足、跗背、腿脚或遍身麻木不仁，及两目羞明，隐涩睛痛。

补气汤黄芪白芍，甘草泽泻陈皮搏，水煎能治皮肤麻，兼医眼目多昏错。

白芍、陈皮各一钱半，黄芪、甘草各一钱，泽泻五分。水煎温服。治肝气不行，皮肤间麻木，兼治两目缩小，羞明畏日，视物无力。

感　　寒

五积白芷陈皮朴，桔梗枳壳川芎芍，甘草苍术茯苓归，半夏桂姜麻黄着。熟料去麻加土乌药，除芷桂外醋炒略。

五积散　白芷、川芎、芍药、甘草、茯苓、当归、肉桂各三分，陈皮、麻黄各六分，厚朴、干姜各四分，桔梗一分半，枳壳五分，半夏二分，苍术七分半。姜葱煎服。冒寒用煨姜；如腹痛或挟气加吴萸；调经入艾醋；体薄有汗去苍术、麻黄；气虚去枳、梗，加参、术；若产后余血流入遍身，肢节腰脚疼痛，去麻黄，加人参、木瓜、桃仁、小茴，姜煎。此方大治感冒寒邪，头疼身痛，项强拘急，恶寒，呕吐腹痛，及伤寒发热，头痛恶风；内伤生冷，外感风寒，并寒湿客于经络，腰脚酸疼，及妇人经脉不调及腹痛带下等症。

熟料五积散　即本方除白芷、肉桂二味外，余十三味，用慢火炒令色变，摊冷，入桂、芷和匀。产后寒热去麻黄，用乌药一钱，俱用淡醋炒过；寻常冬月，感寒无汗，量用麻黄同诸药干炒；半身不遂，或身麻痹及卒中风，加麝少许；四肢逆冷呕吐，加附子二分；久虚脾泻，每用略炒过，加陈米一撮，乌梅一个；乳痈初作，加牛膝、生地各三分；产后及寻常血气痛，加木香、玄胡索各五分。

藿香正气用紫苏，大腹术陈桔梗咀，甘草茯苓半夏曲，厚朴白芷枣姜扶。

又不换金正气散，苍陈朴半藿甘六，伤湿须加白茯苓，汗多去苍换白术。上二方见卷三“外感”。

神术散用五两苍，芎芷细辛藁本羌，甘草六件各一两，风寒泄痢总相当。

苍术五两，川芎、白芷、细辛、藁本、羌活、甘草各一两。

每三钱，姜葱煎温服。伤风鼻塞，为末，葱白茶清调下。治四时感冒风寒及中雾露，头疼项强，寒热身痛，鼻塞声重，咳嗽，时行飧泄下痢，皆效。

咳

金沸草散麻甘芍，荆芥前胡半夏姜，肺受风寒头目痛，咳嗽声粘时疫方。见卷三“外感”。

苏沉九宝饮薄荷陈，麻桂桑苏与杏仁，大腹皮同甘草入，诸般咳嗽效如神。

薄荷、陈皮，麻黄、官桂、桑白皮、紫苏、杏仁、大腹皮、甘草各等分。生姜、乌梅煎服。治诸般咳嗽，哮吼夜不得卧。

发明**半夏温肺汤**，细辛桂心旋覆花，甘草陈皮参桔梗，芍药茯苓赤者佳。

半夏、细辛、桂心、旋覆花、甘草、陈皮、人参、桔梗、芍药各五钱，赤茯苓三分。每四钱，姜煎温服。治虚寒咳嗽及中脘痰水冷气，心下汪洋嘈杂，多唾清水，胁胀不食，脉沉弦细迟，此胃虚冷所致也。

人参清肺饮乌梅，桑地骨皮知母培，阿杏桔梗甘罂粟，加蜜澄清得效来。

人参、乌梅、桑白皮、地骨、知母、阿胶、桔梗、甘草、罂粟壳、杏仁等分。枣煎，入蜜一匙，澄清温服。治肺胃虚寒，咳嗽喘急，并久劳嗽，唾血腥臭。

洗肺散半夏黄芩，天麦门冬与杏仁，甘草五味姜煎服，咳嗽痰盛用最灵。

半夏三分，黄芩二分半，天门冬、麦门冬、五味子、甘草各五分，杏仁一分。姜煎温服。治咳嗽痰盛，肺气不利。

贝母散中桑白皮，款冬花与杏仁知，五味甘草姜煎熟，火嗽日久服无时。

贝母、桑白皮、五味子、甘草各五分，知母二分半，款冬花二钱，杏仁三钱。姜煎温服。治咳嗽多日不愈，火嗽亦宜。

久甚者加黄蜡五分，同煎以润肺。

款冬花散知母先，桑叶麻黄阿胶粘，杏仁贝母并半夏，甘草哎咀入姜煎。

款冬花、杏仁、阿胶、麻黄、半夏各五分，桑叶、知母、贝母、甘草各一钱。姜煎温服。治肺感风寒，咳嗽咽痛，鼻塞流涕。

霍　乱

木瓜汤用吴茱萸，茴香甘草苏盐扶，再研生蒜涂脚心，不虑昏危入腹俞。

木瓜、吴萸各二钱，茴香三分半，甘草二分，生姜、紫苏各少许。水煎入盐一撮，温服。治霍乱吐泻，转筋扰闷。

心　痛

手拈散用玄胡索，没药甘草五灵脂等分为末，每服三钱温酒下，心脾气痛总能医。

一方只用玄胡索、五灵脂等分，先将灵脂焙干，后同玄胡索将水炆熟，去渣，入酒醋少许，即服。

鸡舌香散有良姜，赤芍肉桂香附良，天台乌药同甘草，入盐些小点煎汤。

良姜、赤芍、肉桂、香附、乌药各四钱，甘草五分。为末。每二钱，盐汤点服。治男妇脏腑虚弱，阴阳不和，中脘气滞，停积痰饮，胸膈胀满，心脾引痛。

蟠葱散用玄胡索，桂姜苍术甘砂搏，棱莪青槟白茯丁，葱煎热服见欢乐。

玄胡索、肉桂、干姜各一分，苍术、甘草各四分，砂仁、槟榔、丁皮各二分，三棱、莪术、青皮、白茯苓各三分，连须葱一根。水煎热服。治男妇脾胃虚冷，气滞不行，攻刺心腹，痛连胸胁膀胱，小肠疝气及妇人血气刺痛，并皆治之。

暑

香薷散内药三般，厚朴相参扁豆攒，加上黄连称绝妙，和中祛暑最能安。

香薷一钱半，厚朴、扁豆、黄连各七分。四味俱用姜汁拌和炒香，水煎，入酒少许，必沉冷服乃效。治伏暑引饮，或吐或泻。姜能祛暑和中，惟气实者宜用。

薷藿汤 即香薷散合藿香正气散。**香葛汤**即香薷散合升麻葛根汤。

十味香薷散 即香薷散合四君子汤，加黄芪、木瓜等分为末，热汤冷水任调下。消暑气，和脾胃。

桂苓甘露饮即五苓，加上寒水滑石膏，甘草为末姜汤下，湿热霍乱见功高。

茯苓、泽泻各一两，白术、猪苓、肉桂各五钱，甘草、石膏、寒水石各二两，滑石四两。为末。每三钱，温汤新汲水任下，姜汤尤良。治伤寒中暑，冒风饮食，中外一切所伤，湿热内甚，口干烦渴饮冷，霍乱转筋，腹满痛闷及小儿吐泻惊风。一方去猪苓，加人参、藿香、葛根、木香。

六和汤半夏缩砂仁，杏仁参草扁豆停，木瓜赤茯藿香叶，香薷厚朴治泻频。

半夏、砂仁、杏仁、人参、甘草各二分，扁豆、木瓜、赤茯苓、藿香各四分，香薷、厚朴各八分。姜枣煎温服。治暑伤心脾，霍乱转筋，呕泻寒热，痰嗽痞喘，头目昏痛，肢体浮肿，便涩，冒暑背寒，伏热厥冷，疟痢，中酒烦渴畏食。又暑毒客上焦，胸膈痞塞，上气喘急，汤药入口即吐，加麝少许神效；如日间冒暑，夜感风露，加川芎、羌活，妇人胎前产后亦宜。

清暑益气草参芪，麦冬五味青陈皮，泽泻升麻苍白术，神曲葛柏与当归。见卷三“内伤”。

疟

清脾饮里有柴胡，半夏黄芩草果咀，白术茯苓加厚朴，青皮甘草枣姜扶。

柴胡、半夏、黄芩、草果、白术、茯苓、厚朴、青皮各等分，甘草减半。姜枣煎服。治因食伤脾，停滞痰饮，发疟热多寒少，或但热不寒，膈满能食，口苦舌干，心烦而渴。此方乃小柴、平胃、二陈合而加减。一方倍茯苓至五钱，加常山二钱，姜煎露服，五更截疟，令人不吐为妙。

人参养胃术苓甘，陈半朴果藿梅堪，能医外感停痰食，寒疟尤当早服含。

寒多加桂、附，有热加柴胡、黄芩。见卷三“外感”。

芎归鳖甲散茯苓，芍药半夏橘红青，热加柴胡寒草果，乌梅姜枣畏劳形。

鳖甲一钱，川芎、当归、茯苓、芍药、半夏、陈皮、青皮各五分，乌梅一个。姜枣煎服。治劳疟寒热。如热多加柴胡，寒多加草果。

对金饮子先厚朴，苍术甘草陈皮撮，加上草果又为良，姜枣煎来调治疟。

厚朴、苍术、甘草、陈皮、草果各等分。姜枣煎服。治寒热疟疾，愈后调理脾胃尤好。

痢

导滞汤归芩连桂，大黄槟木甘草次，赤加甘草白加姜，胃弱去黄加术制。见卷六“杂病用药赋”。

地黄汤芍术柏榆，枳滑加之因痛坠。

生地、芍药、白术、黄柏各一钱，地榆五分。水煎温服。治血痢疼痛。如腹痛加枳壳、厚朴，后重加滑石。初起用导滞汤，稍久用地黄汤。

真人养脏汤粟壳参，诃子当归肉蔻真，白术木香并芍药，干姜肉桂不须寻。

罂粟壳一钱八分，人参、当归、白术各三分，诃子六分，肉豆蔻二分半，木香七分，芍药八分，干姜、肉桂各四分。一方有甘草九分。水煎服。治大人、小儿冷热不调，下痢赤白，或脓血如鱼脑，里急后重，脐腹疠痛及脱肛下坠，酒毒便红等症皆宜，惟脏寒者加附子。

湿

渗湿汤中白术先，丁香苍术茯苓兼，甘草陈皮有等分，干姜加上湿皆痊。

白术二钱，苍术二钱，茯苓、甘草、干姜各五分，丁香、陈皮各二分半。姜枣煎服。治寒湿所伤，身体重着，如坐水中，小便涩，大便溏。

除湿汤中用藿香，陈皮厚朴术名苍，白术茯苓并半夏，入些甘草在中央。

藿香、苍术、厚朴、半夏各八分，陈皮、白术、茯苓各四分，甘草二分。姜煎服。治寒湿所伤，身体重着，腰脚酸疼，大便溏泄，小便涩或利。

五苓散内用猪苓，白术茯苓泽泻停，肉桂用之多与少，白水煎来止渴行。见卷三“外感”。

四苓散 即本方去肉桂。

薷苓汤 即香薷散合五苓散。

藿苓汤 即藿香正气散合五苓散。

痞满

木香化滞汤当归梢，枳实陈皮半夏遥，柴术红花草豆蔻，甘草生姜腹内消。

半夏一钱，柴胡、苍术各四分，草豆蔻五分，木香、陈皮各二分，归尾一分，枳实二分，红花、甘草各半分。姜煎服。治因忧气食湿面，结于中脘，腹皮底彻痛，心下痞满，不思饮食，常常痞气。

泄　　泻

卫生汤即六君子，加上山药薏苡仁，泽泻黄连各等分，虚痰火泻效如神。见卷六“杂病用药赋”。

黄　　疸

茵陈蒿汤只一味，浓煎退疸去身黄，栀子柏皮兼可用，五苓加上又为良。见卷三“外感”。

一清饮子赤茯苓，川芎甘草柴桑皮，生姜枣子煎来服，黄疸发热用之灵。

茯苓二钱，柴胡三钱，川芎、桑白皮各一钱，甘草五分。姜枣煎服。治黄疸发热及诸热通用。

水　　肿

五皮散方亦甚奇，大腹桑根固用皮，茯苓姜橘俱等分，能救浑身没指危。

大腹皮、桑白皮、茯苓皮、生姜皮、橘皮各等分。水煎服。忌生冷、油腻、坚硬之物。治风湿凝滞脾经，面目虚浮，四肢肿满，心腹膨胀，上气喘急。一方去桑、橘皮，换地骨皮、五加皮，治妊娠子气。

赤小豆汤木猪苓，桑皮防己连翘仁，漆泻当归商陆芍，热甚加犀角又神。

猪苓、桑白皮、防己、连翘、泽漆、泽泻、当归、商陆、赤芍、赤小豆等分。姜煎。治血气俱热，遂生疮疥，变为肿满或生烦渴。

三和汤中君紫苏，橘朴槟榔甘草扶，白术金砂木通等，姜煎行肿可通渠。

紫苏、橘皮、厚朴、槟榔、甘草、白术、海金沙、木通各等分。姜煎温服。治水肿。如脾弱者，倍白术，入姜汁；气虚加人参；血虚加牛膝、当归身。

胀满

平肝饮子用防归，枳梗川芎木桂枝，拣参橘芍槟甘草，腹胁妨晕呕胀医。

防风、枳壳、桔梗、桂枝、赤芍各五分，当归、川芎、木香、人参、橘皮、甘草、槟榔各二分半。姜煎。治喜怒不节，肝气不平，邪乘脾胃，心胸腹胁胀满，头晕呕逆，脉来浮弦。

分气紫苏饮陈皮，大腹桑根白共推，甘桔果苓五味子，喘气脾虚病可移。

紫苏一钱六分，大腹皮、桑白皮、甘草、桔梗、草果、茯苓、五味子各二分。姜煎，入盐少许温服。治男妇脾胃不和，胸膈噎塞，腹胁疼痛，气促喘急，心下胀闷，饮食不思，呕逆不止。

大正气散藿香叶，槟榔术半干葛叠，枳壳橘红朴桂甘，风寒湿气胀须涉。

白术一钱半，藿香、槟榔、半夏、干葛、枳壳、橘皮、厚朴、桂枝、甘草各五分。姜枣煎服。治脾胃怯弱，为风寒暑湿气所伤，心腹胀满，有妨饮食。

人参芎归汤木香，蓬术台乌甘草将，砂桂五灵脂半夏，入些苏叶枣生姜。

当归五分，木香、蓬术、乌药、砂仁七分，人参、甘草、官桂、五灵脂各四分，川芎、半夏各一钱。紫苏、姜枣煎服。治咽燥漱水，迷妄惊恐，痛闷喘急，虚汗厥逆，小便多，大便黑，肚腹膨胀，名曰血胀证。

尿浊

萆薢分清饮菖蒲，茯苓甘草天台乌，益智仁等盐煎服，通心气止精浊余。

萆薢、石菖蒲、茯苓、甘草、乌药、益智各等分。入盐一捻，煎服。如精滑，别以绵裹龙骨同煎。治真元不足，下焦虚寒，小便白浊，频数无度。

腰　　痛

人参顺气散芎甘梗，术芷陈皮枳壳等，麻黄乌药与白姜，一切风寒腰痛省。

独活汤中有大黄，桂泽羌翘桃仁防，黄连归柏己甘草，劳役腰痛免成伤。上二方见卷六“杂病用药赋”。

苍术复煎散红花，黄柏柴胡川升麻，藁本泽泻羌白术，脑项背膝腰痛佳。

苍术四两，红花少许，黄柏三钱，柴胡、升麻、藁本、泽泻、羌活、白术各五分。先用水二碗煮苍术至二钟，去渣，入余药煎服。治寒湿相合，脑痛恶寒烦闷，脉沉洪，项背脊骨髀眼膝腰疼痛。忌油面。

寒　　疝

补肾汤即四君子，加芪附沉羌木瓜，甘草紫苏川芎少，寒疝泄泻用之佳。

人参、白术、茯苓、黄芪、附子各一钱，沉香四分，羌活五分，木瓜一钱半，紫苏三分，川芎、甘草各二分半。姜煎温服。治寒入小腹，疼痛泄泻，胸满痞塞。

白葱散即四物汤，枳朴莪棱茯桂姜，参楝曲妳青茴木，葱盐煎治冷膀胱。

川芎、当归、生地、芍药、枳壳、厚朴、莪术、三棱、茯苓、官桂、干姜、人参、川楝肉、神曲、麦芽、青皮、茴香、木香各等分。葱白、食盐煎服。如大便利，用诃子；大便秘，去盐，入大黄。治一切冷气入膀胱疝痛，大治胎前产后腹痛，胎动不安，或血刺痛，兼血脏宿冷，百节倦痛，肌体怯弱，劳伤带癖。

聚香饮子乳沉丁，木檀藿香叶共成，胡索姜黄乌梗桂，甘草姜煎疝气宁。

乳香、沉香、丁香、木香、檀香、藿香各五分，玄胡索、姜黄、川乌、桔梗、桂心、甘草各二分半。姜枣煎服。治七情所伤，遂成七疝，心胁引痛，不可俯仰。

乌附通气汤四苓散，加归芍橘香楂草，不问疝气久与新，风寒暑湿气皆扫。

白术七分，茯苓、泽泻各五分，猪苓、甘草、木香各三分，乌药、香附、当归、芍药、山楂、橘皮各一钱。水煎温服。治新久疝气，风寒暑湿，七情皆效。痛甚加槟榔、玄胡索，脉沉细恶寒加吴萸。

脚　　气

槟苏散内香苏多，甘陈槟瓜一半和，姜葱煎服治脚气，风湿疏通效若何。

苏梗、香附各二钱，甘草、陈皮、槟榔、木瓜各一钱。姜葱煎。治风湿脚气，疏通气道。

左经汤麻桂芩壳，柴半甘加羌防朴，姜苓小草己门冬，对症加减旋斟酌。

麻黄、桂心、黄芩、枳壳、柴胡、半夏、甘草、羌活、防风、厚朴、白姜、茯苓、小草、防己、麦门冬各等分。姜枣煎服。治三阳经脚气，痰湿风肿，腰足拘挛，喘满烦闷，大小便秘。如自汗去麻黄，加白术、牡蛎；有热去桂，加前胡、升麻；腹痛加芍药或附子；便闭加大黄、竹沥；喘满加杏仁。

大腹皮散宣木瓜，苏叶子同萝卜佳，沉香乌药槟榔橘，枳壳桑皮荆芥花。

大腹皮六分，木瓜五分，苏叶、苏子、乌药、槟榔、橘皮各二分，萝卜子、沉香、枳壳、桑白皮、荆芥穗各三分。姜煎温服。治诸脚气肿痛，小便不利。

乌药平气散茯神甘，参术芎归木芷含，五味苏子皆等分，姜煎脚气悉皆堪。

乌药、茯神、甘草、人参、白术、川芎、当归、木瓜、白芷、五味子、苏子各等分。姜枣煎服。治脚气上攻，头目昏眩，脚膝酸疼，诸气不和，喘满迫促。

当归拈痛汤羌茵陈，草芩升葛苦参人，苍白术防猪泽泻，茯苓知母去渣尘。

当归、防风、猪苓、泽泻、茯苓、知母各三分，羌活、茵陈、甘草、黄芩各五分，升麻、干葛、苦参、人参、苍术各二分，白术一分半。水煎温服。治湿热为病，肢节烦疼，肩背沉重，胸膈不利，遍身疼痛，足胫肿痛等症。

独活寄生汤桑寄生，杜仲牛膝细辛参，秦艽茯苓桂芍甘，地黄防风当归芎。

独活三钱，桑寄生、杜仲、牛膝、细辛、人参、秦艽、茯苓、桂心、防风、川芎各二分，芍药、生地、当归各三分，甘草半分。姜煎温服，或为丸，加乳香、没药。治肾气虚弱，腰背拘急，筋挛骨痛，脚膝偏枯，冷痹缓弱。一方有附子。如历节风并脚气，加乳香、没药，酒糊为丸服。

燥渴

活血润燥生津饮，天麦门冬五味子，瓜蒌麻仁草当归，地黄生熟天花使。

天门冬、麦门冬、五味子、瓜蒌仁、麻子仁、甘草、当归、生地黄、熟地黄、天花粉各等分。水煎温服。

钱氏白术散参苓，甘草葛根五味宁，藿香木香柴枳壳，中消善谷十分灵。

白术、人参、茯苓、甘草、藿香各四分，葛根八分，枳壳、五味子、木香、柴胡各二分。水煎温服。治消中善饥消谷。如小儿，去柴胡、枳壳、五味子。

火

滋阴降火汤古方稀，四物汤中加柏知，甘草陈皮并白术，天麦门冬远志依。

当归、生地、白芍、白术各一钱，天门冬、麦门冬、甘草各五分，知母、黄柏、远志、陈皮、川芎各六分。姜煎温服。治潮咳汗血、遗精无泄者，乃养血降火之圣药也。如有痰加瓜蒌仁、贝母；咳嗽加五味子，阿胶；梦遗加芡实、石莲肉；有热加秦艽、地骨皮；唾吐咯血加茜根、藕汁、玄参；气虚血少加参、芪；久病者，去川芎。

人中白散生甘草，青黛黄柏如金宝，为末童便调二钱，花溪治火方真巧。

人中白二两，黄柏、甘草、青黛各五钱。为末。每二钱，童便调服。治阴虚火盛及五心烦热等症。

胁　痛

枳壳煮散防风芎，干葛细辛甘梗充，姜煎一盏空心候，胁疼气痛尽能攻。

盐煎散归芎芍棱，莪枳茯麦神曲青，朴木小茴各等分，葱根兼治腹心疼。上二方见卷六“杂病用药赋”。

复元通圣散穿山甲，青陈甘草瓜蒌屑，每用热酒下一钱，诸痛诸疮活气血。

穿山甲、瓜蒌根各四钱，青皮、陈皮各二钱，甘草三钱。为末，酒调服。治诸气闭涩耳聋耳疼，诸疮腹痛便痈疮疽，一切气刺。如疮无头者，津液调敷；诸疮肿痛，加金银花、连翘各一钱。

淋

五淋散治五般淋，归芍栀甘赤茯苓，每用空心煎水服，何忧气血石膏淫。

当归、甘草各五分，芍药、山栀各一钱，赤茯苓六分。水煎温服。治肾气不足，膀胱有热，水道不通，淋沥不出，或热淋便血。

清心莲子饮黄芩，甘草车前赤茯苓，麦门地骨参芪使，下虚上盛作诸淋。

莲子、赤茯、人参、黄芪各七分，黄芩、甘草、车前子、麦门冬、地骨皮各五分。如发热加柴胡、薄荷。水煎温服。治下虚上盛，心火上炎，口苦咽干烦渴，小便赤涩，欲作诸淋。

脾　　胃

平胃散中四般药，苍术陈皮厚朴攒，更加甘草调脾胃，生姜枣子一同煎。

平胃散　苍术二钱，调脾除湿宽中；陈皮一钱四分，和胃消痰温中；厚朴一钱，去满除湿调中；甘草八分，调脾泻火和中。姜枣煎，入盐少许温服。此药和脾健胃，扶根固本，兼有他症，照依药性加减。温补炒熟，消导生用。

平胡饮子　即本方合小柴胡汤，治疟寒热相等。

参苓白术散薏苡仁，甘草莲肉山药停，桔梗扁豆砂仁用，枣煎虚热用之灵。

人参、茯苓、白术、甘草、山药各三钱，薏苡仁、莲肉、桔梗、白扁豆、砂仁各一钱半。为末。每二钱，枣子煎汤调服。治脾胃虚弱，饮食不进，或吐泻，及大病后调助脾胃最效。

凝神散参苓白术，山药扁豆粳米续，地黄地骨甘知母，门冬竹叶用几十。

人参、茯苓、白术、山药各一钱，扁豆、粳米、生地、甘草、知母各五分，地骨皮、麦门冬、淡竹叶各二分半。姜枣煎服。大能收敛胃气，清凉肌表。一方去山药、扁豆、知母、竹叶、地皮，加黄芪、当归、白芍、茯神、桔梗，治痨瘵证，声重血气瘦乏。

葛花解醒汤缩砂仁，木香豆蔻茯青陈，参姜术泽猪神曲，酒调一服味清辛。

葛花、砂仁、白豆蔻各五钱，木香五分，茯苓、陈皮、人参、猪苓各一钱半，青皮、干姜、白术、泽泻各三钱，神曲二钱。为末，每二钱，白汤或酒调服，得微汗为度。治饮酒太过，呕吐痰逆，心神烦乱，胸膈痞塞，手足战摇，饮食减少，小便不利。

益胃散姜黄泽泻，干姜砂草益智仁，白蔻黄芪参厚朴，陈皮通用十分灵。

姜黄、干姜、白豆蔻各三分，泽泻、砂仁、甘草、人参、黄芪、厚朴、陈皮各七分，益智仁六分。水煎服。治服寒药过多，或脾胃虚弱，胃脘作痛。

积　聚

青皮汤橘玄胡索，莪术三棱神曲药，姜煎痞满虽能调，过服能令人气弱。

青皮一钱，莪术、三棱各七分，陈皮、神曲各五分，玄胡索三分。姜煎温服。进食利脾，消积化聚。如痞满加炒黄连三分；有郁加山栀仁；少食加山楂、麦芽各二分；妇人加香附一钱半，川芎八分，红花、木香各一分。

消积正元散术苓，麦楂甘橘海粉青，香砂曲枳玄胡索，郁火仍须善减增。

白术一钱，茯苓、陈皮、青皮、砂仁、麦芽、山楂、甘草各三分，神曲、香附、枳实、玄胡索、海粉各五分。姜煎温服。如上焦火郁，加酒炒芩、连；下焦火郁，加炒栀、柏；冷气作疼，加沉香、木香，磨水刺服。

散聚汤杏附桂心，槟榔橘半吴萸侵，茯枳芎归甘草朴，便秘大黄旋酌斟。

杏仁、桂心、橘皮各二分，附子、吴萸、茯苓、枳壳、川芎、厚朴、甘草各一分，槟榔、半夏、当归各少许。姜煎温服。如大便秘加大黄。治久气积聚，状如癥瘕，随气上下，发作有时，心腹绞痛，攻刺腰胁，小腹䐜胀，大小便不利。

气

四七汤理七情气，茯苓厚朴半夏制，紫苏叶同生姜煮，喘急兼将中脘利。

四七汤 厚朴一钱半，半夏二钱半，茯苓二钱，紫苏一钱。姜枣煎服。治七情相干，痰涎凝结，如絮膜，如梅核，窒碍咽喉之间，咯不出，咽不下；或中脘痞满，气不舒快；或痰涎壅盛，上气喘急；或因痰饮中结，呕逆恶心。兼治妇人恶阻及男子思虑过度，小便白浊。

七气汤中半夏多，朴桂苓芍紫苏锉，橘参姜枣同煎服，七情霍乱妙难过。

半夏一钱，厚朴、桂心各六分，白茯苓、白芍各八分，紫苏、橘皮各四分，人参二分。姜枣煎温服。治七情郁发，致五脏阴阳乖戾，吐利交作，寒热眩晕，痞满噎塞。一方用人参、甘草、肉桂各五分，半夏二钱半，姜煎服，治七情郁结于中，心腹绞痛，大便虚秘等症。

大七气汤棱莪真，橘藿梗桂益智仁，甘青香附煎白水，一切气积自舒伸。

三棱、莪术、青皮、陈皮、藿香、桔梗、官桂、益智仁各一钱，甘草七分半，香附一钱半。姜枣煎服。治七情相干，阴阳不得升降，气道壅滞，攻冲作疼。一方无三棱，有半夏曲。

大异香散京三棱，莪术半夏与陈青，藿梗智仁香附子，甘草枳壳有高能。

三棱、莪术、青皮、陈皮、半夏曲、藿香、桔梗、益智仁、香附、枳壳各五分，甘草半分。姜枣煎服。治谷胀、气胀。

绀珠正气天香汤，天台乌药与干姜，香附陈皮紫苏叶，妇人得此是奇方。

乌药一钱半，香附六钱，陈皮、紫苏、干姜各六分。水煎热服。治妇人一切诸气作痛，或上凑心胸，或攻筑胁肋，腹中结块，发渴刺痛，月水因之不调，或眩晕呕吐，往来寒热，胎前产后一切气证。

分心气饮木通桂，赤芍茯苓半夏配，桑白大腹青陈皮，甘草羌活紫苏对。

木通、官桂、赤芍、赤茯苓、半夏、甘草、羌活、桑白皮、大腹皮、青皮、陈皮各五分，紫苏二分。姜、枣、灯心煎服。治男妇一切七情留滞，心胸痞闷，胁肋虚胀，噎塞吞酸，呕哕恶心，头目昏，四肢倦，面色黄，口舌干，饮食减少，日渐羸瘦，或大肠虚涩，或病后胸中虚痞，不思饮食，皆效。

流气饮子苏乌药，青陈大腹苓归芍，芎芪枳半防风甘，木香桔梗随人酌。

紫苏、乌药、青皮、桔梗各五分，陈皮、茯苓、当归、芍药、川芎、黄芪、枳实、半夏、防风、甘草各七分半，大腹子一钱，木香二分半。一方有枳壳、槟榔各五分。姜枣煎服。治气攻肩背胁肋，走注疼痛，及痞胀呕喘，气闭浮肿脚气。

木香流气饮藿苏茯，参术甘果槟瓜通，夏朴青丁陈大腹，蓬蒲桂芷香麦冬。

木香、藿香、草果、槟榔、丁香、大腹皮、蓬术、肉桂各六分，紫苏、甘草、厚朴、青皮、陈皮、香附各一钱半，赤茯苓、人参、白术、木瓜、菖蒲、白芷、麦门冬各四分，木通八分，半夏二分。姜枣煎服。治诸气痞塞，胸膈膨胀，面目虚浮，四肢肿满，口苦咽干，大小便秘。

木香匀气散藿丁檀，白豆砂仁甘草盐，点服沸汤为末用，气痞恶心积痛阑。

木香、丁香、檀香、白豆蔻各二钱，藿香叶、甘草各八钱，砂仁四钱。一方有沉香。为末。每二钱，入盐少许，沸汤点服。治气滞胸膈，虚痞恶心，宿冷不消，心腹刺痛，又名木香调气散。

木香顺气散青陈，智泽归吴姜半苓，升柴草蔻苍朴类，能消胀浊气生。

木香、草豆蔻、苍术各三分，厚朴四分，青皮、陈皮、益智仁、茯苓、泽泻、生姜、半夏、吴萸、当归各五分，升麻、柴胡各一分。水煎温服。治浊气在上，则生䐜胀。

苏子降气汤半夏，甘草前胡肉桂咀，当归厚朴陈皮等，姜枣同煎痰喘舒。

苏子、半夏曲各五分，甘草、前胡、当归、厚朴各二分，肉桂、陈皮各三分。姜枣煎服。治虚阳上攻，气不升降，上盛下虚，痰涎壅盛。如虚喘加人参、五味、杏仁、盐梅、红枣；虚烦加知母、人参。煎服。

秘传降气汤诃子，甘果柴胡骨碎补，桑陈地骨五加皮，桔梗半夏曲苏使。

诃子、草果、骨碎补、五加皮、桔梗、半夏曲各二分，甘草、柴胡、地骨皮、枳壳、陈皮各四分，桑白皮八分，紫苏一分。姜煎温服。治气不升降，上盛头目昏眩，痰实呕逆胸紧，舌疮咽痛耳聋，下虚腰脚无力，小便数，大便秘。如心肺虚满加人参、茯苓；热盛加黄芩；虚甚加附子；妇人血虚加当归。

三和散用沉木香，芎术紫苏大腹羌，槟橘木瓜甘草辈，水煎和气自通畅。

沉香、紫苏、大腹皮、羌活各四分，木香、白术、槟榔、橘皮、甘草各三分，川芎一分，木瓜二分。水煎温服。治七情气结五脏，脾胃不和，心腹胀急，大小便秘，寝食俱废。不渴者乃气秘耳，未可施以大黄；秘甚再加枳壳、萝卜子、皂角子；气滞腰疼倍木瓜；浮肿加车前子、葶苈子；小便闭加麦门冬、泽泻。

复元通气散陈白丑，甘茴穿甲木香有，索归乳没俱为末，郁瘀痈疽并跌坠。

陈皮、白丑、甘草、玄胡索各一钱，茴香、穿山甲、木香、当归各一钱半，乳香、没药各五分。为末。每二钱，热酒、白汤任下。治一切气不宣通，瘀血凝滞，周身走痛，并跌坠损伤，或负重挫闪，气滞血分作痛等症。一方去白丑、玄胡、当归，加青皮、白芷、贝母、漏芦，治发乳痈疽，及一切肿毒疮疖。

血

犀角地黄汤牡丹，芍药四件有机关，加上大黄黄芩药，能消瘀热发狂蛮。见卷三“外感”。

清胃散升麻二钱，六分归地与黄连，牡丹皮用一钱重，能止吐血及牙宣。

升麻一钱，牡丹皮一钱，当归、生地、黄连各六分。水煎冷服。治胃经膏粱积热，吐衄牙宣，或唇口肿痛，或上下牙龈溃烂焮痛，连及头面，恶寒发热。

枇杷叶散香薷君，麦门陈皮厚朴芬，丁瓜甘与茅根和，暑毒攻心吐血欣。

枇杷叶、陈皮、厚朴、丁香各五分，香薷七分半，麦门冬、木瓜、茅根各一钱，炙甘草二分。姜煎温服，或为末水调服。治中暑伏热，烦渴引饮，呕哕恶心，头目昏眩。

小蓟饮子生地黄，蒲滑通草藕节房，甘归竹叶山栀子，每服空心白水凉。

小蓟、生地、蒲黄、滑石、通草、藕节、甘草、当归、淡竹叶、山栀各五分。水煎温服。治下焦结热，尿血成淋。

大蓟饮子桑白皮，犀角升麻甘草宜，蒲黄杏仁桔梗炒，肺疽热血用之宜。

各等分，甘草减半。姜煎温服。治啖辛热伤肺呕血，名曰肺疽。

归脾汤归龙眼肉，酸枣远志参芪术，茯神木香甘草姜，忧思过度真宜服。

当归、龙眼肉、酸枣仁、远志、人参、黄芪、白术、茯神各一钱，木香五分，甘草三分。姜枣煎服。治忧思伤脾，内热食少体倦，或血妄行，发热呕吐，或健忘怔忡，惊悸少寐，或心脾作痛，自汗盗汗，或肢体肿痛，大便不调，或经候不调，晡热内热，或唇口生疮、流注等症。

二陈芎归汤人参，阿胶五味细辛芍，姜煎专治虚劳人，毛寒失血咳嗽咯。

半夏、陈皮、赤茯苓、甘草、人参、阿胶、五味子、细辛各五分，白芍、川芎、当归各一钱。姜煎温服。治虚劳少血，津液内耗，心火炎肺，咳嗽咯血，及血不荣肌肉，动辄毛寒咳嗽。

胃风汤参与芎归，苓术芍桂等相将，粟米百粒止便血，腹痛还宜刺木香。

人参、当归、川芎、茯苓、白术、芍药、肉桂各七分，粟米百粒。水煎温服。治风冷乘虚，客于肠胃，水谷不化，泄泻注下，腹胁虚满，肠鸣㽲痛，及肠胃湿毒，下如豆汁，或下瘀血。

当归和血散槐花，青皮荆芥穗升麻，川芎白术并熟地，肠澼湿毒用之佳。

当归、升麻各二钱，槐花、青皮、荆芥、白术、熟地各六分，川芎四分。为末。每二钱，米饮下。治肠澼湿毒下血。

凉血地黄汤归槐青，柏知等分血澼灵，去槐青加荆细蔓，羌防芎藁芩连升，柴胡红花依次入，空腹前尝治血崩。

熟地、当归、槐花、青皮、黄柏、知母各等分。如小便涩，大便后重，加木香、槟榔，水煎温服。治血澼最妙。一方去槐花、青皮，用生地、当归各五分，知母、黄柏各二分，加荆芥、细辛、蔓荆子、黄芩各一分，羌活、防风、柴胡各三钱，川芎、藁本、黄连、升麻各二分，红花少许。水煎温服。治血崩，因肾水真阴不能镇守胞络相火，故血走而崩，经脉不住，或如豆汁，五色相杂，面黄体痛寒热。

痰

五饮汤即六君子，加枳朴猪泽前胡，桂心芍药旋覆等，姜煎痰饮尽消除。

人参、白术、茯苓、甘草、枳实、厚朴、陈皮、半夏、猪苓、泽泻、前胡、桂心、芍药、旋覆花各等分。姜煎温服。忌食肉、生冷等物。治酒后伤寒，饮冷过多，故成五饮。如因酒有饮，加葛花、砂仁。

小调中汤制法奇，连草瓜半交相持，大调中汤用四味，少加参术茯苓归。

黄连煎水浸甘草，甘草煎水浸黄连，瓜蒌仁煎水浸半夏，半夏煎水浸瓜蒌仁，各炒水干为度，四味各等分。姜煎温服，或姜汁糊为丸服尤妙。治一切痰火及百般怪病，善调脾胃，神效。

大调中汤 即本方加人参、白术、茯苓、川芎、当归、生地、白芍。治虚而挟痰火者用，百般加减由人。

喘

定喘汤麻桑杏苏子，白果款冬花最良，甘草黄芩同半夏，水煎百沸不须姜。见卷六“杂病用药赋”。

呕 吐

安脾散果木丁香，百年壁土煮良姜，椒参术橘苓甘草，入盐点服米煎汤。

高良姜一钱用陈壁土和水煮至干，草果、木香、丁香、胡椒、人参、白术、橘皮、茯苓各五分，甘草一钱半。为末。每二钱，米饮入盐少许调服。治停饮伤胃，吃食咽酸，呕吐黄水不已。

丁香煮散益智椒，红豆青陈甘草梢，干姜良姜川乌炮，姜盐煎治胃家翻。

丁香、红豆蔻、青皮、陈皮、甘草、干姜、良姜、川乌各四分，益智仁五分，胡椒二分。姜盐煎服。治脾胃虚冷，呕吐不食。

呃 逆

丁香二陈汤藿香，柿蒂二陈汤茹参，二方倍用生姜汁，呃逆吞之不作声。

丁香二陈汤　陈皮二钱，茯苓、半夏各一钱半，甘草、藿香各五分，丁香四分。姜煎，入姜汁三五匙调服。

柿蒂二陈汤　即前方去藿、丁，加柿蒂、人参各一钱，竹茹一团。

丁香透膈汤沉木香，甘果参苓曲蝆芳，藿术砂附青陈朴，肉蔻白蔻半夏当。

丁香、木香、麦芽、青皮、肉豆蔻、白豆蔻各二分半，沉香、藿香、陈皮、厚朴各三分，甘草七分半，草果、神曲、半夏各一分半，人参、茯苓、砂仁、香附各五分，白术一钱。姜枣煎服。治脾胃不和，痰逆恶心呕吐，饮食不进，十膈五噎，痞塞不通。

膈　　噎

五膈宽中散青陈皮，丁香厚朴甘草咀，香附砂仁白豆蔻，木香八味总堪书。

青皮、陈皮、丁香、砂仁各四分，厚朴、香附各一钱半，甘草五分，木香三分，白豆蔻二分。或加南星、半夏。为末。每二钱，姜盐汤点服。治四气七情伤脾，阴阳不和，胸膈痞满，停痰气逆，遂成五膈，一切冷气，并皆治之。

五噎汤即六君子汤去半夏，朴枳棱莪曲蘖使，诃桂木槟姜枣煎，虚实由人加减尔。见卷六“杂病用药赋”。

痫

大续命汤桂麻黄，竹沥生地汁两防，附子石膏龙齿末，姜煎治痫身反张。

肉桂、附子、石膏、防己各二分，麻黄、防风、龙齿、生姜各四分。水煎，入竹沥七匙，生地汁五匙，频服。治痫角弓反张，窜视口噤吐沫。

怔 忡

妙香散要麝香真，山药茯苓并茯神，参芪远志炙甘草，木香桔梗朱砂珍。

麝香一钱，山药、茯苓、茯神、黄芪、远志各一两，人参、甘草、桔梗各五钱，木香二钱半，辰砂三钱。为末。每二钱，温酒调服。治男妇心气不足，精神恍惚，虚烦少睡多盗汗。常服补益气血，安镇心神。

喉 痹

拔萃桔梗汤连翘，薄荷黄芩栀子饶，甘草同煎加竹叶，喉痹肿痛十分标。

各等分，水煎温服，即凉膈意也。治热肿喉痹。

虚

十全大补有人参，肉桂川芎地黄蒸，芍药茯苓并白术，黄芪甘草当归停。

十全大补汤 人参、白术、茯苓、甘草、当归、川芎、熟地、芍药、肉桂、黄芪各二分半。姜枣煎服。治男妇诸虚劳伤，生气血，壮脾胃。

人参养荣即大补，去芎加橘远味熬，劫劳散亦大补汤，去芎桂加半味胶。

人参养荣汤 白芍三两，当归、人参、白术、甘草、黄芪、肉桂、陈皮各一两，熟地、五味子、茯苓各七钱，远志五钱。每三钱，姜煎空心温服。虚甚者炼蜜为丸，可以常服。治积虚成损，四肢倦怠，肌肉消瘦，面少颜色，吸吸短气，饮食无味。如遗精加龙骨，咳嗽加阿胶、麦门冬，挟火加知母、黄柏。

劫劳散 白芍一钱，黄芪、甘草、人参、茯苓、熟地、当归、五味子、半夏曲、阿胶各四分。姜枣煎服。治心肾俱虚，劳嗽无痰，夜热盗汗，四肢倦怠，体瘦食少，恍惚异梦，嗽中有血，名曰肺痿。

黄芪建中汤肉桂，甘草芍药补荣卫，姜枣饴糖煎服之，或加当归同此类。

黄芪、肉桂各七分，甘草一钱半，白芍三钱。姜枣煎，去渣，入饴糖少许，再煎令溶，空心服。治男妇诸虚不足，小腹急痛，胁胀胸满，惊悸面黄，唇干口燥，腰痛骨酸，行步喘乏，短气少食；或因劳过，或病后不复，最宜服之。如虚甚加附子，血虚加当归。

黄芪益损汤斛桂，芎归木半甘术地，白芍五味热加柴，诸虚劳倦此方议。

官桂、熟地、半夏、甘草、木香各三分，石斛、当归、川芎、黄芪、白术各一钱，白芍一钱半，五味子五分。姜枣煎服。如有热加柴胡。

苁蓉散术巴门冬，茯草牛味杜仲供，车前干姜生地辈，酒调阴痿最多功。

肉苁蓉、白术、巴戟、麦门冬、茯苓、甘草、牛膝、五味子、杜仲各八钱，车前子、干姜各五钱，生地半斤。为末。每二钱，食前酒调，日三服。治肾气虚寒阴痿，腰脊痛，身重胫弱，言音混浊，阳气顿绝效。

固真饮子参术归山药，芪地柏泽茱萸搏，补骨脂五味陈皮，茯苓杜仲甘草酌。

人参、山药、当归、黄芪、黄柏各一钱，熟地一钱半，白术、泽泻、山茱萸、补骨脂各五分，五味子十粒，陈皮、茯苓各八分，杜仲、甘草各七分。水煎温服。盖门冬、地黄，虽本于滋阴，久则滞胃滞经，致生痈疽。又或多服金石桂附助阳，久则积温成热，耗损真阴，痰火妄动，消渴肺痿证作。惟此方备五味，中年已上之人，可以常服。能治阴阳两虚，气血不足，饮食少，五心热，自汗，日晡潮热，精气滑脱，行步无力，腰胯酸疼，泄泻，脉沉弱，嗽少痰多。或干咳，或气血精神不足，体倦头目昏，食少，脉虚数，潮热，将成痨证者；或伤力气虚，脉弱，腰背疼痛，动辄鼻衄者；或便血过多，面黄瘦瘁，食少气促者；或妇人阴虚瘦瘁食少，虚热自汗，腹痛面浮，腰痛，赤白带下者，并宜服之。此方备五味，合气冲和，养气血，理脾胃，充腠理，补五脏，无寒热偏并、太过不及之失也。

正气补虚汤参藿朴，芪地芎茯等分各，桂归芷味木丁姜，附术夏草减半匀。

人参、藿香叶、厚朴、黄芪、白芷、当归、熟地、川芎、茯神各五分，肉桂、五味子、白术、半夏、附子、丁香、木香、干姜、甘草各二分半。姜枣空心煎服。治内伤饮食七情，兼外邪所袭，寒热头痛，身疼腰脚软弱，转筋自汗，肢冷麻痹，男妇诸虚通用，妇人产后感寒尤宜。

痨　瘵

秦艽扶羸汤鳖甲，柴胡人参当归切，地骨皮半紫菀甘，能治肺胆二经热。

秦艽、鳖甲、人参、当归、半夏、紫菀、甘草各五分，柴胡一钱，地骨皮七分半。乌梅、姜枣煎服。治胆肺二经虚热，及肺痿骨蒸已成劳嗽，或寒或热，声嗄不出，体虚自汗，四肢怠惰。如热痨证加大黄、黄芩、犀角、赤芍、青蒿、桂枝，煎服，劳疟亦效。

黄芪鳖甲汤桑地皮，桂菀参苓柴半知，天冬地黄赤芍药，秦艽甘桔也相宜。

桑白皮、半夏、甘草各二分半，地骨皮、知母、黄芪、秦艽、白茯苓、赤芍、柴胡各三分三厘，鳖甲、天门冬各五分，肉桂、人参、苦梗各一分六厘半，紫菀、生地各三分。水煎温服。治虚劳客热，肌肉消瘦，四肢烦热，心悸盗汗，少食，多咳嗽有血，往来寒热，劳疟等症。

保和汤知贝天麦冬，款冬薏杏瓜蒌根，兜菀合桔甘五味，归地苏薄姜饴炆。

保真汤归芍术芪参，莲肉天麦赤白苓，陈芍知柏柴甘味，地骨地黄熟又生。上二方见卷六“杂病用药赋”。

蒸热

清骨散柴生地黄，熟地人参薄荷防，秦艽赤茯胡连少，每服半两水煎尝。

柴胡、生地各二钱，熟地、人参、防风各一钱，薄荷七分，秦艽、赤茯苓、胡黄连各五钱。水煎温服。治男妇不拘老幼，初觉五心烦热骨蒸，如神。颊赤潮盛，加生犀角汁，或加猪胆汁一枚、猪脊髓一条，童便、韭白煎服。惟胃弱者慎之。

汗

当归六黄汤芩连，生熟地黄柏绵芪，降火补阴止盗汗，水煎一服上床时。

黄芩、黄连、黄柏降火，生地、熟地、当归补阴，各五分，黄芪止汗三钱。临卧水煎温服。止盗汗之圣药也。

痿

清燥汤芪苍白术，参苓连柏地黄归，猪泽门冬五味子，甘曲升柴痿痢医。

黄芪、白术各一钱半，苍术一钱，人参、茯苓、升麻各三分，黄连、黄柏、柴胡各一分，生地、当归、猪苓、麦门冬、甘草、神曲各二分，泽泻五分，五味子九粒。水煎温服。治痿厥瘫痪，下痢等症。

藿仁养胃汤乌术，参草神苓半夏曲，砂仁薏苡荜澄茄，能治阳明虚痿弱。

藿香、乌药、白术、人参、茯神、茯苓、半夏曲、砂仁、薏苡仁各一钱半，荜澄茄、甘草各一钱。姜枣煎服。治胃虚不食，四肢痿弱，行立不能，皆由阳明胃虚，宗筋无所养，遂成痿躄。

积　热

四顺清凉饮归芍黄，甘草等分水煎尝，加以柴芩生姜使，更能解热入于阳。

当归、芍药、大黄、甘草各等分，水煎温服。治血热蕴结，壅滞不通，或一身尽热，或日晡肌热，或夜发热，皆血热也。

凉膈散连翘山栀仁，大黄甘草朴硝芩，竹叶薄荷加蜜煮，诸般积热效如神。

连翘一钱，山栀、大黄、黄芩、竹叶、薄荷各五分，朴硝二分半，甘草一钱半。水煎，入蜜少许调服。东垣去硝、黄加桔梗，治诸般积热，口舌生疮，痰实不利，烦渴，肠胃秘涩，便溺不利，一切风热。

人参泻肺汤　即凉膈散去朴硝，加枳壳、桔梗、桑白皮、杏仁各等分。水煎温服。治热嗽便秘。

活命丹　即凉膈散加蓝根、青黛。蜜丸弹子大，朱砂为衣，金箔裹。每临卧茶清化下一丸。治中风神不清。

转舌膏　即凉膈散加菖蒲、远志。为末，炼蜜为丸，如弹子大，朱砂为衣。每服一丸，薄荷煎汤化下。治中风瘈疭，舌謇不语。

八正散车前子瞿麦，萹蓄滑石山栀仁，大黄木通入甘草，热淋热疝效如神。

各等分，灯心煎服。治一切下热证，诸淋诸气诸血。

导赤散生地木通，甘草等分竹叶同，去草加芩名火腑，热淋赤涩总收功。

各等分，水煎温服。治小肠实热，小便赤涩而渴，烦满而口舌生疮。

火腑丹　见卷六“杂病用药赋”。

半夏汤中姜最多，芩地远志酸枣和，茯苓秫米长流水，胆热不眠用莫讹。

半夏、生姜各三钱，黄芩一钱，生地、酸枣仁各五钱，远志、茯苓各二钱，黍米一合。每一两，用长流水煎，澄清温服。一方无地黄、远志，有麦门冬三钱，甘草二钱，人参一钱。治胆腑实热，精神不守，热泄烦渴，闷不得眠。

泻黄散藿山栀仁，石膏甘草防风停，为末酒蜜相拌炒，能医口内疮痍生。

藿香七钱，山栀一两，石膏五钱，甘草三两，防风四两。锉碎，用蜜酒拌，炒香焙干。每三钱，水煎温服。治脾胃壅热，口内生疮，烦闷多渴，颊痛心烦，唇燥口臭咽干，壅滞不食。一方有砂仁。

泻白散君桑白皮，地骨相等甘草微，一方加青茯人参，加味泻白散尤奇。

泻白散　桑白皮、地骨皮各二钱，甘草一钱。水煎温服。治肺热咳嗽，气粗鼻壅。或加知母、贝母、桔梗、山栀仁、麦门冬、生地之类，由人。

加味泻白散　桑白皮一钱半，地骨皮、茯苓各一钱二分，人参八分，青皮、甘草各三分，五味子、陈皮各五分，粳米一撮。水煎温服。治阴气在下，阳气在上，致咳嗽呕吐喘促。

加味石膏汤栀子，参苓知母生地使，竹叶水煎入蜜硝，膀胱实热服之愈。

石膏八钱，山栀、人参、茯苓、知母各三钱，生地黄、淡竹叶各一两。每一两，水煎去渣，下蜜半合，煮二沸，食前服。欲利加芒硝三钱。治膀胱实热，脬转不得小便，苦烦满，难于俯仰。

妇　　人

逍遥散三白柴归等，甘草减半薄荷煎，妇人调经专用此，加味男痨总是仙。

白术、白芍、白茯苓、柴胡、当归各等分，甘草减半，薄荷少许。煨姜煎服。治妇人月经不调，及血虚有热无汗者最宜。或加天花粉、牡丹皮、玄胡索、子芩、红花。与四物汤加减例同。

加味逍遥散 白芍、白术各一钱，白茯苓、麦门冬、生地各六分，甘草、桔梗各二分，地骨皮、当归各八分，山栀仁、黄柏各三分。水煎温服。治潮汗咳嗽。虚甚者加山药、破故纸、枸杞子。余与痨瘵加减同。

大温经汤炒阿胶，芍药芎归参桂抄，门冬半牡茱萸草，生姜五片水中抛。

阿胶、芍药、川芎、当归、人参、肉桂、牡丹皮、吴萸、甘草各二分，半夏二分半，麦门冬五分。姜煎温服。治冲任虚损，月事不调。或崩中去血过多，或经损孕瘀血停留，小腹急痛，五心烦热。

小温经汤归芍芎，官桂牡丹莪术等，人参甘草牛膝煎，寒客血室痛者省。

当归、芍药、川芎、官桂、牡丹皮、莪术各五分，人参、甘草、牛膝各一钱。水煎温服。治血海虚寒，或为风邪所袭，月水不利。

滋血汤中用马鞭，牡丹荆芥穗相连，桂芍芎归并枳壳，乌梅一个也同煎。

马鞭草、荆芥各八分，牡丹皮二分，肉桂、赤芍、川芎、当归、枳壳各四分，乌梅一个。水煎温服，以经调为度。治血热气虚，经候不调，血聚四肢，或为浮肿，肌体发热，疑为痨瘵，宜此药滋养通利之。

红花当归散寄奴，牛膝紫葳白芷苏，肉桂去皮甘草芍，月经若秘可通衢。

红花、白芷、肉桂各一分半，当归、牛膝、紫葳、苏木、甘草各二分，刘寄奴五分，赤芍九分。为末。每二钱，热酒下，经闭红花煎汤下。治血脏虚竭，经候不调，或断续不来，或积瘀块，腰腹痛，肢体瘦弱。

紫葳散肉桂当归，赤芍白芷牡丹皮，玄胡寄奴皆等分，红花少入酒煎宜。

紫葳、肉桂、赤芍药、玄胡索、白芷、牡丹皮、当归、刘寄奴各等分。酒一水二入红花少许煎服。治妇人月水不行，发热腹胀。

玄胡索散蓬莪术，当归酒浸共三棱，月水不调红花使，更兼童便酒煎行。

玄胡索、莪术、当归、三棱各等分。为末。每二钱，空心酒调服。如气血发甚，月水不调，童便红花煎酒调服。治妇人气血走作，疼痛不可忍，及月水不调，面色萎黄，饮食减少，产后诸疾。

大玄胡索散归木香，棱莪芍楝朴槟榔，桂芎芩梗大黄药，红花甘草性多凉。

玄胡索、莪术、当归、三棱、赤芍、煨川楝肉、官桂、厚朴、木香、川芎各一分半，桔梗、黄芩、大黄各五分，甘草一钱，槟榔二分。水煎，日三次热服。如恶物多，去大黄、官桂，加黄药子、槐子、龙骨各五分。治妇人经病，并产后腹痛，或腹满喘闷，或癥瘕癖块及一切心腹暴痛。平常人心胃急痛者，尤宜服之。

桂枝桃仁汤生地黄，芍药甘草半中良，经脉不通绕脐痛，煎加姜枣莫商量。

桂枝、桃仁、生地、芍药各一钱，甘草五分。姜枣煎服。治寒客血室，月水不通，绕脐寒疝作痛，或月候前先腹痛不可忍。

桑寄生散川续断，川芎当归白术伴，香附阿胶神草参，姜煎温服治经漏。

桑寄生、续断、川芎、当归、白术、香附、阿胶、茯神各五分，甘草、人参各二分半。姜煎服。治胎漏及经血妄行，淋沥不已。

伏龙肝散艾石冬，姜桂当归草地芎，单用龙肝芩地草，白术阿胶治便红。

伏龙肝六分，艾叶、川芎各一钱二分，赤石脂、麦门冬各四分，干姜、当归各三分，肉桂、甘草、熟地各二分。枣煎温服，或为末米饮调服。治血气劳伤，冲任脉虚，经血非时注下，或如豆汁，或成血片，或五色相杂，及血崩赤白带下，脐腹冷痛，经久不止。一方单用伏龙肝八分，黄芩、生地、甘草、阿胶、白术各三分。水煎温服。治先便后红，及吐衄血等症。

解毒汤合四物汤，入药等分共煎汤，经行不止崩不住，寒热腹痛尽堪尝。

解毒四物汤 黄连、黄柏、黄芩、山栀、当归、川芎、白芍、熟地各一钱。水煎温服。治妇人经脉不住，或如豆汁，五色相杂，面色萎黄，脐腹刺痛，寒热往来，崩漏不止等症。

四物承气加朴硝，此名玉烛散名标，凉膈添归用四物，名为三和散同条。

牛膝散中用羚羊，槟榔硝黄各一两，防己牡丹桂甘芍，通经兼治脚气肿。

牛膝、羚羊角、槟榔、芒硝、大黄各一钱、防己、牡丹皮、肉桂、甘草、赤芍各五分。水煎温服。治妇人月经不通，或脚气肿痛。

大腹皮饮防木瓜，桑朴芪枳大黄加，青陈五味子等分，水煎入酒一分花。

大腹皮、防己、木通、瓜蒌仁、桑白皮、黄芪、枳壳、大黄、青皮、陈皮、五味子、厚朴各等分。水煎，入酒少许调服。治妇人血瘿，单腹蛊胀。

茯苓补心汤治血虚，两分四物一参苏，感伤无汗与经闭，失血恶阻任意哺。

即四物汤两分，参苏饮一分，姜煎温服。治心虚不能藏血，咳嗽吐唾，五心烦热，及妇人经闭，无汗潮热，有孕恶阻呕吐等症。

紫苏饮极能安胎，芍药川芎大腹哉，当归酒浸陈参草，姜葱煎服保仙怀。

苏叶、芍药、川芎、大腹皮、当归、陈皮各五分，人参、甘草各二分半。姜葱煎服。治胎气不和，凑上心腹胀满疼痛，谓之子悬，及临产惊恐气结，连日不下。

安胎饮八物去茯苓，加上陈皮与黄芩，苏叶缩砂姜煎服，胎痛腰腹效可寻。

当归、芍药、生地、白术各一钱，人参、川芎、陈皮各五分，紫苏、砂仁、子芩、甘草各三分。姜煎温服。治胎气不安，腰腹微疼，饮食不美。

固胎饮即八物汤，去茯少加桑树羊，芩柏连参煎糯米，血虚阿胶旋化烊。

生地、川芎各五分，归身、白芍、陈皮、人参各一钱，白术一钱半，甘草三分，黄连、黄柏各一分，薜荔七叶即桑树上羊儿藤，糯米二十粒。一方有黄芩五分。水煎服。如血虚不安者用阿胶；痛者用砂仁，止痛安胎行气故也。

达生散用苏茎叶，大腹甘草芩术切，归芍参陈黄杨脑，葱煎宜服在九月。

大腹皮、甘草各二钱，黄芩、白术、芍药、当归各一钱，人参、陈皮、紫苏各五分，黄杨脑一个。葱五茎，水煎温服。怀孕八九个月及稍虚者宜用。春加川芎，夏加黄芩，秋加泽泻，冬加砂仁，或俱加枳壳。如气虚加参、术，气实倍香附、陈皮，血虚倍当归加生地，性急多怒加柴胡，食易饥多加黄杨脑，腹痛加木香，胎动加苎根。

催生五积加乌附，星香胶杏酒调助，冬月破水后最宜，生胎死胎俱可坠。

催生五积散　苍术一钱，桔梗五分，陈皮三分，白芷、桂心、甘草、川芎各一分半，当归、干姜、厚朴、白芍、茯苓、半夏、枳壳、川乌、附子、南星各二分，木香半分，阿胶、杏仁各一分。为末，温酒调下。觉热闷加白蜜，新汲水调服。治胎死腹中，产母气乏，产道干涩。一方有麻黄，无乌、附、星、香，止加杏仁、阿胶。其意以白芍开子宫，余药助气开窍，麻黄内通阳气，冬月用之，血行即产；但破水二三日不产者，即可催下；若胎已死，亦即坠下。未破水者忌服。

牛膝汤治胎中死，瞿麦滑石冬葵子，赤小豆当归木通，水煎一服见欢喜。

牛膝、瞿麦、赤小豆、当归、木通各三分，滑石六分，葵子四分。一方无赤豆。水煎温服。治生产不顺，用此滑利水道，令易产。如胞衣不下，去瞿麦，连进二三服即下。

八味黑神散蒲黄，熟地赤芍药干姜，桂心甘草并黑豆，酒便调尝恶露茫。

黑豆四两，余味各二两。为末。每二钱，热酒、童便调服。治产后恶露不尽，胞衣不下，血气攻心眩晕等症。一方去蒲黄，加附子。

三分散用小柴胡，四物四君子同咀，产后伤寒并痢者，依方取效似神扶。

小　　儿

千金龙胆汤钩藤，柴芩梗芍草茯苓，大黄一分蜣一个，枣汤调下镇风惊。

龙胆草、钩藤、柴胡、黄芩、桔梗、赤芍、茯苓、甘草各半分，大黄一分，蜣螂一枚。为末，每一钱或五分，枣子煎汤调服。治小儿初生脐风撮口，月内胎惊，气逆发热者宜。一方去蜣螂，加人参、川芎，水煎温服。治小儿痞魃病。

蝎梢饼蜈乳花蛇，南星僵蚕等朱砂，麝香减半磨化服，惊风关闭兼擦牙。

蜈蚣一条，蝎梢、乳香、白花蛇、朱砂、南星、僵蚕各五钱，麝香三钱。为末，酒糊作饼。人参或薄荷煎汤磨化一饼。治小儿脐风撮口，惊风掣疭反张，不纳乳食，四肢尽冷。牙关紧者，用此擦牙尤妙。

脱甲散用麻黄根，柴归知母龙胆草，参芎甘茯次第入，感寒发热痛头脑。

麻黄、柴胡、当归、知母、龙胆草各三分，人参、川芎各二分，茯苓二分半，甘草四分。姜葱煎服。治小儿发热头疼，日久不痊。如表不解加麻黄，里不解加大黄。

红绵散天麻黄蝎，荆芥甘草发散多，入里须加大黄类，惊搐加蝉紫薄荷。

天麻、麻黄、全蝎、荆芥、甘草，一方无荆芥，有大黄、白附子、苏木。各等分。水煎温服，量儿大小加减。治小儿夹惊伤寒。

加减红绵散 即本方去甘草，加蝉蜕、紫草、薄荷各等分，葱煎温服。治痘感风寒，发热惊搐等症。

人参羌活散枳梗芎，参苓柴前独草充，地骨天麻偏减半，感冒疹痘尽可攻。

羌活、独活、柴胡、前胡、枳壳、桔梗、人参、茯苓、川芎、甘草各五分，地骨皮、天麻各二分半，薄荷一叶。姜枣煎服。治小儿感冒四气，及疹痘风痰壅盛，烦热作渴，头痛项强，遍体拘急，四肢烦疼。

惺惺散即四君子，薄荷芎芍梗细瓜，蒸热风寒并痘疹，水煎一服小儿夸。

人参、白术、茯苓、甘草、白芍、桔梗、瓜蒌根、川芎各五分，细辛一分，薄荷半分。生姜煎温服。治变蒸发热，或伤风寒时气，头疼咳嗽痰涎，鼻塞声重，气粗清涕，壮热目涩多睡，及欲作痘，发热头疼。

加减惺惺散苍术，荆防芎芷细辛羌，甘草当归天花粉，赤芍薄荷桔梗良。

连翘饮即八正散，去蓄大黄加芍归，荆防蒡芩柴蝉蜕，竹叶灯心表里宜。

治小儿膈热，眼目肿赤，唇口生疮，涕唾稠盛，惊风痰热等症，宜此常利小肠。

观音散即四君子，加曲芪术连豆芷，更加蝎麻与羌防，慢惊瘈疭枣汤使。

银白散亦四君子，加芪藿扁蚕糯米，天升白附与山香，小儿百病有汤使。上二方见卷七“妇人小儿外科用药赋”。

益黄散陈皮用一两，青草丁诃各二钱，每服水调补脾胃，一切痞呕尽皆痊。

陈皮一钱，青皮、甘草、诃子各五分，丁香二分。水煎，量儿大小加减服之。治脾胃虚寒，呕吐不止，或泄泻腹痛，或客热在内，不思乳食，因之神懒，心胁膨胀，颜色青黄，恹恹不醒。又治脾疳冷腹痛久，冷泻、积泻，冷吐、积吐，交精吐乳，慢惊等症，神效。

痘

异功散即四君子，去甘加橘理胃脾，治痘更凑木归桂，朴丁蔻半附攸宜。

白术、茯苓各二钱，人参、橘皮各一钱半。姜枣煎服。治脾胃虚冷，腹痛自利不食。

陈氏异功散　用参、术、茯苓、橘皮，加官桂、厚朴、丁香、肉豆蔻各二分半，附子、半夏各一分半，木香、当归各三分。姜枣煎服。治痘出欲靥之间，头温足冷，腹胀泻渴，急服此药，能除风寒湿痹，调和阴阳，滋养气血，使痘易出易靥，不致痒塌，切忌食蜜。

木香散大腹皮桂参，诃茯前半草青丁，等分二钱姜煎服，痘虚热渴用之灵。

木香、大腹皮、桂心、人参、诃子、赤茯苓、前胡、半夏、甘草、青皮、丁香各三分。姜煎温服。治发痘疹，身热作渴。如不甚虚寒者，二方去附、桂、丁香。

透肌散紫升甘等，糯米煎吞发痘疮，去升加木通枳壳，方名四圣倒靥良。

快斑蝉蜕紫草功，白芍人参与木通，甘草等分水煎服，痘出不快须臾充。

解毒防风汤地皮，荆芥鼠粘芍枳芪，等分水煎发痘症，壮热气弱用之宜。上三方见卷七“妇人小儿外科用药赋”。

消毒饮内君牛蒡，荆防甘草升麻党，热加犀角与黄芩，加减在赋曾修纂。

牛蒡子一钱二分，荆芥二分，甘草四分，防风、升麻各三分。水煎温服。治毒气壅遏，壮热心烦便秘，痘疹难出，未能匀透，余毒亦宜，便利者忌之。

犀角消毒饮 即本方加犀角、黄芩。治内蕴邪热，咽膈不利壅嗽，眼睑肿，腮项结核，肿壅毒聚，遍身疹丹赤瘰，及痘疹已出未出，不能快透，或欲出已出，热尚未解，急进三四服，快透消毒，大人亦宜。此与赋内消毒饮稍异，皆古方，以赋内纂有加减故耳。

外　　科

黄连消毒羌独芪，芩柏防藁草参归，翘梗地知苏橘泽，脑背尻臀太阳宜。内有防风、防己。

内托羌活汤酒柏，芪防归藁连翘摘，甘苍陈桂水酒煎，太阳豚臀此方择。

白芷升麻汤桔梗，甘草红花黄芪逞，酒芩生芩水酒煎，阳明臀上痈疽省。

内托升麻汤葛根，翘芪归鼠肉桂君，甘草黄柏煎入酒，乳痈头疮效若神。

十味中和汤菖蒲，牛蒡羌芎防漏芦，荆麦前胡甘草等，能消鬓胁胆之辜。

八味逍遥散归芍，苓术柴草牡栀略，无虚火盛少阳痈，乳胁颈项尽堪嚼。

内托芪柴汤归翘，土瓜根共羌桂饶，生地黄柏半酒水，腿内膝股太阴调。亦治阴厥。

附子六物汤防己，肉桂苓术甘草耳，姜煎专治足太阴，流注臂肿无不已。

内托酒煎汤归芪，柴翘肉桂大力儿，升芷柏甘水和酒，肾经腿胫湿寒移。

泻心汤中用大黄，芩连栀翘漏芦良，泽兰苏木各等分，水煎痈毒可通肠。

龙胆泻肝汤泽泻，车前木通生地柴，归栀芩草白水熬，肝经湿热多腿缚。

清肝汤即四物汤，加柴栀牡去地黄，血虚怒火最能消，百般加减赋多方。

内疏黄连凉膈意，加木香连槟芍归，疮肿发呕大便燥，脉洪实者微利之。以上俱见卷七“妇人小儿外科用药赋”。

活命饮甘芍芷风归，天花皂刺贝母随，金银花乳陈没药，大黄穿甲酒煎宜。

甘草节、赤芍、白芷、天花粉、贝母、乳香各一钱，防风七分，归尾、皂角刺、陈皮各一钱半，金银花三钱，没药五分，大黄五钱，穿山甲三片。用好酒瓦罐煎，密封罐口，勿令泄气，煎熟随疮上下饮之。服后再饮酒二三杯，侧卧而睡。忌酸物、铁器。此药不动脏腑，不伤气血，凡一切痈毒疮疡，未成者内消，已成者即溃，排脓止痛消毒之圣药。惟已溃者忌服。如在背，皂刺为君；在腹，白芷为君；在四肢，金银花为君；在胸，加瓜蒌仁二钱；疔疮，加紫河车草根三钱。惟便调者宜去大黄。

五香连翘汤麝香，乳丁沉木香大黄，通草寄生川独活，甘草升麻扁竹凉。

连翘、扁竹根、大黄、桑寄生、独活、木通、升麻、丁香各七钱，沉香、青木香各二钱半，生甘草、乳香、麝香各一钱半。每四钱，水煎热服，以利恶毒为度。一方有竹沥、芒硝。随热轻重加减。治一切积热结核，瘰疬，痈疽，疮疖。

内托复煎散地皮，芩芍参苓桂黄芪，两防两术归甘草，苍术先煎余次之。

地骨皮、黄芩、白芍、人参、茯苓、肉桂、黄芪、防己、当归、甘草、白术各一两，防风三两，苍术一斤。先以水五碗，煎苍术至三碗，去渣入余药，再煎至四盏，取汁终日饮之，其渣亦如前煎汁饮之。治阴疽痈毒，蕴结于中，常服托里健脾。

大概冬月内托，宜十宣散；夏月及有热者，宜此多服最妙。

流气参归芪梗风，木香甘枳芍川芎，桂槟芷朴苏乌药，流注伤寒不见纵。

十六味流气饮 人参、当归、黄芪、桔梗、防风、木香、甘草、枳壳、芍药、川芎、肉桂、槟榔、白芷、厚朴、紫苏、乌药各等分。一方无槟榔、肉桂，有皂角刺。水煎温服。治无名恶肿、痈疽等疾。此表里气血药也，非脉洪缓沉迟紧细者，不宜用。

升麻和气饮半归苍，茯梗陈甘枳壳姜，葛芍大黄并白芷，灯心十五治诸疮。

升麻、苍术、桔梗各一钱，半夏、当归、茯苓、白芷各二分，陈皮、甘草各一钱半，干姜、枳壳各半分，芍药七分半，干葛二钱，大黄五分，生姜五片，灯心十五根。煎服。治四肢疮疥，痛痒不常，憎寒发热，阴下湿痒并治。

内托十宣散参芪归，朴梗桂芎防芷草，十味为末酒调之，痈疽加减如珍宝。

人参、黄芪、当归、厚朴、桔梗、肉桂、川芎、防风、白芷、甘草各等分。或加忍冬藤尤妙。如天热去桂，加瓜蒌根、赤茯苓。为末，每三钱至五六钱，不饮酒者木香磨汤调下，疮愈服之尤佳。治一切痈疽疮疖，已成者溃，未成者散。败脓自出，无用手挤；恶肉自去，不犯针刀。服药后疼痛顿减，排脓生肌，其效如神。小儿痘疹，亦宜用此托里。

普济消毒饮芩连鼠，参陈甘梗玄蓝儿，翘升柴马僵蚕同，或加防薄芎归耳，大便硬者又加黄，煎汤调末随人使。

黄芩、黄连各五钱，鼠粘子、马勃、板蓝根、连翘各一钱，人参三钱，陈皮、生甘草、桔梗、玄参、柴胡各二钱，升麻、僵蚕各五分。为末，白汤调，时时服之，留一半蜜丸含化。或加防风、薄荷、川芎、当归，水煎服；或大便硬，加酒大黄一二钱，以利为度。治天行大头病，头面肿盛，目不能开，上气喘急，咽喉不利，舌干口燥，此邪热客于心肺，上攻头目，互相传染，害人甚速。

清震汤治雷头风，升麻苍术一两充，莲叶一荷煎水服，肿痛寒热立收功。

每服五钱，水煎，食后徐徐温服。治雷头风，头面疙瘩肿痛，憎寒发热，四肢拘急，证似伤寒。盖雷属震，震仰盂，故药内加青荷叶，谓象其震之形状也，宜此主之。

升麻调经汤葛龙，芩连柏梗连翘空，莪棱归芍甘草辈，少阳加柴疬无纵。内有生芩、酒芩。见卷七“妇人小儿外科用药赋”。

肺　　痈

桔梗汤中用防己，百合贝母瓜蒌子，甘节参归杏苡仁，桑白黄芪姜佐使。

桔梗、防己、贝母、瓜蒌仁、人参、当归、薏苡仁、桑白皮各四分，百合、甘草节、杏仁、黄芪各一分。姜煎温服。治肺痈咳嗽脓血，咽干多渴。如大便秘加大黄，小便赤加木通。

知母茯苓汤黄芩，五味款冬半术参，梗麦柴薄芎胶草，夜嗽归地药宜增。

知母、茯苓、黄芩各一钱，五味子、款冬花、桔梗、麦门冬、柴胡各五分，人参、半夏各七分，薄荷三分，甘草、白术各六分，川芎、阿胶各四分。生姜煎服。治肺痈喘嗽不已，往来寒热，自汗。如夜嗽甚加当归、地黄。

肺　　痿

紫菀散中知贝母，参梗茯苓阿胶许，甘草五味生姜煎，善治虚咳成肺痿。见卷七“妇人小儿外科用药赋”。

人参平肺散桑皮君，知草地骨五味群，青陈半茯门冬芩，姜煎为丸要捣匀。

桑白皮一钱，知母七分，甘草、地骨皮、陈皮各五分，五味三十粒，茯苓、青皮、人参、天门冬各四分。如热，加黄芩四分，紫苏、半夏各五分。姜煎温服。或为末，姜汁糊丸，弹子大，食后噙化。治心火克肺，传为肺痿，咳嗽喘呕，痰涎壅盛，胸膈痞满，咽嗌不利。如午后热、声飒，加杏仁、桔梗，有脓血将变痈，加紫菀。

胁　痈

神效瓜蒌用一个，当归甘草五钱锉，乳没一钱酒水煎，乳胁肠痈功莫过。见卷七“妇人小儿外科用药赋”。

胃　痈

大射干汤赤茯苓，赤芍白术及栀升，水煎入蜜地黄汁，胃痈甲错自然清。见卷七“妇人小儿外科用药赋”。

肠　痈

大黄汤偏治肠痈，硝牡瓜蒌桃仁同，虚去硝黄加酱薏，立止寒热与消脓。败酱、薏苡仁。见卷七“妇人小儿外科用药赋”。

痔

五痔散用猪鳖甲，蛇蜕猬皮蜂房挟，每服二钱少入麝，不拘内外并冷热。

猪左悬蹄甲、鳖甲、猬皮、露蜂房各五钱，蛇蜕一条。俱炒焦为末。每二钱，入麝少许，井水调服。治五痔不拘内外冷热，如牡痔倍鳖甲，牝痔倍猬皮，肠痔倍猪甲，血痔倍蛇蜕，脉痔倍蜂房。

鹤　膝　风

大防风汤熟地黄，白术参芎芪附羌，牛膝杜仲归甘芍，痢后鹤膝空心尝。

熟地、白术、防风、当归、白芍、杜仲、黄芪各四分，附子、川芎各三分，牛膝、羌活、甘草、人参各二分。一方无羌活，有茯苓。姜枣煎服。去风顺气，活血壮筋，治足三阴经亏损，外邪乘虚，患鹤膝风，或时骨节肿痛，或肿而不痛，不问已溃未溃，用三五剂后，当用调补之药，或痢后脚痛缓弱，不能行履，名曰痢风。或两膝肿痛，脚胫枯腊，亦名鹤膝风。

癣疥

何首乌散蔓荆芥，蚵蚾甘草威防再，汤酒每服抄二钱，能治癜风顽癣疥。见卷七"妇人小儿外科用药赋"。

浮萍散治诸风痒，荆芥川芎草麻黄，赤芍当归各等分，葱根豆豉共煎汤。

折伤

复元活血汤当归柴，将军穿甲红黄排，瓜蒌桃仁煎酒水，坠跌胁痛效难猜。

当归一钱二分，柴胡一钱，穿山甲、甘草、红花、瓜蒌根各四分，酒大黄二钱，桃仁泥十枚。水酒各半煎服，以利为度。治从高坠下，恶血留于胁下，实痛不可忍者宜服。

当归须散有红花，桃仁甘草赤芍挞，乌药香附苏木桂，水酒煎治折伤家。

乳香定痛散归术，白芷没药羌活足，甘参为末调酒便，专医堕坠并跌扑。上二方见卷七"妇人小儿外科用药赋"。

破伤风

如圣散中香白芷，川芎防风细辛使，雄黄苍乌两头尖，热酒调之忌油腻。

白芷、川芎、防风、细辛各五钱，雄黄二钱半，苍术二两，草乌四钱，两头尖四钱。一方加当归、麻黄、荆芥、何首乌、全蝎、天麻、藁本各五钱，甘草二两，人参三钱，川乌四两，石斛一两。为末。每一钱，临卧茶清或热酒少许调下。忌一切动风油腻热物。治左瘫右痪，半身不遂，口眼㖞斜，腰膝疼，手足麻，言语涩，遍身癣，上攻头目耳鸣，痰涎不利，偏正头痛，一切诸风及破伤风，角弓反张，蛇犬刀刃所伤，诸风湿等疮，及妇人产后败血冲上，并宜服之。又可敷贴破伤处。风牙疼，干擦即愈；如损骨者，加乳香三钱。

养血当归地黄汤，川芎芍药藁本防，白芷细辛煎水服，破伤虚者急宜尝。见卷七"妇人小儿外科用药赋"。

总 方

四君子汤参苓术，甘草姜枣煎要熟，气虚用此古今同，合上四物八物足。

四物汤地芍芎归，血病须还血药医，热者赤芍当归尾，小芎生地始相宜。

二陈汤要橘半陈，茯苓甘草姜煎温，血虚合上四物药，气虚更宜合四君。

六郁汤陈皮半夏芎，茯苓苍术砂仁充，山栀香附子甘草，姜煎加减在心中。以上俱见卷七"妇人小儿外科用药赋"。

上方诗三百首，《捷径》八十七首，新增二百一十三首，其间等分遵古，未及校正，用者因病加减，不必拘泥。即如清脾饮治热多寒少，当以柴胡、黄芩为君，余药为佐，岂可九味皆等分耶？又如六味地黄丸补肾，固以地黄为君；若病水肿，当以泽泻为君；病遗精，当以山茱萸为君。丸药亦可煎汤，汤散亦可作丸，膏药间有可服者，丸、散亦有可外敷贴者，存乎人之善悟耳！

急 救 诸 方

万病解毒丹，乃急救通用妙剂，外伤内伤，缢死溺死皆验。万病解毒丸，中诸毒皆验。

救缢死　自旦至暮，但心下微温，虽一日以上可活。急抱起死人，将绳宽解去，切不可割断，极须按定其心，却拈正喉咙，放倒卧，令一人以手掌掩其口鼻，两人吹其两耳，一人急牵其发不放手，及屈伸其手足摩捋之。少活，即以粥饮与之。此法救人，无不活者。又法，男用雌鸡、女用雄鸡冠刺血点口中，即活。

救溺死　先以刀斡开口，放箸一根衔之，使可出水，然后解去其衣服，以艾灸脐中，令两人以笔管吹其耳，即活。或以生人倒驮死人，即负持走，吐水便活。外用绵裹皂角末纳谷道中，水出即活，内以鸭血灌之。又法，用酒坛一个，以纸钱一把烧坛中，急以坛口复死人面上或脐上，冷则再换，水出即活；如苏，即用苏合香丸擦牙。

救冻死　其证四肢强直口噤，只有微气者，且慢向火，急用布袋盛热灰放在心头，冷即换热，待眼开，却用温酒或米饮灌之，冬月堕水冻死亦宜。

救魇死　原有灯即得，如无灯切不可用灯，急用竹管吹其两耳，或通关散吹入鼻内，或以盐汤灌之，或用韭菜捣汁滴入鼻中，卒中恶死亦宜。或到客舍官驿，及久无人居住冷房，睡中为鬼物所魇，但闻其人吃吃作声，令人叫唤，如不苏，不急救则死。用牛黄、雄黄各一钱，朱砂五分，为末，每用一钱烧于床下，一钱用酒调灌之。

救坠死　坠下瘀血冲心欲绝者，用豆豉浓煎汤服。若便觉气绝不能言，取药不及，急斡开口，以热小便灌之。

救绞肠痧　即腹痛难忍，但阴痧腹痛而手足冷，看其身上红点，以油灯心点火燎之即愈。阳痧腹痛而手足暖，以针刺其十指背近爪甲半分许，即动爪甲，而指背皮肉动处血出即安。仍先自两臂捋下其恶血，令聚指头，血出为好。

解砒毒　其证烦躁如狂，心腹搅痛，头旋欲吐不吐，面口青黑，四肢逆冷。此毒于肉饭中得之则易治，饮酒中得之则散归百脉难治。在胸膈用瓜蒂稀涎散吐之，在腹中急服万病解毒丹下之，或大承气汤加雄黄、青黛等分，略煎冷服，徐服参苓白术散。仍忌鸡鹅肉数日。一方用早禾秆烧灰，井水调浓汁冷服一碗，其毒下利即愈。或用麻油，或人粪汁皆可灌之。一方旋刺羊血或鸡鸭血热服，兼解鼠莽毒及丹药毒。

解川乌附子毒　心烦躁闷，甚则头岑岑然，遍身皆黑，势危必死，煎绿豆或黑豆冷饮，或防风、甘草煎汤冷服，一切药毒及犯热物亦宜，但要心间暖者不防。《朱子全集》云：紧急无药，令多汲新水连饮，大呕泻而愈。

解巴豆毒　令人大泻或吐，烦渴发热，急用黄连、黄柏煎物冷服，更以冷水浸手足掌。忌食热汤、热性药物。

解诸草毒　治误食毒草并百物毒，救人于必死。板蓝根四两，贯众、青黛、生甘草各一两。为末，蒸饼丸，梧子大，另用青黛为衣。如觉精神恍惚恶心，即是误中诸毒，急取十五丸嚼烂，新汲水下即解。

解豆腐毒　过食令人生疮，嗳气，遗精白浊。用生萝卜煎汤服，或子煎汤亦可。

解诸菌毒　掘新地取真黄土，以冷水于内搅之令浊，澄少顷，取饮之可解。亦治枫木菌食之令人笑不止。又方用芫花，生为末，每一钱新汲水下，以利为度。菌之毒者，盖因蛇虫毒气熏蒸所致。

解鼠莽毒　用大黑豆煮汁服之。如欲试其验，先刈鼠莽苗叶，以汁浇其根，从此败烂，不复生矣。

解鸩鸟毒　即孔雀毛并胆也。用干葛为末，水调服。食鹅、鸭中毒，以糯米泔温服即消。

解六畜肉毒　用犀角磨浓汁一碗服之。食自死六畜毒，用黄柏末一二钱服之，不解再服。

解河豚鱼毒　一时困怠杀人，急用清油吐出，或服槐花末、龙脑末皆可，至宝丹尤妙。诸鱼毒，橄榄解之。

解斑蝥毒　其证吐逆不止，急用绿豆、或乌豆、或糯米煎汤服。一方用泽兰叶捣汁服，或干者为末，白汤下。

解鳝鳖虾蟆毒　用生豆豉一合，新汲水半碗，浸汁顿服即愈。此三物令小便秘，脐下蔽痛，有致死者。

解中金蚕蛊毒　才觉中毒，宜先吮白矾，味甘而不涩，次嚼黑豆不腥者是也。用石榴根皮煎浓汁饮之，即吐出活虫，无不愈者。

解中诸物毒　白矾、细茶等分为末。每三钱，新汲水调服。得吐即效，未吐再服。或万病解毒丹、丸下之。

解中毒及蛇虫咬、痈疽才作　服此毒气不聚。用青黛、雄黄各等分。为末，新汲水下二钱。

误吞铜铁碗瓦　万病解毒丸：大黄、大戟、连翘、寒水石各二两，白玉簪、白芷、黄芩、茯苓、石膏、滑石、天花粉各三两，甘草、薄荷、干葛各四两，山慈菇六两，贯众一两半，青黛五钱。为末，绿豆粉糊丸弹子大。每服一丸，薄荷汤磨下。治一切中毒，能化铜铁碗瓦，同嚼化为粉碎，此其验也。抑论中毒之证，辨其自戕被害何物之中，审其远近，久则不救。治法上宜吐之，以鹅翎探吐，急以桐油灌吐之，下以解毒丸靛浆利之。中毒手足面青，过肘者不救。紧急只以玄明粉煎甘草汤利之亦可。

误吞铁针　用蚕豆煮熟，同韭菜吃下，针与菜从大便而出。

误吞铜钱　不能化者，用砂仁煎浓汁饮之，其铜自下；或用荸荠研烂服之，其铜自化；或用坚炭为末，米饮调服。于大便中泻下如乌梅状。

误吞蜈蚣　用生猪血令病人吃，须臾生清油灌口中，恶心，其蜈蚣溶在血中吐出，继以雄黄为末，水调服。

误吞水蛭　入腹，经久必生小蛭，能食人肝血，腹痛不可忍，面目黄瘦，全不进食，若不早治，能令人死。用田中干泥一小块，小死鱼三四个，将猪脂溶搅匀，用巴豆十枚研烂入泥内，为丸绿豆大。用田中冷水吞下十丸，小儿三五丸，须臾大小水蛭一时皆下。却以四物汤加黄芪煎服，生血补脾。

骨鲠入喉　用砂仁、甘草等分为末，以绵裹少许咽之，良久骨随痰出。甚者用南硼砂少许水洗，汲口中含化立愈。一方用金凤花子或根，嚼烂噙下，骨化，用温水漱口，免伤齿，鸡骨尤效。鱼骨鲠详卷四。兽骨鲠用象牙梳磨水咽下，或桑木虫屑米醋灌自下，或狗涎灌之，以狗善食诸骨也。

禾芒刺喉或口舌中　取鹅涎灌之即下，以鹅善消稻芒也。

虎咬　先吃清油一碗，次用油洗伤处；或白矾为末纳伤处，痛止立效；或用砂糖水调涂，并服一二碗。

马咬及踏伤人　用艾灸伤处并肿处，或用人屎或马屎烧灰为末，皆可敷之。

犬咬　疯犬咬，用防风五钱，牵牛、大黄各三钱，斑蝥一钱，麝香三分，雄黄二钱半，为末。每三钱，遇伤时滚水调服，利下恶物，从小便而出。癫犬咬及常犬咬，用虎胫骨或脑骨为末，每二钱，热酒白汤任下。一方用白矾为末掺之，再用斑蝥九枚为末，酒调服，利下恶物，从小便出即愈。

蛇咬　急饮好醋二碗，令毒气不随血走，或清油亦可。一方用贝母为末酒调，令患人尽醉饮之，顷之酒自伤处为水流出，候水尽，却以药渣敷疮上，若伤至垂死，但有微气，服此即活。恶蛇咬，用细辛、白芷各五钱，雄黄二钱，为末，每二钱入麝香少许，温酒调服。误饮蛇交水，研雄黄服之。

鼠咬　猫毛烧灰，入麝香少许，津液调敷。

蜈蚣咬　用鸡屎涂之良。一方用蜘蛛吸去其毒，待蜘蛛醉死，急以蜘蛛投冷水中，免伤其命。

蜘蛛咬　用醋磨灶铁汁或桑白皮汁涂之，亦治蜈蚣咬。

壁虎咬　毒入必死，用桑柴烧灰，以水煎三四沸，滤浓汁，调白矾末涂伤处，兼治蛇咬。

蚯蚓咬　用鸡屎涂之。又方急煎盐汤，洗浸肿处即消。

八脚虫伤　其虫隐于壁间，以尿射人，遍体生疮如汤火伤。用乌鸡翎烧灰为末，鸡子白调敷。

蝎子螫　痛不可忍，用白矾、半夏各等分为末，醋调涂之痛止。

黄蜂螫　用热油洗之，清油擦之亦可。或用头垢敷，或用盐擦。

溪毒　兼辟射工，夏月出行，取知母为末自随，欲入水，先取少许按上流，亦取服之。一方用苍耳子捣汁服之。已上有自取者，有误犯者，其实人身难得，岂可尚气纵情而轻弃其生耶？凡有生者，慎之戒之！

避难止小儿哭法　用绵为一小球，随儿大小为之，略使满口而不致闭其气，量用甘草煎汤，或甜物皆可渍之，临时缚置儿口中，使咂其味，儿口有物实之，自不能作声，而绵软不伤儿口，此宋刘跂《暇日记》方也。丘琼山云：此法平世诚无所用，不幸而遇祸乱，全活婴儿之命，不可胜记。盖婴儿未解事者，不可戒语，啼声不止，又恐为盗贼所闻，势不得已，弃之道旁，哀哉！此法虽小，不可不知。

避难大道丸　黑豆一升去皮，贯仲、甘草各一两，茯苓、苍术、砂仁各五钱。锉碎，用水五盏，同豆煎熬，火须文武紧慢得中，直至水尽，拣去药，取豆捣如泥，作芡实大，瓷瓶密封。每嚼一丸，则恣食苗叶，可为终日饱。虽异草殊木，素所不识，亦无毒，甘甜与进饭粮一同。专备荒乱饥饿，食草木以济生。一方只黑豆一升，挼挲极净，贯仲一斤细锉，用水斟酌多少，慢火煮豆香熟，日干，翻覆令展尽余汁，簸取黑豆，去贯仲，空心日啖五七粒，任食草木无妨。治与前同。能忌鱼肉菜果及热水热汤，数日后身力壮健，不复思饭食。

散被殴瘢痕　亦治跌扑。用熟麻油与酒同煎服之，卧火烧地上，疼痛即消。

伤重痛闷欲绝者　用牛一只，剖腹纳其人于牛腹，浸热血中，可苏。如伤腹，用血竭饮之，出血愈。或打伤跌扑，或战阵炮矢所伤，血流满体，气贯胸膈闷绝者亦苏。

治中创血出　亦治金疮。用原蚕蛾一味，炒为末，敷之立止，血出如箭者亦效。

枪伤腹裂肠出者　用黄芪、当归、川芎、白芷、续断、鹿茸、黄芩、细辛、干姜、附子、芍药各二两。为末。先饮酒，次服五钱，七日三服，加至方寸匕立验，伤重困乏者亦宜。

金刃中骨脉中不出者　用白蔹、半夏等分为末，每方寸匕，日三服，酒下，至二十日自出。

下蚕室创口不合方　用所割势火煅为末，酒调服。昔有沈生者，狎近女冠，或欲白其师，沈惧，引刀自割其势，疮口流血，经月不合。或教以煅所割者捣为末，酒调服，不数日而愈。

怪　疾

项上生疮　如樱桃大，有五色，疮破则项皮断，但逐日饮牛乳自消。

四肢坚硬　寒热不止，经日后四肢坚如石，以物击之，似钟磬声，日渐瘦恶。用茱萸、木香等分，煎汤服即愈。

大肠头出寸余　痛苦，直候干自退落又出，名截肠病。若肠尽不治，但初截寸余可治。用芝麻油器盛之，以臀坐之，饮大麻子汁数盏即愈。

口鼻流水　口鼻中腥臭水流，以碗盛之，有铁色虾鱼，如粳米大，走跃不住，以手捉之，即化为水，此肉坏矣。任意馔食鸡肉自愈。

两足心凸如肿　上面生黑色豆疮，硬如钉子，履地不得，胫骨生碎眼，髓流出，身发寒颤，惟思饮酒，此是肝肾气冷热相吞。用炮川乌末敷之，煎韭子汤服之效。

腹胀忽泻　腹胀经久，忽泻数升，昼夜不止，服药不验，乃为气脱。用益智仁煎浓汤服，立愈。

腹上麻痹不仁　多煮葱白，食之自愈。

四肢节脱　但有皮连，不能举动，名曰筋解。用黄芪三两，以酒浸一宿，取出焙干为末，每二钱酒下，服尽安。

玉茎坚硬不痿　精流无歇，时时如针状，捏之则脆，乃为肾满漏疾。用韭子、破故纸各一两为末，每三钱水煎，日三服，愈则住服。

喉间生肉　层层相叠，渐渐肿起不痛，多日乃有窍子，臭气自出，遂退饮食。用臭橘叶煎汤连服自愈。

腹中如铁石　脐中水出，旋变作虫行之状，绕身匝啄，痒痛难忍，翎毛拨扫不尽。外用苍术煎浓汤浴之，内用苍术为末，入麝香少许，水调服之即愈。

眼见虫飞　眼前常见诸般禽虫飞走，以手捉之则无，乃肝胆经为疾。用酸枣仁、羌活、玄明粉、青葙子花各一两为末，每二钱水煎和渣饮，一日三服。

大肠虫出不断　断之复生，行坐不得。用鹤虱末五钱，水调服之自愈。

眼睛垂出至鼻　如黑角色，痛不可忍，或时时大便血出，名曰肝胀。用羌活煎汁，服数盏自愈。

腹中作声　腹中有物作声，随人语言。用板蓝汁一盏，分五次服之。又名应声虫，常服雷丸自愈。

喜饮清油　五碗以来，方始快意，常得吃即安，不尔则病，此是发入胃，被气血裹了，遂化为虫。用雄黄五钱为末，水调服，其虫自出。如虫活者，置热油中，逡巡间连油泼于长江中。

卧床能食　卧于床上，四肢不能动，只进得食，好大言说吃物，谓之失说物望病。治如说食猪肉时，便云你吃猪肉一顿，病者闻之即喜，遂置肉令病人见，临要却不与吃，此乃失他物望也。当自睡中涎出便愈。

十指节断坏　惟有筋连无节，肉间虫出，如灯心长尺余，遍身绿毛，名曰血余。用茯苓、胡黄连煎汤，饮之愈。

遍身皮响　遍身忽皮底混混如波浪声，痒不可忍，抓之血出，亦不能解，谓之气奔。用人参、苦杖、青盐、细辛各一两，作一服，水煎十数沸，去渣饮尽便愈。

眼白浑黑　眼白瞳人浑黑，见物依旧，毛发直如铁条，虽能饮食，不语如醉，名曰血溃。用五灵脂为末，每二钱，温酒调服自愈。

肉片能飞　因著艾灸讫，大痂便退落，疮内鲜肉片子飞出，形如粉蝶腾空去了，痛不可忍，此乃血肉俱热。用大黄、朴硝各五钱，为末，水调下，微利即愈。

多虱号哭　临卧浑身虱出，约至五盏，随至血肉俱坏，每宿渐多，痒痛不可言状，虽吃水卧床，昼夜号哭，舌尖出血不止，牙齿俱黑，唇动鼻开。但饮盐醋汤十数即安。

眼赤鼻张大喘　浑身出斑，毛发直起，乃热毒气结于下焦。用白矾、滑石各一两为末，作一服，水三碗煎至半，令不住饮，候尽乃安。

皮下虫走　有虫如蟹，走于皮下，作声如小儿啼，为筋肉之化。用雷丸、雄黄各一两为末，掺在猪肉片上炙熟，吃尽自安。

甲生肉刺　手足甲忽然长倒生肉刺如锥，痛不可忍。但煮葵菜吃自愈。

鼻中毛出　昼夜可长一二尺，渐渐粗圆如绳，痛不可忍，虽忍痛摘一茎，即后更生，此因食猪羊血过多所致。用乳香、硇砂各一两为末，饭丸梧子大，空心临卧各一服，水下十丸，自然退落。

疮似猫眼　面上及遍身生疮，似猫儿眼，有光彩，无脓血，但痒痛不常，饮食减少，久则透胫，名曰寒疮。多吃鱼、鸡、韭、葱自愈。

胁破肠出臭秽　急以香油摸肠，用手送入，煎人参、枸杞淋之，皮自合矣。吃羊肾粥，十日即愈。

口鼻气出　盘旋不散，凝如黑墨色，过十日渐渐至肩胸，与肉相连，坚如金石，无由饮食，多因瘴疟后得之。泽泻煎汤，日饮三盏，连服五日愈。

肉出如锥　遍身忽然肉出如锥，既痒且痛，不能饮食，此名血壅。若不速治，溃而脓出。以赤皮葱烧灰淋洗，吃豆豉汤数盏自安。

眉毛动摇　目不能视，交睫唤之不应，但能饮食，有经日不效者。用蒜三两取汁，酒调下即愈。

毛窍血出节次　若血不出，皮膨胀如鼓，须臾眼鼻口被气胀合，此名脉溢。饮生姜汁水各一二盏即安。

气喘不言　忽然气上喘，不能语言，口中汁流吐逆，齿皆摇动，气出转大则闷绝，苏复如是，名曰伤寒并热霍乱。用人参、大黄各五钱，水煎热服即安。

口内肉球　口内生肉球，臭恶，自己恶见，有根线长五寸余，如钗股，吐球出，以饮食了，却吞其线，以手轻捏，痛彻于心，困不可言。用麝香末一钱，水调服，三日即验。

疮内有石　浑身生疮如燎泡、如甘棠梨，每个破出水，内有石一片，如指甲大，泡复生，抽尽肌肤肉，不可治。急用三棱、莪术各五两为末，分三服，酒调连进即愈。

头面发热　头上面上发热有光色，他人手近之，如火烧人。用蒜汁五钱，酒调下，吐如蛇状遂安。

自觉自形　作两人并卧，不别真假，不语，问亦无对，此乃离魂。用辰砂、人参、茯苓煎服，真者气爽，假者自化。

善饮致羸　男子自幼善饮酒，至长成日饮一二斗不醉，片时无酒，叫呼不绝，全不进食，日就羸弱。令其父用手巾缚住其手足，令勿动摇，但扶少立，却取生辣酒一坛，就于其子口边打开，其酒气冲入口中，病者必欲取饮，坚不可吃之。须臾口中忽吐物一块，直下坛中，即用纸封裹坛口，用猛火烧滚，约酒干一半，即开视之，其一块形如猪肝，约三两重，周回有小孔如针眼，不可数计，弃之江中，饮食复归，虽滴酒不能饮矣。

穿断舌心　自行被跌，穿断舌心，血出不止。用鸡翎蘸米醋刷断处，其血即止。仍用蒲黄、杏仁、硼砂少许为末，蜜调成膏，噙化而安。

浮肿如蛇　身上及头面肉上浮肿如蛇状者，用雨滴阶砖上苔痕一钱，水化开，涂蛇头上，其肿自消。

烟薰欲死　炭烟薰人，往往致死，口中含萝卜一片，烟气不能毒人，或晒干为末备用亦可，或新水擂烂干萝卜饮之亦可。凡居民逃避石室中，贼以烟火薰之，欲死迷闷者，与萝卜嚼汁下咽而苏。

心疼欲死　牙关紧急者，用隔年老葱白三五根，去皮须，叶捣为膏，将病人口抉开，用银铜匙将葱膏送入喉中，用香油送下，但得葱膏下喉即苏。少时腹中虫物化为黄水，利下除根，永不再发矣。

五尸恶病　飞尸者，游走皮肤，穿入脏腑，每发刺痛，变作无常。遁尸者，附骨入内，攻凿血脉，每发不可得近见尸丧，闻哭哀便发。风尸者，淫濯四肢，不知痛之所在，每发昏沉，得风雪便作。沉尸者，缠骨结脏冲心胁，每发切痛，遇寒便作。注尸者，举身沉重，精神错杂，常觉昏废，每节气至变，辄成大恶。皆宜用忍冬叶锉数斛，煮令浓，取汁煎之，服如鸡子大一枚，日三次，或苏合香丸并佳。

卒中恶忤　中恶中忤鬼气，其证暮夜或登厕，或出郊野，或游空冷屋室，或人所不到之地，忽然眼见鬼物，鼻口吸着恶气，蓦然倒地，四肢厥冷，两手握拳，鼻口出清血，性命逡巡，须臾不救。与尸厥同，但腹不鸣，心胁俱暖。凡人切勿移动，即令亲眷众人围绕打鼓烧火，或烧麝香、安息香、苏木、樟木之类，俟苏方可移归。或内急用生犀角锉末五钱，朱砂、麝香各一分，为末，每二钱新汲水调灌。体薄者，桃枝叶煎汤下。

鬼击彻痛　卒被鬼击如中箭，忽一点痛如注，不可忍。用桃皮一片，将里面湿处贴痛上，取一匙头安桃皮上，紧搓艾一团，如胡桃大，安匙头上灸之，须臾痛止。

鬼击吐血　梦中被刺杀或杖打，诸般不祥，卒然吐血、衄血、下血，甚者九窍皆有。宜用升麻、独活、续断、地黄各五钱，官桂一钱，为末，每二钱食前白汤调下，日三服。

淘井杀人　夏月不可淘井，多致杀人，五七月尤甚，古冢及深冢中亦然，皆有伏气，令人冒闷，奄忽欲死。即取井水或他水潠其面，并令水调雄黄末一二钱服之。转筋入腹，痛欲死者，使四人捉住手足，灸脐左边二寸十四壮，又用生姜一两，酒五盏，煮浓顿服。又醋煮衣絮令彻湿，裹转筋处。又浓煮盐汤通手浸怪疾手足，洗胸胁间，即苏。凡入井冢，须先以鸡毛投之，直下则无毒，徘徊则有毒，当先以酒数升洒井冢中，停时然后可入。

惊哑不语　用密陀僧一味为末，茶调服一匕许。有因入山被虎蛇所逐，惊气入心络不语，服此立效。

血自皮肤溅出　用煮酒瓶上纸，碎揉如扬花，以手捏在出血处即止。

咽塞呻吟不食　昔华佗见一人病咽塞，食不下，呻吟，令取蒜齑并大酢三升饮之，果吐蛇一条而愈。

治　法

水 火 分 治

此子和以脏腑分湿火，比之以肥人寒湿生痰，瘦人热火生燥，以形体分言者尤精。

肝胆由来从火治，三焦胞络都无异；

火内阴外阳，主乎动也。凡动皆相火之为，天非此火不能生物，人非此火不能有生。天之火，出于龙雷则木之气，出于海则水之气。然雷非伏不能鸣，龙非蛰不能飞，海非附地不能波。鸣、飞、波，皆动为火也。人之火，寄于肝肾。肝属木，肾属水，膀胱者肾之腑，心胞络者肾之配，三焦以焦言，而下焦司肝肾之分，皆阴而下也，故皆从火治。然人火同天也，而以为元气之贼者，人生恒动于欲，相火扇起，煎熬真阴，阴虚则病，阴绝则死。此戴人及东垣明言，不独张子和然也。

肺胃常将湿处求，肺与大肠同湿类；

肠胃属湿，谓其水谷之海，停湿聚水之乡，实而不满。脾动胃化，上输清气，此经先得其湿。金肺清高，何属湿论？以其清气上升，则在天为云，在人为气；浊气下降，则在天为雨，在人为湿。

肾与膀胱心小肠，寒热临时旋商议；

心劳则伤其血，肾劳则损其精，精血一伤，水火偏胜，阴阳两虚，寒热时作。若胆与膀胱，实而不满，出而不入，伤寒寒热，皆从此经而出。言其治无定法者，以其寒热交差，治法不一也。

恶寒表热小膀湿，恶热表寒心肾炽。十二经，最端的，四经属火四经湿，四经有热有寒时，攻里解表细消息，里热里寒宜越竭，表热表寒宜汗释。湿同寒，火同热，寒热到头无两说，六分分来火热寒，寒热中停真浪舌。热寒格拒病机深，亢则害兮承乃制。

气之来也，既以极而成灾；则气之乘也，必以复而得平。物极则反，理之自然。姑以心火而言，其不亢，则肾水虽心火之所畏，亦不过防之而已；一或有亢，即起而克胜之矣。余脏皆然。以人事言之，我与彼亢，则彼必害我；我能承之，则彼反为我所制矣，此借喻耳。本论运气胜复，详《素问·六微旨论》。

紧寒数热脉正邪，标本治之真妙诀。休治风，休治燥，治得火时风燥了。当解表时莫攻里，当攻里时莫解表，表里如或两可攻，后先内外分多少。

治湿无过似决川，

火常有余，水常不足。然火有余者，邪火也。若真火护卫形骸，灌溉脏腑，得之则生，失之则死，衰之则病，即真阳也，岂能有余？水不足者，真水也。若邪水泛溢经络，为肿痛麻痹，痰痢疮毒，宜上下分消，犹如决川。其间精枯血竭，潮热虚弱，乃真水不足，心火独炎，宜滋阴补肾，最忌渗利。此治水之折衷也。

此个筌蹄最分晓；感谢轩岐万世恩，争奈醯鸡笑天小。

标本分治

标本之道，要而博，小而大。不知标本，是谓妄治。

少阳从本为相火，太阴从中湿土坐，厥阴从中火是家，阳明从中湿是我，太阳少阴标本从，阴阳二气相包裹。风从火断汗之宜，燥与湿兼下之可；万病能将火湿分，掣开轩岐无缝锁。

标本论

天阳无圆，气上外升，生浮昼动，轻燥六腑；地阴有方，血下内降，杀沉夜静，重湿五脏。

夫治病者，当知标本。以身论之，则外为标，内为本；阳为标，阴为本。故六腑属阳为标，五脏属阴为本。各脏腑之经络，在外为标，在内为本。更人身之气为标，血为本。以病论之，先受病为本，后传流病为标。凡治病者，必先治其本，后治其标。若先治其标，后治其本，邪气滋甚，其病益蓄；若先治其本，后治其标，虽病有十数，症皆去矣。谓如先生轻病，后滋生重病，亦先治轻病，后治重病。如是则邪气乃伏，盖先治本故也。若有中满，无问标本，先治中满，谓其急也。若中满后有大小便不利，亦无问标本，先治大小便，次治中满，谓尤急也。又如先病发热，加之吐利大作，粥药难入，略缓治热一节，且先定呕吐，渐进饮食，方兼治泻；待元气稍复，乃攻热耳。此所谓缓则治其本，急则治其标也。推其至理，先治其标，亦先治其本也。除大小便不利，及中满吐泻之外，其余皆先治其本，不可不慎也。假令肝受火之邪，是从先来者为实邪，实则泻其子也。然非直泻其火，入肝经药为之引，用泻火为君，是治实邪之病也。假令肝受肾邪，是从后来者为虚邪，虚则补其母，入肾经药为引，用补肝经药为君是也。又《经》云：工为标，病为本。但标本已得，邪气乃服。治疗不相应者，谓之标本不得。谓医工无失色脉，用之不惑，治之大则大法。若反理倒行，所为弗顺，岂惟治人，而神气受害。病者当去故医逆理之人，宜就新医明悟之士，乃得至真精晓之医以全已也。此二法乃治病之至理，诚医之良规也。

求本论

将以施其疗病之法，当以穷其受病之源。盖疾疢不离阴阳二邪，风热火病属阳，湿燥寒病属阴。苟不求而治之，则阴阳邪气滋蔓而难制矣。久而传变，不胜其众。今夫厥阴为标，风木为本，风邪伤人，掉摇瘈疭，卒暴强直之病生焉。少阴为标，君火为本，热邪伤人，疮疡暴下，水液浑浊之病生焉。少阳为标，相火为本，火邪伤人，躁扰狂越，如丧神守之病生焉。善为治者，风淫所胜，平以辛凉；热淫所胜，平以咸寒；火淫所胜，平以咸冷。以其病本于阳，故必求其阳而疗之。太阴为标，湿土为本，湿邪伤人，腹满身肿，诸痉强直之病生焉。阳明为标，燥金为本，燥邪伤人，膹郁皴揭，诸涩枯涸之病生焉。太阳为标，寒水为本，寒邪伤人，吐利腥秽，诸寒收引之病生焉。善为治者，湿淫所胜，平以苦热；燥淫所胜，平以苦温；寒淫所胜，平以辛热。以其病本于阴，故必求其阴而治之。如是而病之不愈者，未之有也。

六气为本，三阴三阳为标。盖天之三气，其气自上而下，在人足三阳经受之；地之三气，其气自下而上，在人足三阴经受之。太阳寒水证，其脉浮而紧。紧者寒水本也，浮者太阳标也。发于三阳经，急以辛热之药攻本之紧；佐以甘寒轻剂解标之浮。由经入府，又当审脉之浮紧，若紧去浮在，是浮入府也，以寒药解之；浮去紧在，是紧入府也，以热药攻之；浮紧不去，是浮紧俱入也，仍以热药攻其本，寒药解其标。发于三阴经，急以辛热之药攻本之紧；佐以甘寒重剂解标之浮。由经入脏，又当审脉之浮紧。若紧去浮在，是浮入脏也，以寒药解之；浮去紧在，是紧入脏也，以热药攻之；浮紧不去，是浮紧俱入也，仍以热药攻其本，寒药解其标。少阴君火证，其脉沉而大。大者君火本也，沉者少阴标也。发于三阳经，则以辛寒之药攻本之大；佐以甘温轻剂解标之沉。发于三阴经，则以辛寒之药攻本之大，佐以甘温重剂解标之沉。少阳相火证，其脉浮而数；太阴湿土证，其脉沉而缓。本末同，故从本也。厥阴风木证，其脉沉而弦；阳明燥金证，其脉浮而短。本末与中不同，故不从标本从乎中也。

抑论治法，各有其要，岂止于一端而已！其在表者，汗以发之；其在里者，下之夺之；其在高者，因而越之，谓可吐也；慓悍者，按而收之，谓按摩也；脏寒虚夺者，治以灸焫；脉病挛痹者，治以针刺；血实蓄结肿热者，治以砭石；气滞痿厥寒热者，治以导引；经络不通，病生于不仁者，治以醪醴；血气凝泣，病生于筋脉者，治以熨药。始焉求其受病之本，终焉蠲其为病之邪者，无出于此也。昔者黄帝坐于明堂，受业于岐伯，传通于雷公，曰：阴阳者，天地之道也。纲纪万物，变化杀生，盖有不测之神，斡旋宰制于其间，病既本于此。为工者，奚可他求哉！又曰：有者求之，无者求之。此求病机之说，与夫必求其本之理一也。

杂治赋

纂《仁斋》及《编注病机》、《药性》等书。

百病难逃乎八要，

《经》曰：病有八要。不知其要，病将安去？表、里、寒、热、虚、实、邪、正而已。

治病必遵乎三法。

新病去邪，大剂猛治；稍久去邪养正，宽猛兼治；久病药必平和，宽治缓治。

正气在人，阳为表而阴为里，上古名言；邪气害人，表为阴而里为阳，仲景妙诀。实者，脉盛、皮热、腹胀、前后不通是为五实；虚者，脉虚、皮寒、气弱、泄利、少食是为五虚。

实者得汗便利则活；虚者糜粥入胃，泄止则生。凡言实者，皆指邪气；凡言虚者，皆指正衰。泄久五虚不治。

新病多寒，久病反热。

新病正气壮而属寒湿者多，久则正气衰而属湿热者多。即如外感风寒，内伤生冷，初病为寒，郁久则反热矣。惟初病过服凉药，久则为虚。

内伤五邪，全要调停；外感六淫，须善汗发。

五邪，正、微、虚、实、贼；六淫，风、寒、暑、湿、燥、火。

风自火出，

或外感风邪，久必归肝；或肾枯肝木妄动，血燥而为内风。故一切痹痛瘫痪等证，不可纯用风药。

寒乃虚孽。

诸阴为虚。《经》曰：邪之所凑，其气必虚。故伤寒多犯下虚之人，宜壮阳温散。

暑耗气液精神，甘酸敛补常投。敛汗补虚。

湿伤皮肉筋骨，苦辛汗升暂咽。

外湿宜汗。忌麻黄、干葛，宜羌活、苍术之类。《经》云：土湿甚则热，治以苦温，佐以甘辛。内湿宜渗，用猪苓，不效者宜升。《经》云：气升则水降。《赋》云：春当散火升阳，夏须生脉益气。枳术丸、草蔻丸，宜可秋吞；异功散、厚朴温中汤，却堪冬饵。

燥分实虚，

实燥大便秘而腹胀急，宜量体通利；虚燥大便秘而腹不作胀，多属血虚，宜润之而已。

火辨补泄。

外感实火，宜分表里泻之；内伤虚火，宜分阴阳补之。《赋》云：实火可泻，或泻表而泻里；虚火可补，或补阳而补阴。

祛邪犹追盗寇，歼魁而恕胁从；养正若待小人，正己而无过察。

邪宜祛除，正宜安抚。痰不可吐尽，火不可降过，气不可耗极，血不可太补，湿不可利伤。过则剧，剧则变也。

且如伤食积在肠胃，荡涤下也自愈；停饮块居经络，消补兼行。口腹纵而湿热盛，燥脾土以复中气；

内伤中虚，久则中寒。

房劳过而相火动，滋肾水以固阴精。

法当滋阴降火。但滋降过则损阳，中气愈虚，血无所化，则火愈盛而水愈涸矣。

气有余而喘满痞塞，火轻可降；

重者从其性而升之。

血不足而吐衄怯痨，金分宜清。

阴虚火动，火逼血而妄行，故宜清金。

气病调气，而血有依附；血病调血，而气无滞凝。

《赋》云：阳气为阴血之导引，阴血为阳气之依归。但调气之剂，如木香、官桂、莪术、香附之类，以之调血而两得；调血之剂，如当归、地黄之类，以之调气而乖张。若瘀血滞气，养其血而气自流行，又不可不知。

调气必辛凉以散其热，

气属阳，无形者也。阳气郁则发热，调以辛凉之药以散之。

和血必辛热以化其形。

血属阴，有形者也。阴血积则作痛，宜以辛热之药以开之。

至于痰因七情火动，治火勿缓；

痰因火而生者，当治火为先；亦有因痰而生火者，痰火两治。大概暴病多火，怪病多痰。

火因气郁，理气宜增。

《赋》云：痰因火动，治火为先；火因气郁，理气为本。

痰有清温润燥散之异类，

热痰清之，寒痰温之，燥痰润之，湿痰燥之，风痰散之。坚者削之，客者除之，寒者温之，结者散之，留者行之，燥者润之，急者缓之，散者收之，损者益之，劳者逸之，惊者平之，上之下之，摩之浴之，薄之劫之，开之发之，皆大法也。

郁有达发夺泄折之殊名。

木郁达之，吐也。盖肺主收降，当居下体，今因食塞胸中，反居于上，抑遏厥阴风木，是不得上达，故令其吐，以升达肝木而降肺金。火郁发之，汗也。当看在何经，如腠理外郁，则取汗以散之；龙火内郁，非苦寒以降之，则用升浮之药佐以甘温，顺其性而从治之，使势极则止，如升阳散火汤是也。土郁夺之，下也。邪热入胃，及中满腹胀，湿热下痢，气实者则攻下以夺其势，而使之衰。金郁渗之，利小便也。肺为水源，气郁胸满而渗道闭矣，宜清金利气以疏通之。水郁折之，谓折制其冲逆，伐而挫之也。如肿胀水气淫溢，而渗道以塞，当实脾土以制水，则渗道达而愈。或病势既旺，非上法所能遽制，则用泻水之药以伐而挫之。或汗或下，或渗以平之，此治之大体。虽然邪气久客，正气必损，苟不平调正气，使各安其位，复其常于治郁之余，则犹未足以尽治法之妙。

郁久生痰生火，而病愈甚；

或郁气久而痰火成病，或病久而气血滞郁，郁气微则调理，甚则究其源而发散。

病则耗气耗血，而虚由成。阳虚畏外寒；而湿热滞则浮肿；阴虚生内热，而风燥盛则痿羸。

气虚不能外蔽，故恶外寒；血虚不能配气，故生内热。阳虚生寒，寒生湿，湿生热，湿热滞气，则周身浮肿。阴虚生火，火生燥，燥生风，风燥伤筋，则痿痹羸瘦。凡疝气滞下，亦风之属，全蝎为治疝要药。

阳虚真火衰，甘温易于补益；阴虚真水乏，苦寒难以滋荣。阴阳两虚，惟补其阳而阴自长；气血俱病，只调其气而血自宁。

血病则不仁，而不知痛痒；气病则不用，而四肢不运；气血俱病则不仁不用。

治热以寒，寒之气壅，而火食不入；攻寒以热，热之气壅，而昏躁即生。

治热病以寒药，因气壅药不及行，故火食不入；治寒以热药，因气壅而热不及行，故发昏躁也。善治者，须通其气脉，和顺阴阳。如服大黄不通，加以热熨其脐；服附子发躁，少加童便或冷饮以和阴。

寒之不寒者，当益心府；热之不热者，宜滋肾经。

《赋》云：治诸寒者，当益心阳；治诸热者，当滋肾水。

有寿者，阳平阴秘；无病者，火降水升。抑又闻男子阳多乎阴，宜补阴以配阳；女子气滞于血，宜开血而行气。肥人气虚多痰，豁痰补气自古传；瘦人血虚有火，泻火滋阴为定议。少壮病浅兮，攻标何疑？老弱病深兮，固本乃是。

痰火湿热，百病关键。少壮新病，燥湿、清热、豁痰、泻火；老衰久病，攻补兼施。气虚以四君子汤补气，而兼燥湿、清热、泻火，豁痰；血虚则以四物汤补血，而兼泻火、豁痰、清热、燥湿。

老人气多血少，只宜调和；小儿纯阳无阴，不可过治。西北风高土燥，常苦渴秘痈疽；

宜清热润燥，调养金水二脏，以滋化源，不可过用凉药。

东南地卑水湿，多患肿痛疟痢。

肿，活血则消；痛，利便则减。治疟利便，在阴分者忌截；治痢下气，虽溺少者忌渗。疟不食者伤食，痢能食者胃热。东南之人，木动火明，阳气易升；西北之人，水流土旺，阴气易降。凡人阴常不足，阳常有余，故病气升者多。

膏粱无厌食毒多生痈疽，清热润燥是奇方；淡泊不堪损中气多肿胀，散湿温寒为妙剂。吁！病有微甚，治有逆从，微则逆治，

以寒药治热，以热药治寒，此逆其气以正治，使其从顺也。

甚则从攻。

以寒治热，佐以热药；以热治寒，佐以寒药。此从其病以反取，令其和调也。

寒因寒用兮，而热则因热；塞因塞用兮，而通则因通。

塞如肿胀补中，通如痢疾宜下。尝考手足少阴、太阳四经，标本寒热不定，标寒本热者，宜辛苦大寒，入酒热服以泻其热，是亦寒因热用也；本寒标热者，宜辛热大温，而冷饮以扶其真阳，是亦热因寒用也。手、足太阴，主收主藏，痞满窒塞，或苦寒以泻其满，或甘温以助其气，是亦寒因寒用、塞因塞用也。手、足少阳风木，禁汗者恐自汗，禁下者恐损阴，禁渗者恐损阳，宜辛温上通天气，顺其春升之令，是亦通因通用也。凡标

本相反不顺者，故立反治之法。惟手足阳明、厥阴四经，不从标本，从乎中治。盖厥阴为生化之源，其支在卯；阳明惟肃杀之司，其支在酉，卯酉阴阳之分，《内经》谓其分则气异也。是以手阳明大肠，喜热恶清；足阳明胃，喜清恶热；足厥阴肝，喜润恶燥；手厥阴心胞络，乃胞络十二经之总，不系五行，乃坤元一正之土，虽主生长，喜静恶燥，禀乎少阳元气，乃能生育。故曰：三焦为元气之父，胞络乃阴血之母。是四经好恶不同，法不可泥，故从中治。中非中外、中下之中，乃随时以取中也。

收惊者之神，妙医师之击凳；

昔有妇，宿楼上被惊，自后闻响昏倒。子和曰：惊则伤胆，非心疾也。乃命坐椅，前置一凳，令其下视，又令一人击凳，徐徐惊定。《经》曰：惊者平之。平常见之必无惊，惊者神上越也。从下击凳，使之下视，所以收神也。

止伤者之痛，信军吏之炒葱。

昔有贵客，因伤指甲，索金疮药裹之，遂饮酒，痛不止。有军吏取新葱入灰火中煨，劈开其间有涕，取罨损处，凡十数易，用热葱并涕裹缠，遂毕席笑语。

尸厥形若死，而脉动如常者，百会一穴可灸；息积气久逆，而饮食如故者，导引一法收功。

不在胃，故不妨饮食，不宜针灸，宜导引法，见保养类。

溏泄无定，

或发或止，久不痊愈。

只因真水欠旺；

宜三白汤加故纸、五味子之类，补肾为主。

呕逆不纳，

饮食水浆，全然不纳。

莫非邪火上冲。

宜芩连二陈汤之类，补脾降火。

噫！药不执方，中病为妙；法无定体，随时取中。

参酌脉证，自立主意。

黄连苦参，赋云多服反热；

以苦入心为热，邪火降而真水盛矣。一说凉药虚中，外之潮热反盛。

干姜附子，谁知久饮遭凶？

《赋》云：附子干姜，久饮反冷。盖真阴烁而真阳衰矣。非补旺而致偏胜之愆，必习熟而招见化之害。当本脏旺时，补益旺气太甚，则脏气偏而夭。凡用药不宜偏胜，而招见化之害。故曰：药不具五味，不备四气，虽获胜益，久必暴夭。

真中误而误中真，机关要识；

真中有误者，泥古方，执常法，恋已效，自以为真，而不知其误也；误中有真者，曾有患额痈，久不愈，诸医无效，偶被店门打破，血流即愈。

虚则补而实则泻，统会有宗。

杂病虽绪多无据，惟凭经络虚实断之，则得其宗矣。

昔人谓读仲景书，须得仲景之本意；予亦谓遵丹溪法，须有丹溪之心胸。要之，伤寒熟者，是杂病愈加明决；杂证熟者，则伤寒益以浑融。

伤寒从外之内，法当先治外而后治内；杂病从内之外，法当先治内而后治外；至于中外俱伤，治法一也。伤寒不离乎表，杂病不离乎里。表则汗，里则下，中则和，剂有轻重缓急之殊耳。后世分科，而医道支离，既不能融会贯通，又何以随机应变，而救人于危亡之际耶？

医道一贯，制作原于先圣；后学时思，不可自恃其聪。

习医规格

隆庆辛未冬，卢子廷和、何子明善、李子星、侄时思，相聚一堂而请曰：《入门》书已成帙，可无规格以习之乎？予曰：医司人命，非质实而无伪，性静而有恒，真知阴功之趣者，未可轻易以习医。志既立矣，却可商量用工。每早对《先天图》静坐，玩读《孝经》、《论语》、《小学》；大有资力者，次及全部《四书》、古《易》白文及《书经》洪范、无逸、尧典。理会大意，不必强记。盖医出于儒，非读书明理，终是庸俗昏昧，不能疏通变化。每午将《入门》大字从头至尾，逐段诵读，必一字不遗，若出诸口。如欲专小科，则亦不可不读大科；欲专外科，亦不可不读内科。盖因此识彼则有之，未有通于彼而塞于此者。惟经涉浅深生熟，故有分科不同。熟读后，潜思默想究竟，其间意义稍有疑难，检阅古今名家方书，以广闻见；或就有德高明之士，委曲请问。陶节庵云：但不与俗人言耳。盖方药而外于《本草》，理趣而外于《素》、《难》及张、刘、李、朱，纵有小方捷法，终不是大家数，慎不可为其诬惑。《入门》书即融会贯通，而后可成一小医。愈加静坐，玩读儒书，稍知阴阳消长，以己验人，由亲及疏，自料作车于室，天下合辙，然后可以应人之求。及其行持，尤不可无定规，每五鼓清心静坐，及早起仍玩儒书一二，以雪心源。时时不失平旦之气为妙。及其为人诊视，先问证起何日，从头至足，照依伤寒初证、杂证及内外伤辨法，逐一详问。证虽重而门类明白者，不须诊脉，亦可议方；证虽轻而题目未定者，必须仔细察脉。男必先左后右，女必先右后左，所以顺阴阳升降也。先单看以知各经隐曲，次总看以决虚实死生。既诊后，对病家言必以实，或虚或实，可治、易治、难治，说出几分证候，以验自己精神；如有察未及者，直令说明，不可牵强文饰，务宜从容拟议，不可急迫激切，以致恐吓。如诊妇女，须托其至亲，先问症、色与舌，及所饮食，然后随其所便，或证重而就床隔帐诊之，或证轻而就门隔帏诊之，亦必以薄纱罩手。贫家不便，医者自袖薄纱。寡妇室女，愈加敬谨，此非小节。及其论病，须明白开谕辨析，断其为内伤外感，或属杂病，或属阴虚，或内伤而兼外感几分，或外感而兼内伤几分。论方据脉下所定，不可少有隐秘，依古成法，参酌时宜、年纪与所处顺逆及曾服其药否。女人经水胎产，男子房室劳逸。虽本于古而不泥于古，真如见其脏腑，然后此心无疑于人，亦不枉误。用药之际，尤宜仔细。某经病，以某药为君，某为监制，某为引使。凡剂料本当出自医家，庶乎新陈炮炙，一一合则。况紧急丸散，岂病家所能卒办？但有病家必欲自制者，听其意向，须依《本草》注下古法修合，不可逞巧以伤药力。病机稍有疑滞，而药不甚效者，姑待五鼓静坐，潜心推究其源，再为诊察改方，必无不愈。治病既愈，亦医家分内事也。纵守清素，藉此治生，亦不可过取重索，但当听其所酬。如病家赤贫，一毫不取，尤见其仁且廉也。盖人不能报，天必报之，如是而立心，而术有不明不行者哉！明善又进而言曰：先生之教悉矣，但不识某等业可以成次否？曰：子皆故家业儒，又多精明警敏，他日大有所悟，烦将《素问》、《本草》并《东垣十书》、刘河间《原病式》，删繁校正；更赖四方贤哲，将前经书、本草合为医学大全，古今方论悉皆附入，或作笺注，然后医书儒籍并明于昭代，亦不负为中土之人也。明善曰：有见而后可以著书，小子能知《入门》足矣。曰：《入门》不过《捷径》之类耳。况集书与著书不同，如张、刘、李、朱发前人未发，乃独得之见，真可爱而可传也。若某所集，不过古人陈言而类次之耳。放下笔墨，已不识其中意义者有之；若任为己见，冒负虚名，深可惭惧！况病骨棱层，未尝见诸躬行。惟一念好生，欲与同志共守内外门户，不致差谬太甚耳。若必欲知之真而行之熟，惟子与卢友尚其勉之。卢子又进而言曰：蔼质弱且钝，敢丐一言为约。曰：不欺而已矣。读《入门》书，而不从头至尾，灵精熟得一方一论，而便谓能医者，欺也；熟读而不思悟融会贯通者，欺也；悟后而不早起静坐调息，以为诊视之地者，欺也；诊脉而不以实告者，欺也；论方用药，潦草而不精详者，欺也；病愈后而希望贪求，不脱市井风味者，欺也！盖不患医之无利，特患医之不明耳。屡用屡验，而心有所得，不纂集以补报天地、公于人人者，亦欺也。欺则良知日以蔽塞，而医道终失；不欺则良知日益发扬，而医道愈昌。欺不欺之间，非人之所能与也。明善乃相率而拜曰：敢不矢心立志，以承先生之德教哉？于是就卢子录稿之半，以归于建宁，而托时思绘写校正，将以传于通家杨子干、子柱，余子允龙，李子眐，并亲友之相信者云。时壬申仲春稿也。万历乙亥仲春初吉南丰邑东李梴谨书。

门人族侄：李　聪　　校写

门　　人：卢大蔼　刘学尧
姜　朔　邹　梅
李春魁　邓孔泗
杨文辉　　赠刻

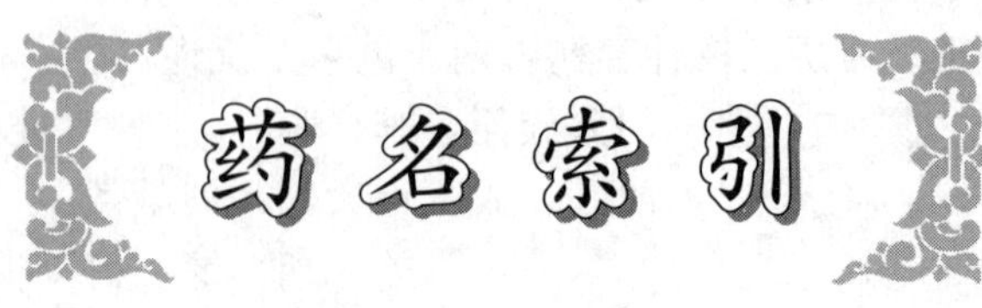

药名索引

二画

三画

四画

五画

六画

七画

八画

九画

十画

十一画

十二画

十三画

十四画

十五画

十六画

十七画

十八画

十九画

二十画以上

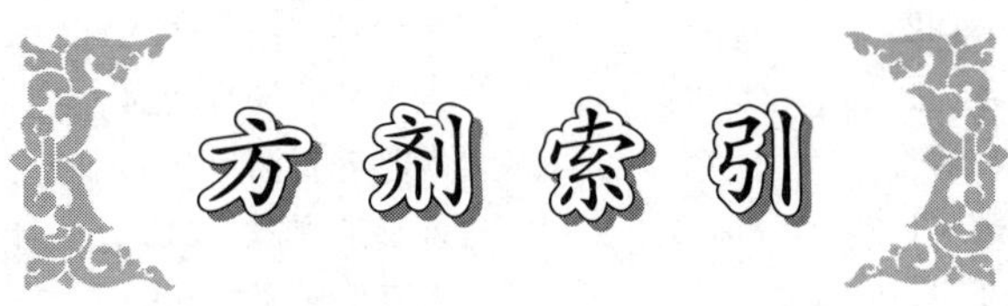

一画

二画

三画

四画

五画

六画

七画

八画

九画

十画

十一画

十二画

十三画以上